HANDBUCH DER PLASTISCHEN CHIRURGIE

HANDBUCH DER PLASTISCHEN CHIRURGIE

HERAUSGEGEBEN VON
ERWIN GOHRBANDT † · JOACHIM GABKA
ALFRED BERNDORFER

INDEXBAND MIT AUTOREN- UND SACHVERZEICHNIS

BEARBEITET VON
JOACHIM GABKA
UNTER MITHILFE
VON JOACHIM-CHRISTIAN GABKA
UND THOMAS WEYERSTAHL

W DE G

WALTER DE GRUYTER
BERLIN · NEW YORK
1976

PROF. DR. MED. E. GOHRBANDT
o. ö. Prof. emer. und chem. Chefarzt der Chirurgischen Abteilung des Städtischen Krankenhauses Moabit, Berlin

PROF. DR. DR. MED. J. GABKA
Kiefer- und Gesichtschirurgische Abteilung des Städtischen Rudolf-Virchow-Krankenhauses, Berlin

DR. MED. A. BERNDORFER
Chefarzt der Abteilung für angeborene Mißbildungen im Paul-Heim-Hospital, Budapest

CIP-Kurztitelaufnahme der Deutschen Bibliothek

Handbuch der plastischen Chirurgie
hrsg. von Erwin Gohrbandt . . .
NE: Gohrbandt, Erwin [Hrsr.]
Indexbd. Mit Autoren- und Sachverzeichnis
ISBN 3-11-005735-2
ISBN 3-11-006675-0 (Subskriptionspreis)

Satz und Druck: Walter de Gruyter & Co., Berlin · New York
Bindearbeiten: Lüderitz & Bauer, Buchgewerbe GmbH, Berlin

AUSKLANG

Nach mehr als zehnjähriger Arbeit beschließt dieser Index-Band das Handbuch der Plastischen Chirurgie. Verlag und Herausgeber danken allen Autoren für ihre Mitarbeit, für die wissenschaftliche Gestaltung und die ausgezeichnete Zusammenstellung des Schrifttums. Aus wirtschaftlichen Gründen war es nicht möglich, die ursprüngliche Konzeption des Handbuches vollständig durchzuführen: So blieb der historische Teil, besonders die „Geschichte der Plastischen Chirurgie“, ungeschrieben. Auch den „Atlasband der historischen Schnittführungen“ stellt der Verlag Walter de Gruyter nicht her, so daß der Vergleich zwischen alten Originalien und neueren Ideen — wie beabsichtigt war — nicht möglich ist.

So ist das vorliegende Handbuch der modernen plastischen Chirurgie gewidmet. Es trägt allen Bedürfnissen — plastischen und rekonstruktiven Maßnahmen — Rechnung und gliedert sich nach anatomisch-topographischen Regionen. Wenngleich über 70% aller plastisch-chirurgischen Maßnahmen sich im Gesichts-Halsbereich abspielen, die entsprechend Beachtung gefunden haben, so bringt dieses Handbuch vorzügliche Standardartikel über die plastisch-chirurgische Versorgung des Stammes und der Extremitäten.

Der Handbuchcharakter tritt besonders in der Literatur zutage — wir haben uns daher entschlossen, neben einem umfangreichen Sachverzeichnis alle im Handbuch zitierten Kollegen in einem Autorenindex zusammenzustellen: Ein Rendezvous der plastischen Chirurgen der ganzen Welt aus alter und neuer Zeit.

Dieser Autorenindex ist einmalig auf der Welt, gibt er doch Auskunft über unsere alten und neuen Meister, erleichtert er uns das Auffinden spezieller, besonders mit Eigennamen verbundener Verfahren und zeigt zugleich, welche umfangreiche Arbeit unsere Handbuchautoren auf sich genommen haben.

So soll mit diesem Indexband das gesamte Handbuch der plastischen Chirurgie der Kollegenschaft übergeben werden. Möge es jungen Kollegen die Grundlagen des Faches aufzeigen und dem versierten Plastik-Chirurgen Hinweise zur Rationalisierung und zur Erleichterung seiner Arbeit geben.

Abschließend ist es mir eine angenehme Pflicht, den Initiatoren des Handbuches, Herrn Dr. Cram sen. (†) und Herrn Verlagsdirektor Hans-Joachim König (†) für ihr Verständnis bei der Erstellung dieses Standardwerkes zu danken. Dem Hersteller des Werkes, Herrn Heldt, muß für die mustergültige und beispielhafte Drucklegung sowie die jahrelange verständnisvolle Zusammenarbeit gedankt werden. Schließlich sei allen Mitarbeitern des Verlages — besonders Frau Jutta Mann — unser Dank ausgesprochen.

Berlin, Dezember 1975

Im Namen der Herausgeber
Joachim Gabka

EHRENTAFEL

In Memoriam

ERWIN GOHRBANDT

FRANCIS BURIAN — FELIX JAEGER

JOSEF ESCHLER — RAMON VON ONDARZA

HERMANN GUTZMANN — WOLFGANG ROSENTHAL

INHALTSÜBERSICHT

Die Beiträge sind mit ihren Nummern (fett) sowie den Seitenzahlen in der Seitenüberschrift aufzusuchen. Vor jedem Beitrag befindet sich ein gelbes (Band I) bzw. ein grünes (Band II) Vorschaltblatt mit genauem Inhaltsverzeichnis.

Band I, 1. Teil:

In Memoriam Erwin Gohrbandt

Gohrbandt, Gabka, Berndorfer
Vorbemerkung

Gohrbandt
Zur Indikation der plastisch-chirurgischen Eingriffe

Lammers
Desinfektion und Sterilisation

Gabka, Harnisch
Lokalanästhesie

Frey, Kolb, Henneberg
Allgemeine Anästhesie

Lindner
Die posttraumatische Entzündung und Wundheilung

Gohrbandt
Nahtchirurgie

Jaeger
Verbandlehre

Grebe
Mißbildungsätiologie

Csaba
Mißbildungsembryologie

Berndorfer
Chirurgisch-Klinische Embryopathologie
(Grundsätze chirurgisch-klinischer Embryopathologie und ihre Bedeutung bei den Operationen angeborener Mißbildungen)

Band I, 2. Teil:

Zoltán
Transplantationslehre

Gohrbandt
Auto-Homoio-Hetero- und Alloplastiken

Contzen
Biologische Grundlagen der Alloplastik

Ott, Schmittinger
Alloplastischer Hautersatz
(Tierexperimentelle Untersuchung und klinische Erfahrungen mit Hautprothesen)

ALLGÖWER, SEGMÜLLER
Biomechanische Prinzipien bei der Metallverwendung am Knochen

STEIN
Die Pathologische Anatomie der Transplantate

DENECKE, GABKA, SCHUMACHER
Allgemeine Prinzipien zur operativen und aktinischen Therapie im Rahmen der plastischen Chirurgie

SCHREUS, PETER
Fräsen und Schleifen

MAURER, HÄRTEL
Das Keloid

GABKA, SCHLEGEL, STEIN
Gutartige und bösartige Geschwülste im Gesichtsbereich aus plastisch-chirurgischer Sicht

BURIAN
Die Nachbehandlung im Rahmen der plastischen Chirurgie

GUTZMANN
Phoniatrische Behandlung im Rahmen der plastischen Chirurgie

Band II, 1. Teil:

STRELI
Konstruktive und rekonstruktive Chirurgie des knöchernen Hirnschädels

BERNDORFER, GABKA
Seltene Mißbildungen im Bereich des Schädels, des Gesichtes und des Halses

STRELI
Plastische Versorgung ausgedehnter elektrischer Verbrennung im Bereiche des Schädels

STRELI
Ästhetische Chirurgie im Schädelbereich

ESCHLER, FRIEDL
Kieferorthopädische Behandlung bei Lippen-Kiefer-Gaumen-Spalten

GABKA
Versorgung von Spaltbildungen des Gesichts

NEUNER
Operationen bei Spaltträgern im Erwachsenenalter

HERFERT
Sprachverbessernde Operationen nach funktionell unbefriedigender Gaumenplastik und Tonsillektomie

BÖTTGER
Prothetische Maßnahmen bei Lippen-Kiefer-Gaumenspalten

ESCHLER
Muskelplastiken bei mandibulo-fazialen Dysplasien

ROSENTHAL
Rekonstruktive Chirurgie des Gesichts
Teil I

KÖLE, ZISSER
Rekonstruktive Chirurgie des Gesichts
Teil II

ROSENTHAL
Der Lupus vulgaris faciei und seine Komplikationen

PONTÉN
Versorgung von Verbrennungen im Bereiche des Kopfes, des Gesichts und des Halses

GRIMM
Die plastisch-chirurgische Versorgung von Strahlenfolgen im Kopf-Hals-Bereich

STELLMACH
Die Knochenhämangiome des Gesichtsschädels

ZOLTÁN
Hämangiome — Lymphangiome

MIEHLKE
Die Chirurgie der Fazialislähmungen

Band II, 2. Teil:

NEUNER
Konservative und operative Behandlung von Gesichtsschädelfrakturen

NEUNER
Funktionelle und ästhetische Rehabilitation nach Tumor-Operationen im Kiefer-Gesichtsbereich

GABKA, SCHLEGEL
Knochenplastiken im Gesichtsbereich

NEUNER
Plastische Versorgung von Zertrümmerungen, Defektbildungen und Wachstumsstörungen im Bereich der Gesichtsknochen

KÖLE
Ästhetische Operationen im Mund- und Kieferbereich

GONZALEZ-ULLOA
Grundlagen der Profilplastik

WEGENER
Ästhetische Chirurgie des Gesichts

MARINO
Die Behandlung der Gesichtsrunzeln

WEISKOPF
Epithetik des Gesichtes

BÖTTGER
Zahnärztlich-prothetische Behandlungen im Rahmen plastisch-chirurgischer Eingriffe

NAUMANN
Rhinologische Grundlagen und Indikationen für korrigierende Eingriffe im Nasenbereich

HAAS, MEYER
Konstruktive und rekonstruktive Chirurgie der Nase

WALTER
Ästhetische Chirurgie der Nase

WEISKOPF
Epithetik der Nase

Band II, 3. Teil:

Walser
Plastische Chirurgie der Orbita

Weiskopf
Epithetik der Orbita

Meyer, Sieber
Konstruktive und rekonstruktive Chirurgie des Ohres

Weiskopf
Epithetik des Ohres

Haym
Konstruktive und rekonstruktive Chirurgie des Halses — Teil I

Denecke
Plastische und rekonstruktive Chirurgie des Halsbereichs — Teil II

Wegener
Ästhetische Chirurgie des Halses

Berndorfer
Seltene Mißbildungen im Bereich des Rumpfes

Ondarza
Brust- und Bauchplastiken

Zoltán
Lappenplastiken im Stammbereich

Pontén
Verbrennungen im Bereiche des Stammes

Wegener
Ästhetische Chirurgie im Stammbereich

Band II, 4. Teil:

Farkas
Konstruktive, rekonstruktive und ästhetische Chirurgie des männlichen Urogenitaltraktes

Rettig, Eichler
Konstruktive und rekonstruktive Chirurgie der oberen Extremitäten

Rettig, Eichler
Konstruktive und rekonstruktive Chirurgie der unteren Extremitäten

Pontán
Verbrennungen der Extremitäten

Lang
Stumpf- und Fersenplastiken (unter besonderer Berücksichtigung der Spätergebnisse)

Jaeger
Funktionelle und ästhetische Behandlung der Varizen im Bereich der unteren Extremitäten

MITARBEITERVERZEICHNIS

Allgöwer, Prof. Dr. M.
Direktor der Chirurgischen Universitätsklinik, Bürgerspital Basel/Schweiz

Berndorfer, Dr. med. A.
Budapest VI/Ungarn
Benczur utca 39

Böttger, Prof. Dr. H.
Direktor der Prothetischen Abt. der Westdeutschen Kieferklinik
4 Düsseldorf
Moorenstraße 5

Contzen, Prof. Dr. med. H.
Chirurgische Universitätsklinik Frankfurt a. M.
6 Frankfurt a. M.
Ludwig-Rehn-Str. 14

Csaba, Prof. Dr. med. G.
Histologisches und Embryologisches Institut der Med. Universität
Budapest/Ungarn

Denecke, Prof. Dr. med. H.-J.
69 Heidelberg
Moltkestr. 74

Eichler, Prof. Dr. J.
Chefarzt der Orthopädischen Klinik der Städt. Krankenanst.
75 Wiesbaden

Farkas, Dr. L. G., D. Sc. F. R. C. S. (C)
University Toronto
Research Institute, Hospital for Sick Children
555 University Avenue
Toronto, Canada

Frey, Prof. Dr. R.
Direktor der Anästhesieabteilung der Univ. Kliniken
65 Mainz

Friedl, Dr. D.
78 Freiburg im Breisgau
Münsterplatz 15

Gabka, Prof. Dr. Dr. J.
Rudolf-Virchow-Krankenhaus
1 Berlin 65

Gonzalez-Ulloa, Dr. M.
Hospital Dalinde
Tuxpan 23 — Zona 7
Mexiko D. F.

Grebe, Prof. Dr. H.
3558 Frankenberg/Eder

Grimm, Prof. Dr. sc. med. Dr. G.
Direktor der Abteilung f. Kiefer- und Gesichtschirurgie an der Klinik und Poliklinik f. Stomatologie der Martin-Luther-Universität Halle-Wittenberg
DDR 402 Halle/Saale

Haas, Prof. Dr. E.
Chefarzt der Hals-Nasen-Ohrenklinik d. Alten St. Vincentius-Krankenhauses
75 Karlsruhe

Harnisch, Prof. Dr. Dr. H.
Rudolf-Virchow-Krankenhaus
1 Berlin 65
Augustenburger Platz 1

Haym, Prof. Dr. Dr. J.
Chefarzt der Abteilung für Kiefer/Gesichtschirurgie des Klinikums Minden

Henneberg, Dr. U.
Direktor der Anästhesieabteilung des Univ. Klinikums der Freien Universität
1 Berlin Steglitz

Herfert, Prof. Dr. Dr. med. O.
Direktor der Chir. Universitätsklinik für Zahn-, Mund- und Kieferkrankheiten
65 Mainz

Köle, Prof. Dr. med. H.
Direktor der Universitätsklinik für Zahn-, Kiefer- und Gesichtschirurgie
Graz/Österreich

Kolb, Prof. Dr. E.
Direktor der Anästhesieabteilung der Univ. Kliniken des Krankenhauses „Rechts der Isar"
8 München 8

Lammers, Prof. Dr. med. Th.
Direktor des Hygiene-Instituts der Städt. Krankenanstalten
46 Dortmund

Lang, Dr. med. K.
Chefarzt der Chirurgischen Abt. am Krankenhaus Markdorf/Baden

LINDNER, Prof. Dr. med. J.
2 Hamburg 20
Martinusstr. 52

MAURER, Prof. Dr. G.
Direktor der Chirurgischen Universitätsklinik des Krankenhauses „Rechts der Isar“
8 München 8

MARINO, Dr. med. H.
L. Agote 2332
Buenos Aires/Argentinien

MEYER, Dr. H.
1 Berlin 65
Augustenburger Platz 1

MEYER, Priv. Doz. Dr. R.
Médecin-Adjoint für Plastische Chirurgie am Kantonspital
Lausanne/Schweiz

MIEHLKE, Prof. Dr. A.
Direktor der Univ.-HNO-Klinik
34 Göttingen

NAUMANN, Prof. Dr. med. H. H.
Direktor der Univ.-HNO-Klinik
8 München

NEUNER, Prof. Dr. med. O.
Direktor der Univ.-Klinik für Kiefer- und Gesichtschirurgie
Bern/Schweiz

OTT, Prof. Dr. G.
Chefarzt der Chirurgischen Abteilung
53 Bonn-Bad Godesberg

PETER, Frau Dr. med. E. G.
8 München
Tal 71

PONTÉN, Prof. Dr. Bengt
Academiska Sjukhuset
Uppsala/Schweden

RETTIG, Prof. Dr. H.
Direktor der Orthopädischen Klinik der Justus-Liebig-Universität
63 Gießen

SEGMÜLLER, Dr. G.
Rätisches Kantons- und Regionalspital
Chur/Schweiz

SIEBER, Dr. H.
75 Karlsruhe
Badenwerkstr. 9

SCHLEGEL, Prof. Dr. Dr. med. D.
Direktor an der Klinik für Zahn-, Mund- und Kieferkrankheiten
(Abt. für Kieferchirurgie)
Med. Hochschule Hannover
3 Hannover

SCHMITTINGER, Dr. K.
Chir. Abt. des Ev. Krankenhauses
53 Bonn-Bad Godesberg

SCHREUS, Prof. Dr. med. H. Th.
4 Düsseldorf
Wagnerstr. 15

SCHUMACHER, Prof. Dr. W.
Dir. Arzt der Strahlentherapeutischen Abteilung im Rudolf Virchow Krankenhaus
1 Berlin 65

STEIN, Prof. Dr. med. F.
Direktor des Patholog. Instituts des Rudolf-Virchow-Krankenhauses
1 Berlin 65

STELLMACH, Prof. Dr. Dr. med. R.
Direktor der Universitätsklinik für Kiefer- und plastische Gesichtschirurgie der FU Berlin
Klinikum Steglitz
1 Berlin

STRELI, Dr. R.
Linz/Österreich
Volksfeststr. 1

WALSER, Prof. Dr. med. E.
8 München 2
Theatiner Str. 23

WALTER, Dr. med. C.
43 Essen-Bredeney
Lilienstr. 12a

WEGENER, Dr. med. E. H.
8 München 13
Barerstr. 31

WEISKOPF, Prof. Dr. J.
Direktor der Abteilung für Prothetik, Epithetik und Kieferorthopädie
Univ. Klinik für Zahn-, Mund- und Kieferkrankheiten
Leipzig/DDR

WUNDERER, Prof. Dr. Siegfried
Direktor der Universitätsklinik für Kiefer/Gesichtschirurgie
Wien/Österreich
Alserstr. 4

ZISSER, Priv. Doz. Dr. G.
Universitätsklinik für Zahnheilkunde und Kieferchirurgie
A-8036 Graz

ZOLTÁN, Prof. Dr. János
Budapest XII
Kiss Janos
Altàbornagy utca 21

INHALTSVERZEICHNIS

BAND I, Erster Teil

1. Vorbemerkung

Erwin Gohrbandt †, Joachim Gabka, Alfred Berndorfer

2. Zur Indikation der plastisch-chirurgischen Eingriffe

Erwin Gohrbandt †, Berlin

3. Desinfektion und Sterilisation

Theodor Lammers, Dortmund

I. Aufgaben der Desinfektion und Sterilisation in der plastischen Chirurgie . . 1
II. Begriffsbestimmung 2
III. Zur Resistenz der Krankheitserreger . 2
IV. Sterilisationsverfahren 3
V. Desinfektion 12
VI. Spezielle Aufgaben der Desinfektion . 18
1. Die Haut- und Händedesinfektion . 19
2. Bekämpfung der aerogenen Infektion 20
Literatur 22

4. Lokalanästhesie

J. Gabka und H. Harnisch, Berlin

I. Einleitung 1
II. Geschichte 3
III. Allgemeiner Teil 7
A. Entwicklung und Einteilung der Lokalanästhesie 7
B. Vasokonstringentien 20
C. Wirkungsweise 28
D. Komplikationen ’ 36
IV. Spezieller Teil 47
A. Lokalanästhesie im Bereich des Hirnschädels einschließlich der Galea 51
B. Lokalanästhesie im Bereich der Stirn und Nase 56
C. Leitungsanästhesien der einzelnen Trigeminusäste 64
D. Lokalanästhesie bei plastischen Eingriffen im Kiefergebiet 70
E. Lokalanästhesie bei der Versorgung von Lippen-Kiefer-Gaumenspalten 76
F. Lokalanästhesie bei plastischen Eingriffen im Bereich der Orbita . . . 80
G. Lokalanästhesie bei plastischen Operationen im Gesichtsbereich 82
H. Lokalanästhesie bei plastischen Operationen im Halsbereich 88
I. Lokalanästhesie bei plastischen Eingriffen im Stammbereich 92
K. Lokalanästhesie bei plastischen Eingriffen im Bereich der oberen Extremitäten 98
L. Lokalanästhesie bei plastischen Eingriffen im Bereich der unteren Extremitäten 105
Literatur 118

5. Allgemeine Anästhesie

Rudolf Frey, Mainz, Ernst Kolb, München und Ulrich Henneberg, Berlin

Einleitung 1

I. Die Grundlagen der allgemeinen Kombinationsanästhesie 1

II. Voruntersuchung, Vorbehandlung und Prämedikation 3

III. Die allgemeine Kombinationsnarkose und ihre Durchführung (Steuerbarkeit, Narkosestadien) 17

A. Die gesteuerte Analgesie 21

B. Die gesteuerte Amnesie 22

C. Die gesteuerte Muskelrelaxation . 26

IV. Hilfsmittel der allgemeinen Kombinationsnarkose 32

A. Applikation der Inhalationsnarkotika 32

B. Technik der intravenösen Infusion oder Transfusion 38

C. Freihaltung der Atemwege 40

D. Technik der Beatmung (Respiratoren) 48

E. Künstliche Blutdrucksenkung . . 50

F. Lagerung 51

G. Narkoseüberwachung 53

V. Nachbehandlung 54

VI. Sonderformen der Kombinationsnarkose 57

A. Anästhesie bei Säuglingen und Kleinkindern 57

B. Anästhesie im Greisenalter 59

C. Anästhesie im Kopf-Hals-Bereich . 61

D. Anästhesie in Bauchlagerung . . . 62

E. Anästhesie beim ambulanten Patienten 62

VII. Komplikationen, Fehler und Gefahren 63

A. Dosierungsfehler 63

1. Amnesie 64

2. Muskelrelaxation 65

3. Vegetative Blockade 65

B. Gefahren der Anästhesietechnik . . 65

VIII. Die Indikationen der verschiedenen Anästhesieverfahren 75

Literatur 77

6. Die posttraumatische Entzündung und Wundheilung

J. Lindner, Hamburg

I. Einleitung 1

II. Wundarten 2

III. Unmittelbare Wundfolgen 3

A. Blutung und Gerinnung 3

B. Permeation und Exsudation . . . 4

C. Emigration 4

IV. Katabole Phase der posttraumatischen Entzündung und Wundheilung . . . 5

A. Azidose 5

B. Entzündungsmediatoren 7

C. Lysosomen 8

D. Extrazellulärer Katabolismus . . 10

E. Intrazellulärer Katabolismus . . . 24

F. Normalisierung des Gewebs-pH (4.6) 32

V. Anabole Phase der posttraumatischen Entzündung und Wundheilung . . . 33

A. Zellen 33

B. Grundsubstanz 48

C. Kollagen 59

D. Retikulin 70

E. Elastin 70

F. Kapillaren 73

VI. Epithelregeneration 77

A. Migration 77

B. Mitosen 77

C. Weiteres (Glykogen, Enzyme, Keratinisierung, Differenzierung) . . . 78

D. Basalmembranbildung 78

VII. Regulation und Beeinflussung der posttraumatischen Entzündung und Wundheilung . . . 82
A. Alterung . . . 82
B. Erkrankungen . . . 87
1. Hunger und Eiweißmangel . . 87
2. Lebererkrankungen . . . 88
3. Hämatologische Erkrankungen 89
4. Bindegewebserkrankungen . . 89
5. Atherosklerose . . . 91
6. Tumoren . . . 92
7. Nierenerkrankungen . . . 92
C. Hormone . . . 93
D. Vitamine . . . 114
E. Verschiedene Pharmaka . . . 121
1. Analgetika, Antiphlogistika und Antirheumatika . . . 121
2. Antibiotika . . . 126
3. Antikoagulantien . . . 128
4. Infusion . . . 129
5. Herzkreislaufmittel . . . 129
6. Zytostatika . . . 130
7. Bestrahlungen . . . 132
8. Lokale Behandlungen . . . 132
VIII. Zusammenfassung (zeitliche und kausale Folge der Wundheilungsvorgänge) 133
IX. Schlußbetrachtung . . . 137
Literatur . . . 140

7. Nahtchirurgie

Erwin Gohrbandt †, Berlin

I. Geschichtliches . . . 1
II. Nahttechnik . . . 3
III. Knottechnik . . . 5
A. Nahtinstrumentarium . . . 6
B. Nahtmaterial . . . 6
C. Knoten und spezielle Knottechnik 8
D. Nähte . . . 17
Literatur . . . 22

8. Verbandlehre

Felix Jaeger †, Limburgerhof (Pfalz)

Einleitung . . . 1
I. Bindenverbände . . . 2
II. Klebeverbände . . . 7
III. Schlauchgaseverbände . . . 9
IV. Verbände nach Durchführung von Transplantationen . . . 10
V. Gipsverbände . . . 13
Literatur . . . 18

9. Mißbildungsätiologie

Hans Grebe, Frankenberg/Eder

I. Allgemeiner Teil
A. Allgemeine Grundlagen . . . 1
B. Der Begriff Mißbildung und seine Grenzen . . . 2
C. Äußere Mißbildungsursachen . . . 8
D. Genetische Grundlagen . . . 14
II. Spezieller Teil
A. Mißbildungen der Kopf- und Halsregion und der Wirbelsäule . . . 18
B. Mißbildungen an Harn- und Geschlechtsorganen . . . 23
C. Mißbildungen der Extremitäten . 25
D. Mißbildungen des Herzens . . . 38
E. Mißbildungen des Magen-Darm-Kanals . . . 42
Literatur . . . 44

10. Mißbildungsembryologie

György Csaba, Budapest

I. Allgemeine Gesichtspunkte zum Problem der Entwicklung von Mißbildungen . . . 1
- A. Genetische Faktoren . . . 1
- B. Faktoren, die zur Zeit der embryonalen Entwicklung wirken . . . 3
- C. Teratogene Faktoren (Exogene Faktoren) . . . 3

II. Über die normale Entwicklung der Regionen, deren Mißbildungen, durch die plastische Chirurgie korrigiert werden können . . . 5
- A. Die Entwicklung der Kopf- und Halsregion . . . 5
  - 1. Die Entwicklung des Gesichtes . . . 5
  - 2. Die Entwicklung des Kiemendarmes . . . 8
  - 3. Die Entwicklung der Ohrmuschel . . . 10
    - a) Mißbildungen der Kopf- und Halsregion. Formalgenese . . . 10
    - b) Die Kausalgenese . . . 14
- B. Die Entwicklung der Geschlechtsorgane . . . 15
  - 1. Die Entwicklung von Uterus und Vagina . . . 15
  - 2. Die Entwicklung der äußeren Geschlechtsorgane . . . 17
  - 3. Der Deszensus des Hodens . . . 18
    - a) Mißbildungen der Geschlechtsorgane. Formalgenese . . . 19
    - b) Die Kausalgenese . . . 21
- C. Die Entwicklung der Extremitäten . . . 21
  - a) Mißbildungen der Extremitäten. Formalgenese . . . 22
  - b) Die Kausalgenese . . . 25

11. Chirurgisch-Klinische Embryopathologie

(Grundsätze chirurgisch-klinischer Embryopathologie und ihre Bedeutung bei den Operationen angeborener Mißbildungen)

Alfred Berndorfer, Budapest

I. Einleitung . . . 1

II. Die Bedeutung der postembryonalen Entwicklung . . . 2

III. Regenerationsmöglichkeiten bei Lippen-Kiefer-Gaumenspalten . . . 7

IV. Regenerationsmöglichkeitenbei Wirbelspalten . . . 11

V. Regenerationsmöglichkeiten bei Blasenspalten . . . 17

VI. Regenerationsmöglichkeiten bei abnorm seltenen Mißbildungen . . . 19

VII. Klinische Auswertung dieser Erkenntnisse am Beispiel von Extremitätenmißbildungen . . . 23

VIII. Zusammenfassung . . . 25

Literatur . . . 27

BAND I, Zweiter Teil

12. Transplantationslehre

János Zoltán, Budapest

I. Die Grundlagen der Gewebstransplantationen . . . 1
- A. Die Klassifizierung der Transplantationen . . . 1
  - 1. Die biologische Aufteilung . . . 2
  - 2. Die technische Aufteilung . . . 3
- B. Die Biologie der Transplantationen . . . 3
  - 1. Die Einteilung der frei verpflanzten Gewebe . . . 3
  - 2. Die Bedingungen für eine erfolgreiche Transplantation . . . 7

Literatur . . . 15

II. Die Hauttransplantation 20
A. Die Biologie der Hauttransplantationen 21
1. Die Einteilung der transplantierten Haut 21
2. Die Wahl der Operationsmethode 31
3. Die Hautdefekte 32
B. Die gestielten Transplantationen der Haut 36
1. Die Klassifizierung der Lappenplastiken 36
2. Die Nahlappenplastiken 43
3. Die direkten Fernlappenplastiken 63
4. Die Wanderlappenplastiken . . 78
C. Die freien Transplantationen der Haut 97
1. Hautersatzverfahren 99
2. Epithelersatzverfahren 125
3. Die Konservierung der Hauttransplantate 133
D. Die Anwendung der Hauttransplantation zum Schleimhautersatz . . 135
1. Freie Transplantation von Haut 135
2. Verwendung eines Stiellappens . 135
3. Verwendung eines doppelt epithelisierten Lappens 138
Literatur 143
III. Andere Transplantationen 156
A. Transplantation der Schleimhaut . 156
Literatur 158
B. Kutistransplantation 159
Literatur 166
C. Fettgewebstransplantation 168
Literatur 179
D. Faszientransplantation 180
Literatur 190
E. Sehnentransplantation 192
Literatur 201
F. Knorpeltransplantation 203
Literatur 217
G. Knochentransplantation 220
Literatur 238

13. Auto-Homoio-Hetero- und Alloplastiken

Erwin Gohrbandt †, Berlin

I. Einleitung 1
II. Einteilung der Transplantationen . . 2
A. Autoplastik 3
B. Homoioplastik 3
C. Heteroplastik 3
D. Alloplastik 3
E. Explantationen 3
III. Autoplastik 3
IV. Homoioplastik 4
V. Symbiose oder Parabiose 7
VI. Homoiotransplantation einzelner Gewebe 9
VII. Heteroplastik 12
VIII. Alloplastik 12
Literatur 14

14. Biologische Grundlagen der Alloplastik

H. Contzen, Frankfurt a. M.

I. Einleitung 1
II. Zur Frage des sog. Fremdkörpersarkoms 2
III. Allgemeine Fremdkörperreaktion . . 3
IV. Voraussetzungen für die Implantation unbelebter Werkstoffe 11
A. Allgemeine Voraussetzungen . . . 11
1. Indikationsstellung 11
2. Möglichkeiten und Grenzen des alloplastischen Gewebeersatzes . 12
B. Spezielle Voraussetzungen für die Implantation unbelebter Werkstoffe 12
1. Geeignetes Implantationsmaterial 12
2. Stabile Verankerung der Prothesen 14

3. Biomechanische Einflüsse auf Implantat und Implantatlager und deren Ausschaltung . . . 15
V. Lokale Gewebereaktion auf geignete Materialien 17
A. bei kurzfristiger Implantation . . 17
B. bei langfristiger Implantation . . 18
VI. Formbedingte Unterschiede bei der lokalen Fremdkörperreaktion 18
VII. Auswirkung einer bakteriellen Infektion im Implantatlager 22
VIII. Faktoren ohne Beeinflussung der lokalen Gewebereaktion 23
IX. Zur Frage möglicher lokaler und allgemeiner Körperschäden durch eingebrachte alloplastische Prothesen . . . 23
X. Besonderheiten bei der Einbringung von Autopolymerisaten 25
XI. Zusammenfassende Darstellung der lokalen Gewebereaktion auf inkorporierte Fremdkörper 28
Literatur 30

15. Alloplastischer Hautersatz

Tierexperimentelle Untersuchung und Klinische Erfahrungen mit Hautprothesen

G. Ott und K. Schmittinger, Bonn-Bad Godesberg

A. Einleitung 1
B. Tierexperimentelle Untersuchungen mit alloplastischen Hautprothesen 1
1. Ivalonschwamm 2
2. Teflon- und Dacronfilz 2
3. Kollagenprothesen 6
4. Autologe Mikro-Hauttransplantate kombiniert mit Hautprothesen 7
5. Lyophilisierte Haut 8
C. Klinische Erfahrungen mit Hautprothesen 8
D. Zusammenfassung 11
Literatur 12

16. Biomechanische Prinzipien bei der Metallverwendung am Knochen

M. Allgöwer und G. Segmüller, Basel

I. Biologische und mechanische Anforderungen an die Metallimplantate . . . 1
1. Gewebeverträglichkeit 2
2. Festigkeit der Legierung 2
3. Korrosionsressistenz 2
II. Metallimplantate in der Frakturenbehandlung 3
1. Das klassische Schema der Frakturheilung 4
2. Beeinflussung der ossären Regeneration durch mechanische Einwirkung 4
3. Die Wirkung von Druck auf die Ossifikation 12
4. Die innere Schienung von frakturierten Knochen mit Metallimplataten 16
a) Zugschrauben-Osteosynthese . . 16
b) Kompressionsplatten als „Kraftträger" 17
c) Der innere Kraftträger 19
d) Zuggurtung 19
Literatur 22

17. Die Pathologische Anatomie der Transplantate

Friedrich Stein, Berlin

I. Allgemeine Vorbemerkungen zur Pathologie der Transplantate 1
II. Die Histo-Pathologie der Autotransplantate 3

III. Die pathologische Anatomie der Homoiotransplantate 9
IV. Die Bedeutung der Organe und Zellensysteme für das Schicksal der Transplantate 14
V. Die Transplantation endokrinen Drügewebes 18
VI. Die Heteroplastik 19
VII. Die allgemeine Pathologie der Alloplastik 21
VIII. Histo-pathologische Befunde an Alloplastiken 27

18.—20. Allgemeine Prinzipien zur operativen und aktinischen Therapie im Rahmen der plastischen Chirurgie

Hans Joachim Denecke, Heidelberg;
Joachim Gabka, Berlin; Werner Schumacher, Berlin

Operative Therapie im Rahmen der Narbenbehandlung (J. Gabka) 1
A. Einleitung 1
B. Steri-Strips 3
C. Kunststoffkleber 6
D. Ruhigstellung der Wunde 8

Besonderheiten bei Schnittführung, Wundversorgung und Narbenkorrektur im Bereich von Gesicht und Hals (H. J. Denecke) . . 10
A. Schnittführung unter Berücksichtigung der Spannungsverhältnisse der Haut . . . 10
B. Versorgung frischer Unfallwunden und Korrektur entstellender Narben nach plastisch chirurgischen Grundsätzen 13

Die Strahlenbehandlung im Rahmen der Narbenbehandlung (W. Schumacher) 20
Keloide 20
1. Die ausschließliche Bestrahlung . . . 20
2. Bestrahlung nach operativer Entfernung 21

Literatur 23

19. Fräsen und Schleifen

Hans Th. Schreus, Düsseldorf
unter Mitarbeit von Dr. med. Ellen G. Peter, München

I. Einleitung 1
II. Apparatur 1
III. Richtlinien zur Ausführung des Fräsverfahrens 3
IV. Vorbereitung der Kranken und des Operationsfeldes 5
V. Nachbehandlung 5
VI. Klinik 6
A. Akne conglobata 6
B. Variola vera 7
C. Frische verschmutzte Wunden . . 7
D. Naevus flammeus 8
E. Naevus pigmentosus 9
F. Pigmentflecke 9
G. Naevuszellnaevus 11
H. Tätowierungen 15
I. Rhinophym 15
K. Keloide 17

21. Das Keloid

Georg Maurer, München und P. Härtel, München

1. Einleitung 1
2. Diagnose und Differentialdiagnose . . . 1
3. Ätiologie 4
4. Therapie 13
5. Literatur 25

22. Gutartige und bösartige Geschwülste im Gesichtsbereich aus plastisch-chirurgischer Sicht

J. Gabka, D. Schlegel und F. Stein, Berlin

Einleitung 1

I. Diagnostik 2

II. Strahlentherapie 9
- A. Allgemeines 9
- B. Nebenwirkungen der Strahlentherapie 11
- C. Operation im bestrahlten Gebiet . 17
- D. Bestrahlung im Operationsgebiet . 19
- E. Hypophysenausschaltung 21

III. Operationstermin und Planung . . . 25

IV. Prä- und postoperatives Vorgehen . . 26

V. Operationstechnik (Schnittführung) . 28

VI. Gutartige Tumoren 36
- A. Solide und zystische benigne Weichteiltumoren 36
- B. Solide und zystische benigne Knochentumoren 43
- C. Hämangiome 50
- D. Lymphangiome 61

VII. Semi-maligne Tumoren 65
- 1. Basaliome 65
- 2. Adamantinome (Ameloblastome) 72
- 3. Zylindrome 75
- 4. Parotistumoren unter besonderer Berücksichtigung des semi-malignen pleomorphen Adenoms . 84
- 5. Semimaligne Knochentumoren . 94
- 6. Knochensystemerkrankungen . 103

VIII. Prä-Blastomatosen 112

IX. Karzinome 116
- A. Allgemeines 116
- B. Allgemeine Prinzipien des TNM-Systems 119
- C. Karzinome 120
  - 1. Hautkarzinome 120
  - 2. Lippenkarzinome 129
  - 3. Wangenschleimhautkarzinome . 139
  - 4. Zungenkarzinome 145
  - 5. Mundbodenkarzinome 161
  - 6. Kieferkarzinome 164

X. Sarkome 209
- A. Allgemeines 209
- B. Die wichtigsten Sarkomformen . . 211
  - 1. Ewing-Sarkom 211
  - 2. Rundzellensarkom 213
  - 3. Spindelzellensarkom 213
  - 4. Chondrosarkom 214
  - 5. Osteosarkom 216
  - 6. Retikulosarkom 216

XI. Malignes Melanom 218

XII. Tumormetastasen und -rezidive . . . 228
- A. Therapie der zervikalen Lymphknoten 228
- B. Therapie bei generalisierter Tumormetastasierung 234
  - 1. Palliativtherapie 237
  - 2. Röntgentherapie 237
  - 3. Hormontherapie 238
  - 4. Chemotherapie 238
  - 5. Roborantien 240
- C. Therapie des Tumorrezidivs . . . 240

Anhang

Statistische Erhebungen über primäre und sekundäre Malignome 242

Literatur 257

24. Die Nachbehandlung im Rahmen der Plastischen Chirurgie

Francis Burian †, Prag

I. Einleitung 1

II. Unvermeidliche Schäden der Operation 2

III. Wirkung der Infektion 4

IV. Blutungen und ihre Folgen 5

V. Fremdkörper im Gewebe 6

VI. Die Ausgangslage des zu Operierenden 6

VII. Verhalten nach Operationen in Narkose 9

VIII. Verhalten während der postoperativen Phase 10

IX. Thrombose und Embolie 11

X. Störungen der Wundheilung 12
XI. Ernährung des Verletzten oder operierten Kranken 13
XII. Allgemeine Rehabilitation 13
XIII. Spezielle Nachbehandlung 14
A. Freie Hauttransplantationen . . . 14
B. Knorpeltransplantationen 15
C. Knochentransplantationen 15
D. Fettransplantationen 15
E. Lappenplastiken 16
XIV. Nachbehandlung bestimmter Verletzungen und deren Folgen 16
XV. Nachbehandlung von Hand- und Fingerverletzungen 17
XVI. Rehabilitation bei angeborenen Mißbildungen 17
Literatur 20

25. Phoniatrische Behandlung im Rahmen der plastischen Chirurgie

Hermann Gutzmann †, Berlin

I. Einleitung 1
II. Lautbildung 2
III. Orolalia (Rhinolalia clausa) 8
IV. Rhinolalia (Rhinolalia aperta) 8
V. Klinik 9
A. Diagnostische Maßnahmen 9
B. Objektive Meßverfahren 10
C. Forderungen an die Operation . . 11
D. Therapeutische Maßnahmen . . . 12
1. Passive Maßnahmen 13
2. Aktive Maßnahmen 15
E. Therapeutische Maßnahmen bei Zungendefekten 17
Literatur 20

BAND II, Erster Teil

1. Konstruktive und rekonstruktive Chirurgie des knöchernen Hirnschädels

R. Streli, Linz

I. Konstruktive Chirurgie 1
A. Einleitung 1
B. Cranium bifidum 2
C. Kongenitale Schädeldefekte . . . 4
II. Rekonstruktive Chirurgie 5
A. Einleitung 5
B. Indikation zur Kranioplastik . . . 8
C. Allgemeines über die Wiederherstellung von Defekten des knöchernen Hirnschädels 9
D. Bedingungen für die Kranioplastik 9
E. Kranioautoplastik 11
1. Transplantation frischer gespaltener autoplastischer Rippen . 11
2. Andere Knochenautoplastiken . 16
3. Knorpel 22
F. Kraniohomoioplastik 22
1. Gewinnung der Kalottentransplantate und Konservierung . . 23
2. Technik der Transplantation . 24
3. Frische autoplastische Pfropfung von homoioplastischen Transplantaten 29
4. Homoioplastischer Knorpel . . 32
G. Kranioheteroplastik 32
H. Kranioplastik 33
1. Tantal-Kranioplastik 33
2. Kranioplastik mit rostfreien Stahlplatten 34
3. Kunststoffkranioplastik 35
I. Toter Raum unter der Kranioplastik . 38
K. Duraplastik 40
L. Epilepsie und Kranioplastik . . . 41
M. Infektion 42
Literatur 42

3. Seltene Mißbildungen im Bereich des Schädels, des Gesichtes und des Halses

Alfred Berndorfer, Budapest und Joachim Gabka, Berlin

I. Einleitung 1
II. Grundsätzliches zur Indikation plastischer Eingriffe bei seltenen Mißbildungen im Bereich des Schädels, des Gesichtes und des Halses 2
III. Seltene Mißbildungen im Schädelbereich 7
1. Enzephalozele 7
2. Arhinenzephalie 9
3. Kraniosynostosen 12
4. Arhinie 15
5. Weitere schwere Nasenmißbildungen 18
a) Partielle Aplasien der Nase . . 18
b) Proboscis medialis und lateralis . 18
6. Gesichtsspalten 21
a) Quere Gesichtsspalte 21
b) Schräge Gesichtsspalte 23
c) Mediane und laterale Nasenspalte 28
d) Die seitliche Nasenspalte . . . 32
e) Mediane Oberlippenspalte . . . 33
f) Unterlippen-, Unterkiefer- und Zungenspalten 37
7. Angeborene Geschwülste und tumoröse Dysplasien 40
a) Geschwülste der Augenhöhle . . 41
b) Geschwülste des Nasen-Rachen-Raumes 43
8. Geschwülste der Mundhöhle . . . 47
IV. Seltene Mißbildungen und angeborene Tumoren im Bereich des Halses . . . 50
Literatur 60

4. Plastische Versorgung ausgedehnter elektrischer Verbrennung im Bereiche des Schädels

Rudolf Streli, Linz

I. Einleitung 1
II. Primärbehandlung der Elektronekrosen 2
III. Sekundärversorgung der Elektroverbrennungen 2
A. Lokale Verschiebelappenplastik . . 2
B. Fernlappenplastik 4
C. Bemerkungen zum Knochendefekt 6
IV. Beseitigung der Spalthaut an den Sekundärdefekten 6
V. Nebenverletzungen und Komplikationen 9
Literatur 11

5. Ästhetische Chirurgie im Schädelbereich

Rudolf Streli, Linz

I. Einleitung 1
II. Narben 1
A. Flächenhafte Narben und flächenhafte Veränderungen 1
B. Lineare und anders geformte Narben 2
C. Unterfütterung oder Auflagerung des Narbenbereiches bei imprimierten oder deprimiertem flächenhaften Narben 3
D. Spalthautplastiken im Stirnbereich 3
E. Dermisunterlappung 3
III. Haarausfall 3
A. Einleitung 3
B. Operationsmethoden 4
1. Frontale Galeotomie nach Ponten 5
2. Frontale Galeotomie nach Wegener 5
3. Galektomie 6
C. Ergebnisse der Galeotomie 8
D. Freie Transplantation haartragender Haut nach Vallis 10
IV. Stirnfalten 11
A. Einleitung 11
B. Operation der Stirnfalten 12
V. Stirnfaltenbeseitigung bei der Fazialislähmung 18
Literatur 19

6. Kieferorthopädische Behandlung bei Lippen-Kiefer-Gaumen-Spalten

J. ESCHLER † und D. FRIEDL, Freiburg i. Brsg.

A. Präoperative Behandlung der Lippen-Kiefer-Gaumen-Spalten 1
1. Einleitung 1
2. Geschichtliches 1
3. Ziel und Indikation der präoperativen Behandlung 2
4. Methodik 3
5. Einseitige Lippen-Kiefer- und Lippen-Kiefer-Gaumen-Spalten. Indikation und Vorgehen . . . 5
6. Doppelseitige Kiefer- und Kiefer-Gaumen-Spalten 10
7. Behandlung der Gaumenspalte . 14
B. Postoperative kieferorthopädische Behandlung 17
I. Behandlung im Milchgebiß 17
II. Behandlung im Wechselgebiß 20
1. Stellungskorrektur einzelner Frontzähne während ihres Durchbruches 22
2. Dehnung und Bißverschiebung . 22
3. Lückenschluß und Einzelzahnbewegungen 23
III. Behandlung im bleibenden Gebiß . . 26
Endversteifung nach kieferorthopädischer Behandlung 29
Literatur 32

7. Versorgung von Spaltbildungen des Gesichts

JOACHIM GABKA, Berlin

Einleitung: 1
Allgemeiner Teil 5
I. Häufigkeit 5
II. Ätiologie der Gesichtsspalten 17
A. Erblichkeit 24
B. Dysplastische Momente 28
C. Phänokopien 32
D. Psychische Traumen 37
E. Seltene Schäden 39
III. Morphogenese 40
IV. Die Erscheinungsformen der Gesichtsspalten 55
A. Häufig vorkommende Gesichtsspalten 55
1. Mikroformen 56
2. Einseitige Spalten 58
3. Doppelseitige Spalten 59
4. Isolierte Gaumenspalten . . . 61
B. Selten vorkommende Gesichtsspalten 63
C. Mit Syndromen kombinierte Formen 67
V. Nomenklatur 68
VI. Datenverarbeitung 74
Spezieller Teil 79
I. Behandlungsziel und Behandlungsplan 79
II. Frühkieferorthopädische Behandlung . 81
III. Operationsalter 82
IV. Instrumentarium 86
V. Anästhesie und Operationen unter besonderen Umständen 90
VI. Operationstechnik 91
1. Operationsverfahren zum Verschluß einseitiger Lippenspalten 91
2. Operationsverfahren zum Verschluß doppelseitiger Lippenspalten 101
3. Primäre und sekundäre Osteoplastiken 121
4. Verfahren zum Verschluß des Gaumens 130
5. Versorgung seltener Gesichtsspalten 145
VII. Sekundäre Eingriffe zur funktionellen und ästhetischen Rehabilitierung anoperierter Lippen-Kiefer-Gaumenspalten 147
A. Lippenkorrekturen 147
B. Nasenkorrekturen 156

C. Verschluß von Gaumenrestlöchern und größeren Gaumendefekten . . 150
D. Pharyngoplastiken 165

VIII. Die Pseudoprogenie und ihre Behandlung 171

IX. Ergebnisse 178
1. Operative Resultate 178
2. Sprachresultate 184

X. Komplikationen 189

XI. Postoperative kieferorthopädische Behandlung 192

XII. Zahnärztliche Probleme bei Spaltträgern 195

XIII. Fürsorgerische Maßnahmen einschließlich prophylaktischer Maßnahmen zur Verhinderung des Auftretens von Lippen-Kiefer-Gaumenspalten 198

Literatur 203

8. Operationen bei Spaltträgern im Erwachsenenalter

OTTO NEUNER, Bern

1. Einleitung 1

2. Operationen an der Nase 2
a) Operationen am knöchernen Nasengerüst 4
b) Operationen an der Nasenscheidewand und am Dreiecksknorpel 10
c) Operationen an der Nasenspitze und am Naseneingang 13

3. Operationen an der Lippe 20
a) Operationen am Oberlippenweiß . . . 20
b) Operationen am Oberlippenrot, einschließlich Vestibulumkorrekturen . . 23
c) Operationen zum Relations-Ausgleich von Ober- und Unterlippe 23
d) Operationen zur Kontur-Verbesserung . 23

4. Operationen am Kiefer 30

5. Operationen am harten Gaumen 43
a) Reoperation und Restlochverschluß . . 43
b) Knochentransplantation zur Stumpfstabilisierung 44

6. Operationen am weichen Gaumen 44
a) Verlängerungs- und Tensor-Plastik . . 45
b) Levator-Plastik 47
c) Arcus-palato-pharyngicus-Plastik . . 47
d) Arcus-palato-glossus-Plastik 51

Literatur 53

9. Sprachverbessernde Operationen nach funktionell unbefriedigender Gaumenplastik und Tonsillektomie

OSKAR HERFERT, Mainz

I. Einleitung 1

II. Stimmbildung und Lautbildung . . . 3

III. Anatomie des Rachenraumes und des Velums 4

IV. „Über die Verschließung des Schlundes beim Sprechen“ 7

V. Methodik und Technik der sprachverbessernden Operationen 12

VI. Die verschiedenen sprachverbessernden Operationen 14
A. Rachenverengende Operationen ohne Wulstbildung, ohne Lappenbildung und ohne Lappenüberbrükkung 15
1. Rachenverengende Operation nach PASSAVANT 15
2. Gaumenplastik nach ERNST . . 16
3. Rücklagerungsoperation (Push-back operation) nach DORRANCE, LIMBERG u. a. 17
B. Rachenverengende Operationen mit Wulstbildung an der hinteren Rachenwand jedoch ohne Überbrükkung 18
1. Durch Implantation von Fremdkörpermaterial 18
2. Durch Implantation von körpereigenem Material 19
3. Durch ortsständige Lappenbildung und Lappenverschiebung . 20

C. Rachenverengende Operationen durch Überbrückung 22
1. Direkte Überbrückung 22
a) Nach PASSAVANT und TRAUNER 22
b) Nach RETHY 24
2. Indirekte Überbrückung durch Stiellappen aus der Rachenwand 24
a) Nach SCHÖNBORN-ROSENTHAL 24
b) Nach SANVENERO-ROSSELLI . 31
Literatur 35

10. Prothetische Maßnahmen bei Lippen-Kiefer-Gaumenspalten

HERRMANN BÖTTGER, Düsseldorf

I. Prothetischer Ersatz nach Operationen von Lippen-, Kiefer-, Gaumenspalten . 1
II. Die prothetische Behandlung der Spaltenbildungen 6
III. Die Obturatoren 8
Literatur 9

11. Muskelplastiken bei mandibulo-fazialen Dysplasien

JOSEF ESCHLER†, Freiburg

I. Die wichtigsten Dysplasien und die Beteiligung von Muskeln 1
II. Allgemeine Bemerkungen zur operativen Behandlung der wichtigsten Dysplasien 4
III. Die Muskelplastiken bei den einzelnen Dysplasien 7
A. Die dorsale Massetertransposition bei Retrognathien mit und ohne Glossoptose 7
B. Die Transposition des M. geniohyoideus in die Zunge bei Glossoptose ohne Retrognathie 11
C. Die Raffung des Periosts mit restlichen Masseterfasern bei Asymmetrien des Gesichtes, mit Verlagerung des Unterkiefers und Hypo- bzw. Aplasie des Jochbeines 13
D. Transposition des Platysmas bei Aplasie des Hyoids 14
Literatur 15

12. Rekonstruktive Chirurgie des Gesichts — Teil I

WOLFGANG ROSENTHAL†, Berlin

I. Einleitung 1
II. Erste Maßnahmen 1
III. Kieferfrakturen 3
IV. Läsionen des Mittelgesichts und der Stirn 4
V. Der Zahn im Bruchspalt 10
VI. Fragen der Schmerzbetäubung . . . 11
VII. Plastische Maßnahmen 11
A. Rhinoplastik 11
B. Blepharoplastik, Orbitaplastik . . 17
C. Cheilo-, Stomato-, Meloplastik . . 19
D. Uranoplastik 26
E. Osteoplastik 28
F. Plastiken im Bereich des aufsteigenden Unterkieferastes und des Gelenkfortsatzes 32
VIII. Die Verletzungen der Gesichtsorgane . 34
A. Gehirnnerven 34
1. Nervus olfactorius 35
2. Nervus trigeminus 35
3. Nervus facialis 35
4. Nervus vagus und Nervus hypoglossus 39
B. Speicheldrüsen 39
Literatur 40

13. Rekonstruktive Chirurgie des Gesichts — Teil II

Heinz Köle und Gerhard Zisser, Graz

I. Rekonstruktive Chirurgie an den Weichteilen . . . 1
A. Einleitung . . . 1
B. Eingriffe an den Wangenweichteilen 1
1. Schleimhautdefekte . . . 2
2. Hautdefekte . . . 7
3. Defekte der mittleren Wangenschicht . . . 26
4. Durchgehende Wangendefekte . 28
C. Eingriffe an den Lippen . . . 33
1. Lippenrot- und Schleimhautdefekte . . . 37
2. Hautdefekte . . . 42
3. Durchgehende Lippendefekte . 45
D. Eingriffe an den Nasenweichteilen . 63
1. Defekte des Nasenrückens und der seitlichen Nasenwand . . . 65
2. Kolumelladefekte . . . 71
3. Defekte der Nasenspitze und Nasenflügel . . . 78
II. Rekonstruktive Chirurgie am Knochen 91
A. Einleitung . . . 91
B. Eingriffe am Gesichtsskelett . . . 91
1. Eingriffe bei Formveränderungen 91
a) Operationsmethoden bei Rücklage des Oberkiefers . . 92
b) Operationsmethoden beim offenen Biß . . . 102
c) Operationsmethoden bei Retrogenie . . . 104
d) Operationsmethoden bei der Asymmetrie . . . 106
e) Operation bei Formfehlern des Jochbein-Orbitabereiches 108
2. Eingriffe bei Defekten . . . 111
a) Eingriffe bei Defekten am Unterkiefer . . . 112
b) Eingriffe bei Defekten am Oberkiefer . . . 117
c) Eingriffe bei Defekten an Orbita und Stirn . . . 120
Literatur . . . 125

15. Der Lupus vulgaris faciei und seine Komplikationen

Wolfgang Rosenthal†, Berlin

16. Versorgung von Verbrennungen im Bereiche des Kopfes, des Gesichts und des Halses

Bengt Pontén, Uppsala

I. Allgemeines
A. Einleitung . . . 1
B. Primäre Behandlung . . . 2
1. Operative Behandlung im akuten Stadium . . . 2
a) Freilegung der Infusionsvenen . . . 2
b) Tracheotomie . . . 2
c) Entlastungsinzisionen . . . 2
d) Akute Exzision und Hautplantation . . . 2
2. Lokale Behandlung . . . 3
a) Beschlossene und offene Behandlung . . . 3
b) Durchführung der offenen Behandlung. Transplantationsvorbereitende Exzisionen . . 4
3. Allgemeine Behandlung . . . 6
4. Komplikationen . . . 9
a) Herzversagen . . . 9
b) Gastrointestinale Ulzera . . 9
c) Verwirrungszustände . . . 10
d) Komplikationen bei elektrischen Verbrennungen . . . 10
C. Deckung der Wundoberflächen . . 10
1. Transplantationstechnik . . . 10
2. Homoiotransplantation . . . 13
3. Synthetischer Hautersatz . . . 14
D. Abschluß . . . 14

II. Verbrennungen des Kopfes, des Gesichtsbereiches und des Halses
A. Einleitung 15
B. Primäre Behandlung 16
1. Allgemeines 17
2. Spezieller Teil 19
a) Behaarte Kopfhaut 19
b) Ohr 21
c) Stirn 21
d) Augenbraue und Augenlid . 24
e) Nase und Mund 25
f) Hals 26
C. Chirurgische Spätbehandlung . . . 28
1. Allgemeine Richtlinien 28
2. Spezieller Teil 29
a) Behaarte Kopfhaut 29
b) Ohr 30
c) Augenbraue 31
d) Augenlid 32
e) Nase 35
f) Mund 37
g) Wange und Kinn 39
h) Hals 40
D. Abschluß 42
Literatur 43

17. Die plastisch-chirurgische Versorgung von Strahlenfolgen im Kopf-Hals-Bereich

Gerhard Grimm, Halle/S

A. Einleitung 1
B. Pathogenese der Strahlenschädigung . . 2
1. Strahlenphysikalische Gesichtspunkte und allgemeine strahlenbiologische Wirkungen 2
2. Strahlenwirkungen auf die Haut und Schleimhaut 5
3. Strahlenwirkung auf den Knochen . . 8
4. Histopathologische Veränderungen . . 13
a) Histopathologische Veränderungen an der bestrahlten Haut 13
b) Histopathologische Veränderungen am bestrahlten Knochen 16
C. Epidemiologie der Strahlenschäden . . . 22
D. Die chirurgische Behandlung von Strahlenschäden und plastische Defektdeckung 27
1. Allgemeine therapeutische Grundsätze 27
2. Der plastische Ersatz radiogener Weichgewebsschäden 29
3. Der plastische Ersatz radiogener Knochenschäden 46
Literatur 57

19. Die Knochenhämangiome des Gesichtsschädels

Rudolf Stellmach, Berlin

A. Allgemeines über Hämangiome der Knochen 1
1. Häufigkeit und Verteilung 1
2. Histologie 1
3. Histogenese 1
4. Diagnose und Differentialdiagnose . . 1
B. Die Behandlung der Knochenhämangiome 5
1. Chirurgische Therapie 5
2. Strahlentherapie 7
3. Kombinierte Chirurgische- und Strahlen-Therapie 8
4. Sonstige Therapiemöglichkeiten . . . 8
C. Klinik der Hämangiome des Gesichtsskelettes 8
1. Alters- und Geschlechtsverteilung . . 8
2. Lokalisation im Gesichtsschädel . . . 9
3. Auftretende Symptome 10
4. Darstellung im Röntgenbild 10
5. Angiographie 11
6. Diagnosestellung 12
7. Histologie 12
8. Behandlungsverfahren 13
9. Letalität 15
10. Ausgewählte Fallberichte 15
D. Diskussion 20
E. Zusammenfassung 23
Literatur 25

20. Hämangiome — Lymphangiome

JÁNOS ZOLTÁN, Budapest

I. Hämangiome 1
Die Klassifizierung der Hämangiome . 1

A. Feuermale (Naevi vasculosi) . . . 5
1. Naevus flammeus 5
a) Naevus flammeus in Syndromen 9
b) Die Behandlung des Naevus flammeus 18
1. Naevus araneus 24

B. Blutschwämme (Haemangiomata) 24
1. Die Erscheinungsformen der Blutschwämme 25
2. Die Lokalisationseigentümlichkeiten der Hämangiome 30
3. Oberflächliche und tiefe Hämangiom-Kombinationen 37
4. Intraangiomatöse Thrombozytopenie 40
5. Hämangiome und Hormone . . 42
6. Die malignen Hämangiome . . 44
7. Die Behandlung der Hämangiome 47
a) Die Spontanregression der Hämangiome 47
b) Die Behandlungsformen der Hämangiome 51
α) Die Kryotherapie 52
β) Elektrokoagulation . . . 53
γ) Sklerosierende Injektionsbehandlung 53
δ) Die Strahlenbehandlung . 55
ε) Die Formen der Bestrahlung 57
ζ) Die operative Behandlung 60
η) Die kombinierte Behandlung 69

C. Verschiedene Gefäßanomalien . . 70
1. Angiektasien 70
2. Die Gefäßspinnen 71
3. Angioma senile 71
4. Angiokeratoma 72
5. Seltene Formen 72

II. Lymphangiome 73
A. Lymphangioma simplex 74
B. Lymphangioma cavernosum . . . 76
C. Lymphangioma cysticum 77
D. Lymphangiektasien 78

Literatur 79

21. Die Chirurgie der Fazialislähmungen

ADOLF MIEHLKE, Göttingen

I. Einleitung 1
II. Orientierende Anatomie des Fazialissystems 3
III. Betrachtung der Indikationen und der Technik der intratemporalen Fazialischirurgie 9
A. Die Dekompression des N. facialis . 18
B. Die End-zu-End-Naht des N. facialis 19
C. Das „Rerouting" 20
D. Die freie autogene Nerventransplantation 20
E. Die „Inlay"-Transplantation . . . 21
IV. Betrachtung der Indikationen und der Technik der extratemporalen Fazialischirurgie 22
A. Der N. facialis bei der operativen Behandlung von Parotistumoren . 22
1. Die End-zu-End-Naht in der Peripherie 24
2. Die indirekte Anastomisierung . 26
3. Die freie autogene Nerventransplantation 26
B. Versorgung des N. facialis bei tiefen Gesichtsverletzungen 28
V. Probleme der Nachbehandlung . . . 31
A. Die Periode der völligen Lähmung 31
B. Das Stadium der klinischen Erholung 31
VI. Betrachtung der Indikation und der Technik der „älteren" Ersatzoperationen 32
A. Nervenpfropfungen 32
B. Muskuläre Neurotisation 34
C. Dämpfung der Antagonistenfunktion 36
D. Korrekturplastiken an den Gesichtsweichteilen 36

Literatur 38

BAND II, Zweiter Teil

22. Konservative und operative Behandlung von Gesichtsschädelfrakturen

OTTO NEUNER, Bern
mit Beiträgen von S. WUNDERER, Wien, J. GABKA und H. MEYER, Berlin

Einleitung 1
Geschichte der Kieferbruchbehandlung (von J. GABKA) 2
Ursachen, Häufigkeit und Lokalisation der Frakturen des Gesichtsschädels (von J. GABKA und H. MEYER) 6
I. Allgemeines (von O. NEUNER) 11
A. Anatomische Vorbemerkungen . . 11
B. Allgemeine Diagnostik 13
C. Komplikationen und Mitverletzungen von Nachbarorganen 15
D. Allgemeine Therapie 19
II. Mittelgesichtsfrakturen (von O. NEUNER) . . . .
A. Isolierte Frakturen des Jochbeinkomplexes 23
1. Symptomatik und Diagnostik . 23
a) Frakturen des Jochbogens . 23
b) Aussprengungsfrakturen des Jochbeines 24
c) Zertrümmerungsfrakturen des Jochbeinkörpers 26
2. Therapie 26
B. Isolierte Frakturen der Nase . . . 41
1. Symptomatik und Diagnostik . 41
2. Therapie 43
a) Knöchernes Skelett 45
b) Knorpeliges Skelett 46
c) Querbrüche 47
d) Gleichzeitige Oberkieferbrüche 48
C. Oberkieferfrakturen 50
1. Symptomatik und Diagnostik . 50
a) Frakturen der Kieferhöhlenwand 50
b) Alveolarfortsatzfrakturen . . 51
c) Sagittalfrakturen 52
d) Querfrakturen des Oberkiefers 53
e) Die Aussprengungsfrakturen. 54
f) Zertrümmerungsfrakturen . 57
2. Therapie 57
III. Unterkieferfrakturen 73
A. Allgemeines (von O. NEUNER) . . 73
1. Frakturarten 73
2. Lokalisation 74
B. Komplikationen der Frakturheilung (von O. NEUNER) 74
1. Infektion im Bruchspalt . . . 74
2. Pseudarthrose 75
3. Verzögerte Bruchheilung . . . 75
4. Bewegungseinschränkungen der Gelenke 75
5. Verletzungen der Nerven . . . 76
C. Therapie 76
1. Allgemeines (von O. NEUNER) . 76
a) Die immobilisierende Frakturbehandlung (von O. NEUNER) 77
b) Die funktionelle Frakturbehandlung 79
c) Operative Frakturbehandlung (von O. NEUNER, S. WUNDERER, J. GABKA) 79
2. Spezielle Therapie (von O. NEUNER) 98
a) Frakturen im Horizontalast . 98
b) Frakturen am Kieferwinkel . 102
c) Frakturen im aufsteigenden Ast 103
d) Frakturen des Proc. articularis 104
e) Frakturen des Processus muscularis 110
Literatur 112

23. Funktionelle und ästhetische Rehabilitation nach Tumor-Operationen im Kiefer-Gesichtsbereich

OTTO NEUNER, Bern

Einleitung 1
I. Unterkiefer-Tumoren 1
II. Oberkiefer-Tumoren 5
III. Jochbein-Tumoren 8
IV. Nasen-Tumoren 9
Literatur 12

24. Knochenplastiken im Gesichtsbereich

Joachim Gabka, Berlin und Dieter Schlegel, Hannover

I. Einleitung 1
II. Transplantationsmaterial 2
A. Eigenknochen 2
B. Fremdknochen 11
C. Alloplastik 15
D. Kombinierte Implantate 21
1. Kunststoff-Knochenspan . . . 21
2. Aktivierte Konservenknochen . 22
E. Zusammenfassung der klinisch bedeutsamen Charakteristika unterschiedlicher Implantationsmaterialien 26
III. Klinischer Teil 32
A. Allgemeines zur Operation 32
B. Auswahl des Implantationsmaterials 38
C. Typische klinische Beispiele . . . 52
1. Knochenplastiken bei angeborenen Fehlformen und Mißbildungen 55
2. Knochenplastiken bei erworbenen Entstellungen 55
3. Primäre Rekonstruktion durch Knochenplastiken bei Tumoren 61
4. Sekundäre Rekonstruktion durch Knochenplastiken bei Tumoren 70
5. Sekundäre Rekonstruktion mit Hilfe der Osteoplastik bei Unfällen (Pseudarthrosen) 73
6. Seltene Anwendungsgebiete der Osteoplastik 75
D. Komplikationen 80
E. Zusammenfassung 80
Literatur 85

25. Plastische Versorgung von Zertrümmerungen, Defektbildungen und Wachstumsstörungen im Bereich der Gesichtsknochen

Otto Neuner, Bern

I. Einleitung 1
II. Operationen in der Stirnregion . . . 2
III. Operationen der Orbita- und Jochbeinregion 5
IV. Operationen in der Nasenregion . . . 9
V. Operationen in der Kieferregion . . . 14
A. Der Oberkiefer 14
B. Der Unterkiefer 17
1. Formveränderungen ohne Kontinuitätsdurchtrennung 19
2. Formveränderungen mit Kontinuitätsdurchtrennung 26
3. Formveränderungen mit Funktionsstörungen des Kiefergelenks 29
Literatur 29

26. Ästhetische Operationen im Mund- und Kieferbereich

Heinz Köle, Linz

I. Einleitung 1
II. Maßnahmen zur Operationsplanung . 1
III. Einteilung 7
IV. Das überentwickelte Untergesicht . . 9
A. Klinisches Bild 9
B. Operationsmethoden 11
1. Operative Eingriffe am Gelenk . 11
2. Operative Eingriffe im aufsteigenden Ast 11
3. Operative Eingriffe am Kieferwinkel 27
4. Operative Eingriffe am Kieferkörper 28
5. Operative Eingriffe am Alveolarfortsatz 36

V. Das unterentwickelte Mittelgesicht . . 39
A. Klinisches Bild 39
B. Operationsmethoden 40
1. Operative Eingriffe am Oberkiefer 40
2. Konturkorrekturen 46
3. Zusammenfassende Indikationen zu den operativen Angriffspunkten beim überentwickelten Untergesicht und unterentwickelten Mittelgesicht 46

VI. Das überentwickelte Mittelgesicht . . 49
A. Klinisches Bild 49
B. Operationsmethoden 50
1. Operationsmethoden bei der engstehenden Protrusion ohne tiefen Biß 51
2. Operationsmethoden bei engstehender Protrusion mit tiefem Biß 55
3. Operationsmethoden bei der Protrusion mit mehrfacher Lückenbildung 58
4. Operationsmethoden bei der Protrusion mit einfacher Lückenbildung 60
5. Operation der bialveolären Protrusion 61
6. Operationsplanung, Schienenverbände, Nachbehandlung . . 63
7. Ergebnisse und Bewertung der Operationen beim überentwickelten Mittelgesicht 65

VII. Das unterentwickelte Untergesicht . . 66
A. Klinisches Bild 66
B. Operationsmethoden 66
1. Operationsmethoden zur Vorverlagerung des Unterkiefers . . . 68
2. Operationsmethoden zur Verlängerung des Unterkiefers 68
3. Operationsmethoden zur Verbreiterung des Unterkiefers . . 74
4. Operationsmethoden zur Vorverschiebung des unteren Alveolarfortsatzes 75
5. Operationsmethoden zum Aufbau des Kinns 77
6. Operationsplanung, Schienenverbände, Nachbehandlung . . 83
7. Zusammenfassende Bewertung und Indikation der Operationen beim unterentwickelten Untergesicht und überentwickelten Mittelgesicht 84

VIII. Das asymmetrische Gesicht 86
A. Klinisches Bild 86
B. Operationsmethoden 88

IX. Das zu hohe Untergesicht 92
A. Klinisches Bild 92
B. Operationsmethoden 93
1. Operative Eingriffe am Oberkiefer 93
2. Operative Eingriffe am Unterkiefer 99
3. Konturkorrekturen 104
4. Zusammenfassende Bewertung der Operationsmethoden beim offenen Biß 106

X. Das kurze Untergesicht 109
A. Klinisches Bild 109
B. Operationsmethoden 110

Literatur 112

27. Grundlagen der Profiloplastik

Mario Gonzalez-Ulloa, Mexiko D. F.

I. Einleitung 1
II. Klinik der Profiloplastik 8
A. Stirnprotraktion 9
B. Stirnretraktion 6
C. Nasenprotraktion 11
D. Nasale Retraktion 13
E. Mandibuläre Protraktion 14
F. Mandibuläre Retraktion 15
Literatur 16

28. Ästhetische Chirurgie des Gesichts

(Gesichtsspannungen)

E. H. Wegener, München

I. Einleitung 1
II. Abweichung von der normalen Blutgerinnung 2
III. Pathologische Formen der Narbenbildung 2
IV. Operationsvorbereitung 2
V. Operationstechnik bei der Wangen-Halsraffung 3
VI. Besondere Hinweise bei spezieller Operationstechnik 6
VII. Korrekturmöglichkeiten der lateralen „Krähenfüßchen" 7
VIII. Nachbehandlung 8
IX. Möglichkeiten der Kausaltherapie . . 10
X. Entspannungsoperation der Kopfhaut 12
XI. Korrekturmöglichkeiten der Stirnfalten 15
Literatur 17

29. Die Behandlung der Gesichtsrunzeln

Héctor Marino, Buenos Aires

I. Einleitung 1
II. Kosmetische und dermatologische Methoden zur Behandlung alternder Haut 4
III. Chirurgische Methoden zur Behandlung alternder Haut 6
A. Die Rhytidektomie 6
1. Allgemeine Erwägungen und Indikationsstellung 6
2. Auswahl der Patienten 7
3. Vorbereitung zur Operation . . 7
4. Operationstechnik 8
B. Die Runzeln der Stirn 15
1. Schnittführung 17
2. Behandlung des Frontalmuskels 17
3. Die Naht 18
4. Verband und Nachbehandlung . 19
C. Das Doppelkinn 19
D. Der Hals 21
E. Die Augenlider 21
F. Faltenbildung an den Lidern . . . 21
1. Die Schnittführung 21
2. Die Anästhesie 23
3. Die Präparation der Lidhaut . 23
G. Der Lidsack 24
H. Orbitaler Fettbruch 25
1. Der Verband 26
2. Die Nachbehandlung 27
3. Die Komplikationen 27
IV. Entwicklung und Prognose der gesichtsästhetische Eingriffe 27
Literatur 29

30. Epithetik des Gesichtes

Joachim Weiskopf, Leipzig

I. Einleitung 1
II. Ätiologie 2
III. Indikation zur Epithese 3
IV. Epithesenmaterial 6
V. Klinik und technischer Arbeitsgang zur Herstellung einer Epithese 12
A. Abformung des Gesichtes 12
B. Modellierung der Epithese 14
C. Die Wachsanprobe 15
D. Fertigstellung der Epithese . . . 16
E. Die Fixierung der Epithese am Patienten 16
Literatur 28

31. Zahnärztlich-prothetische Behandlungen im Rahmen plastisch-chirurgischer Eingriffe

HERMANN BÖTTGER, Düsseldorf

Einleitung 1

I. Provisorische chirurgische Prothesen (chirurgische Immediatprothesen) . . 2

II. Chirurgische Dauer- bzw. Defektprothese (Resektionsprothese) 4

III. Die Befestigungs- und Stützeinrichtungen der Defektprothesen und ihr konstruktiver Aufbau 6

IV. Das praktische Vorgehen bei der Herstellung einer Oberkieferdefektprothese 16

V. Die Herstellung von Defektprothesen 16

Literatur 20

32. Rhinologische Grundlagen und Indikationen für korrigierende plastische Eingriffe im Nasenbereich

H. H. NAUMANN, München

I. Einleitung 1

II. Proportionen und Winkel 3

III. Chirurgische Anatomie der äußeren Nase 8

1. Bedeckende Weichteile 8
2. Muskulatur der äußeren Nase . 8
3. Stützgerüst und Etagen 11
4. Gefäßversorgung der äußeren Nase 16

IV. Chirurgische Anatomie der inneren Nase 16

A. Gefäßversorgung der inneren Nase 19

B. Innervation der inneren Nase . . 19

C. Bei Rhinoplastiken zu beachtende „gefährliche" Nachbarschaft . . . 20

V. Physiologische und pathophysiologische Gesichtspunkte für die korrektive Chirurgie im Nasenbereich 23

VI. Funktionelle Indikationen für plastisch-korrigierende Maßnahmen 27

1. Die Sattelnase 29
2. Die Breitnase 29
3. Die Höckernase 29
4. Die Schmalnase 30
5. Die Schiefnase 30
6. Die hängende Nasenspitze . . . 31
7. Die vertikal stehende Nasenöffnung 31
8. Form und Stellungsanomalien des Dreiecksknorpels 31
9. Form- und Stellungsanomalien des Flügelknorpels 31
10. Breite Kolumella 31

VII. Die Rolle des Septums bei Nasendeformitäten 32

VIII. Die Wahl des Implantates bei der korrektiven Nasenchirurgie 33

1. Knorpel 34
2. Konservierter homoioplastischer Knorpel 35
3. Knochen 35
4. Alloplastisches Material 36

IX. Planung und Vorbereitung des korrektiven Eingriffs 37

1. Dokumentation und Analyse . 37
2. Operationsplan 38
3. Zeitpunkt einer Rhinoplastik . 38

Literatur 40

33. Konstruktive und rekonstruktive Chirurgie der Nase

E. HAAS, Karlsruhe und R. MEYER, Lausanne

I. Grundsätzliche Gesichtspunkte zur Verwendung gestielter Lappen und freier Transplantate 1

A. Nahlappenplastik 1

B. Fernlappenplastik 2

C. Freie Hauttransplantation 3

D. „Composite grafts" 3

II. Rekonstruktion der Kolumella . . . 6
A. Rekonstruktion durch Lappen aus der Nachbarschaft 6
1. Lappen aus der Nase 6
2. Lappen aus der Oberlippe . . . 8
3. Lappen aus der Wange 12
4. Lappen aus der Stirn 15
B. Rekonstruktion durch Fernlappen 17
C. Rekonstruktion durch „composite grafts" 20
III. Rekonstruktion der Nasenflügel und der Nasenspitze 21
A. Rekonstruktion durch Lappen aus der Nachbarschaft 22
1. Lappen aus der Nase 22
2. Lappen aus der Wange 27
3. Lappen aus der Stirn 31
B. Rekonstruktion durch Fernlappen . 45
1. Lappen vom Hals 46
2. Lappen aus dem Oberarm . . 47
C. Rekonstruktion durch „composite grafts" 51
IV. Rekonstruktion partieller Defekte der lateralen Nasenwand und des Nasenrückens 55
A. Rekonstruktion durch Lappen aus der Nachbarschaft 55
1. Lappen aus der Wange 55
2. Lappen aus der Stirn 58
B. Rekonstruktion durch Fernlappen 64
C. Rekonstruktion durch freie Hauttransplantate 66
V. Subtotale und totale Ersatzplastik der Nase 69
A. Historische Entwicklung 69
B. Rekonstruktion durch Stirnlappen 70
C. Rekonstruktion durch Fernlappen 80
1. Lappen aus dem Oberarm . . . 82
2. Rundstiellappen von Hals, Brust und Bauch 83
D. Materialbedingte Probleme beim Gerüsteinbau 90
Literatur 93

34. Ästhetische Chirurgie der Nase

Claus Walter, Essen

I. Einleitung 1
II. Allgemeine Probleme bei Nasenkorrekturen 1
III. Vorbereitende Maßnahmen zur Nasenkorrektur 2
IV. Einteilung der Nasenformen 4
V. Instrumente 4
VI. Präoperative Behandlung 8
VII. Anästhesie 8
VIII. Die korrektive Rhinoplastik 11
A. Inzisionsmöglichkeiten 11
1. Innere Schnittführungen . . . 11
2. Äußere Schnittführungen . . . 13
B. Rhinoplastische Korrekturen . . . 14
C. Höckernasen 15
D. Osteotomien 17
E. Breitnasen 21
F. Schmalnasen 21
G. Langnasen 22
H. Kurz- oder Stupsnasen 22
I. Sattelnasen 23
1. Organisches Implantationsmaterial 23
2. Zum operativen Vorgehen . . . 23
3. Knorpelverlagerungen 33
4. Wahl der Trans- und Implantate 35
a) Knochen 35
b) Knorpel 37
c) Weitere Implantationsmaterialien 39
5. Gewinnung der Materialien . . 40
6. Anorganische Implantationsmaterialien 42
K. Nasenspitzenkorrekturen 43
1. Kolumellakorrekturen 45
2. Flügelknorpelkorrekturen . . . 56
3. Verschmälerung der Nasenbasis 73
4. Nasenflügelkollaps 74
5. Profiloplastik 77
IX. Komplikationen bei rhinoplastischen Eingriffen 80
A. Komplikationen an der äußeren Haut 80
B. Komplikationen an der Knochenstruktur 82
C. Komplikationen an der Knorpelstruktur 83
X. Nasenfrakturen 85
A. Die unblutige, geschlossene Behandlung der Nasenfrakturen 87

B. Die blutige, offene Behandlung der Nasenfrakturen 87
C. Die korrigierende Rhinoplastik zur Behandlung der Nasenfrakturen . 88
XI. Die Korrektur der Nasenscheidewand . 89
A. Die Diagnose 90
B. Operatives Vorgehen 91
C. Probleme der Operation im Kindesalter 98
D. Komplikationen 98
E. Septumperforationen 98
XII. Schiefnasenkorrekturen 100
XIII. Verbandstechnik 105
XIV. Nachbehandlung 106
XV. Das Rhinophym 107
Literatur 111

35. Epithetik der Nase

J. WEISKOPF, Leipzig

BAND II, Dritter Teil

36. Plastische Chirurgie der Orbita

E. WALSER, München

I. Konstruktive Chirurgie der Orbita . . 1
A. Angeborene Mißbildungen der knöchernen Orbita 1
B. Angeborene Mißbildungen der häutigen Orbita einschließlich der Lider, der Lidspalte und des Tränenkanals 1
II. Rekonstruktive Chirurgie der Orbita . 2
A. Eingriffe an den Augenlidern . . . 2
1. Allgemeiner Teil 2
2. Spezieller Teil 9
a) Die operative Versorgung von Lidwunden bei Verletzungen 9
b) Verlängerung der Lidspalte, a) Kanthotomie, b) Kanthoplastik 10
c) Verkürzung der Lidspalte . 11
d) Erweiterung der Lidspalte . 13
e) Ptosisoperationen 13
f) Verschluß der Lidspalte . . 22
g) Entropium 23
h) Trichiasis 25
i) Ektropium 28
j) Lidkolobom 32
k) Epikanthus 34
l) Kosmetische Eingriffe an den Lidern 36
m) Lidplastik 39
1. Hilfsschnitte 39
1. Linienschnitt 39
2. Rautenschnitt 40
3. VY-Schnitt 41
4. Z-Schnitt 41
2. Verschiebeplastiken . . . 41
3. Stiellappenplastiken . . . 57
4. Freie Transplantationen . 65
5. Verschiedene plastische Operationen im Bereich der Lider 70
1. Ersatz eines Oberliddefektes aus dem Unterlid nach CUTLER 70
2. Fettlappenplastik . . 73
3. Ersatz der Augenwimpern 73
4. Ersatz der Augenbrauen 73
B. Plastische Operationen im Bereich der Tränenwege 76
1. Allgemeiner Teil 76
2. Spezieller Teil 77
a) Tränenpunktplastik 77
b) Tränenröhrchenplastik . . . 78
c) Dakryozystorhinostomie nach TOTI 82
d) Rekanalisation des Tränen-Nasen-Kanals 85
C. Plastische Operationen im Bereich der Bindehaut 89
1. Allgemeiner Teil 89
2. Spezieller Teil 91
a) Plastische Operationen zur seitigung des Pterygiums . . 91
b) Plastische Operationen zur Beseitigung des Symblepharons 97
c) Lippenschleimhautplastik . 102
d) Bindehautdeckung 106
D. Plastische Stumpfbildung nach Entfernung des Augapfels 106
1. Allgemeiner Teil 106

2. Spezieller Teil 113
a) Plastische Stumpfbildung nach Eviszeration 113
b) Plastische Stumpfbildung unter teilweiser Erhaltung der Sklera nach ILLIG 113
c) Plastische Stumpfbildung nach Enukleation 114
d) Plastische Stumpfbildung nach länger zurückliegender Enukleation 122
E. Plastische Operation im Bereich der Weichteil-Orbita 124
1. Allgemeiner Teil 124
2. Spezieller Teil 127
a) Partielle Höhlenplastik . . . 127
b) Totale Höhlenplastik . . . 132
c) Höhlenplastik mittels Rundstiellappen 139
F. Plastische Operationen im Bereich der knöchernen Orbita 141
1. Allgemeiner Teil 141
2. Spezieller Teil 144
a) Operation bei Dislokation des Bulbus 144
b) Orbitalrandplastik 146
G. Prothetik und Epithetik 155
III. Aesthetische Chirurgie der Orbita . . 158
A. Operation der Blepharochalasis . . 158
B. Beseitigung von Unterlidfalten und sog. „Tränensäcken" 158

37. Epithetik der Orbita

JOACHIM WEISKOPF, Leipzig

38. Konstruktive und rekonstruktive Chirurgie des Ohres

R. MEYER und H. SIEBER

I. Geschichtliches 1
II. Anatomische Betrachtungen 2
III. Totale und subtotale Rekonstruktionen des äußeren Ohres 4
1. Indikation 4
2. Kombination mit Mittelohrchirurgie 5
3. Grundprinzipien der Rekonstruktion 5
4. Anfertigung von Implantaten . . 7
5. Entnahme des Knorpels aus der Rippe 7
6. Anfertigung des Stützknorpels aus der Rippe 8
7. Rekonstruktion nach STEFFENSEN 9
8. Rekonstruktion des Ohres nach WHITE, RUBIN und WALDEN . . 9
9. Modifikation der Methode WHITE, RUBIN und WALDEN nach R. MEYER 11
10. Rekonstruktion nach PIERCE . . 16
11. Rekonstruktion nach GABKA . . 17
12. Rekonstruktion nach DUFOURMENTEL 17
13. Rekonstruktion nach CONVERSE . 23
14. Rekonstruktion nach TANZER . . 24
15. Rekonstruktion durch Fernlappen 28
16. Rekonstruktion der Ohrmuschel nach Verbrennungen 31
IV. Partielle Rekonstruktionen der Ohrmuschel 32
1. Ersatzplastik im mittleren Muschelbereich 33
2. Rekonstruktion des Lobulus . . . 36
3. Rekonstruktion des oberen Drittels der Muschel 42
4. Partielle Rekonstruktion nach Tumorabtragung 45
V. Mißbildungen der Ohrmuschel 47
1. Vollständige Aplasien 47
2. Mikrotien 47
3. Klappohr (Lop ear) 47
4. Das Becher- oder Tassenohr (Cup ear) 47
5. Abstehende Ohren oder Fledermausohren (Prominet ears) . . . 48
6. Makrotie 5ȝ
7. Gespaltene und angewachsene Ohrläppchen und ihre Therapie . . . 53
8. Kryptotie 54

9. Präaurikuläre Fisteln und ihre Therapie 55
10. Satyrohr 55
11. DARWIN'sches Spitzohr 55
12. WILDERMUTH'sches Ohr 55
VI. Frische Verletzungen 56
Literatur 61

39. Epithetik des Ohres

JOACHIM WEISKOPF, Leipzig

40. Konstruktive und rekonstruktive Chirurgie des Halsbereichs — Teil I

JOACHIM HAYM, Mainz

I. Einleitung 1
II. Anatomie des Halses 7
III. Allgemeine Chirurgie des Halses . . . 7
IV. Spezielle Chirurgie von Mißbildungen des Halses 7
A. Der Schiefhals 7
1. Pathologie des Schiefhalses . . 7
2. Therapie des Schiefhalses . . . 11
B. Die branchiogenen Mißbildungen . 16
1. Die medianen Halsfisteln . . . 16
2. Operation der medianen Halsfistel 18
3. Die medianen Halszysten . . . 19
4. Operation der medianen Halszyste 19
5. Die seitlichen Halsfisteln . . . 19
6. Operation der seitlichen Halsfisteln 20
7. Die seitlichen Halszysten . . . 22
8. Operation der seitlichen Halszysten 22
V. Geschwülste des Halses, die für die plastische Chirurgie besonders interessant sind 23
A. Dermoide und Teratome 23
B. Lipome 25
Literatur 27

41. Plastische und rekonstruktive Chirurgie des Halses — Teil II

HANS-JOACHIM DENECKE, Heidelberg

Vorwort 1
I. Geschichtliche Vorbemerkung 1
II. Indikationen zu den plastischen und rekonstruktiven Eingriffen am Hals . 3
1. Kosmetische Indikationen . . . 3
2. Funktionelle Indikationen . . . 3
III. Besondere Untersuchungsmethoden . 5
IV. Plastische und rekonstruktive Eingriffe bei Erkrankungen und Defekten am Hals ohne Eröffnung der Luft- und Speisewege 7
1. Schnittführung unter Berücksichtigung der Spannungsverhältnisse der Haut 7
2. Versorgung frischer Unfallwunden und Korrektur entstellender Narben nach plastisch-chirurgischen Grundsätzen 8
3. Plastische Versorgung von Hautdefekten im Bereich des Halses durch Lappenplastiken 10
4. Verarbeitung der Lappen bei Hautdefekten am Hals 15
5. Plastische Maßnahmen bei ampullären Venektasien im Bereich des Halses 18
V. Plastische und rekonstruktive Eingriffe bei Erkrankungen und Defekten am Hals mit Eröffnung der Luft- und Speisewege einschließlich der Stenosen und Atresien 18
1. Plastische Versorgung von Defekten im Bereich des Mesopharynx 18

2. Plastische Versorgung von Defekten im Bereich von Hypopharynx, Larynxeingang, Ösophagusmund und zervikalem Ösophagus 20
3. Plastische Eingriffe bei Ösophago-Trachealfisteln und Ösophago-Laryngealfisteln 31
4. Plastische Korrektur des zu kleinen und zu großen Abstandes zwischen Zungenbein und Kehlkopf 32

VI. Plastische und rekonstruktive Eingriffe bei Defekten am Larynx 33
1. Plastische Versorgung von Epitheldefekten im Bereich der vorderen Kommissur 33
2. Plastische Versorgung von Epitheldefekten im Bereich der Aryknorpel 34
3. Plastische Versorgung bei tiefer reichenden Defekten der Stimm- und Taschenbänder und bei Substanzverlusten am Kehlkopfgerüst 34
4. Plastische Rekonstruktion des Larynx nach Larynxteilresektionen 35
5. Plastische Rekonstruktion des Larynx bei Stenosen und Atresien 36
6. Plastischer Verschluß des Laryngostomas 37
7. Plastische Maßnahmen, die eine tracheo-pharyngeale oder tracheo-orale Stimmen nach totaler Laryngektomie ermöglichen . . 37
8. Plastische Eingriffe bei Larnyxmißbildungen 38

VII. Plastische und rekonstruktive Eingriffe an der Trachea 39
1. Plastische Versorgung des Tracheostomas bei der Tracheostomie 39
2. Plastischer Verschluß des Tracheostomas 40
3. Plastische Rekonstruktion der zervikalen Trachea bei frischen zirkulären und partiellen Wanddefekten 41
4. Plastische Rekonstruktion der zervikalen Trachea bei Stenosen und Atresien 46
5. Plastische Rekonstruktion der oberen thorakalen Trachea zwischen Jugulum und Truncus brachiocephalicus durch Haut nach Denecke 48

VIII. Plastische und rekonstruktive Eingriffe bei Lähmungen des Larynx und des Pharynx 49
1. Plastische Maßnahmen zur Korrektur der Stimme bei einseitiger Stimmbandlähmung infolge von Rekurrensschädigung 49
2. Plastische Maßnahmen bei beiderseitiger Stimmbandlähmung (Postikusparese) 50
3. Plastische Maßnahmen zur Korrektur des Schluckaktes und der Stimme bei einseitiger Pharynx- und Larynxlähmung infolge von Vagusausfall 50

Anhang 55
1. Plastisch-operatives Vorgehen bei lateralen Halsfisteln, die mit dem Ohr in Verbindung stehen (zerviko-aurale Fisteln) und bei Aurikularanhängen am Hals . . 51
2. Korrektur des Pterygium colli . 52

Literatur 55

43. Ästhetische Chirurgie des Halses

E. H. Wegener, München

I. Einleitung 1
II. Etwaige Ursachen der Formveränderungen 1
III. Operationsvorbereitung 1
IV. Operationstechnik der isolierten Halsraffung 1
V. Komplikationsgefahren 4
VI. Besondere Hinweise bei spezieller Operationstechnik 6
VII. Korrekturmöglichkeiten des Doppelkinns 7
VIII. Anderweitige Methoden der Hals- und Wangen-Halsraffung 8
IX. Vermeidung postoperativer Komplikationen 10
X. Zusammenfassung 12

Literatur 12

44. Seltene Mißbildungen im Bereich des Rumpfes

ALFRED BERNDORFER, Budapest

Einleitung 1
1. Jugendliche Mammahypertrophien und Gynäkomastien 1
2. Mammaaplasien 4
3. Thorax- und Rippendefekte 5
4. Angeborene Wunden und Narben 8
5. Spina bifida, Meningozelen 13
6. Lymphabflußstörungen, Lymphangiome u. ä. 17
7. Angeborene Bauchwanddefekte 21
8. Glutäal- und Sakraltumoren 28
Abschließende Bemerkungen 38
Literatur 39

45. Brust- und Bauchplastiken

RAMON VON ONDARZA, Bad Oldesloe

I. Mammaplastik 1
A. Geschichtliches 1
B. Allgemeiner Teil 2
C. Fehler und Gefahren 4
D. Spezieller Teil 7
1. Konstruktive und Rekonstruktive Chirurgie der Mamma . . . 7
a) Mißbildungen 7
b) Plastischer Ersatz bei ein- und doppelseitiger Aplasie der Brust 12
2. Ästhetische Chirurgie der Mamma 14
a) Deformitäten der weiblichen Brust 14
3. Die verschiedenen Operationsverfahren 16
a) Korrektur der Hypertrophie der weiblichen Brust 16
α) Das Operationsverfahren nach LEXER 16
β) Das Operationsverfahren nach BÜRKLE DE LA CAMP 16
γ) Das Operationsverfahren nach BERSON 19
δ) Das Operationsverfahren nach LESSING 19
ε) Das Operationsverfahren nach MAY . . . .
ζ) Das Operationsverfahren nach GOHRBANDT-LOTSCH 4
η) Das Operationsverfahren nach MILTON-ADAMS-THOREK 30
ϑ) Das Operationsverfahren nach STRÖMBECK 32
b) Korrektur der Hypotrophie der weiblichen Brust 33
α) Implantation alloplatischer Materialien 34
β) Transplantation autoplastischer Derma-Fettlappen 36
γ) Implantation homoioplastischen Fettgewebes . . 37
c) Mammaplastik beim Manne . 37
E. Die Nachbehandlung 37
II. Bauchplastik 40
A. Einleitung 40
B. Einteilung der Fettformen 40
C. Vorbereitung 40
D. Technik 41
Literatur 45

46. Lappenplastiken im Stammbereich

JÁNOS ZOLTÁN, Budapest
bearbeitet von JOACHIM GABKA

I. Hautersatz am Rumpf unter Mitarbeit von Prof. Dr. Dr. J. GABKA 1
A. Die Entstehung und Eigenschaften der Hautdefekte 1
1. Traumatische Hautdefekte . . 1
2. Operative Hautdefekte 1
3. Bestrahlungsbedingte Hautdefekte 10

4. Hautnekrosen verschiedener Herkunft 13

B. Die Methoden des Hautersatzes am Rumpf 15

1. Die einfache Exzision und Naht 15

2. Die „sukzessive, multiple Exzision" 20

3. Lokale Lappenplastiken 20

4. Die Verwendung einer Mamma zur Defektdeckung 30

5. Fernlappenplastiken 30

6. Die freie Transplantation der Haut 32

7. Kutis-Transplantationen . . . 38

II. Aufbauplastiken der weiblichen Brust 39

A. Die Defektzustände der Brust . . 39

1. Angeborene Defekte der Brust . 39

a) Kongenitale Aplasie 39

b) Kongenitale Hypoplasie . . 41

2. Erworbene Defekte der Mamma 41

B. Ersatz- u. Vergrößerungsoperationen der Mamma 43

1. Die freie Transplantation von Korium-Fett 43

2. Stiellappen-Fetteinpflanzungen . 45

3. Die Verwendung der vorhandenen Gewebsteile 46

4. Alloplastische Mammavergrößerung 47

C. Sofortiger postoperativer Ersatz der Mamma 56

D. Wiederherstellende Operationen im Bereich der Mamma 59

1. Mammaersatz, lokaler Hautersatz mit freier Korium-Fettverpflanzung 59

2. Mammaersatz, Rundstiellappenplastiken 64

3. Mammaersatz, Verwendung der gesunden Brust zum Ersatz . . 66

E. Mamillenersatz 68

III. Ersatz der Thoraxwanddefekte . . . 73

A. Die Brustwandbrüche 74

1. Klinik und Pathogenese 77

2. Die Behandlung der Brustwandbrüche 77

B. Ersatz ausgedehnter Defekte der Thoraxwand 82

IV. Antethorakale Ösophagoplastik . . . 84

A. Historischer Überblick 85

1. Dermato-Ösophagusplastik . . 85

2. Antethorakale Entero- und Gastroösophagoplastiken 86

3. Intrathorakale Ösophagusplastik 87

4. Segmentärer Ösophagusersatz . 88

5. Komplikationen der antethorakalen Dermato-Ösophagoplastik und deren Behebung 89

V. Die Behandlung der Pilonidalzyste (Sinus pilonidalis sacralis) 98

A. Ätiologie und Pathomechanismus . 99

B. Therapie 101

VI. Dekubitusbehandlung 104

A. Allgemeines: Grundsätzliches zur operativen Behandlung 104

1. Ätiologie 105

2. Pathologie 106

3. Komplikationen 107

4. Prophylaxe 108

B. Die Behandlung des Dekubitus . . 109

1. Einzelheiten der operativen Behandlung 114

2. Indikationen 115

3. Vorbereitung 115

Anhang 121

Bauchwandrekonstruktion unter Mitarbeit von Dr. D. Jakabeffy 121

A. Postoperative Narbenbrüche . . . 122

1. Lokale Faktoren 123

a) Lokalisation des Bruches . . 123

b) Größe der Hernie 123

c) Beschaffenheit der Bruchpforte 123

d) Zustand der umgebenden Gewebe 124

2. Allgemeine Faktoren 124

3. Untersuchung des Patienten . . 124

B. Operationsmethoden 124

1. Lokale Verschlußverfahren . . 125

2. Autoplastische Ersatzverfahren 125

a) Die Formen der Autotransplantation 126

b) Lamellenförmige Einpflanzung 126

c) Streifenförmige Verwendung 128

d) Kombinierte Form 129

3. Alloplastische Implantationsverfahren 130

4. Exzision überschüssiger Haut bei Bauchwandrekonstruktion . . 132

Literatur 124

48. Verbrennungen im Bereiche des Stammes

Bengt Pontén, Uppsala

I. Einleitung . . . 1
II. Primäre Behandlung . . . 1
III. Chirurgische Spätbehandlung . . . 5
1. Achselhöhle . . . 5
2. Mamma . . . 8
3. Bauch und Flanke . . . 9
4. Leiste . . . 10
5. Männliche Genitalien . . . 10
6. Weibliche Genitalien . . . 11
7. Rücken . . . 11
8. Perineum und Anus . . . 12
IV. Abschluß . . . 13
Literatur . . . 13

50. Ästhetische Chirurgie im Stammbereich

E. H. Wegener, München

Einleitung . . . 1
I. Ursache und Formen der Deformierungen . . . 1
II. Operationsvorbereitung . . . 2
III. Korrekturmöglichkeiten der schlaffen Bauchdecke . . . 2
IV. Der „Kugelbauch" und seine Korrekturmöglichkeiten . . . 3
V. Der „Schürzenbauch" und seine Korrekturmöglichkeiten . . . 5
VI. Der „Allgemeine Fettbauch" und seine Korrekturmöglichkeiten . . . 7
VII. Die Gesäßfett- und Oberschenkelfett-(Reithosen)-Plastiken . . . 12
VIII. Operationsvorbereitung- und Technik 13
IX. Pathologische Narbenbildungen und deren Korrekturmöglichkeiten . . . 15
X. Schlußfolgerung . . . 17
Literatur . . . 17

BAND II, Vierter Teil

51. Konstruktive, rekonstruktive und ästhetische Chirurgie des männlichen Urogenitaltraktes

Leslie G. Farkas, Toronto

I. Anatomische Vorbemerkungen zur Wiederherstellungschirurgie des Penis und des Skrotum . . . 1
II. Angeborene Mißbildungen des männlichen Geschlechtsapparates . . . 4
A. Ätiologie und Pathogenese . . . 4
B. Das klinische Bild und die Behandlung der einzelnen Mißbildungen . 8
1. Angeborene Penismißbildungen 8
a) Hautdefekte . . . 8
b) Hautdefekte des Penis und des Skrotum einschließlich ihrer gegenseitigen Beziehungen . . . 12
c) Angeborene Mißbildungen der Eichel . . . 13
d) Angeborene Mißbildungen des Penisschaftes . . . 13
e) Angeborene Lageveränderungen des Penis und des Skrotum . . . 16
2. Angeborene Mißbildungen der Urethra . . . 18
a) Mißbildungen der äußeren Urethralmündung . . . 19
b) Angeborene Mißbildungen der vorderen Urethra . . . 22
3. Hypospadie . . . 27
a) Häufigkeit . . . 28
b) Klinik und Diagnostik der Hypospadie . . . 30
c) Somatische Konstitution bei Patienten mit Hypospadien . 35
d) Die Geschlechtsbestimmung 36
e) Therapie der Hypospadie . . 36
f) Ätiologie der Hypospadien 57

4. Epispadie 60
a) Klassifikation 60
b) Häufigkeit 61
c) Das klinische Bild der Epispadie bei Männern 61
d) Therapie der Epispadie . . . 62
5. Die Intersexualität in plastisch-chirurgischer Sicht 70
a) Das chromosomale Geschlecht 70
b) Die gonadale Geschlechtsbestimmung 70
c) Die Morphologie des äußeren Geschlechtsapparates . . . 70
d) Die makroskopische Morphologie der inneren Geschlechtsorgane 71
e) Das hormonale Geschlecht . 71
f) Der geschlechtliche Reifungsprozeß 71
g) Die geschlechtliche Mission, bzw. Persönlichkeit und sexuelle Orientierung 72
6. Der männliche Pseudohermaphroditismus (M-PsH) 72
a) Das klinische Bild des M-PsH 72
b) Klassifikation des M-PsH . . 73
c) Therapie des M-PsH (männlichen Pseudohermaphroditismus 74
d) Hypospadien und die Intersexualität 76
7. Transsexualität und plastische Chirurgie 76
a) Therapie der Transsexualität 78
8. Angeborene Mißbildungen der Hoden 78
a) Anorchismus und Hypoplasie der Testes 78
b) Störungen der Deszensus testis 79
c) Testes migrantes 79
9. Verletzungen der äußeren männlichen Genitale 81
10. Verletzungen der Urethra . . . 81
11. Verletzungen des Penis und des Skrotum 83
a) Verbrennungen und Verätzungen der Haut des Penis und des Skrotum 84
b) Partielle Avulsion (Skalpierung) der Penis- und Skrotumhaut 84
c) Komplette Avulsion (Skalpierung) der Penishaut 84
d) Totale Avulsion (Skalpierung) der Penis- und Skrotumhaut 85
e) Schwerste Komplikationen der Avulsion des Skrotum . . 85
f) Die Strangulation der Penishaut 85
g) Partieller oder totaler Verlust der Schwellkörper des Penis 86
h) Verletzungen der Hoden . . 87
III. Kosmetische Defekte des männlichen Geschlechtsapparates 88
Literatur 90

53. Konstruktive und rekonstruktive Chirurgie der oberen Extremitäten

H. Rettig und J. Eichler, Gießen

Einleitung 1
I. Arm und Hand 2
A. Konstruktive Chirurgie — Versorgung angeborener Mißbildungen . . 2
1. Operationen bei Abweichungen der Skelettanlage 4
a) Numerische Schwankungen . 4
b) Störungen der Epiphysenentwicklung 16
c) Störungen der Gelenkentwicklung 20
d) Angeborene Kontrakturen . 26
2. Operationen bei Mißbildungen auf Grund von Störungen der primitiven Weichteilplatte . . 32
a) Syndaktylien 33
b) Ringförmige Furchen . . . 38
c) Angeborener umschriebener Riesenwuchs 39
3. Abschließende Betrachtung der plastischen Versorgung angeborener Mißbildungen 40
B. Rekonstruktive Chirurgie — Plastische Versorgung und Funktionswiederherstellung erworbener Schäden 41
1. Schäden an den Weichteilen . . 41
a) Hautdefekte und Narben . 41
b) Muskel- und Sehnenrupturen 55
c) Verwachsungen der Gleitgewebe von Sehnen und Muskeln, Volkmannsche Kontraktur 74

Spastische und schlaffe Muskellähmungen 76
d) Wiederherstellungsoperationen bei irreparablen Nervenverletzungen und Lähmungszuständen 77
2. Plastische Versorgung und Funktionswiederherstellung bei Gewebslücken im Knochen . . . 92
a) Traumatische Knochendefekte 92
b) Entzündungsbedingte Knochenleiden und Tumoren . . 107
3. Plastische Versorgung und Funktionswiederherstellung bei Gelenkstörungen 111
a) Sternoklavikulargelenk . . . 111
b) Akromioklavikulargelenk . . 112
c) Schultergelenk 113
d) Ellbogengelenk 117
e) Pronations- und Supinationskontrakturen 122
4. Rekonstruktive Maßnahmen und plastische Operationen bei Verunstaltungen von Arm und Hand 133
a) Aseptische Knochennekrosen 133
b) Fehlstellungen von Arm und Hand 135
5. Wiederherstellung der Funktion bei Total- und Teilverlusten von Arm und Hand 138
a) Muskelkanalisierung 139
b) KRUKENBERGgreifzange . . 140
c) Plastische Wiederherstellung von Mittelhand- und Fingerverlusten 141
d) Daumenwiederherstellungen . 144
Zeigefingerdaumen . . . 148
Daumenplastik nach HILGENFELDT 148
C. Ästhetische Chirurgie 149
a) Ungleiche Armlängen . . . 149
b) Gliedmaßenachsenabweichungen 150
c) Verschmälerung einer Hand bei Fingerverlust 150
c) Fingernagelverlust 150
Literatur 152

54. Konstruktive und rekonstruktive Chirurgie der unteren Extremitäten

H. RETTIG und J. EICHLER, Gießen

Einleitung 1
A. Konstruktive Chirurgie — Versorgung angeborener Mißbildungen . . 2
1. Operationen bei Abweichungen der Skelettanlage 2
a) Numerische Schwankungen (Polymelie — Diplopodie — Polydaktylie) 2
b) Rückläufige Schwankungen der Extremitätenstrahlen . . 4
c) Störungen der Gelenkentwicklung 19
α) Die angeborene Hüftluxation 19
a) Die Behandlung der angeborenen Hüftluxationen im Kleinkindesalter 20
b) Pfannendachplastik . 25
c) Indikationen der Beckenosteotomien . . 27
d) Operationen zur Beseitigung angeborener Fehlstellung des koxalen Femurendes . . . 32
e) Behandlung der angeborenen Luxation im Alter von 4 bis 8 Jahren 32
f) Die Behandlung unbedelter angeborener Hüftverrenkungen im Erwachsenenalter . . 33
β) Coxa vara congenita . . 36
γ) Die angeborene Luxation des Kniegelenkes 38
d) Angeborene Kontrakturen . 41
α) Der angeborene Klumpfuß 41
α) Der angeborene Klumpfuß 41
a) Behandlung des angeborenen Klumpfußes . 42
b) Operative Klumpfußbehandlung 43
β) Pes adductus 52
Operationstechniken zur Behandlung des Pes adductus 53
γ) Der angeborene Knickplattfuß 53
Operationstechniken für den angeborenen Knickplattfuß 55

δ) Der Hohlfuß (Pes cavus) . 57
a) Weichteil-Operationen 58
b) Knochen-Operationen . 59
ε) Hammerzehen 62
ζ) Digitus quintus varus superductus et infraductus . 64
η) Angeborener Hackenfuß . 67
o) Knickhackenfuß 67
ι) Supinationskontraktur . . 67
κ) Synostosen der Fußwurzelknochen — akzessorische Knochen 67
λ) Arthrogryposis multiplex congenita 68

2. Operationen bei Mißbildungen aufgrund von Störungen der primitiven Weichteilplatte 70
a) Angeborener Riesenwuchs . 70
b) Angeborene Schnürfurchen . 73
c) Angeborenes Flügelfell (Pterygium) 76
d) Spaltfuß 78
e) Syndaktylie 78

B. Rekonstruktive Chirurgie — plastische Versorgung und Funktionswiederherstellung erworbener Schäden 79

1. Schäden an den Weichteilen . . 79
a) Sehnen- und Muskelverletzungen 80
α) Riß der Quadrizepssehne . 80
β) Riß des Ligamentum patellae, Sehnenabrisse der Hüftregion 80
γ) Achillessehnenrisse . . . 80
δ) Strecksehnenverletzungen des Fußes 85
ε) Habituelle Sehnenluxationen 88
b) Wiederherstellungsoperationen irreparabler Nervenverletzungen und Lähmungszustände 89

2. Plastische Versorgung und Funktionswiederherstellung bei Gewebslücken im Knochen . . . 104
a) Traumatische und entzündliche Defekte 104
b) Knochendefekte durch Tumoren 124

3. Plastische Versorgung und Funktionswiederherstellung bei Gelenkstörungen 133
a) Plastischer Ersatz des Hüftgelenkes 133
b) Rekonstruktive Operationen bei Versagen der Endoprothesen 151
c) Versteifende Hüftoperationen 155
d) Plastischer Ersatz des Kniegelenkes 162
e) Plastischer Ersatz der Fußgelenke 172
f) Plastische Operationen zur Rekonstruktion der Kniebänder 175
α) Behandlung der Knieinnenbandrisse 178
β) Operationen bei Verletzungen des Knieaußenbandes 185
γ) Kreuzbandverletzungen . 187
δ) Knieschlottergelenk bei neuropathischer Artropathie 193
g) Instabilität der Fußgelenke . 194
h) Gewohnheitsmäßige Verrenkungen 195

4. Rekonstruktive Maßnahmen und plastische Operationen bei Verunstaltungen von Fuß und Bein 207
a) Fehlstellung von Fuß und Bein 207
α) Operationen zur Beseitigung von Beinachsenabweichungen 109
β) Operationen zur Behandlung mehrfacher Beinachsenabweichungen . . 225
γ) Fuß- und Zehenabweichungen 227
a) Hallux valgus 227
b) Digitus quintus varus . 236
c) Hallux rigidus 236
b) Aseptische Knochennekrosen 236
α) Epiphysiolysis capitis femoris 236
β) Osteochondritis deformans coxae juvenilis 243
γ) Behandlung jugendlicher Hüftkopfnekrosen . . . 244
δ) Osteochondrosis dissecans 251

C. Ästhetische Chirurgie der unteren Extremitäten 255
1. Verkürzungsosteotomie am Ober- und Unterschenkel 256
2. Verlängerungsosteotomie am Ober- und Unterschenkel . . . 257
3. Operative Verlängerung eines verkürzten Oberschenkels mit gleichzeitiger Verkürzung der Gegenseite 258

4. Wachstumssteuerung 258
a) Wachstumsanregung 258
b) Reduzierung oder Ausschaltung des Wachstums 259
5. Operationstechniken 260
a) Oberschenkel-Verkürzungsosteotomie 260
b) Geschlossene Oberschenkel-Verkürzungsosteotomie (KÜNTSCHER) 261
c) Offene Verkürzungs-Osteotomie am Unterschenkel (KÜNTSCHER) 263
d) Oberschenkel-Verlängerungsosteotomie 263
e) Verlängerungsosteotomie am Oberschenkel mit Distraktionsapparat (BERTRAND) . . 264
Literatur 268

55. Verbrennungen der Extremitäten

BENGT PONTÉN, Uppsala

I. Einleitung 1
II. Primäre Behandlung 1
A. Allgemeines 1
B. Spezieller Teil 4
1. Arm und Bein 4
2. Hand 6
3. Fuß 9
III. Chirurgische Spätbehandlung 9
1. Arm und Bein 9
1. Hand 10
3. Fuß 13
IV. Abschluß 15
Literatur 15

57. Stumpf- und Fersenplastiken

(unter besonderer Berücksichtigung der Spätergebnisse)

KARL LANG, Markdorf/Baden

I. Einleitung 1
II. Indikation und Kontraindikation . . 3
III. Operationsmethode 4
A. Allgemeine grundsätzliche Gesichtspunkte 4
B. Operationstechnik der Vorfußplastik 8
C. Operationstechnik der Fersenplastik 11
D. Operationstechnik der Unterschenkelkurzstumpfplastik 14
E. Durchtrennung des gestielten Hautlappens nach Einheilung 17
IV. Doppelplastiken 19
V. Komplikationen 21
VI. Nachbehandlung 22
VII. Reinnervation 24
VIII. Orthopädische Versorgung 24
IX. Spätresultate 25
X. Zusammenfassung 32
Literatur 33

58. Funktionelle und aesthetische Behandlung der Varizen im Bereich der unteren Extremitäten

FELIX JAEGER†, Limburgerhof-Pfalz

I. Einleitung 1
II. Klinik und Diagnostik der Krampfadern 2
A. Primäre Krampfadern 2
B. Sekundäre Krampfadern 3
C. Das Ulcus cruris 5
D. Phlebothrombose und Thrombophlebitis 6

III. Die Behandlung der Krampfadern . . 8
A. Vorbeugende Behandlung 9
B. Die Kompressionsverbände und die Gummistrümpfe 10
1. Die Kompressionsverbände . . 10
2. Die Gummistrümpfe 12
C. Die Krampfaderverödung 12
D. Die operative Krampfaderbehandlung 13
E. Die konservative und operative Behandlung des Ulcus cruris 15
F. Die Behandlung der Thrombophlebitis und der Phlebothrombose . . 16
IV. Die Bedeutung der Phlebografie . . . 20
V. Zusammenfassung 22
Literatur 23

Hinweis zum Beitrag

33. Konstruktive und rekonstruktive Chirurgie der Nase

von E. Haas und R. Meyer

in Band II, zweiter Teil

Der Text zu diesem Beitrag wurde in Anlehnung an das Buch „Plastische Operationen an Kopf und Hals" Band I von H. J. Denecke und R. Meyer (1964) geschrieben.

Folgende Abbildungen wurden spiegelbildlich nach Originalvorlagen umgezeichnet, die in dem genannten Werk bzw. in „Allgemeine und spezielle chirurgische Operationslehre" Band V von H. J. Denecke (1953) im Springer-Verlag Berlin—Heidelberg—New York veröffentlich worden sind (Abbildungs-Nummern bei Denecke/Meyer in Klammern):

6 a—c (387 a—c), 7 (378 a—c), 10 (377 a, b), 11 a—c (379 a—c), 12 a, b (380 c, d), 14 (310 a, b), 15 a, b (386 a, b), 19 (401), 20 a, b (399 a, b), 21 (400 a, b), 23 (390), 26 a, b (414 a, b), 27 a, b (413 a, c), 28 (418 a—c), 29 a, b (415 a, b), 30 a, b (416 a, b), 31 a—c (420 a—c), 33 a—d (419 a—d), 34 a, b (444 a, b), 35 a—c (428 a—c), 36 a—c (423 a—c), 37 a—c (424 a—c), 41 (436), 44 a, b (447 a, b), 45 a—c (434 a—c), 54 (437), 55 (450), 56 (438), 58 a—c (441 a—c), 59 a—c (442 a—c), 60 a—c (407 a—c), 61 a, b (408 a, b), 64 a—d (409 a—d), 69 a (466 a), 69 b, c (467 b, c), 70 a, b (457 a, b), 74 (460), 75 a—c (462 a—c), 76 a, b (469 a, b), 78 a—c (470 a—c), 79 a (472 c), 79 b (472 a), 79 c (472 b), 79 d—g (472 d—g), 83 a, b (474 a, b), 84 a—c (478 a—c), 85 a, b (480 a, b), 86 a, b (481 a, b), 90 (485), 92 a—d (486 a—d), 94 a—e (487 a—e), 95 (482), 96 a (495), 96 b (496), 96 c (497), 97 a (498), 97 b (499), 99 a (330*), 99 b (331*), 100 a (506), 100 b (507), 101 (508), 102 a, b (491 a, b).

* (aus: Allgemeine und spezielle chirurgische Operationslehre, Hrsg.: Zenker, R., Heberer, G., Hegemann, G., Band V, Denecke: Die otorhino-laryngologischen Operationen und die allgemeinchirurgischen Eingriffe am Halse: Abb. 208, 209).

AUTORENVERZEICHNIS

Die 4 Ziffern ermöglichen das schnelle Auffinden von Autoren und im Handbuch aufgeführter Operationen u. ä.
Z. B. Aagesen I/1./**4**/13. Dieser Autor ist zitiert im:
I = 1. Band / 1. = 1. Teil / **4** = Handbuchartikel / 13 = Seite
Autoren von Handbuchartikeln sowie die Handbuchartikel werden nur mit 3 Ziffern gekennzeichnet!

A

Aagesen I/1./**4**/13
Aas II/1./**20**/39
Abälard I/1./**2**/5
Abbe I/2./**12**/61 I/2./**12**/132 II/1./**16**/39 II/1./**20**/64
Abbot I/2./**12**/223 II/1./**20**/41 II/4./**54**/151
Abel I/2./**22**/129 I/2./**22**/145
Abercrombie I/1./**6**/70 I/1./**6**/120 I/2./**12**/27
Abramson II/1./**3**/39
Abrikosoff I/2./**22**/42 I/2./**22**/113
Abt I/1./**6**/119
Abulkasim I/1./**7**/2
Ackermann II/1./**20**/45
Ackmann I/2./**12**/120
Adam I/1./**3**/5 I/2./**12**/135
Adams I/1./**6**/49 I/1./**6**/55 I/1./**6**/125 I/2./**12**/185 I/2./**12**/193 I/1./**12**/195 II/1./**20**/2 II/1./**20**/43 II/3./**45**/30
Adamson I/1./**6**/120
Adelmann II/1./**13**/53 II/4./**53**/150
Adelstein II/2./**26**/12
Addison I/2./**13**/12
Adeymo I/2./**12**/29
Adler I/2./**14**/19
Adlersberg I/2./**12**/35
Adriani I/1./**5**/1 I/1./**5**/21 I/1./**5**/74
Paulus von Ägina I/1./**7**/2
Äyräpää II/2./**30**/1 II/2./**30**/23
Affleck I/2./**22**/222
Agache /I/2./**22**/222
Ahlquist I/1./**4**/28
Ahnfeld I/1./**5**/9
Aicardi II/1./**20**/39
Aigner I/1./**4**/43
Aisenberg I/2./**22**/166
Aitken II/4./**54**/8
Akaiwa II/1./**20**/70
Albee I/2./**12**/221 II/4./**53**/9 II/4./**54**/120 II/4./**54**/152
Albers-Schoenberg I/2./**22**/105
Albert II/1./**3**/16 II/1./**3**/50 II/4./**53**/78 II/4./**54**/9 II/4./**54**/11 II/4./**54**/155
Albertengo I/2./**12**/117
v. Albertini I/2./**22**/66 I/2./**22**/73 I/2./**22**/78 I/2./**22**/86 I/2./**22**/88 I/2./**22**/98 I/2./**22**/222
Albrecht I/1./**3**/18 I/1./**3**/21 I/2./**22**/45 II/1./**21**/23 II/1./**21**/41 II/4./**54**/81
Albright I/2./**22**/98
Alcivar II/4./**54**/211 II/4./**54**/267
Alcott I/2./**22**/122
Aldrich I/1./**4**/21
Aleman II/2./**26**/12
Alexander I/2./**14**/4 I/2./**14**/20 I/2./**17**/25 I/2./**22**/68 II/4./**54**/82
Alexejew I/2./**12**/113
Algire I/2./**12**/209
Alglave I/2./**12**/128
Alibert I/2./**21**/1 I/2./**21**/4
Allan I/2./**22**/222 II/4./**51**/4
Allen I/2./**12**/194 I/2./**15**/10 II/1./**20**/37 II/1./**20**/72 II/3/**36**/119
Allenbach II/4./**54**/9
Aller II/2./**26**/28
Allgöwer I/2./**16** I/1./**5**/6 I/1./**5**/57 I/1./**6**/35 I/1./**6**/41 I/1./**6**/46 I/1./**6**/76 I/2./**12**/122 I/2./**12**/134 I/2./**13**/13 I/2./**14**/1 I/2./**14**/17 I/2./**16**/8 II/1./**16**/3 II/4./**54**/121
Alrich I/1./**6**/94 I/1./**6**/99 I/2./**12**/7
Alslev II/1./**3**/55
Altemeier I/2./**12**/34
Altemus II/1./**7**/14
Altersdorf I/2./**22**/76
Althoff I/1./**4**/41
Altmann II/1./**11**/1 II/1./**21**/9 II/2./**32**/7
Alvik II/4./**54**/21
Amdrup II/1./**20**/58
v. Ammon I/2./**12**/46 I/2./**12**/195 II/1./**3**/33 II/2./**33**/8 II/3./**36**/35
Amromin I/1./**6**/94 I/1./**6**/99 I/1./**6**/106
Andersen, R II/1./**12**/4 II/2./**23**/2
Anderson I/1./**6**/49 I/1./**9**/41 I/1./**9**/42 I/2./**22**/53 II/1./**3**/14 II/1./**30**/2 II/1./**20**/48 II/2./**32**/33 II/4./**54**/260
Andina I/2./**12**/39
Andrä I/2./**12**/228 II/1./**7**/187 II/1./**20**/48 II/1./**20**/54
Andreesen II/1./**10**/5 II/4./**54**/123
Andrew I/1./**6**/70
Andrews II/1./**20**/19 II/1./**20**/48
Andrle I/2./**22**/76
Angell II/1./**21**/8
Angle II/2./**26**/28
Ankner II/4./**54**/111
Annersten I/2./**12**/222
v. Anrep I/1./**4**/7
Anson II/1./**21**/7
Antoine I/2./**12**/8 I/2./**12**/10
Apert I/1./**9**/22 I/1./**9**/25 II/1./**3**/34 II/3./**36**/1
Aractingi II/1./**20**/25
Archer I/2./**22**/181 II/2./**26**/28
Arden I/2./**12**/228
Aresin II/1./**7**/6
Arey I/1./**10**/7
Ariel I/2./**22**/145 I/2./**22**/149 II/1./**20**/38 II/1./**20**/45
Aristoteles II/1./**5**/3
Arlotta I/2./**22**/164
Armbrecht II/2./**26**/28 II/2./**26**/35
Armistead I/2./**12**/160
Armstrong II/1./**20**/73
Arnal I/2./**22**/160
Arndt I/2./**14**/10
Arnodt II/1./**3**/52
Arnold II/1./**9**/2
Arregui I/2./**18**—**20**/18
Arruga II/3./**36**/94 II/3./**36**/121
Artusio I/1./**5**/1 I/1./**5**/20 I/1./**5**/23
Artz I/2./**12**/122
Arufe II/1./**5**/11
Arzt II/1./**21**/23
Asai II/3./**41**/37
Asboe II/3./**50**/16
Asboe-Hansen I/1./**6**/94 I/1./**6**/95 I/1./**6**/110

Asboe-Hansen I/1./**6**/111 I/1./**6**/112 I/1./**6**/113 I/2./**21**/4 I/2./**21**/6 I/2./**21**/9 I/2./**21**/11 I/2./**21**/17 I/2./**21**/19 I/2./**21**/20
Aschan I/1./**4**/88 II/1./**16**/34 II/1./**21**/36
Ascher II/2./**26**/55 II/2./**26**/65
Ascherson II/1./**3**/50
Aschner I/1./**9**/25
Ashburry I/2./**18—20**/21
Ashley I/1./**9**/34 I/2./**12**/135 I/2./**12**/200 I/2./**18—24**/7 II/1./**3**/39
Askanazy I/1./**9**/7
Assaki I/2./**12**/195
Assmann II/4./**54**/65
Aström I/1./**4**/15
Atherton II/1./**7**/48
Atkins II/1./**20**/39
Auberger I/1./**4**/2 I/1./**4**/9 I/1./**4**/20 I/1./**4**/36 I/1./**4**/47 I/1./**4**/64 I/1./**4**/65 I/1./**4**/88 I/1./**4**/91 I/1./**4**/104 I/1./**4**/116
Aubry II/2./**23**/2
Aufdermauer I/1./**4**/10
Auffenberg II/2./**26**/71
Aufranc II/4./**54**/138 II/4./**54**/139 II/4./**54**/167
Aufricht I/1./**4**/85 I/2./**12**/61 I/2./**12**/109 I/2./**12**/212 I/2./**12**/216 II/1./**8**/6 II/2./**29**/4 II/2./**29**/10 II/2./**29**/19 II/3./**43**/8
Augenstein II/2./**26**/24
Augustine II/4./**54**/193
Ault II/1./**20**/45
Aurelius II/1./**20**/39
Auvray I/2./**12**/196
Avellán II/3./**46**/35 II/4./**55**/14
Auwert II/2./**33**/74
Axenfeld I/2./**12**/135 I/2./**12**/157
Axhausen I/4./71 I/2./**12**/4 I/2./**12**/204 I/2./**12**/208 I/2./**12**/223 I/2./**12**/237 I/2./**13**/9 I/2./**22**/95 I/2./**22**/106 II/1./**1**/22 II/1./**7**/132 II/1./**7**/180 II/1./**8**/24 II/1./**9**/2 II/1./**12**/29 II/2./**23**/2 II/2./**24**/40 II/2./**24**/61 II/2./**25**/5 II/2./**26**/10 II/2./**26**/43 II/2./**26**/74 II/2./**26**/98 II/2./**31**/4
Aymard I/2./**12**/79
Ayre I/1./**5**/34

B

Babcock I/2./**12**/135 II/1./**1**/32 II/1./**20**/54 II/2./**26**/12 II/2./**26**/75 II/4./**58**/13
Bacci I/1./**4**/43
Bach II/4./**54**/48
Bachmann I/1./**6**/51 II/4./**54**/6 II/4./**54**/32
Backer I/2./**15**/1
Backmann II/1./**20**/39
Baclesse I/2./**22**/118
Bacon /1./**20**/45
Bade I/1./**4**/107 II/4./**54**/20
Badtke I/1./**9**/10
Baensch I/2./**18—20**/21 I/2./**21**/11
Baentzner I/2./**12**/225
Bässler I/1./**5**/55
Bahr I/1./**4**/15 I/2./**12**/196
Baibak II/1./**3**/12
Bailey I/2./**12**/111 I/2./**12**/122 II/1./**1**/8 II/1./**16**/9 II/1./**20**/41 II/1./**20**/59
Bairol I/2./**12**/157
Bakamjian II/3./**41**/10
Baker I/1./**6**/99 I/2./**12**/10
Balakrishnan /II/3./**48**/10
Balazs I/1./**6**/13 I/1./**6**/55
Ballance II/1./**21**/1 II/1./**21**/21
Ballantine I/2./**12**/5 II/2./**33**/4
Balleuil I/2./**12**/188
Balley II/1./**21**/6
Ballin I/2./**12**/229 I/2./**12**/235
Balo II/1./**20**/2
Balogh I/2./**22**/146
Baltscheff II/4./**54**/162
Bamatter I/1./**9**/2 I/1./**11**/4 II/1./**3**/4 II/1./**3**/57 II/3./**44**/1
Bames I/2./**12**/172
Banard II/4./**53**/107
Banfield I/1./**6**/87
Bangerter II/3/**36**/77
Bankart II/4./**53**/112
Bar II/1./**20**/12
Baradnay II/1./**20**/42
Barash I/2./**17**/5
Barbacci II/1./**20**/29
Barbaglia I/2./**21**/7
Barberio I/2./**14**/14 I/2./**17**/19
Barclay I/2./**12**/11
Barcroft II/3./**46**/17
Bard I/2./**22**/156
Bardach II/1./**7**/99 II/2./**33**/88
Bardenheuer I/2./**12**/61 I/2./**22**/1 I/2./**22**/152 I/2./**22**/180 II/1./**9**/24 II/1./**12**/28 II/4./**53**/9 II/4./**54**/9 II/4./**54**/12
Bardet I/1./**9**/27 II/4./**54**/2
Bark I/1./**5**/53
Barker I/2./**12**/108
Barnard I/2./**21**/9
Barnet I/1./**5**/50
Baron I/2./**21**/12
Baroni II/2./**33**/70
Barraquer II/1./**20**/13
Barrera I/1./**9**/24
Barron I/2./**12**/38 I/2./**12**/40 I/2./**12**/111 I/2./**12**/166
Barsky I/1./**4**/9 I/1./**9**/25 I/2./**12**/79 I/2./**12**/185 I/2./**22**/207 II/1./**3**/33 II/2./**30**/10 II/2./**33**/24
Bartelheimer II/2./**24**/6
Bartels I/1./**5**/5
Bartens I/2./**12**/133
Bartenstein II/4./**54**/250
Barter II/1./**20**/43
Barth I/2./**12**/221 I/2./**12**/224 I/2./**12**/225 I/2./**12**/226
Barthel I/1./**9**/2 I/1./**9**/38
Barthelmess I/1./**9**/18
Bartsch I/2./**22**/240
Baschkirzew I/2./**12**/225
Basek II/1./**21**/8
Basex II/1./**20**/45
Bashkirchew I/2./**12**/224
Basset I/2./**12**/227 I/2./**16**/5 I/2./**16**/12 II/1./**1**/29 II/1./**20**/41
Bates II/1./**1**/35
Battaglioli I/2./**12**/7
Battersby II/1./**20**/42
Battista I/2./**15**/6
Battle I/2./**22**/2 I/2./**22**/84 II/1/**20**/48
Batzaroff I/2./**22**/165
Bauer I/1./**9**/25 I/1./**9**/32 I/2./**12**/228 I/2./**17**/24 I/2./**22**/24 I/2./**22**/225 II/1./**15**/3 II/1./**20**/46 II/4./**54**/111 II/4./**58**/4 II/4./**58**/13
K. H. Bauer I/2./**14**/4 I/2./**22**/22 I/2./**22**/116 I/2./**22**/175 I/2./**22**/215 I/2./**22**/228 I/2./**22**/237 I/2./**22**/238
Bauermeister I/2./**12**/226 I/2./**12**/227

Baumgarten II/1./**15**/1
Baumgartner II/2./**32**/32
Baunach I/2./**22**/51
Baur I/2./**13**/1
Baurmash II/1./**20**/54
Baxter I/1./**6**/95 I/1./**9**/20 I/2./**12**/7 I/2./**12**/34 I/2./**12**/134
Bayer I/2./**22**/79
v. Bayer II/4./**54**/34 II/4./**54**/90 II/4./**54**/101
Bayley II/1./**21**/22
Bazin I/1./**6**/20 I/2./**21**/4
Beal jr. II/3./**41**/45
Bean II/1./**20**/42 II/1./**20**/71
Becher I/1./**4**/20
Bechterew II/4./**54**/143
Beck II/2./**33**/70 II/4./**53**/134 II/4./**53**/135
Becker I/1./**9**/2 I/2./**22**/84 I/12./**22**/172 II/1./**1**/1 II/1./**3**/29 II/1./**20**/24 II/1./**31**/22 II/2./**23**/2 II/2./**26**/25 II/2./**26**/102 II/2./**32**/2 II/2./**33**/46 II/4./**54**/32 II/4./**54**/51
Beckmann II/1./**20**/54
Beder II/1./**9**/2
Beecher I/1./**5**/14 I/1./**5**/57 I/1./**5**/63
Beek II/1./**20**/71
Beer II/1./**20**/58 II/3./**46**/7
Behm I/2./**22**/166
Behrendt I/2./**22**/76
Behrens II/1./**21**/8
Behrmann I/2./**12**/10
Beiglböck I/2./**21**/18
Belisario I/2./**21**/23 I/2./**22**/68
Bell I/1./**9**/25 I/2./**18—20**/17 II/1./**31**/10
Bellinger I/1./**3**/1 I/1./**3**/18 II/1./**3**/12
De Bellins I/2./**12**/35
Bellmann I/2./**12**/161
Belton I/1./**5**/1 I/1./**5**/57
Bence-Jones I/2./**22**/100
Bender I/1./**4**/14
Benditt I/1./**6**/32 I/1./**6**/61 I/1./**6**/115 I/1./**6**/120
Bendle I/1./**6**/83
Beneke I/1./**6**/24 I/1./**6**/86
Benjamin I/2./**22**/44
Bennet II/1./**17**/33
Bennike I/1./**5**/65
Benoit I/2./12/158 I/2./**22**/222
Benson II/3./**44**/2
Bentley I/1./**6**/70
Bentzon II/4./**54**/67
Berberian I/1./**6**/126
Bercowitsch II/2./**30**/7
Berenbruch II/1./**20**/37
Berg I/2./**22**/210
Bergami II/1./**20**/29
Bergenstal I/2./**17**/2 I/2./**17**/16
Berger I/2./**21**/4 I/2./**22**/154 II/2./**26**/11
Bergmann I/1./**4**/6 I/1./**4**/76 I/1./**7**/4 I/1./**9**/40 I/2./**15**/10 I/2./**22**/150 II/1./**3**/3 II/1./**13**/53 II/1./**15**/1 II/2./**26**/66
Bergmann-Lexer II/1./**12**/19
Bergonié II/1./**17**/3
Bergonzelli I/2./**12**/62
Bergonzini I/2./**21**/21
Bergenstal I/1./**6**/95 I/1./**6**/99
Bergstrand II/1./**20**/38 II/1./**20**/41
Bering I/2./**22**/178
Berling I/1./**4**/10 I/1./**4**/15
Bernadskij I/1./**4**/49
Bernard I/2./**13**/1 II/1./**13**/55 II/1./**16**/36 II/1./**20**/11 II/2./**28**/10 II/2./**33**/6
Bernbeck II/4./**54**/9 II/4./**54**/25 II/4./**54**/32 II/4./**54**/41 II/4./**54**/244
Berndorfer I/1./**11** II/1./**3** II/3./**44** I/1./**1**/4 I/1./**2**/3 I/1./**9**/1 I/1./**9**/22 II/1./**1**/2 II/1./**3**/41 II/1./**3**/53 II/1./**7**/42 II/1./**7**/79 II/1./**7**/145 II/2./**27**/1 II/2./**32**/11 II/3./**46**/39
Berndt I/2./**14**/1 II/1./**12**/28
Bernick I/2./**22**/161
Bernier I/2./**22**/161
Bernstein II/1./**20**/61
Bernt I/2./**22**/61
Berson I/1./**4**/9 I/1./**4**/60 I/1./**4**/93 II/1./**20**/64 II/2./**29**/13 II/2./**32**/4 II/2./**33**/46 II/3./**45**/11 II/3./**45**/19 II/3./**46**/70 II/3./**50**/8
Bert I/2./**12**/6 I/2./**12**/204
Bertelsen II/1./**20**/13
Bertillon I/1./**2**/5
Bertini I/2./**12**/223
Bertoin I/2./**12**/234
Bertold II/2./**28**/10
Bertrand II/4./**54**/22 II/4./**54**/44 II/4./**54**/264
Bervar I/2./**12**/73
Berven I/2./**22**/172
Bessone II/1./**20**/2
Best I/2./**17**/13 II/1./**3**/12
Beste I/1./**6**/39 I/1./**6**/51 I/1./**6**/126
Bethmann I/1./**6**/109 I/2./**22**/34 I/2./**22**/60 I/2./**22**/89 II/1./**7**/14 II/2./**26**/14 II/2./**30**/25 II/3./**39**/3
Bettag I/2./**14**/28
Bette II/4./**54**/245
Bettex II/1./**3**/12
Bettman I/2./**12**/111 II/1./**3**/57
Betzel I/2./**12**/228
Beyer II/4./**53**/76
Bezeczny II/1./**20**/5
Bezes I/2./**12**/36
Bezzenberger I/1./**4**/14 I/1./**4**/78
Bianchi I/2./**13**/12
Bianki I/2./**17**/15
Bichlmayr II/2./**26**/58 II/2./**26**/93
Bick II/1./**9**/13 II/1./**9**/18
Bidder II/1./**4**/10
Biedalot II/1./**3**/32
Biedl I/1./**9**/24 II/4./**54**/2
Bietti II/3./**36**/88
Biel I/2./**22**/148
Biemans I/2./**21**/2
Bienengräber I/2./**22**/39 I/2./**22**/129 I/2./**22**/136 I/2./**22**/145 I/2./**22**/162
Bier I/1./**4**/6 I/2./**13**/5 I/2./**24**/4 II/4./**58**/2 II/4./**58**/4
Bierberich II/4./**58**/3
Biermann I/1./**5**/58 I/2./**22**/239
Bierring I/2./**13**/10
Biesalski II/4./**54**/90
Bihari II/1./**20**/58
Billingham I/2./**12**/27
Billroth I/2./**22**/75 I/2./**22**/148 II/1./**3**/7 II/1./**3**/50
Bing I/2./**17**/12
Bingel I/1./**3**/3 I/1./**3**/17
Bingeler II/3./**36**/5
Bircher II/1./**20**/71
Birch-Jensen I/1./**9**/25 I/1./**9**/36 I/1./**10**/25
Bird I/1./**5**/50
Birger II/4./**58**/4 II/4./**58**/13 II/4./**58**/20
Birkenfeld II/3./**45**/10
Birkett II/1./**3**/45
Birkner I/2./**22**/14 II/1./**17**/17
Birnbaum I/2./**22**/165

Bischoff I/2./**14**/5
Bischofsberger II/4./**54**/9 II/4./**54**/15
Bisgard I/2./**12**/205 I/2./**12**/225 II/4./**58**/18
Bishop II/1./**3**/19
Bisig I/1./**4**/49
Bivings II/1./**20**/48
Björlin I/1./**4**/10 I/1./**4**/35
Björn I/1./**4**/14
Bjorksten I/1./**6**/70
Blacher I/1./**4**/21
Blachfield II/4./**53**/38
Blackfield II/1./**20**/4 II/1./**20**/21 II/1./**20**/53 II/1./**20**/70 II/4./**54**/74
Blaich II/1./**20**/5
Blair I/2./**12**/91 I/2./**12**/100 I/2./**12**/111 I/2./**12**/230 I/2./**22**/34 II/1./**3**/17 II/1./**13**/5 II/1./**21**/35 II/2./**26**/12 II/2./**26**/28 II/2./**26**/100 II/2./**33**/3 II/2./**33**/79
Blair-Brown I/2./**12**/8
Blake I/2./**12**/216
Blanck II/1./**20**/42 II/1./**20**/50
Blandin II/2./**33**/32
Blank II/1./**20**/56
Blanke II/4./**54**/118
v. Blascovics II/3./**36**/11
Blasius I/2./**12**/104
Blauth II/4./**54**/6 II/4./**54**/10
Blechschmidt II/4./**53**/33
Bleuler II/2/**28**/10
Bliss I/1./**9**/8
Blix II/1./**20**/39
Bloch I/2./**22**/17
Block I/1./**6**/3 I/1./**6**/73 I/1./**6**/128 I/2./**13**/13 I/2./**21**/10
Blocker I/2./**12**/39 I/2./**12**/104 I/2./**12**/134 I/2./**12**/195 I/2./**12**/233 II/1./**16**/1 II/1./**16**/6 II/1./**16**/15
Blocksma II/1./**9**/14 II/1./**9**/18
Blodi II/1./**20**/38
Blokhin II/1./**16**/37
Bloom I/1./**6**/34 I/1./**6**/41 I/1./**6**/76 I/2./**12**/203 I/2./**21**/4 II/2./**32**/35
Blount II/1./**20**/18 II/4./**53**/97 II/4./**54**/206
Blümel II/1./**12**/10
Blunt II/1./**21**/6
Boatman I/2./**12**/40
Bock I/1./**5**/6
Bockberger I/2./**22**/102
Bockenheimer I/2./**22**/35 II/1./**20**/70 II/2./**33**/22
Bode I/1./**9**/25 I/1./**9**/32
Boeck I/1./**9**/33
Böhler I/1./**6**/3 I/1./**6**/128 I/2./**12**/129 I/2./**12**/228 I/2./**17**/7 II/4./**53**/11 II/4./**54**/89 II/4./**54**/122 II/4./**54**/203
Boenheim I/2./**22**/99
Boenig II/4./**51**/4
Boeninghaus I/2./**12**/229 I/2./**25**/16 II/2./**32**/21
Böök I/1./**9**/22
Bösch II/4./**54**/42 II/4./**54**/62
Böttcher I/2./**18—20**/5
Böttger II/1./**10** II/2./**31** I/2./**22**/176 I/2./**22**/191 I/2./**22**/200 II/2./**23**/7 II/2./**25**/17 II/2./**31**/8
Bofinger I/1./**5**/55
Bogoljubov I/2./**12**/181
Bogoraz II/2./**33**/51 II/4./**51**/84
Bohne II/4./**54**/90
Boil I/1./**5**/35
Boisson II/1./**3**/38
Boix II/4./**53**/29
Bolande II/1./**20**/39
Bolbrinker I/2./**21**/7 I/2./**21**/12
Bollobas I/1./**4**/27
Bolt I/1./**5**/8
Bolton II/3./**50**/17
Bomann II/4./**54**/88
Bonfiglio II/4./**54**/250
Bonivárt I/1./**10**/14
Bonnet I/2./**12**/195 II/2./**33**/32 II/4./**51**/4
Bonnevie II/1./**3**/54
Bonome I/2./**12**/221
Bontke I/1./**6**/8 I/1./**6**/32
Boo-Chai II/1./**16**/33
Boockey I/2./**22**/150
Booden I/2./**12**/25
Book II/1./**3**/**34**
Boon I/2./**12**/11
Borak I/2./**22**/12
Borchers I/2./**22**/184 I/2./**22**/191 I/2./**22**/210
Borges I/2./**18—20**/11 II/3./**41**/7
Borggreve II/4./**54**/10 II/4./**54**/58
Born I/2./**13**/12
Bornemisza I/2./**12**/183 I/2./**12**/228 II/1./**12**/10 II/1./**12**/33
Bornstein I/1./**6**/65
Borovansky I/2./**22**/155 I/2./**22**/173 I/2./**22**/181 II/2./**24**/62
Borst I/2./**12**/195 I/2./**12**/205 I/2./**21**/4 I/2./**22**/43 I/2./**22**/89
Boschan I/2./**22**/8
Boström I/1./**6**/49 I/1./**6**/98 I/1./**6**/125
Bosworth II/4./**54**/160
Boucek I/1./**6**/87 I/1./**6**/106 I/1./**6**/109
Bougle I/2./**12**/194
Bouisson II/2./**33**/32
Boundenes I/2./**22**/52
Bourde II/1./**20**/2 II/1./**20**/15
Bourdoncle II/1./**20**/15
Bourgery II/1./**12**/40
Bourguignon I/2./**21**/17
Bourne I/2./**12**/9
Bourquin I/1./**9**/6
Bowers II/1./**20**/48
Boyd II/4./**53**/97 II/4./**54**/15 II/4./**54**/38
Boyden I/2./**18—20**/5
Boyer I/2./**15**/9
Boyes I/2./**12**/199
Boyne I/2./**12**/227
Braccini I/2./**12**/10
Brachmann II/2./**24**/21
Brack I/1./**6**/17 I/1./**6**/70 I/1./**6**/126
Bracley II/4./**54**/133
Bradeski II/1./**1**/5 II/1./**1**/20
Brain I/2./**22**/25 II/1./**20**/48
Braithwaite I/2./**12**/5 I/2./**12**/39 I/2./**12**/193 I/2./**12**/196 II/1./**3**/12 II/1./**3**/39
Brakett II/4./**54**/113 II/4./**54**/150
Bramann I/2./**22**/221 II/1./**3**/45
Branca I/2./**12**/70 II/2./**33**/47 II/2./**33**/69
Branchetti I/1./**4**/31
Brandes I/1./**4**/107 II/4./**54**/9 II/4./**54**/64 II/4./**54**/233
Brandt I/1./**9**/25 I/2./**22**/76 I/2./**22**/81 II/2./**30**/23 II/4./**53**/4
Braun I/1./**4**/3 I/1./**4**/20 I/1./**4**/64 I/1./**4**/90 I/1./**4**/113 I/2./**12**/22 I/2./**12**/128 II/4./**54**/12
Braun-Falco I/2./**21**/9 I/2./**21**/19
Braun-Läwen I/1./**4**/51

Braunmühl I/1./**4**/19
Brechner I/1./**5**/53
Bredt I/2./**22**/107
Bredy I/2./**22**/113
Breitenecker I/1./**6**/99 I/1./**6**/104
Breitenfelder II/4./**54**/43
Bremer /I/1./**9**/21
Brendel I/2./**18—20**/8
Brendler I/2./**22**/19 II/1/**20**/24
Brettauer I/1./**4**/5
Breustedt II/2./**30**/3 II/2./**30**/10 II/3./**37**/1
Briant II/2./**32**/39
Brieger I/1./**4**/46
Briggs I/2./**22**/61 II/1./**20**/78
Brindley I/2./**22**/61
Brinizer I/2./**12**/184 I/2./**12**/188
Brinkmann II/1./**10**/8
Brinsmade I/1./**9**/11
Broadbent I/1./**4**/11 I/2./**12**/179
Broca II/1./**3**/3 II/1./**20**/70
Broderick II/1./**20**/50
Brodersen I/2./**22**/239
Brockis I/2./**12**/193 I/2./**12**/196
Brodie II/2./**32**/39
Brody I/1./**5**/65
Bromberg II/1./**3**/12
Bromwell I/2./**12**/122
Bronson Ray II/1./**1**/24
Brooks I/2./**12**/223
Broomhead II/1./**3**/53
Brosa II/1./**3**/51
Brosch I/2./**22**/95 I/2./**22**/98
Brown I/2./**12**/13 I/2./**12**/35 I/2./**12**/104 I/2./**12**/110 I/2./**12**/161 I/2./**12**/182 I/2./**12**/208 I/2./**15**/1 I/2./**15**/10 I/2./**17**/19 I/2./**22**/2 II/1./**3**/17 II/1./**7**/105 II/1./**16**/36 II/1./**20**/3 II/1./**20**/62 II/2./**30**/10 II/2./**32**/137 II/2./**33**/3 II/2./**33**/10 II/2./**33**/52 II/3./**46**/12 II/3./**46**/49
Browne II/4./**51**/51 II/4./**54**/43
Bruck I/2./**12**/73 I/2./**12**/74 II/3./**41**/27 II/3./**46**/84
Brucker II/1./**3**/10
Brückl II/2./**26**/5 II/2./**26**/48 II/2./**26**/93
Brüning I/1./**4**/10 I/2./**12**/120 II/4./**54**/88
Brueske I/2./**15**/8
Brugsch I/2./**22**/148 II/3./**44**/28
Bruhin I/1./**3**/9 I/1./**3**/10
Bruhn II/2./**26**/12 II/2./**26**/24 II/2./**26**/70
Brunetti II/2./**32**/38
Brunius I/1./**7**/22
Brunner I/2./**12**/205 I/2./**18—20**/20 I/2./**18—20**/21
Bruns v. I/2./**12**/182 II/1./**3**/35 II/1./**12**/19
Brunschwieg I/2./**12**/225 I/2./**22**/248
Brunson I/1./**4**/28
Brushe II/1./**1**/21
Brushfield II/1./**20**/10
Brusken I/2./**12**/229 I/2./**12**/235
Brussatis I/2./**16**/2
Bruwer I/2./**12**/216
Bryan I/2./**14**/20
Bryant I/2./**22**/207 II/1./**3**/46
Bryson I/2./**14**/5
Bsteh II/4./**53**/64 II/4./**53**/65
Buchaly I/2./**22**/147
Buchan I/2./**12**/134
Buchanan II/1./**3**/4
Buchborn I/1./**5**/6
Bucholz I/2./**12**/38
Buck I/2./**22**/134
Buckingham II/2./**32**/35
Buckley II/1./**3**/34
Bucky I/2./**22**/51 II/1./**20**/58
Bucy II/1./**19**/1 II/1./**20**/41
Budaj I/2./**12**/111
Budde II/1./**3**/54
Buddecke I/1./**6**/5 I/1./**6**/11 I/1./**6**/49 I/1./**6**/55 I/1./**6**/70 I/2./**18—20**/2 I/2./**22**/20
Budinger II/1./**21**/7
Budzki I/1./**4**/41
Bücherl I/2./**13**/10
Büchner I/1./**6**/35 I/1./**9**/2 I/1./**9**/7 I/1./**9**/17 II/1./**7**/34 II/4./**58**/6
Büchs I/2./**22**/235
Büdinger II/3./**36**/70
Bühlmann I/1./**3**/9 I/1./**5**/5
Bülbring I/1./**4**/25
Büngeler I/2./**22**/79 I/2./**22**/112 I/2./**22**/212
Bünger I/2./**12**/104 II/2./**33**/70
Bürger II/1./**11**/1 II/2./**29**/2
Bürkle de la Camp I/2./**12**/228 I/2./**14**/3 I/2./**21**/4 I/2./**21**/24 II/2./**24**/36 II/2./**24**/47 II/2./**33**/70 II/2./**33**/92 II/3./**45**/16 II/3./**50**/3 II/4./**54**/134 II/4./**54**/162 II/4./**57**/6
Büttner II/4./**54**/14
Bützow I/1./**6**/115
Buda I/2./**22**/214
Buff I/2./**12**/38 I/2./**22**/29 II/4./**53**/42
Buisson I/1./**4**/3
Bulbulian II/2/**30**/10 II/2./**30**/14
Bull I/2./**12**/225
Bullock I/2./**22**/209
Bumba II/1./**3**/34
Bunch I/1./**9**/34
Bunker I/1./**5**/65
Bunn I/2./**17**/23
Bunnel I/2./**12**/69 I/2./**12**/181 I/2./**12**/196 I/2./**21**/16 II/1./**21**/1 II/1./**21**/18 II/1./**21**/20 II/4./**53**/63 II/4./**53**/71 II/4./**54**/84
Bunting I/2./**12**/9
Burckhardt II/4./**54**/12
Bureau II/1./**20**/48 II/1./**20**/60 II/1./**20**/69
Burian I/2./**24** I/1./**1**/2 I/2./**12**/33 I/2./**12**/120 I/2./**12**/212 I/2./**12**/233 II/1./**3**/4 II/1./**3**/22 II/1./**7**/167 II/1./**7**/198 II/1./**9**/32 II/1./**20**/22 II/2./**32**/27 II/2./**33**/48 II/3./**46**/60 II/4./**51**/40
Burck I/2./**12**/184
Burkhardt I/2./**12**/169
Burkholder II/4./**51**/65
Burlibasa I/2./**22**/138
Burman I/2./**12**/200
Burmann II/4./**54**/165
Burmeister II/1./**20**/39
Burnell I/1./**5**/56
Burnet I/2./**17**/12
Burow I/2./**12**/48 I/2./**22**/31 II/1./**3**/51 II/1./**13**/48 II/2./**33**/57 II/3./**36**/41 II/3./**41**/8
Burrows II/4./**54**/132
Burrel II/1./**1**/9
Burwell I/2./**12**/226 II/1./**20**/43
Burwinkel I/1./**9**/41
Busch I/2./**12**/228 II/1./**1**/23 II/1./**20**/2
Bushe II/1./**20**/12

Bussiere II/1./**3**/54
Buttler II/4./**54**/201
Butzengeiger I/1./**5**/18
Buxton I/1./**6**/106 I/2./**22**/93
Byars I/2./**12**/101 I/2./**12**/204 II/1./**20**/20 II/1./**20**/30 II/1./**20**/43 II/1./**20**/49 II/4./**51**/41 II/4./**51**/41
Byerly I/1./**9**/10

C

Caan II/1./**20**/58
Cabrini I/1./**6**/74 I/1./**6**/119
Caby II/1./**20**/2 II/1./**20**/13 II/1./**20**/15 II/1./**20**/30
Cacares II/1./**20**/58
Caesar II/1./**5**/3
Caflisch II/1./**3**/55 II/4./**54**/76
Cagiati II/1./**20**/2 II/1./**20**/15
Cahn I/1./**5**/12 I/1./**5**/16
Cain I/2./**17**/6 I/2./**17**/25
Caldwell I/2./**22**/186 II/2./**26**/14 II/2./**26**/16 II/2./**26**/25 II/2./**26**/27
Callander II/1./**20**/13
Callister II/1./**11**/6
Calnan I/1./**7**/22 I/2./**12**/120 I/2./**12**/121 I/2./**22**/25 II/1./**9**/4 II/1./**9**/8 II/1./**9**/12 II/1./**20**/48
Calorus II/1./**20**/57
Calvé II/4./**54**/243
Calvet II/2./**32**/38
Camera II/4./**54**/100
Cameron I/2./**12**/10 I/2./**14**/7 I/2./**22**/248
Campanacci II/1./**20**/29 II/1./**20**/70
Campbell I/1./**9**/41 I/1./**10**/20 I/2./**12**/32 I/2./**12**/187 I/2./**12**/223 I/2./**12**/233 II/1./**1**/2 II/1./**1**/29 II/1./**1**/35 II/1./**16**/39 II/1./**20**/45 II/3./**46**/106 II/4./**51**/15 II/4./**53**/10 II/4./**54**/90 II/4./**54**/175
Camurati II/4./**54**/15
Canegham II/1./**20**/58
Cannady I/2./**12**/161 I/2./**12**/165
Cannon I/2./**12**/8 I/2./**12**/105 I/2./**12**/122 I/2./**18—20**/18 II/1./**16**/36 II/1./**20**/19
Cannon II/2./**33**/3 II/2./**33**/20 II/2./**33**/52
Canossi I/2./**21**/21
von Canterbury, Anselm I/1./**2**/5
Caplan II/1./**20**/41
Capurno II/1./**3**/57
Cardozo II/1./**3**/39 II/2./**33**/16
Carion I/2./**12**/156
Carless I/2./**12**/193
Carleton II/1./**20**/42
Carney II/1./**20**/1
Carnct I/2./**12**/30
Caro II/1./**20**/46
Carothers II/2./**30**/11
Carpue II/2./**33**/70
Carranza I/1./**6**/74 I/1./**6**/119
Carrel I/1./**2**/5 I/1./**6**/35 I/1./**6**/48 I/1./**6**/133 I/2./**12**/8 I/2./**12**/27 I/2./**12**/138 I/2./**12**/184 I/2./**12**/210 II/2./**28**/13
Carstensen I/2./**17**/6 I/2./**17**/25
Carter I/2./**12**/231 II/1./**17**/33
Casolo II/1./**20**/71
Castanares II/1./**5**/13 II/1./**5**/16 II/2./**29**/24
Castermanns I/2./**12**/5 II/1./**20**/40
Castigliano I/2./**22**/146 I/2./**22**/165 I/2./**22**/235
Castleman II/1./**20**/41 II/1./**20**/42
de Castro I/1./**5**/22
Castroviejo I/2./**12**/157
Catania I/1./**4**/49
Catchpole I/1./**6**/13 I/1./**6**/48 I/1./**6**/55 I/2./**12**/9
Caton II/1./**20**/43
Caussé II/1./**21**/13
Cavallero I/2./**12**/10
Cavalli I/2./**12**/25
Cavina II/**12**/28 II/1./**12**/28
Cawthorne II/1./**21**/4 II/1./**21**/12
Cedermak II/4./**58**/19
Celli I/2./**22**/79
Celesnik II/2./**26**/11 II/2./**26**/75 II/2./**26**/83 II/2./**26**/97 II/2./**26**/99 II/2./**26**/106
Celsus II/1./**15**/1 II/3./**36**/41
Cernea II/1./**20**/45
Cervinka I/2./**15**/6
Césaire I/2./**12**/8
Ceci I/2./**12**/104
Chalmers I/2./**12**/226 I/2./**17**/16
Chamnes I/2./**12**/134
Champion II/1./**5**/2 II/1./**11**/6 II/1./**16**/37
Chandler II/1./**3**/55
Chandy I/2./**12**/183
Chao I/2./**21**/18
Chaoul I/2./**18—20**/21 I/2./**22**/66 I/2./**22**/225 II/1./**20**/58
Chapchal II/4./**54**/24 II/4./**54**/111 II/4./**54**/140 II/4./**54**/157
Chapman I/1./**6**/35 I/1./**6**/48 I/1./**6**/64
Chardack I/2./**15**/2 I/2./**15**/8 II/1./**16**/9
Charipper I/2./**17**/10
Chardot II/1./**20**/57
Charnley II/4./**54**/111 II/4./**54**/148
Chase I/2./**12**/208 I/2./**12**/221 I/2./**12**/228 II/2./**32**/36
Chassin I/1./**6**/99
Chaudry II/1./**20**/73
Cheraskin I/1./**4**/22 I/1./**4**/28 I/1./**4**/30
Chevance II/2./**32**/27
Chiale II/2./**29**/3
Chiari I/2./**12**/187 I/2./**22**/22 I/2./**22**/42 II/4./**54**/22 II/4./**54**/28
Chifholm II/1./**3**/51
Chilas I/2./**22**/70
Childrey II/1./**20**/38
Chitrow I/2./**12**/8 I/2./**12**/96
Chmielewski I/1./**4**/24
Cholnocky I/2./**12**/52 I/2./**12**/178 II/2./**33**/30 II/2./**33**/46 II/2./**33**/47
Chouke I/2./**12**/189
Choyce II/3./**36**/110
Chretien II/3./**41**/11
Chrisman I/1./**6**/55
Christ I/2./**12**/113
Christensen I/2./**22**/52 I/2./**22**/63 II/1./**20**/54
Christian I/2./**22**/107 II/1./**3**/44
Christianson I/1./**5**/55
Christophersen I/2./**22**/102
Chugh II/1./**3**/3
Chvapil I/1./**6**/73 I/1./**6**/87 I/2./**15**/6
Chytilova I/2./**12**/22
Ciani I/1./**4**/31
Ciarrochi II/1./**20**/2
Claasen I/1./**6**/64

Clahsen I/1./**6**/58
Clairmont I/2./**22**/105
Claoué I/2./**12**/92
Clara II/1./**12**/39 II/1./**20**/13
Clark I/2./**12**/4 I/2./**12**/180 I/2./**17**/19 I/2./**22**/161 II/1./**20**/18 II/1./**20**/39
Clarke II/2./**26**/28 II/2./**26**/35 II/2./**30**/10 II/4./**54**/54
Clarkson I/2./**12**/235 II/1./**20**/39 II/2./**29**/10 II/2./**29**/19 II/2./**29**/20
Clausen I/1./**6**/87
Clay I/2./**12**/156 I/2./**12**/158
Clayson I/2./**14**/3
Cleland I/2./**12**/229
Clerc II/2./**32**/23 II/2./**32**/27
Clereci-Bagozzi II/1./**4**/1 II/1./**4**/6
Cliff I/1./**6**/27 I/1./**6**/74
Clifford II/1./**7**/1
Clinton II/1./**3**/11
Cloquet I/2./**18—20**/10
Cloutier II/2./**32**/35
Coakley I/2./**12**/71
Cobb I/1./**6**/125 II/1./**20**/37
Cobey I/2./**18—20**/7
Cocchi I/1./**9**/2 I/1./**9**/15 I/1./**9**/25 I/1./**9**/30
Cockayne I/2./**21**/4
Cocke II/1./**20**/38
Codivilla I/2./**12**/237 II/4./**54**/15 II/4./**54**/46
Codman II/4./**53**/55
Coelho I/1./**6**/55
Coelst I/1./**8**/11
Coenen I/1./**4**/46 I/2./**22**/73 II/4./**54**/179
Cogan I/2./**22**/178
Cogni I/2./**12**/7
Cohen II/2./**32**/36 II/2./**32**/39
Cohn II/1./**3**/34 II/2./**26**/51 II/2./**26**/65 II/2./**26**/96
Cohnheim I/2./**22**/89 II/1./**3**/40 II/1./**3**/41 II/1./**3**/57
Cole I/1./**5**/45 I/2./**12**/34
Coleson II/4./**54**/145
Coley I/1./**4**/107 I/2./**22**/215
Coll I/2./**15**/6
Coller I/2./**12**/133
Collier, J. II/1./**21**/11
Collins I/2./**15**/7
Colombo I/2./**22**/7 I/2./**22**/235
Colonna II/4./**54**/33 II/4./**54**/152
Conejo I/1./**4**/12
Congdon II/4./**54**/10
Conley I/2./**12**/135 I/2./**22**/120 I/2./**22**/151 I/2./**22**/156 I/2./**22**/177 II/1./**13**/21 II/1./**17**/39 II/1./**21**/1 II/1./**21**/23 II/1./**21**/29 II/2./**29**/10 II/2./**33**/4 II/3./**41**/17
Connel I/2./**12**/35
O'Connor I/1./**7**/22 I/2./**12**/206 I/2./**12**/209 I/2./**12**/211
Conrad I/1./**3**/9
Contzen I/2./**14** I/2./**14**/12 I/2./**14**/17 I/2./**14**/22 I/2./**14**/27 I/2./**15**/3 II/1./**1**/33 II/1./**5**/2
Converse I/1./**4**/9 I/1./**4**/55 I/1./**4**/60 I/1./**4**/102 I/1./**8**/11 I/2./**12**/5 I/2./**12**/24 I/2./**12**/52 I/2./**12**/209 I/2./**12**/214 I/2./**12**/228 I/2./**12**/233 I/2./**17**/5 I/2./**18—20**/14 I/2./**18—20**/18 I/2./**22**/120 I/2./**22**/176 II/1./**3**/29 II/1./**13**/71 II/1./**16**/33 II/1./**20**/23 II/2./**25**/7 II/2./**26**/19 II/2./**26**/30 II/2./**26**/40 II/2./**26**/73 II/2./**26**/80 II/2./**26**/100 II/2./**27**/9 II/2./**32**/12 II/2./**32**/32 II/2./**33**/4 II/2./**33**/37 II/2./**33**/54 II/2./**33**/74 II/2./**33**/86 II/3./**38**/23 II/3./**38**/52
Conway I/2./**12**/5 I/2./**12**/25 I/2./**12**/30 I/2./**12**/33 I/2./**12**/38 I/2./**12**/105 I/2./**12**/135 I/2/**12**/196 I/2./**12**/233 I/2./**21**/2 I/2./**21**/14 I/2./**22**/58 II/1./**20**/19 II/1./**20**/58 II/1./**20**/64 II/3./**46**/4
Cook II/2./**26**/88
Cooper I/2./**12**/35 II/1./**9**/2 II/1./**20**/29 II/1./**20**/39 II/1./**20**/59
Cope II/1./**16**/16
Copeland I/2./**22**/98 I/2./**22**/100 I/2./**22**/215 II/1./**20**/42
Copenhaver I/2./**12**/203
Corbett I/2./**22**/44
Cordero I/2./**15**/10 II/1./**20**/12
Cordier II/1./**20**/19
Cormie II/1./**20**/44
Cornbleet I/2./**21**/19
Corrachan I/2./**12**/127 II/4./**53**/44
Correa II/**5**/11 II/1./**5**/11
Correns I/2./**13**/5
Corso II/1./**16**/29
Cosman I/2./**21**/2 I/2./**21**/4 I/2./**21**/11 I/2./**22**/58
Cosmas I/2./**13**/1
Cossio I/1./**9**/39
Coste I/2./**21**/20
Coster I/2./**12**/10
Cottier I/2./**22**/24
Cotta II/4./**54**/196
Cottle II/2./**32**/7 II/2./**32**/12 II/2./**32**/23 II/2./**32**/35
Cotton I/1./**3**/9 I/2./**12**/171
Counseller I/2./**12**/135
Couronné II/1./**3**/38
Courtis I/2./**18—20**/11 I/2./**18—20**/13
Covarrubias I/2./**18—20**/14 II/3./**41**/9
Coventry II/4./**54**/154
Covino I/1./**4**/16
Cowan I/1./**4**/11 I/1./**4**/14 II/1./**16**/32 II/4./**54**/82
Cox I/2./**18—20**/10 II/1./**9**/2
Craig II/4./**54**/21
Craigmyle I/2./**12**/210
Cramee I/2./**18—20**/7
Crandon I/2./**12**/9
Crawford I/1./**4**/16 I/2./**12**/160 I/2./**12**/163 I/2./**15**/8 II/1./**3**/46 II/1./**20**/54 II/1./**20**/57 II/2./**33**/46 II/2./**33**/84
Creamer II/3./**41**/20
Creditor I/2./**12**/10
Creech I/2./**17**/25
Crego II/4./**54**/94
Crespi I/2./**12**/223
Cresson II/4./**51**/67
van Creveld I/1./**9**/27
Crikelair I/2./**22**/58
Crile I/2./**12**/114 I/2./**22**/146 I/2./**22**/160 I/2./**22**/175 I/2./**22**/232
Crispoux I/2./**12**/10
Crocker II/1./**20**/47
Cronin I/1./**4**/92 I/2./**13**/13 I/2./**22**/182 II/1./**3**/55 II/1./**7**/121 II/1./**7**/139 II/1./**16**/27 II/1./**16**/35
Cross II/1./**20**/38
Crosti II/1./**20**/12 II/1./**20**/14
Crouch-Mark I/2./**12**/234
Crouzon II/3./**36**/1

CROW I/1./**9**/13
CRONKITE I/1./**6**/35 I/1./**6**/41
CRUSE I/2./**12**/157
CRUVEILHIER II/4./**58**/4
CSABA I/1./**10** I/1./**9**/1 I/1./**9**/6 I/1./**9**/18 II/1./**3**/1
CSAPODY I/2./**12**/135 I/2./**12**/158 II/3./**36**/125 II/3./**36**/135
CUFF I/2./**12**/169 I/2./**12**/184 I/2./**12**/188
CULLEN I/2./**12**/40
CULP II/4./**51**/14
CUNNIG II/2./**30**/7
CUPAR I/2./**12**/163 I/2./**12**/171 I/2./**22**/188 II/2./**26**/99 II/2./**26**/107
CURIE II/1./**20**/59
CURLEY I/1./**9**/8
CURLING II/1./**16**/9
CURTIN I/2./**12**/124 I/2./**12**/133 II/2./**29**/5
CURTIO II/4./**54**/10
CURTIS I/2./**12**/35 I/2./**12**/226 II/1./**20**/13
CUSHING II/1./**1**/17 II/1./**20**/38 II/1./**20**/41
CUSTER II/1./**3**/26
CUTHBERTSON I/2./**12**/8 I/2./**12**/11
CUTIN II/**20**/54 II/1./**20**/54
CUTLER II/3./**36**/70 II/3./**36**/109 II/3./**36**/120
CZERMAK II/3./**36**/93
CZERNY I/2./**12**/138 I/2./**12**/158 I/2./**12**/169 I/2./**12**/194
CZYBULSKI I/1./**4**/21

D

D'AGATA II/2./**33**/56
DAHLBÖCK I/1./**5**/31
DAHMEN I/1./**6**/17 I/1./**6**/70 I/1./**6**/73 I/1./**6**/115 I/1./**6**/120
DAHR I/1./**5**/67
DALAND II/1./**17**/52 II/3./**46**/11
DALE II/1./**16**/20
DALEY II/2./**32**/3 II/2./**32**/14 II/2./**32**/37
DALHAMN II/2./**32**/27
DALICHO I/2./**21**/7
DALICH II/1./**20**/58
DAL PONT II/2./**26**/21 II/2./**26**/27 II/2./**26**/46
DAL PONT II/2./**26**/68 II/2./**26**/69 II/2./**26**/89 II/2./**26**/99 II/2./**26**/107
DAM II/1./**20**/62
LE DAMANY I/1./**9**/32
DAMASCHKE II/2./**28**/12
DAMBRIN II/1./**1**/22
DAMIAN I/2./**13**/1
DAMMANN I/2./**18—20**/7
DAMMIN I/2./**12**/26
DANDY II/1./**1**/5 II/1./**20**/41
DANIS II/4./**53**/104
DANNENBERG I/2./**22**/4
DARBY I/2./**14**/19
DARCISSAC I/2./**22**/73 II/2./**30**/7
v. DARDEL I/1./**4**/19
DARGEON II/1./**3**/47 II/1./**20**/39
DARIER I/2./**22**/114 I/2./**22**/148
DARWIN II/3./**38**/55
DAU II/1./**9**/2
DAUBENSPECK II/4./**54**/58 II/4./**54**/68
DAVENPORT II/1./**16**/36 II/1./**20**/12 II/2./**33**/6
DAVID I/2./**12**/221 I/2./**21**/11
DAVIDOFF II/2./**26**/12
DAVIDSON I/1./**5**/1 I/1./**5**/30 I/1./**5**/31 I/2./**12**/8 I/2./**12**/10 I/2./**12**/11
DAVIES I/1./**4**/107 I/1./**9**/41 I/2./**12**/5 I/2./**12**/24 I/2./**12**/40 I/2./**12**/97 I/2./**12**/113 I/2./**12**/126 I/2./**12**/160 I/2./**12**/182 I/2./**12**/196 I/2./**12**/205 I/2./**12**/224 I/2./**13**/12 I/2./**17**/15 II/1./**11**/6
DAVIS II/1./**3**/12 II/1./**20**/43 II/1./**21**/7 II/2./**25**/3 II/2./**32**/34 II/2./**33**/3 II/3./**46**/2 II/3./**46**/11 II/4./**53**/44 II/4./**54**/74
DAVIS-KITLOWSKY I/2./**12**/29
DAVSTON II/3./**45**/1
DAWSON I/1./**5**/65
DEAN II/1./**20**/39 II/1./**21**/8
DE BAKEY I/2./**17**/25
DE BARONDES II/2./**28**/17
DE BRUIN II/1./**3**/55
DEBRUNNER I/1./**9**/34 I/2./**14**/26 II/4./**54**/38 II/4./**54**/41 II/4./**54**/43 II/4./**54**/51 II/4./**54**/156
DE CASTRO II/2./**32**/36
DECHAUME I/1./**4**/45
DE DUVE I/1./**6**/9 I/1./**6**/27
DEFEO I/2./**12**/120
DÉFLANDRE I/2./**12**/30
DEGA II/4./**54**/24 II/4./**54**/97
DEGENHARDT I/1./**9**/2 I/1./**9**/10 I/1./**9**/22 I/1./**11**/2 II/1./**1**/1 II/1./**3**/40 II/3./**44**/37
DEGOS I/2./**21**/20 II/1./**20**/4
DEGUISE II/1./**12**/40
DENONVILLIERS II/2./**33**/22
DEKABAN II/1./**3**/12
DELAGENIÈRE I/2./**12**/229 I/2./**12**/235 II/1./**1**/22
DELAIR I/2./**14**/1
DELANNOY II/1./**20**/70
DE LA PAVA I/2./**22**/230
DELAUNY I/2./**12**/223
DELAY II/1./**20**/12
DELBRÜCK I/1./**6**/24
DELORME II/1./**12**/26
DELPECH II/2./**33**/70
DEMIKHOV I/2./**13**/11
DEMING II/1./**3**/29
DEMONS II/2./**33**/8
DEMYER II/1./**3**/11
DENECKE I/2./**18—20** II/3./**41** I/2./**18—20**/17 I/2./**22**/90 I/2./**22**/201 II/1./**3**/17 II/1./**3**/30 II/1./**3**/44 II/1./**12**/16 II/1./**20**/7 II/1./**20**/54 II/1./**20**/70 II/1./**21**/22 II/1./**21**/36 II/2./**25**/3 II/2./**32**/33 II/2./**33**/6 II/2./**33**/19 II/2./**33**/46 II/2./**33**/88 II/3./**41**/11
DENIG I/2./**12**/156 II/3./**36**/104
DENK I/2./**12**/182 I/2./**12**/186 I/2./**12**/188 I/2./**22**/239
DENKER I/2./**22**/194 I/2./**22**/215 II/1./**3**/18
DENKO I/1./**6**/95 I/1./**6**/99
DENOIX I/2./**22**/118
DENONVILLIERS I/2./**12**/45 II/4./**53**/51
DEPLAQUE I/2./**22**/52
DEPUIS I/2./**22**/34
DE QUERVAIN II/2./**33**/37
DESAIVE II/1./**20**/2
DESAULLES I/1./**6**/110
DESMARRES II/3./**36**/93
DES PREZ I/2./**22**/180
DE TAKÁTS II/1./**20**/1
DEUTSCHLÄNDER II/4./**54**/12 II/4./**54**/21
DEUTSCHMANN I/2./**22**/42
DEVULDER I/2./**22**/222 I/2./**22**/225
DHAL II/1./**3**/3

Dhuner I/1./4/13
Diamant I/1./4/40 I/2./22/93
Dias II/2./32/36
Dick II/4./53/60
Dickey II/1./3/34
Dickson I/2/12/184 II/4./54/59 II/4./54/61
Didier I/2./12/117 I/2./12/210
Diebold II/3./46/74
Dieffenbach I/1./1/2 I/1./4/3 I/2./12/38 I/2./12/50 I/2./12/104 I/2./22/1 I/2./22/131 I/2./22/195 II/1./3/31 II/1./13/53 II/2./33/2 II/2./33/22 II/2./33/70 II/3./36/41 II/3./38/1 II/3./38/33 II/3./41/2 II/3./46/23
Diethelm I/2./22/51 II/1./20/55
Dietrich II/1./20/32 II/2./30/11 II/2./31/12
Diggs II/1./20/73
Dimitri II/1./20/10
Dimopulos I/2./12/160
Dingman I/2./12/211 I/2./12/229 I/2./12/233 I/2./22/63 II/1./3/4 II/1./3/49 II/1./16/27 II/1./20/45 II/2./26/28 II/2./26/43 II/2./26/73 II/2./26/100 II/2./27/14
Dingwall I/2./12/38
Dionis I/1./7/2
Dirk I/2./22/193
Dishoeck II/2./32/23
Dittrich II/1./17/3
Diveley II/4./54/59 II/4./54/61 II/4./54/64
Dixon I/1./9/12
Djakonow I/2./12/111
Dobberstein I/1./3/11
Dobbie II/4./53/58
Doberauer I/1./6/87
Docktor II/3./46/4
Doerr I/1./4/14 I/1./9/4 I/1./9/38 I/2./15/3 II/1./3/21 II/4./54/21
Dogo I/2./12/134
Dohn II/1./20/13
Dolder II/2./31/8
Dombrowski II/2./12/132
Dorfman I/1./6/49 I/1./6/55 I/1./6/94 I/1./6/98 I/1./6/113
Dorn I/2./21/4 I/2./21/10
Dornette I/1./5/1
Dorogi I/2./15/10
Dorrance I/2./12/135 II/1./7/137 II/1./9/14
Dorrmann I/2./22/248
Dos Santos II/4./58/15
Dott II/1./21/1 II/1./21/29
Doubeck I/2./25/10 II/1./9/2
Doucoutioux I/2./21/6
Douglas I/2./12/38 I/2./12/113 II/1./11/6
Doupe I/2./12/39
Dow II/4./58/15
Dowd I/2./12/110 II/1./20/74
Dowling II/1./20/53
Down I/1./9/18
Downing II/1./20/46
Drachter II/1./3/3
Draper I/2./12/135
Drehmann II/4./54/38
Dressler II/1./20/25
Drettner II/2./32/23
Drey I/1./9/34
Dreyfuss II/4./53/28
Dripps I/1./5/60 I/1./5/63
Drobnik I/2./12/193
Druckrey I/2./13/13 I/2./14/3 I/2./21/7 I/2./22/178 II/2./33/91
Drüner I/2./15/10
Dshanelidze I/2./12/104
Dubini I/1./9/2
Dubois II/4./54/51
du Boulay II/20/61 II/1./20/61
Dubreuilh I/2./22/223 II/1./20/72
Dubs II/1./21/14
Duchenne II/4./54/103
Dudley I/2./22/8
Ducuing II/2./32/38
Düben I/2./12/229 I/2./12/233 II/1./3/52
Duel II/1./21/1
Dürer I/1./2/4 II/2./27/3
Duesberg I/1./5/6
Duffy I/2./22/209
Dufourmentel I/2./22/227 II/1./7/154 II/3./38/17 II/3./50/3
Dufourmentel-Mouly I/1./4/93 I/1./4/95
Duhamel I/2./12/224 II/1./11/6
Duloroy I/1./9/43
Dumas II/1./32/35
du Mesnil de Rochemont I/2./22/7 I/2./22/12
Dumont I/2./12/12/13
Duncan II/1./20/47
Dunham II/2./33/57
Dunn II/1./11/6
Dunns I/2./15/8
Dunphy I/1./6/120 I/2./12/9
Duperrat I/2./22/221 II/1./20/4
Dupertuis I/2./12/104 I/2./12/204 I/2./12/207 II/1./16/36 II/2./32/39 II/2./33/3 II/2./33/20
duplay II/4./51/51
Du Plessis I/2./22/87
Dupré II/1./20/45
Dupuis II/2./33/4
Dupuytren I/1./1/2 I/1./4/102 I/1./9/34 I/2./18—20/10 II/2./33/8 II/2./33/27 II/2./33/70 II/4./53/29
Duraiswami I/1./9/2
Duran-Reynal I/2./21/18
Durante II/1./1/18
Durham I/2./22/31 II/1./20/42 II/2./33/78
Durocher II/1./20/73
Dursy II/1./7/40
Duverger II/3./36/24
Duzea II/1./20/12
Dvořák I/1./6/34 I/1./6/41
Dwyer II/4./54/62
Dybeck II/2./33/70
Dykes I/2./22/53
Dziewiatowski I/1./6/51 I/1./6/55 I/1./6/94 I/1./6/110 I/1./6/113
Dzondi I/2./12/104 II/1./3/50

E

Eastcott I/2./12/228
Eastwood I/1./5/22
Ebeling I/1./6/35 I/1./6/48 I/1./6/133 I/2./12/8
Eber Papyrus II/1./1/9
Ebers I/1./4/1
Ebert I/1./6/35
Eberts I/2./12/181
Ebstein I/1./9/33 I/1./9/39
Eck I/2./22/145
Eckart I/1./4/76
Eckert II/2./32/25
Eckhardt I/1./9/25 I/1./9/32
Eckhoff II/2./32/37
Eckstein I/1./6/5 I/1./6/13 I/1./6/126 II/1./9/14 II/1./26/83
Edam II/2./28/13
Eder I/2./22/83

EDGERTON I/2./**12**/135 I/2./**12**/196 I/2./**21**/7 I/2./**21**/18 II/1./**16**/18 II/1./**16**/40 II/3./**46**/56 II/4./**51**/77
EDMUNDS II/4./**51**/39
EDWARD II/1./**5**/15
EDWARDS I/2./**12**/9 I/2./**17**/24 II/2./**29**/16 II/3./**46**/43 II/4./**58**/19
EFASKIND I/2./**22**/12
EFFENBERGER I/1./**3**/1
EFFINGER I/1./**3**/18
EGNER I/1./**4**/13
EHALT I/2./**18—20**/8 II/4./**54**/123 II/4./**54**/181
EHLERS I/2./**12**/10 I/2./**18—20**/2 I/2./**22**/20
EHNI II/1./**21**/4
EHRENGUT I/2./**21**/10 I/2./**21**/20
EHRENGUT I/2./**21**/10 I/2./**21**/20
EHRICH I/1./**6**/4 I/1./**6**/13 I/1./**6**/24 I/1./**6**/32 I/1./**6**/41 I/1./**6**/48 I/1./**6**/70 I/1./**6**/76 I/1./**6**/97 I/1./**6**/109
EHRLICH I/1./**4**/46 I/2./**13**/8 II/3./**50**/16
EICHENBERGER I/1./**4**/10
EICHER II/4./**54**/145 II/4./**54**/146
EICHHOLTZ I/1./**4**/24 I/1./**4**/25
EICHLER II/4./**53** II/4./**54** I/1./**4**/98 I/1./**4**/107 I/1./**4**/114 I/1./**9**/25 I/2./**22**/61 II/1./**3**/57 II/1./**20**/18 II/1./**20**/34
EIFERT II/1./**7**/14
EIGLER I/2./**22**/91
v. EIKEN I/2./**22**/44
EIKENBARY II/4./**54**/188
EINBRÓDT I/2./**21**/7
EINFALT I/2./**22**/247
EINHORN I/1./**4**/7 I/1./**4**/13
EISELSBERG II/1./**3**/42 II/2./**26**/71 II/2./**26**/88
EISENREICH II/4./**54**/131
EISENSTODT I/2./**12**/210 II/2./**32**/33
EISHOLD II/4./**54**/14 II/4./**54**/15
EISLER I/1./**4**/89
EITEL I/2./**12**/35
EITNER I/2./**12**/163 I/2./**12**/179
EKENSTAM I/1./**4**/13
EKLUND I/1./**4**/15
EKMAN I/2./**17**/25
ELEK I/2./**14**/22
ELEY II/1./**11**/6
ELFERT II/1./**10**/8
EL HEFNAWI I/2./**21**/18
ELIAS II/1./**20**/40
ELIASSOW I/2/**21**/20
ELISABETZKY II/1./**20**/54
ELKIN I/2./**12**/39 II/1./**20**/29 II/1./**20**/59
ELLERBRÖCK I/2./**21**/10
ELLINGER II/1./**17**/11
ELLIOT I/2./**12**/117 I/2./**12**/228
ELLIS VAN CREFELD II/4./**54**/2
ELSBERG II/2./**32**/38
ELSCHNIG II/1./**3**/34 II/3./**36**/13 II/3./**36**/81
ELTNER II/2./**30**/11
EMERSON I/1./**5**/50
ENDERBY I/1./**5**/51
ENDERLEN I/1./**9**/43 I/2./**12**/5 I/2./**12**/22 I/2./**12**/133 I/2./**12**/195 I/2./**12**/204 I/2./**13**/4 I/2./**13**/8 I/2./**17**/15
ENDLER II/4./**54**/160 II/4./**54**/231
ENGELHARDT I/1./**9**/9 I/2./**15**/6 I/2./**22**/39 I/2./**22**/235
ENGELMANN I/1./**9**/25
ENGELTER I/1./**4**/20 I/1./**4**/29 I/1./**4**/30
ENGSTRÖM I/1./**5**/50
ENNEKING I/2./**12**/223 I/2./**12**/226
ENTERLINE II/1./**3**/47
ENTIN I/2./**12**/6 I/2./**12**/134
EPSTEIN I/1./**5**/34 II/1./**20**/44
EPURESCU I/1./**4**/11
ERCULEI II/1./**1**/41
ÉRCZY I/2./**12**/63 I/2./**12**/86 I/2./**12**/163 I/2./**12**/225 I/2./**12**/230 II/3./**46**/70
ÉRCZY und ZOLTAN I/1./**4**/55
ERDÉLYI I/2./**12**/92 II/1./**3**/4
ERGIN II/1./**3**/27
ERHART II/4./**54**/138
ERICH I/2./**12**/206 I/2./**12**/233 II/2./**26**/28 II/2./**32**/34
ERIKSON I/1./**4**/15
ERLACHER II/1./**12**/39 II/1./**21**/34 II/4./**54**/21 II/4./**54**/71
ERNST I/1./**4**/32 I/1./**4**/76 II/1./**1**/1 II/1./**9**/14 II/1./**9**/26 II/1./**12**/11
ERNST II/2./**26**/13 II/2./**26**/27 II/2./**30**/18 II/2./**31**/2
ERTL I/1./**4**/55 I/2./**12**/230 I/2./**12**/236
ESAU II/2./**26**/81
ESCHER I/2./**22**/24
ESCHLER II/1./**6** II/1./**11** II/1./**7**/81
v. ESMARCH I/1./**4**/6 I/1./**5**/41 I/2./**12**/46 I/2./**12**/104 II/1./**3**/51
L'ESPERANCE I/2./**22**/73
ESSER I/1./**4**/88 I/2./**12**/38 I/2./**12**/51 I/2./**12**/61 I/2./**12**/132 I/2./**12**/157 I/2./**22**/31 I/2./**22**/140 II/1./**12**/19 II/1./**13**/10 II/2./**25**/7 II/2./**26**/51 II/2./**33**/56 II/2./**33**/63 II/3./**36**/132
ESTLÄNDER I/2./**22**/133 II/1./**12**/19 II/1./**16**/39 II/1./**20**/64
ESTOR I/2./**14**/1
EULENBURG II/1./**1**/1 II/1./**3**/21 II/4./**53**/21
EULER I/2./**22**/43 I/2./**22**/72 I/2./**22**/94 I/2./**22**/166
EUSTACHIUS II/1./**7**/54
EVANS I/1./**5**/1 II/1./**20**/72
EVENSON I/2./**12**/8
EVERETT II/1./**20**/43
EVERS I/1./**4**/11 I/1./**4**/118
EVERSBUSCH I/2./**12**/132
EWANS II/1./**20**/3
EWING I/2./**12**/22 I/2./**22**/14 I/2./**22**/61 I/2./**22**/211 II/1./**17**/17
EXNER II/4./**54**/14
EYER I/1./**3**/1 I/1./**3**/21
EYSHOLDT I/1./**9**/25
EYSTER II/1./**20**/37

F

FABER I/1./**9**/32
FABRICANT II/2./**32**/27
FABRY I/2./**22**/51
FAINSTAD I/1./**9**/2 I/1./**10**/1 I/1./**11**/6
FAIRBANK I/2./**22**/210
FAIRMAN II/1./**20**/19 II/1./**20**/25 II/1./**20**/62
FALK II/1./**20**/48
FALKNER I/2./**22**/168
FALLERT II/1./**20**/45
FALLOPIO I/1./**7**/2
FALLOPIUS I/2./**12**/229 I/2./**14**/1

Fallot I/1./**9**/39
Fang I/2./**21**/18
Farber II/1./**11**/6 II/1./**20**/4
Fargin I/2./**12**/195
Farina II/2./**32**/36 II/2./**33**/14
Farkas II/4./**51** I/2./**12**/35 II/4./**51**/7 II/4./**51**/33
Farmer I/2./**12**/32 I/2./**12**/200 I/2./**12**/237 II/4./**54**/8
Fasset I/2./**18—20**/6
Fasske I/2./**22**/7 I/2./**22**/114 I/2./**22**/145
Fastlicht II/2./**30**/14
Faubel II/4./**54**/194
Faucon II/1./**3**/38
Favero II/1./**20**/15
Favreau II/4./**54**/2
Fazekas I/2./**15**/8
Federowa I/2./**22**/138
Fegeler II/1./**20**/2 II/1./**20**/11
Fehr I/2./**22**/147 II/1./**3**/4
Feil I/1./**9**/22
Feldmann I/1./**4**/14
Felix II/1./**12**/38 II/1./**21**/34
Fell I/2./**12**/223 I/2./**16**/13 II/2./**33**/19
Feller I/2./**12**/134 I/2./**21**/20 II/1./**16**/8
Felsenreich II/4./**54**/179
Fenz I/1./**4**/41
Feodorov I/1./**16**/9
Ferber II/4./**53**/5
Fergeson II/1./**20**/45
Ferguson I/2./**16**/2 II/1./**20**/38
Ferner II/1./**21**/5
Ferrier II/4./**51**/72
Ferris Smith II/1./**3**/18
Fetscher I/1./**9**/34
Févre I/1./**9**/34 II/1./**20**/25 II/1./**20**/51 II/4./**54**/15
Février II/1./**20**/48 II/1./**20**/55
Feyen I/1./**6**/93
Feyrter I/2./**21**/8 I/2./**22**/222
Fick II/4./**54**/208
Fickling II/2./**26**/28 II/2./**26**/35
Fiddes I/2./**12**/128
Fiebelkorn I/2./**22**/7
Figi I/2./**12**/135 I/2./**12**/169 I/2./**22**/195 II/1./**16**/35 II/1./**20**/4 II/1./**20**/25 II/1./**20**/53 II/2./**33**/10
Figueroa II/3./**41**/32
Filatow I/1./**1**/2 I/2./**12**/11
Filatow I/2./**12**/37 I/2./**12**/79 I/2./**13**/5 I/2./**22**/33 I/2./**22**/205 II/2./**33**/7 II/2./**33**/46
Filicori II/2./**35**/7
Filipescu I/1./**4**/50
Findlay I/1./**6**/118
Finer II/1./**16**/9
Finesilver I/2./**12**/40
Finerman II/1./**20**/73
Fink II/1./**20**/46
Finser I/2./**21**/4
Finsterer I/1./**4**/93 II/1./**20**/58
Finzi II/1./**20**/49 II/1./**20**/55
Firestone I/2./**12**/211
Firu I/2./**22**/138
Fisch I/2./**22**/5 I/2./**22**/229
Fischer I/1./**4**/7 I/1./**4**/76 I/1./**6**/8 I/1./**6**/32 I/1./**6**/41 I/1./**9**/3 I/2./**12**/204 I/2./**12**/212 I/2./**18—20**/20 I/2./**22**/51 I/2./**22**/87 II/1./**3**/50 II/1./**20**/2 II/1./**20**/56 II/2./**32**/12 II/2./**32**/39 II/4./**58**/2
Fisher I/2./**14**/24 I/2./**14**/26
Fitz II/1./**21**/4
Fitzgerald II/4./**54**/97
Fitzmaurice I/1./**9**/12
Fitzwilliams II/1./**20**/2 II/1./**20**/25
Fjeldborg II/1./**20**/55
Flack I/1./**6**/71
Flaskamp I/1./**9**/11
Flatt I/2./**12**/133
Fleckenstein I/1./**4**/1 I/1./**4**/28
Fleischmann I/2./**22**/209 I/2./**22**/230
Flemming I/1./**4**/3 I/2./**15**/8
Fletcher I/2./**12**/38
Fleury I/2./**12**/118
Flörcken I/2./**13**/8
Flöte I/2./**22**/14
Florentin II/1./**3**/19 II/1./**3**/39
Florey I/1./**6**/35
Flottes II/2./**32**/23
Flourens I/2./**12**/224
Flynn I/2./**12**/196
Fodor I/1./**4**/50
Fölling II/1./**3**/34
Försterling I/2./**12**/113
Fogh-Andersen I/1./**9**/2 I/1./**9**/19 I/1./**10**/14 I/1./**11**/2 II/1./**3**/12 II/1./**7**/61 II/1./**7**/201 II/1./**9**/31
Fohl I/2./**12**/208
Foldes I/1./**5**/60
Folin II/1./**20**/42
Fomon I/1./**4**/60 I/1./**4**/61 I/2./**18—20**/17 II/2./**32**/3 II/2./**32**/11 II/2./**32**/23 II/2./**32**/32
Fontaine II/1./**20**/13
Foot II/1./**20**/3
Foote I/2./**22**/76 I/2./**22**/79 I/2./**22**/81 I/2./**22**/86 II/1./**21**/23
Foramitti II/2./**33**/70
Fordyce II/2./**26**/28
Foreck I/2./**22**/224
Foregger I/1./**5**/44 I/1./**5**/45
Forman II/1./**20**/45
le Fort II/1./**12**/4
Fortunato II/2./**32**/38
Foshee I/2./**12**/188
Foster I/2./**17**/25 II/4./**54**/71
Foulkes I/2./**17**/11
Fourmestreaux I/2./**12**/160
Fourne I/2./**17**/22
Fourneau I/1./**4**/8
Fourrier I/2./**12**/36
Fowler I/2./**22**/178 II/1./**21**/8 II/4./**53**/73
Fox I/2./**12**/156 I/2./**12**/157 II/3./**36**/33
Frackelton I/2./**12**/61
Fraenkel I/2./**14**/1 I/2./**17**/16 II/2./**33**/4
Frässdorf II/2./**30**/3 II/2./**30**/12
Frahm I/1./**4**/15
Franceschetti II/1./**3**/48 II/1./**11**/1
Francillon II/4./**54**/20 II/4./**54**/25 II/4./**54**/90 II/4./**54**/148
Franck I/2./**22**/145
Franco II/1./**7**/173
Franconi II/1./**3**/4
Frank I/2./**12**/13 I/2./**12**/34 I/2./**12**/35 I/2./**12**/108
Franke I/2./**12**/40 I/2./**17**/29
Frankl I/2./**22**/116
Frantz II/1./**20**/58
Fraser I/1./**9**/2 I/1./**9**/9 I/1./**9**/20 I/1./**10**/1 II/4./**51**/59
Fraser und Fainstad I/1./**11**/6
Frawley II/1./**3**/55
Frazell I/2./**22**/76 I/2./**22**/79 I/2./**22**/86 I/2./**22**/90 I/2./**22**/93 II/1./**21**/23

Frazer II/4./**54**/10

Fred II/2./**32**/10

Freeman II/1./**20**/78

Freidel I/2./**12**/234 II/2./**23**/2

Freire-Maia I/1./**9**/28 I/1./**9**/29

French I/1./**6**/32 I/1./**6**/43

Freukel I/1./**4**/46 I/2./**22**/39 II/1./**3**/58 II/1./**11**/6 II/3./**37**/4

Frenzel II/2./**30**/11

Freud I/1./**4**/4 I/1./**4**/7

Freund I/2./18—**20**/20 II/1./**20**/70

Frey I/1./**5** I/1./**3**/10 I/1./**4**/2 I/1./**4**/23 I/1./**4**/47 I/1./**4**/118 I/1./**5**/9 I/1./**5**/16 I/1./**5**/25 I/1./**5**/43 I/1./**5**/63 I/1./**5**/74 I/2./**22**/27 II/1./**20**/32 II/1./**20**/59 II/2./**29**/8

Freye I/1./**9**/10

Freytag I/1./**6**/4 I/1./**6**/55 I/1./**6**/75 I/1./**6**/95 I/1./**6**/106 I/1./**6**/110 I/1./**6**/113 I/1./**6**/119 I/1./**6**/125

Freyvogel I/1./**4**/10

Frick I/2./**12**/8

Fricke II/1./**3**/21 II/2./**33**/8

Frieben I/2./**22**/17

Friedell I/2./**22**/139

Frieden I/1./**6**/87 I/1./**6**/99

Friedenberg I/2./**14**/20

Friedenwald II/3./**36**/17

Friederich II/1./**20**/52 II/2./**28**/13

Friedl II/1./**6** II/1./**7**/81

Friedmann I/2./**17**/5 II/1./**3**/37

Friedreich II/4./**54**/58

Friedrich I/2./**22**/68

Fries I/2./**22**/99 I/2./**22**/135 I/2./**22**/139 I/2./**22**/176 I/2./**22**/177 I/2./**22**/185 I/2./**22**/209 I/2./**22**/230

Frimmer I/1./**6**/5 I/1./**6**/7 I/1./**6**/8 I/1./**6**/11 I/2./**22**/20

Fröhlich I/1./**9**/24

Fröschels I/2./**25**/8

Fröschel-Schal II/1./**10**/12

Froboese I/2./**22**/249

Froitzheim II/2./**28**/17

Fromm I/1./**6**/23 I/1./**6**/55 I/1./**6**/88

Frost II/1./**20**/39 II/3./**36**/107

Frühwald II/2./**28**/16

Frunder I/1./**6**/5 I/1./**6**/7 I/1./**6**/23

Fry II/1./**12**/4

Fryer I/2./**12**/185 I/2./**22**/2 II/1./**20**/3 II/1./**20**/44 II/1./**20**/57

Fuchs II/2./**29**/21 II/2./**30**/27 II/3./**36**/11

Fuchsig II/3./**41**/44

Fürbringer I/1./**3**/20

Fürmeier II/4./**54**/155

Fürth I/**4**/21

Fuhrmann I/1./**9**/41

Fujino II/3./**41**/12

Fullmer I/1./**6**/20

Funk I/2./**21**/21 II/3./**50**/15

Funke II/1./**3**/54

Furth I/1./**6**/35 I/1./**6**/48

Furuta I/2./**10**/15

G

Gabarró I/2./**12**/34 I/2./**12**/105 I/2./**12**/111 I/2./**12**/117 I/2./**12**/118 II/4./**53**/44

Gabbert II/2./**30**/3

Gabka I/1./**4** I/2./**22** II/1./**3** II/1./**7** II/2./**24** I/1./**1**/4 I/1./**2**/4 I/1./**4**/29 I/1./**4**/76 I/1./**5**/59 I/1./**7**/21 I/1./**9**/2 I/1./**9**/20 I/1./**10**/15 I/1./**11**/2 I/2./**12**/7 I/2./**12**/111 I/2./**12**/230 I/2./**14**/27 I/2./18—**20**/1 I/2./**21**/20 I/2./**22**/61 I/2./**22**/116 I/2./**22**/145 I/2./**22**/176 I/2./**22**/250 I/2./**24**/8 I/2./**25**/10 II/1./**1**/2 II/1./**1**/37 II/1./**3**/21 II/1./**3**/49 II/1./**4**/4 II/1./**5**/2 II/1./**7**/94 II/1./**7**/153 II/1./**7**/195 II/1./**9**/27 II/1./**10**/1 II/1./**12**/4 II/1./**12**/26 II/1./**13**/6 II/1./**16**/26 II/1./**16**/37 II/1./**17**/7 II/1./**17**/49 II/2./**23**/2 II/2./**24**/51 II/2./**24**/75 II/2./**25**/5 II/2./**26**/14 II/2./**26**/30 II/2./**26**/87 II/2./**27**/14 II/2./**30**/25 II/2./**31**/2 II/2./**32**/35 II/2./**33**/12 II/3./**36**/144 II/3./**38**/17 II/3./**40**/24 II/3./**46**/3

E. Gabka II/1./**3**/36 II/1./**7**/83

Gabrielli II/2./**31**/19

Gabuloff I/1./**4**/18

Gänsslein I/1./**9**/41

Gärtner I/1./**3**/1 I/1./**3**/18 II/1./**3**/9

Gahlen II/1./**17**/13

Gaillard I/2./**12**/223 II/3./**36**/23

Gaisford I/2./**22**/181

Galen I/1./**7**/2

Galindo II/2./**23**/2

Gallera I/1./**9**/10

Galli II/3./**36**/15 II/4./**54**/83 II/4./**54**/87

Gallie I/2./**12**/7 I/2./**12**/182 I/2./**12**/186 I/2./**12**/187 I/2./**12**/188 I/2./**12**/189 I/2./**12**/190 I/2./**12**/199 I/2./**12**/221 I/2./**12**/222 I/2./**12**/227

Gallivan II/1./**20**/45

Galloway II/1./**8**/10

Galtier II/3./**50**/4

Gangham I/1./**6**/99

Gans I/1./**6**/46 I/1./**6**/73 I/1./**6**/76 I/1./**6**/79 II/1./**20**/27

Ganzer I/1./**1**/2 I/2./**12**/37 I/2./**12**/79 I/2./**22**/33 I/2./**22**/140 I/2./**22**/188 I/2./**22**/205 II/1./**12**/23 II/1./**12**/25 II/2./**30**/3 II/2./**33**/2 II/2./**33**/70 II/3./**36**/141

Garb I/2./**21**/7

Garber I/2./**12**/228

Gardemin II/4./**53**/10 II/4./**54**/159

Gardham I/2./**22**/207

Gardner I/2./**22**/235 II/1./**4**/4

Garengeot I/1./**7**/2

Garibotti II/1./**20**/71

Garlock I/2./**12**/195

Garré I/2./**12**/5 II/1./**12**/28 II/3./**41**/27

Garrod II/1./**3**/4

Gartmann I/2./**22**/222

Gasne I/2./**12**/237

Gasser I/2./**14**/24 I/2./**22**/167

Gatewood II/1./**4**/1

Gaucher I/2./**22**/113

Gaugele II/4./**54**/57

Gautier I/1./**9**/18

Gauwerky I/2./**21**/21 I/2./**22**/21

Gavello II/3./**38**/38

Gaynon II/2./**32**/12 II/2./**32**/18

v. Gaza II/1./**9**/14

v. Gaza II/1./**9**/19
Gebauer I/2./**12**/164
Gebele I/2./**22**/249
Gebert I/1./**6**/61
Gebson II/2./**25**/3
Gedda I/1./**9**/41
Gedigk I/1./**6**/8 I/1./**6**/32 I/1./**6**/41
Gehro I/2./**13**/13
Geier II/2./**30**/18
Geiger I/1./**4**/89 I/2./**15**/10 II/3./**41**/38
Gelbke I/1./**10**/20 I/2./**22**/2 I/2./**22**/65 I/2./**22**/131 I/2./**22**/133 II/2./**25**/15 II/2./**32**/39
Gelin I/1./**5**/8
Gelinsky I/1./**3**/11
Gensoul I/2./**22**/192 II/2./**33**/11
Geoffrey St. Hilaire II/1./**3**/1
Georg I/1./**5**/60 II/1./**17**/33
Georgiade I/2./**12**/134 I/2./**12**/161 I/2./**12**/228 II/1./**3**/34
Georgii II/1./**20**/77
Gerascenko I/1./**8**/11
Gerber I/1./**6**/62 I/1./**6**/64
Gerbie II/1./**20**/45
Gerke II/2./**30**/7
Gerlach I/1./**6**/51 I/1./**6**/55 I/1./**6**/58 I/1./**6**/62 I/1./**6**/64 I/1./**6**/65 I/1./**6**/89 I/1./**6**/99 I/1./**6**/106 I/1./**6**/110 I/1./**6**/122 I/1./**6**/126 II/2./**26**/10
German I/2./**12**/40
Germann II/4./**54**/74
Gerrie II/2./**32**/35
Gersh I/1./**6**/13 I/1./**6**/48 I/1./**6**/55 I/2./**12**/9
Gershkoff II/2./**30**/25
Gersmeyer I/1./**5**/6
Gerson-Hermannsdorfer II/1./**15**/1
Gersuny I/2./**22**/141 I/2./**22**/143 I/2./**22**/144 I/2./**22**/163
Gertler I/2./**22**/220 I/2./**22**/224
Geschickter I/2./**21**/7 I/2./**22**/98 I/2./**22**/100 II/1./**20**/41
Geschwende II/4./**54**/33
Gesenius I/1./**9**/8
Geserick II/1./**3**/10
Gewalt I/1./**3**/5 I/1./**3**/9
Geyer I/1./**9**/7 I/1./**9**/9 I/2./**22**/4
Ghirelli II/1./**20**/15 II/1./**20**/71
Giampalmo II/1./**20**/12
Gibian I/1./**6**/13 I/1./**6**/15 I/1./**6**/46 I/1./**6**/58
Gibson I/1./**6**/20 I/1./**7**/22 I/1./**8**/9 I/2./**12**/205 I/2./**12**/206 I/2./**12**/207 I/2./**12**/208 I/2./**12**/209 I/2./**12**/211 I/2./**12**/212 I/2./**12**/216 II/2./**32**/34 II/2./**33**/91
Gierhake I/2./**18—20**/2
Gierlich I/1./**9**/9
Giertz I/2./**12**/184
Giese I/2./**22**/249
Gieseking I/1./**6**/18 I/1./**6**/24 I/1./**6**/35 I/1./**6**/42 I/1./**6**/46 I/1./**6**/61 I/1./**6**/70
Giesen I/1./**4**/10
Giffert I/2./**17**/5
Gifford II/3./**36**/19
Gigli I/2./**22**/154 I/2./**22**/196
Gilanpour II/4./**51**/35
Gilbert I/1./**9**/8 I/2./**15**/10 II/1./**20**/12 II/1./**20**/42 II/2./**32**/25 II/2./**32**/32 II/2./**32**/39
Gilchrist I/1./**5**/60
Gilcrest I/2./**12**/184
Gillespie I/1./**5**/43
Gillies I/1./**1**/2 I/2./**12**/31 I/2./**12**/46 I/2./**12**/79 I/2./**12**/100 I/2./**12**/115 I/2./**12**/133 I/2./**12**/157 I/2./**12**/204 I/2./**12**/209 I/2./**12**/211 I/2./**12**/234 I/2./**18—20**/3 I/2./**22**/32 I/2./**22**/120 I/2./**22**/131 I/2./**22**/135 I/2./**22**/188 I/2./**22**/205 II/1./**12**/14 II/1./**13**/91 II/1./**16**/22 II/1./**20**/1 II/1./**20**/49 II/1./**20**/64 II/1./**21**/36 II/2./**20**/43 II/2./**26**/83 II/2./**32**/35 II/2./**33**/2 II/2./**33**/14 II/2./**33**/37 II/2./**33**/70 II/2./**33**/89 II/3./**44**/5 II/3./**46**/64 II/4./**51**/87
Gilliesberger II/2./**28**/16
Gillmann I/1./**4**/40 I/1./**6**/35 I/1./**9**/2 I/1./**9**/8 I/2./**12**/11 I/2./**18—20**/14
Gilmer I/2./**14**/20
Gilmour I/2./**12**/212
Gilon II/1./**20**/39
Gilpin II/4./**54**/8
Gimpel II/1./**16**/4
Ginestet I/2./**12**/233 I/2./**12**/234 I/2./**22**/179 II/2./**26**/100
Gins I/1./**4**/12
Giordano I/1./**9**/4
Giraldes II/1./**20**/53
Giraudeau II/1./**20**/20 II/1./**20**/58
Girdlestone II/4./**54**/137
Gitlin II/1./**3**/17
Giuliani II/4./**54**/101
Gläser I/2./**22**/76 I/2./**22**/81
Glaninger I/2./**12**/136
Glass I/1./**9**/33
Glasser I/2./**12**/183
Glauner II/4./**54**/20
Glogowski II/4./**54**/83
Gloster I/1./**1**/1
Glover II/1./**9**/2
Gluck I/2./**12**/193 II/1./**12**/28 II/4./**54**/9
Glücksmann I/2./**12**/110 I/2./**21**/11
Gocht II/4./**54**/59 II/4./**54**/63 II/4./**54**/64
Godán II/1./**20**/58
Goddard II/4./**51**/12
Godman I/1./**6**/49
Göb II/4./**54**/158
Göbel I/2./**12**/8 II/1./**20**/46
Göcke II/2./**33**/52
Gögl I/2./**22**/47
Gögler I/2./**16**/3 II/1./**12**/1
Goemann II/1./**3**/21
Goeringer II/1./**20**/77
Görres II/4./**54**/58
Goerttler I/1./**9**/2 I/1./**9**/38 II/1./**7**/19
Gösswald I/1./**4**/12
Goethe I/1./**5**/17 I/2./**18—20**/17
Goetsch II/1./**20**/73
Goetschel II/1/**20**/52
Götte II/1./**9**/2 II/1./**9**/18 II/1./**12**/9 II/2./**30**/18
Göttig I/1./**9**/33
Götze I/1./**6**/20 I/2./**15**/7 II/1./**20**/12
Gohrbandt I/1./**1** I/1./**2** I/1./**7** I/2./**13** I/1./**7**/4 I/2./**12**/2 I/2./**12**/10 I/2./**12**/23 I/2./**12**/29 I/2./**12**/36 I/2./**12**/105 I/2./**12**/120 I/2./**12**/185 I/2./**12**/229 I/2./**13**/8 I/2./**14**/11 I/2./**15**/10 I/2./**17**/13 I/2./**22**/34 I/2./**24**/2 I/2./**24**/4 II/1./**3**/3

Gohrbandt II/1./**16**/14 II/1./**21**/34 II/2./**14**/30 II/2./**27**/13 II/2./**29**/1 II/2./**32**/36 II/2./**33**/3 II/3./**43**/9 II/4./**53**/44 II/4./**58**/6
Goidanich II/1./**20**/70
Goin II/1./**20**/58
Goldberg I/1./**4**/15 II/2./**30**/25
Goldblatt I/2./**14**/7
Golden I/1./**7**/8 I/1./**7**/22 I/1./**8**/9
Goldenberg I/2./**12**/34 I/2./**15**/10 II/1./**3**/4
Goldhaber I/2/**14**/5 II/1./**20**/41
Goldman I/1./**4**/17 II/1./**20**/42 II/2./**27**/11 II/2./**32**/13 II/2./**32**/33
Goldmann I/2./**12**/5 I/2./**21**/3
Goldner II/4./**54**/82
Goldscheider I/1./**4**/1
Goldschmidt I/1./**9**/5 I/1./**9**/23
Goldstein I/1./**9**/12 I/2./**17**/5
Golianitzki II/4./**54**/18 II/4./**54**/19
Golomb I/2./**12**/47
Golovin II/1./**12**/9
Golthwait II/4./**54**/197
Gomes II/1./**3**/39
Gomez-Marquer II/3./**36**/81
Gomorj II/2/**29**/3
Gonzales I/2./**12**/200
Gonzales-Ulloa II/2./**27** I/1./**4**/56 I/1./**4**/86 II/1./**5**/12 II/1./**20**/64 II/2./**25**/5 II/2./**26**/6 II/2./**27**/12 II/2./**29**/16 II/2./**29**/21 II/2./**32**/7 II/2./**32**/37 II/2./**33**/79
Good I/2./**17**/12 I/2./**17**/13 II/1./**20**/40
Goodman I/1./**4**/32 I/2./**12**/10
Goodsir I/2./**12**/224
Gorbunoff I/2/**12**/209
Gordh I/1./**4**/15 I/1./**4**/37 I/1./**5**/39 I/1./**5**/77
Gordon I/2./**12**/39 I/2./**12**/160 I/2./**12**/207 I/2./**12**/223 I/2./**12**/233
Gordoneff I/1./**4**/40
Gore I/1./**6**/120
Gorer I/2./**13**/9
Gorham II/1./**20**/41
Gorlin I/2./**22**/4 II/1./**20**/73
Gorski I/2./**22**/79
Gorski II/2./**26**/81
Gosserez I/2./**22**/125
Gosset I/2./**12**/105 I/2./**12**/110 I/2./**12**/212 II/1./**1**/32
Gossmann II/1./**3**/3 II/1./**3**/8
Gotsch I/1./**5**/**12**
Gottlieb II/2./**26**/88
Gottlob I/2./**14**/26
Gottron I/2./**22**/65
Gottschalk I/1./**6**/14 I/1./**6**/49
Gougerot I/2./**21**/4
Gould I/2./**12**/9
Goumain II/1./**20**/48
Govern II/1./**21**/4
Gowans I/1./**6**/35 I/1./**6**/41 I/1./**6**/45
Gowgiel I/2./**22**/14
Gowland I/2./**12**/226 I/2./**12**/227
Grabb I/2./**12**/211 II/1./**3**/4 II/2./**26**/88
Grace II/1./**20**/48
Graciansky II/1./**20**/51
Graefe I/1./**1**/2 II/2./**33**/82
v. Gräff II/2./**33**/70
Graf II/2./**24**/42
Graffi I/2./**22**/116
Graham I/2./**12**/198
Gramegna I/2./**22**/22
Granrud I/1./**9**/9
Grant I/2./**12**/39 I/2./**12**/200 I/2./**12**/229 I/2./**12**/235
Grapow I/1./**4**/1
Grasedyck I/1./**6**/21 I/1./**6**/32 I/1./**6**/51 I/1./**6**/105 I/1./**6**/121 I/1./**6**/125 I/1./**6**/131
Grasser I/2./**22**/15
Gratch I/2./**12**/226
Grauhan II/1./**3**/34
Graul I/2./**21**/18
Gray I/1./**5**/1 I/2./**12**/160 II/1./**20**/48
Grebe I/1./**9** I/1./**9**/9 I/1./**9**/15 I/1./**9**/20 I/1./**9**/32 I/1./**9**/42 II/1./**3**/1 II/4./**54**/2
Greco I/2./**22**/24 I/2./**22**/225
Greear I/2./**12**/156 I/2./**12**/157
Greeley I/2./**12**/104 I/2./**12**/124 I/2./**12**/133 I/2./**12**/179 I/2./**12**/185 I/2./**12**/209 I/2./**12**/212 II/3./**46**/27
Green II/1./**20**/18 II/4./**54**/260
Greenberg II/3./**41**/45
Greene I/1./**5**/50 I/2./**12**/10 II/1./**20**/45
Greer I/1./**6**/51
Gregg I/1./**9**/9 II/1./**7**/35
Greggio I/2./**12**/183 I/2./**12**/187
Gregl I/2./**22**/51
Gregory I/1./**6**/**14**
Greifensteiner II/4./**54**/171
Greiling I/1./**6**/14 I/1./**6**/49 I/1./**6**/125 I/1./**6**/131
Greither I/2./**22**/65 I/2./**22**/113 I/2./**22**/114
Grekoff II/1./**1**/32
de Grenus I/1./**4**/27
Gresser I/1./**5**/67
Greuer I/2./**12**/35 I/2./**22**/51
Greven II/2./**32**/39
Grewe I/2./**15**/10
Grice II/4./**54**/55 II/4./**54**/57
Gries I/1./**6**/18 I/1./**6**/58 I/1./**6**/64 I/1./**6**/71 I/1./**6**/87 I/1./**6**/99 I/1./**6**/106 I/1./**6**/110 I/1./**6**/122 I/1./**6**/126
Griesmann II/2./**32**/8
Griesser I/1./**4**/14
Griffith I/1./**5**/26 II/1./**20**/43 II/3./**46**/118
Grillor I/1./**6**/35 I/1./**6**/41 I/1./**6**/48 I/2./**12**/27 I/2./**12**/234
Grimm II/1./**17** I/2./**22**/3 I/2./**22**/34 II/1./**9**/4 II/1./**9**/14 II/1./**9**/21 II/1./**9**/34 II/1./**13**/8 II/1./**17**/17 II/2./**25**/21 II/2./**26**/91
Grimmer I/2./**12**/111
Grimmson II/4./**54**/97
Grindlay I/2./**14**/20 I/2./**15**/2
Grob I/1./**9**/38 II/1./**3**/3 II/1./**3**/8 II/1./**3**/26 II/1./**3**/36 II/1./**3**/49 II/3./**44**/19
Grobelnik II/4./**53**/5
Grocott I/2./**12**/233
Grözinger I/2./**15**/6
Grohè I/2./**12**/224 I/2./**12**/228
Grohs II/2./**23**/7
Gross I/1./**6**/20 I/2./**12**/27 I/2./**12**/32 I/2./**21**/14 I/2./**22**/12 I/2./**22**/61 I/2./**22**/239 II/1./**3**/3 II/1./**20**/3 II/1./**20**/44

Gross II/1./**20**/77 II/2./**31**/20 II/4./**51**/67 II/4./**54**/128
Grossfeld I/2./**21**/3/
Groth II/2./**30**/8 II/2./**30**/15 II/3./**37**/7 II/3./**46**/106
Grouchy I/1./**9**/40
Grove II/1./**21**/13
Groves II/4./**54**/189
Gruber I/1./**4**/11 I/1./**9**/2 I/1./**9**/9 I/1./**9**/25 I/1./**9**/32 I/1./**9**/35 I/1./**10**/25 I/2./**22**/248 II/1./**3**/1 II/3./**44**/27 II/4./**54**/2
Gruca II/4./**54**/24
Grün I/1./**3**/4 I/1./**3**/6 I/1./**3**/8 I/1./**3**/14 I/1./**3**/18 I/1./**3**/19 I/1./**3**/21
Grünberg II/1./**3**/18 II/1./**3**/32
Grundt I/2./**12**/185
Grunert I/2./**12**/157
Grupp II/2./**28**/11
Grupper I/2./**21**/18
Gschnitzer II/1./**20**/46
Guedel I/1./**5**/1 I/1./**5**/20 I/1./**5**/41
Günnel II/1./**21**/22
Güntert II/2./**32**/37
Günther I/1./**9**/9 I/2./**22**/131
Güntz II/4./**54**/26
Guérin II/1./**1**/9 II/1./**3**/34 II/4./**53**/26
Gürsu II/1./**3**/12
Gütig II/4./**54**/36
Guilerm II/2./**32**/38
Guilleaume I/1./**7**/2
Guilleminet I/2./**12**/228 II/4./**54**/9 II/4./**54**/19
Guleke I/2./**12**/229 I/2./**12**/235 II/3./**40**/18 II/3./**41**/23
Gulienetti II/1./**3**/29 II/1./**20**/3
Gullstrand I/2./**12**/157
Gunnar I/2./**15**/2
Gunter II/1./**3**/32
Gupta I/1./**6**/95 I/1./**6**/111
Gurd I/2./**12**/120
Gurdjian II/1./**1**/23
Gurlt I/2./**22**/165 II/1./**3**/22
Gurney I/2./**12**/169 I/2./**12**/174
Guschlbauer I/1./**6**/13 I/1./**6**/88 I/2./**12**/9
Gusek I/1./**6**/8 I/1./**6**/27 I/1./**6**/35 I/1./**6**/42 I/1./**6**/75 I/1./**6**/129
Gustafson I/2./**15**/2
Gussenbauer II/3./**41**/37
Gut II/4./**54**/81
Gutzeit I/1./**9**/42
Gutzmann I/2./**25** I/2./**25**/6 II/1./**10**/8
H. Gutzmann sen. I/2./**25**/7 I/2./**25**/9
Guyenot II/1./**7**/33
Guyon I/2/**12**/210
Guyton II/3./**36**/17
Gwathmey I/2./**17**/19
Gyarmati II/1./**20**/7
Gyenes II/1./**20**/30
Györgyi II/1./**20**/42

H

de Haan I/2./**12**/39
Haas II/2./**33** I/1./**4**/19 I/1./**4**/57 I/1./**8**/11 I/2./**12**/189 I/2./**12**/223 II/1./**9**/14 II/1./**15**/9 II/1./**16**/30 II/1./**20**/18 II/2./**23**/10 II/2./**25**/9 II/2./**32**/2 II/2./**33**/27 II/2./**33**/37 II/4./**54**/12
Habelmann I/1./**7**/4 I/2./**12**/2 I/2./**17**/5 I/2./**24**/2
Haber I/2./**12**/10
Haberer I/1./**4**/93 II/2./**33**/3
Hacker I/2./**12**/79 I/2./**12**/128 II/1./**1**/18 II/1./**12**/25 II/1./**13**/25 II/2./**33**/70
Hackenbroch II/4./**54**/34 II/4./**54**/78 II/4./**54**/155 II/4./**54**/247
Hadida I/2./**22**/225
Hadjistamoff II/3./**46**/22
Hadorn I/1./**9**/2
Härtel I/1./**4**/3 I/2./**4**/51 I/1./**4**/89 I/1./**4**/105
Härtel, P. I/2./**21**
Häupl I/2./**22**/95 II/1./**10**/2 II/1./**10**/8 II/2./**24**/55 II/2./**26**/25
Hagedorn II/1./**7**/92
Hagens II/1./**20**/38
Hager I/2./**12**/120
Hagerty I/2./**12**/122 I/2./**12**/207 II/1./**9**/14 II/2./**33**/**30**
Hagmann I/2./**16**/2
Hahlbrock II/1./**21**/8
Hahn I/2./**22**/7 I/2./**22**/114 I/2./**22**/193 II/2./**26**/74 II/4./**54**/9 II/4./**54**/121
Hale I/1./**5**/1
Haley I/1./**6**/55 I/1./**6**/88 I/2./**12**/8
Hall I/1./**6**/35 I/1./**6**/71 II/4./**54**/97
Halla I/2./**21**/23 I/2./**21**/24
Hallerbach II/1./**20**/58
Hallermann II/1./**11**/1
Hallervorden II/1./**1**/1
Hallstedt I/1./**7**/18
Halpert I/2./**17**/25 I/2./**22**/83
Halse II/4./**58**/4 II/4./**58**/15
Halsted I/1./**4**/5 I/1./**4**/64 I/2./**12**/127 I/2./**18—20**/3 I/2./**21**/16 I/2./**22**/22 II/3./**50**/17
Halter I/2./**18—20**/21
Ham I/2./**12**/223
Hamburger I/2./**13**/10
Hamel II/4./**54**/128
Hamilton I/2./**12**/104 I/2./**15**/8 II/1./**3**/38 II/2./**28**/14 II/4./**51**/44
Hammack I/2./**12**/223
Hammer I/1./**4**/43 I/2./**22**/118
Hamperl I/2./**15**/6 I/2./**22**/76 I/2./**22**/94
Hancox I/2./**12**/223
Hand I/2./**22**/107 II/1./**3**/44
Handley I/2./**12**/11
Hanhart I/1./**9**/16 I/1./**9**/33
Hanks I/2./**12**/134
Hanrahan II/3./**46**/95
Hans I/1./**7**/19
Hansemann I/2./**22**/185
Hansen I/2./**22**/63 II/1./**16**/18 II/1./**16**/40 II/3./**50**/16
Harada I/2./**21**/4 I/2./**21**/11 I/2./**21**/22
Haranghy II/1./**20**/4
Harding II/2./**26**/43
Hardy I/2./**12**/2 I/2./**12**/38 I/2./**12**/117
Harff II/4./**54**/162
Harkins I/2./**12**/163 II/1./**9**/2
Harkness I/1./**6**/62 I/1./**6**/**64**
Harliss I/1./**2**/3
Harms I/2./**17**/2
Harnisch I/1./**4** I/1./**3**/19 I/1./**4**/23 I/1./**4**/35 I/1./**4**/48 I/2./**22**/24 I/2./**22**/74 I/2./**22**/238 II/1./**12**/4 II/2./**23**/2 II/2./**26**/23
Harold I/2./**22**/215
Harper I/2./**22**/24
Harring I/1./**9**/10
Harris I/1./**4**/11 I/2./**12**/38 I/2./**14**/8 I/2./**17**/31
Harrison I/2./**13**/12 I/2./**14**/14 I/2./**14**/23 II/2./**32**/34

HARROWER II/1./20/78
HARSHA II/2./26/28
HARTENBACH I/1./5/11
HARTERT II/4./58/20
HARTL II/1./1/2
HARTLEY I/2./12/237
HARTMANN I/2./15/6 I/1./3/19
HARTON I/2./21/2
HARTWIG I/2./22/11
HARVEY I/2./12/8 I/2./12/124
HASCHE-KLÜNDER I/1./10/20
HASELMANN II/4./21/19
HASS II/4./54/95
HASSEHOFER I./2./22/98
HATHAWAY II/4./54/97
HAUBERG II/4./54/20 II/4./54/43
HAUBERRISSER I/2./21/24
HAUBOLD II/3./50/12
HAUER I/1./4/55
HAUNFELDER I/1./4/12 I/2./22/99
HAUPTMANN II/1./3/55
HAUSAMEN I/2./22/181
HAUSCHILD I/2./21/18
HAUSER II/4./54/200
HAUSS I/1./6/51 I/1./6/90 I/1./6/122 I/2./22/25 I/2./22/50
HAUST I/1./6/48 I/1./6/74
HAVEN II/1./20/52 II/1./20/54
HAVENS II/1./20/32 II/1./20/54 II/1./20/77 II/2./33/20
HAWLEY II/1./21/8
HAYASHI I/1./9/12 I/1./9/32
HAYDEN II/1./20/38
HAYEM II/4./54/97
HAYES I/2./22/125 II/4./57/31
HAYM II/3./40 I/1./4/89 I/2./22/39 I/2./22/73 II/1./3/39 II/1./3/50 II/1./10/1 II/2./24/22
HAYNES I/2./21/16
HAYWARD I/2./22/179
HAZLET I/2./22/209
HAZRATI I/2./18—20/14
HEALY II/2./23/2 II/2./32/39
HEANLEY II/2./33/15
HEARD I/2./15/8
HEATH I/2./14/3
HEBBORN I/1./6/122
HEBER I/2./22/99
HEBRA I/2./21/17
HECK II/1./20/38
HECKER I/2./15/10 I/2./22/60
HECTOR I/1./4/30
HEGEMANN I/1./6/129 I/2./12/8 II/4./53/133
HEGENAUER I/1./9/9 I/1./9/10
HEGNER I/2./22/20
HEICKEN I/1./3/1 I/1./3/18
HEIDE II/1./20/71
HEIDENHAIN I/1./4/55
HEIDENREICH II/2./33/70
HEIDRICH I/1./6/20
HEIDSIECK I/2./22/15 I/2./22/99 II/1./12/8
HEIGHTS II/2./32/39
HEIKKINEN I/1./6/59 I/1./6/84
HEILMEYER I/1./6/93 I/1./6/128
HEIM I/1./5/23 II/3./45/4
HEINDRICK II/1./20/78
HEINE I/2./12/224
HEINEKE I/2./22/76 II/1./1/2 II/1./3/7
HEINEN I/2./12/222
HEINROTH I/1./4/20 I/1./4/30
HEINZ I/1./4/7
HEINZE I/2./14/3
HEINZEL I/2./22/230
HEIPERTZ II/4./54/128
HEISS I/2./22/15 I/2./22/60 I/2./22/176 II/1./12/4 II/1./12/33 II/2./24/17 II/2./26/24 II/2./26/53 II/2./26/111
HEISTER I/1./7/2
HEITE I/2./22/221
HELBIG I/1./9/25
HELD I/1./4/11 II/1./9/25 II/1./12/39 II/1./17/23 II/2./32/35
HELFERICH I/2./12/196 I/2./12/204 II/1./12/28 II/4./54/133
HELLBRÜGGE I/1./9/2
HELLER I/2./12/208 II/2./28/10 II/3./46/78
HELLNER I/2./22/95 I/2./22/116 I/2./22/215 II/1./21/22 II/4./54/125
HELLWAG I/2./25/3
HELYER I/2./17/12
HELMHOLTZ I/2./25/3
HEMBERGER II/1./1/33
HENDRIK II/1./20/62
HEMMETSBERGER I/2./17/24
HENDERSON I/2./12/225 II/4./54/15
HENKE I/1./2/5
HENKKEL I/1./9/9
HENLE I/2./12/22 I/2./12/212 I/2./13/4
HENLEY I/2./17/25
HENNEBERG I/1./5
HENNEBERG II/1./20/32 II/2./29/8
HENNECKE II/2/31/19
HENNIG II/2./30/7
HENNIKE II/2./31/18
HENRY I/2./17/5
HENSCHEL I/1./5/22
HENSCHEN I/2./22/248 I/2./24/4 II/1./1/32 II/2./26/13
HENSEL I/1./4/14 II/2./26/11
HENSEN II/1./3/26
HENSGE II/4./54/55
HENTSCHEL I/1./5/40
HENZE I/2./12/196
HEPP I/1./9/2 I/1./9/14 II/4./54/6
HEPPNER II/1./1/8 II/1./1/36
Heraklit II/2./30/1
HERBERT I/2./12/228
HERBSMANN I/2./12/158
HERBST II/1./3/36 II/2./26/68
HERFERT II/1./9/ I/1./4/11 I/1./4/76 I/2./22/25 II/1./7/144 II/1./9/11 II/1./9/27 II/1./10/1 II/1./12/26 II/1./17/34
HERLYN I/2./22/160 II/2./33/46 II/2./33/87
HERNANDEZ-RICHTER I/1./6/98 I/1./6/126 I/2./15/6 I/2./18—20/2
HERNDON I/2./12/208 I/2./12/221 II/2./32/36
HERON II/2./30/10
HEROUT I/2./12/211
DE HERRERA I/2./12/120
HERRINGTON II/1./20/71
HERRMANN II/1./7/119 II/1./9/21 II/2./28/11
HERSHER I/1./5/6
HERTWIG I/1./9/12
HERTZ I/2./22/72
HERWIG II/4./54/43
HERZOG I/2./22/76 I/2./22/215 II/1./20/41 II/4./54/36 II/4./54/122
HESELER I/2./22/4
HESS I/1./5/57 II/3./36/16
HESSE I/2./12/194 II/3./44/194 II/4./54/10
HESSELVIK II/1./3/34
HEUSINGER II/1.3/50
HEVESY I/2./12/223
HEVETT II/1./20/12
HEY II/4./54/189
HEYDE I/2./13/7 I/2./17/13
HEYFELDER D. Ä. I/2./22/203
HEYMAN I/2./22/118
HIBBS II/4./51/152
HICKS I/1./9/12

HIEMSCH II/4./**54**/118
HIERONYMI I/2./**12**/10 I/2./**17**/19
HIGGS I/2./**12**/235
HIGUCHI II/2./**28**/14
HILDEBRAND I/1./**4**/6 II/1./**7**/130 II/2./**33**/15
HILDING II/2./**32**/27
HILGENFELDT II/4./**53**/144 II/4./**53**/148
HILGENREINER I/1./**9**/32 II/4./**54**/36
HILGERS I/1./**3**/19
HILL II/1./**9**/19
HILLENBERG I/2./**22**/61
HILLERSTRÖM II/2./**26**/23
HILMANN II/1./**3**/10
HILSE I/2./**12**/169
HILZ I/1./**6**/49 I/1./**6**/95 I/1./**6**/125
HINDERER I/2./**18—20**/14 II/4./**51**/16 II/4./**51**/49
HINDS II/2./**26**/88
HINRICHS I/2./**22**/177 II/2./**24**/20
HINTS I/1./**6**/120
HINTZE I/2./**18—20**/20 I/2./**21**/22 II/1./**3**/21
HIPP II/4./**54**/125
HIPPEL-LINDAU I/2./**22**/61
HIPPOKRATES I/1./**4**/1 I/1./**7**/1 II/1./**15**/1
HIRSCH I/2./**22**/22 II/4./**58**/3
HIRSCHBERG II/2./**33**/20
HIRSCHMANN I/2./**22**/22
HIRSHOWITZ II/1./**20**/32 II/1./**20**/77
HIS I/1./**10**/10 II/1./**3**/29 II/1./**7**/40
HITROW II/2./**33**/86
HOBITZ II/1./**17**/5
HOCHREITER I/2./**22**/166 I/2./**22**/235
HOCHSTEIN II/1./**7**/90 II/1./**7**/174
HOCHSTETTER II/1./**3**/24
HOCHSTRASSER I/2./**12**/200
HODES II/1./**20**/55
HODGES I/2./**18—20**/20
HODGKIN I/2./**17**/12
HÖBLER II/4./**54**/136
HÖFFET II/2./**33**/70
HÖFS I/2./**21**/2 I/2./**21**/8
HÖHLE II/3./**50**/16
HÖPFNER II/1./**3**/22
HÖRMANN I/1./**6**/59
VAN DER HOEVE II/1./**3**/34
Hofar II/3./**40**/19
Hofer I/2./**22**/176 II/1./**13**/41 II/1./**13**/41 II/2./**23**/2
HOFER II/2./**25**/21 II/2./**26**/73 II/2./**26**/88 II/2./**27**/16 II/2./**31**/2 II/2./**31**/20 II/4./**54**/51
HOFFA II/4./**54**/20 II/4./**54**/95
HOFFMANN I/2./**12**/188 I/2./**18—20**/21 I/2./**21**/22 II/1./**20**/58 II/2./**23**/2 II/2./**32**/35 II/3./**36**/77 II/4./**53**/122 II/4./**54**/93
HOFFMANN-AXTHELMII/2./**30**/1
HOFFMEISTER I/2./**12**/39 I/2./**12**/41
HOFMANN II/1./**21**/8 II/4./**54**/48
HOFRATH II/1./**12**/4 II/2./**31**/18
HOGEMANN I/2./**15**/2 II/1./**16**/14 II/2./**26**/10 II/2./**26**/24 II/2./**26**/43
HOHL I/2./**22**/145
HOHLFELD I/1./**4**/39
HOHMANN II/4./**53**/10 II/4./**53**/57 II/4./**53**/70 II/4./**54**/13 II/4./**54**/21 II/4./**54**/88 II/4./**54**/145 II/4./**54**/230
HOKE II/4./**54**/50
HOLDIN II/1./**20**/25
Holdsworth II/1./**16**/35
HOLDZIEWICZ I/1./**4**/27
HOLLANDER I/2./**14**/24
HOLLE I/2./**22**/76 II/1./**20**/46
HOLLER I/1./**4**/10 I/1./**1**/14 II/2./**26**/55
HOLLIS I/1./**4**/16
HOLMAN II/1./**20**/13
HOLMDAHL II/1./**70**/50
HOLMES II/1./**3**/12 II/1./**3**/31 II/1./**20**/57
HOLMGREN I/2./**22**/194
HOLMSTRAND I/2./**12**/223 I/2./**18—20**/12
HOLTER II/1./**3**/9
HOLTHUSEN I/2./**22**/21 II/1./**17**/4
HOLTRICHTER II/1./**10**/5
HOLTZ I/1./**4**/23
HOLUBEC I/2./**12**/109
HOLZAPFEL I/2./**12**/163
HOLZMANN I/1./6/**22** I/2./**21**/19
HOMANS II/4./**58**/19
HOMER I/1./**5**/**17** I/1./**7**/1
HOOD I/2./**12**/105 I/2./**12**/109 II/4./**53**/44
HOPF II/4./**54**/48
HOPKINS II/1./**20**/48
HOPPE I/1./**4**/12 I/1./**4**/19
HORATZ I/1./**4**/2 I/1./**4**/47
HORATZ I/1./**5**/9
HORN I/1./**4**/16 II/1./**3**/47
HORNER II/1./**20**/11 II/1./**20**/37
HORNING I/2./**14**/5
HOROWITZ II/1./**3**/30 II/1./**20**/38
HORSLEY I/2./**12**/196
HORTON I/2./**12**/160 II/1./**20**/13
HORVÁTH II/1./**20**/58
HOSODA I/2./**12**/9
HOSSLI I/1./**5**/74
HOTOVY I/1./**5**/23
HOTZ I/2./**13**/8 I/2./**17**/13
HOUCK I/1./**6**/20 I/1./**6**/84 I/2./**12**/208
HOUSE I/2./**12**/34
HOVELL I/2./**22**/2 II/2./**26**/10 II/2./**26**/28
HOWE I/2./**12**/9
HOWER I/2./**17**/12
HOWES I/2./**12**/8 I/2./**12**/35 I/2./**12**/124
HOWORTH II/4./**54**/22
HOYER II/1./**20**/35
HOYT II/1./**3**/10
HRUZA I/1./**6**/87
HSU I/1./**9**/11
HU I/2./**21**/18
HUBBARD I/2./**22**/8
HUBER II/4./**54**/21
HUBINGER II/1./**3**/37
HÜBNER I/1./**4**/46
HUEBSCH II/2./**26**/28
HUEBSCHNER I/2./**12**/5
HUECK I/2./**12**/34 I/2./**12**/195 II/4./**58**/6
HÜGIN I/1./**4**/26 I/1./**5**/1 I/1./**5**/60
HÜHNERWADEL I/2./**22**/223
HÜNERMANN I/2./**22**/15
HUEPER I/2./**14**/3
HUET II/1./**20**/70
HUETER I/1./**4**/107 II/2./**33**/7 II/4./**54**/65 II/4./**54**/232
HUFFMANN II/2./**32**/32
HUFNAGEL I/2./**12**/228 I/2./**17**/19
HUGGINS I/2./**12**/222
HUGHES I/2./**12**/140 I/2./**22**/102 II/3./**16**/33 II/3./**36**/27
HUHLE I/1./**4**/11
HULDT I/1./**4**/14
HULLIGER I/1./**6**/35 I/1./**6**/48
HULLIHEN II/2./**26**/36
HULLINGER I/2./**14**/26 I/2./**16**/2 I/2./**17**/7
HULSBERG I/2./**22**/138

HULTBERG I/2./**22**/165 I/2./**22**/172
HULTEN II/4./**53**/8
HUMBY I/2./**12**/111
HUMMEL I/2./**21**/6
HUNGERLAND I/1./**9**/14
HUNNICUTT I/2./**12**/224
HUNT I/2./**12**/9
HUNT I/2./**12**/9 I/2./**21**/17 I/2./**22**/207 II/3./**35**/20
HUNTER II/2./**28**/10 II/4./**54**/153 II/4./**58**/3
HUPFAUER I/2./**15**/10
HURIEZ I/2./**22**/222
HURLEY I/1./**6**/5 I/1./**6**/41 I/2./**12**/226
HURNI I/1./**4**/10
HUSA I/2./**12**/159 I/2./**12**/188
HUTCHINSON I/2./**12**/196 II/1./**20**/15 II/1./**33**/70
HUTSCHIN I/2./**15**/10
HUTTER I/1./**4**/60
HUXLEY I/2./**22**/84
HUYSINGA II/1./**20**/39
HUZELLA I/1./**6**/48
HWANG TI I/1./**7**/1
HWANG TI NEU-CHING I/1./**7**/1
HYATT I/2./**12**/134
HYNES I/1./**4**/77 I/2./**12**/5 I/2./**12**/38 I/2./**12**/97 II/1./**9**/15 II/1./**9**/34 II/3./**46**/38
HYNIE II/4./**51**/35
HYRTL I/1./**9**/3 I/2./**22**/232 II/4./**53**/16

I

IANKU I/1./**4**/11
IBRAHIM I/1./**9**/9
IDELBERGER I/1./9/2 I/1./**9**/20 I/1./**9**/32 I/1./**10**/14 II/4./**54**/20 II/4./**54**/41
IHNEN I/2./**12**/9
ILBERG I/1./**9**/42
ILLIG II/3./**36**/113
IMAYOSHI I/2./**12**/195
IMBERT I/2./**12**/212 I/2./**12**/230 I/2./**14**/1
IMHÄUSER II/4./**54**/47 II/4./**54**/126 II/4./**54**/237 II/4./**54**/242
IMMAN I/2./**22**/166
IMMENKAMP I/1./**4**/47 I/1./**4**/65 II/2./**26**/25 II/2./**26**/55 II/2./26/**86** II/2./**23**/95
IMRÉ II/3./**36**/42 I/2./**12**/51
IMRÉ II/1./**21**/37
INCLAN I/2./**12**/228
INGALLS I/1./**9**/2 I/1./**9**/8 I/2./**12**/32 I/2./**21**/12
INGELRANS II/4./**54**/97
INGLEFIELF II/1./**20**/40
INGRAHAM II/1./**1**/3 II/1./**3**/12 II/1./**9**/2
INKE I/1./**4**/32
INNERFIELD I/1./**6**/8 I/1./**6**/122
INQUIST I/1./**6**/113
IRONSIDE I/2./**22**/24
IRVING I/1./**6**/70
ISSAK I/1./**4**/32
ISELIN I/2./**12**/72 II/4./**54**/4
ISFORT II/1./**20**/31 II/1./**20**/61
~~ISIGKEIT~~ I/1./**9**/32
ISRAEL I/2./**22**/32 I/2./**22**/144 II/1./**12**/25 II/1./**20**/12 II/2./**33**/82
ISSEL II/2./**31**/18
ITURBE I/1./**4**/12
ITURRASPE II/1./**5**/**11**
IVERSEN I/1./**6**/94
IVERSON II/1./5/2 II/1./**20**/20 II/2/**29**/5
IVY I/1./**1**/2 I/1./**9**/21 I/2./**12**/7 I/2./**12**/230 II/3./**46**/95

J

JABLON I/1./**4**/35
JABOULAY II/2./**26**/11
JACENKO I/2./**22**/34
JACK I/2./**12**/188
JACKSON I/1./5/46 I/1./**6**/64 I/1./**6**/70 I/2./**22**/209 II/1./**16**/**3** II/1/**20**/41
JACOB II/1./**20**/48 II/1./**20**/52
JACOBS II/1./**20**/47
JACOBSEN I/1./**9**/24
JACOBSSON I/2./**21**/7
JACQUES II/2./**28**/17
JAEGER I/1./**8** II/4./**58** I/2./**12**/65 I/2./**12**/229 I/2./**24**/15 II/4./**54**/19 II/4./**58**/17
JAFFÉ I/2./**22**/**98** I/2./**22**/213 II/1./**20**/42
JAKABEFY II/3./**46**/121 II/3./**46**/135
JAKIMOWITSCH I/2./**12**/221
JÁKÓ II/1./**20**/42
JAKOBSON II/2./**26**/95
JAKSCH II/1./**1**/32
JALIFIER I/2./**12**/196
JAMES I/2./**22**/222
JAMES I/2./**22**/227 II/1./**21**/8
JANES I/2./**14**/20
JANKOWITZ I/2./**12**/216
JANSEN I/1./**2**/6
JANTSEK II/1./**20**/30
JARBY II/2./**30**/10
JARTSCHUK I/2./**12**/135
JAUERNECK I/2./**22**/148
JAYES II/1./**1**/41 II/2./29/26 II/2./33/64 II/2./**33**/86
JAZENKO I/2./**12**/104 I/2./**12**/127
JEANLOZ I/1./**6**/15 I/1./**6**/55
JEFFERSON I/1./**5**/50
JEFFS II/4./**51**/11
JEGHERS I/2./**22**/225
JELLINEK II/1./**4**/10
JENES II/2./**32**/37
JENKINS II/1./**20**/70
JENNEY I/2./**12**/120
JENTSCHURA II/4./**54**/32 II/4./**54**/51 II/4./**54**/248
JENTZSCH I/2./**17**/19
JENY II/4./**54**/82
JEREMIAH II/1./**20**/64
JESAIAS I/1./**7**/1
JESCHEK II/2./**33**/62
JESSERER I/2./**22**/94 I/2./**22**/98
JEWETT I/2./**15**/2 I/2./**15**/9 I/2./**22**/249
JOACHIMSTHAL II/4./**54**/10
JOANNIDIS I/2./**22**/207
JOB I/1./**9**/12
JOBERT I/1./**2**/1
JÖRGENSEN II/1./**7**/13 II/1./**7**/199
JOEST I/2./**13**/1
JOFFEE II/1./**20**/61
JOHANNES I/1./**6**/55 I/1./**6**/94 I/1./**6**/106 I/1./**6**/119
JOHANNING II/4./**54**/36
JOHANNSEN I/2./**12**/230
JOHANSEN I/2./**22**/121
JOHANSON II/1./**8**/43 II/1./**9**/33 II/4./**51**/83
JOHANSSON II/4/**55**/14
JOHN I/2./**24**/3
JOHNSON I/1./**5**/26 I/2./**12**/32 I/2./**12**/225 II/1./**3**/14 II/1./**20**/9 II/1./**20**/70
JOHNSTON II/1./**20**/37
JOHNSTONE I/1./**5**/65
JOKINEN I/2./**12**/163
JONASCH I/2./**22**/185 II/4./**54**/168
JONES II/1./**20**/71 II/4./**53**/100 II/4./**54**/158
JONGKEES II/1./**21**/8

Jongkees II/1./**21**/19

Joppich I/2./**15**/4 I/2./**15**/7

Jordan I/2./**17**/25 I/2./**22**/224 II/1./**3**/38 II/1./**12**/19

Jores II/2./**28**/11

Jorgensen I/1./**6**/99 I/1./**6**/106 I/1./**6**/126

Jorns I/2./**12**/35

Jorpes I/1./**6**/49 I/1./**6**/98 I/1./**6**/125

Joseph I/2./**12**/51 II/1./**3**/31 II/1./**12**/11 II/1./**15**/4 II/1./**21**/36 II/2./**27**/11 II/2./**28**/16 II/2./**29**/9 II/2./**30**/3 II/2./**32**/37 II/2./**33**/3 II/2./**33**/22 II/2./**33**/51 II/3./**38**/2

Josserand II/4./**54**/9 II/4./**54**/100

Jouve II/1./**20**/15

Jouvre II/1./**20**/15

Jude I/1./**5**/74

Judet I/2./**12**/223 II/4./**54**/44 II/4./**54**/145

Juers II/1./**3**/46

Julian I/2./**17**/19

Julius II/3./**50**/15

Jummel I/2./**22**/8

Jung II/1./**11**/6

Junge-Hülsing I/1./**6**/15 I/1./**6**/21 I/1./**6**/104 I/1./**6**/122

Jungengel I/2./**12**/6

Junghanns I/1./**4**/46

Jurkovic II/4./**57**/24

Just I/1./**5**/74

Justus I/2./**21**/6

Juvura II/4./**54**/130

K

Kaden I/2./**22**/67

Kämmerer II/4./**54**/131

Kästner I/2./**22**/224

Kahlau I/2./**22**/248

Kahle I/2./**12**/235

Kahler I/2./**22**/100 II/1./**3**/18

Kahn I/1./**4**/9

Kaiser II/1./**3**/4 II/3./**40**/15 II/4./**54**/20 II/4./**54**/103

Kalenborn II/1./**11**/1

Kalischer II/1./**20**/10

Kallenbach I/2./**22**/3

Kallio I/2./**12**/160

Kallmann I/1./**9**/24

Kambic II/3./**41**/14

Kaminek II/1./**3**/54

Kaminsky II/4./**57**/31

Kamphues II/1./**19**/6

Kanavel I/1./**9**/34

Kania II/1./**3**/31

Kantz I/1./**3**/20

Kao I/1./**6**/62 I/1./**6**/106

Kaplan I/2./**14**/7 II/1./**16**/2 II/1./20/39 II/1./**20**/62

Kaplen II/1./**20**/45

Kaposi I/2./**22**/113 II/1./**20**/44

Kapovits II/2./**26**/30 II/2./**26**/97

Kapp II/1./**20**/41

Kappis I/2./**12**/229 II/1./**1**/22

Kardos II/1./**20**/39 II/1./**20**/41

Karelus I/2./**12**/158

Karfik I/2./**12**/35 I/2./**12**/109 II/1./**20**/44 II/1./**20**/62 II/4./**57**/31

Karger I/2./**15**/10 II/1./**3**/3

Karshner II/1./**20**/37

Karrer I/2./**22**/239

Kasabach I/2./**22**/54 II/1./**20**/39

Kasabach-Merrit I/2./**22**/61

Kashimura II/4./**58**/4

Kaspar I/2./**22**/90

Kast II/1.**20**/47

Kast-Mafuci I/2./**22**/61

Katsube I/2./**21**/11

Katterjohn II/1./**20**/55

Katz I/2./**22**/8

Katzmann I/2./**22**/14

Kaufhold I/2./**21**/20

Kaufmann I/2./**12**/160 I/2./**22**/86 I/2./**22**/129 I/2./**22**/248 II/1./**20**/44

Kautzky II/1./**21**/32

Kaven I/1./**9**/12

Kavrakibov II/2./**33**/88

Kawamura I/2./**12**/228

Kay II/1./**20**/37

Kayser II/2./**32**/32

Kazanjian I/1./**1**/2 I/1./**4**/9 I/1./**4**/60 I/1./**8**/11 I/2./**12**/163 I/2./**12**/209 I/2./**12**/225 I/2./**18—20**/14 I/2./**22**/176 II/1./**3**/12 II/1./**3**/31 II/1./**13**/20 II/1./20/1 II/1./**20**/60 II/2./**23**/8 II/2./25/7 II/2./**26**/13 II/2./**26**/81 II/2./**30**/14 II/2./**32**/13 II/2./**33**/22 II/2./**33**/78

Keech I/1./**6**/71 I/1./**6**/91

Keefer I/2./**18—20**/21

Keen II/1./**1**/19

Kefalides II/1./**16**/8

Kehrer I/1./**9**/36 I/2./**12**/32 II/4./**54**/70

Keiller II/1./**20**/77

Keining I/2./**21**/9

Keith II/1./**3**/32

Keller II/4./**54**/232

Kelley II/4./**53**/4

Kelly I/2./**17**/6 I/2./**21**/17 II/1./**20**/54

Kemény II/1./**20**/39

Keminger I/1./**6**/99

Kemp I/1./**9**/2 I/1./**9**/33

Kennedy I/1./**6**/55

Kennon I/2./**22**/90

Kent I/1./**6**/13

Kermauner II/3./**44**/8

Kern II/2./**28**/17

Kernahan II/1./**16**/21 II/2./**33**/63

Kersting II/2./**26**/65

Kernwein I/2./**12**/29

Kessler II/1./**5**/3 II/2./**28**/13 II/4./**53**/131 II/4./**54**/113

Keswani II/1./**3**/3

Kettel II/1./**21**/1 II/1./**21**/19

Kettesy I/2./**12**/105

Kettunen I/2./**12**/160

Kety I/2./**12**/39

Khoo Boo-Chai II/1./**3**/31

Kief I/1./**6**/99

Kiehn I/2./**12**/204 I/2./**12**/223 I/2./**22**/180 II/1./**20**/25 II/1./**20**/61

Kienböck II/4./**53**/134

Kikuth I/1./**3**/1

Killian I/1./**4**/3 I/1./**4**/37 I/1./**4**/93 I/1./**5**/1 I/2./**12**/161 I/2./**12**/172 II/2./**32**/32

Kilner I/2./**12**/13 I/2./**12**/111 I/2./**12**/157 I/2./**12**/206 II/1./**3**/17 II/1./**5**/2 II/1./**7**/135 II/2./**33**/78

Kimberg jr. I/2./**12**/216

Kindel II/1./**20**/56

Kindler I/1./**5**/67 II/1./**3**/16 II/1./**3**/27

King I/1./**12**/160 II/4./**51**/21

Kingma I/2./**12**/228

Kingsley II/1./**10**/8

Kinmonth I/2./**12**/196 I/2./**12**/206

Kinney I/2./**12**/8

Kirchhoff I/1./**4**/13

Kirchmayr II/4./**53**/62

Kirkham I/2./**12**/208

Kirklin I/2./**22**/90

Kirmisson II/1./**3**/3 II/3./**44**/10 II/4./**54**/34

Kirow I/2./**12**/29

Kirsch I/2./**12**/193
Kirschmann II/2./**32**/36
Kirschner I/1./**4**/9 I/1./**4**/76 I/2./**12**/61 I/2./**12**/181 II/1./**21**/36 II/2./**32**/7 II/4./**54**/15 II/4./**54**/180
Kirtley II/4./**54**/71
Kirwin II/4./**51**/66
Kishikawa II/1./**20**/15
Kiskadden II/1./**20**/59
Kistler I/1./**9**/33
Kite II/4./**54**/43 II/4./**54**/50
Kitlowski I/2./**12**/26 I/2./**21**/1 II/1./**3**/4 II/1./**3**/48
Kivirikko I/1./**6**/99 I/1./**6**/111
Klabunde I/1./**12**/8
Klärner II/2./**33**/91
Klaff II/2./**32**/12
Klapp I/1./**4**/13 I/1./**7**/8 I/2./**12**/73 I/2./**12**/136 II/1./**12**/28 II/2./**26**/27 II/4./**58**/3
Klar I/2./**22**/24
Klebanoff I/1./**6**/48 I/1./**6**/110
Klebanow I/1./**9**/9
Kleeberg II/1./**12**/4
Klees I/2./**22**/42
Klein I/1./**6**/65 I/1./**6**/120 I/2./**12**/39
de Kleine I/2./**12**/216
Kleine-Nathrop I/2./**14**/24 I/2./**22**/125
Kleinsasser I/2./**22**/4 I/2./**22**/99 II/1./**20**/41
Kleinschmidt I/2./**12**/159 I/2./**12**/181 I/2./**12**/190 I/2./**14**/3 II/1./**12**/28 II/1./**20**/73 II/3./**50**/3
Kleinsorge I/1./**5**/16
Klen I/2./**12**/211
Kliewe I/1./**3**/1 I/1./**3**/8 I/1./**3**/15
Kline II/2./**26**/28
Klinefelter I/1./**9**/18 I/1./**9**/23
Klinge I/1./**6**/90
Klinger I/2./**22**/8 I/2./**22**/9
Klingmann II/1./**20**/4
Klinke II/1./**20**/39
Klipfel II/1./**3**/34
Klippel I/1./**9**/22 II/1./**20**/10 II/4./**54**/71
Klippel-Trenauday I/2./**22**/60
Kloos I/1./**9**/9
Kloss II/1./**1**/8
Klopp I/2./**22**/93 I/2./**22**/239
Kluezka I/1./**3**/5
Kludas II/2./**28**/12
Klüken I/2./**21**/5 I/2./**21**/11
Kluger I/2./**22**/16 I/2./**22**/165 I/2./**22**/242 II/2./**24**/5
Knak I/2./**22**/76 I/2./**22**/79 I/2./**22**/81
Knapp I/1./**9**/13 II/3./**36**/41 II/3./**36**/92
Knedel II/3./**40**/20
Kneiszl I/1./**10**/14
Knese I/1./**6**/55
Knickerbocker I/1./**5**/74
Knierer I/2./**18—20**/21
Knieseli II/4./**58**/11
Knipping I/2./**15**/8
Knisely II/4./**58**/7
Knoblauch I/1./**4**/39 I/2./**21**/17
Knodt II/4./**54**/54
Knoll I/1./**3**/7
Knoop I/1./**6**/55
Knopp I/2./**22**/100
Knorr I/1./**3**/18 II/1./**20**/77
Knoth I/2./**18—20**/2 I/2./**22**/20
Knudsen II/1./**20**/58
Koack I/1./**3**/9
Koberg I/2./**22**/178 II/1./**7**/74 II/1./**7**/128 II/1./**7**/179
Koblet I/1./**6**/87 I/1./**6**/99
Kobylinski II/1./**3**/54
Koch I/1./**3**/12 I/2./**12**/194 I/2./**12**/199 I/2./**22**/79 I/2./**22**/138 I/2./**22**/215 II/1./**7**/71 II/1./**15**/1 II/1./**20**/2 II/1./**20**/12
Kocher I/2./**22**/150 I/2./**22**/207 II/3./**40**/12 II/4./**54**/24
Kodicek I/1./**6**/55 II/3./**41**/20
Koechlin I/2./**12**/225
Ködel I/1./**4**/12
Koehler I/1./**9**/28
Köhler I/1./**7**/2 I/2./**12**/34 II/1./**12**/4 II/2./**30**/5
Köhnlein I/2./**15**/6
Köle II/1./**13** II/2./**26** I/1./**4**/27 I/1./**4**/70 II/1./**13**/114 II/2./**23**/8 II/2./**25**/13 II/2./**26**/15 II/2./**26**/60 II/2./**26**/102 II/2./**26**/111 II/2./**27**/9 II/2./**30**/11 II/2./**31**/1 II/2./**31**/34
Koelitz I/2./**13**/1
Kölliger II/4./**54**/103
Koenig I/2./**12**/187 I/2./**12**/204
König I/2./**22**/90 I/2./**22**/153 I/2./**22**/207 II/1./**1**/18 II/1./**12**/28 II/2./**25**/15 II/2./**33**/3 II/2./**33**/70 II/3./**46**/125 II/4./**54**/251
Köpp I/2./**15**/6
Körbler II/1./**20**/21 II/1./**20**/59
Körlof II/1./**16**/4
Körner I/1./**4**/51
Köster II/1./**3**/52
Köstlin II/2./**28**/12
Kogan I/2./**14**/3
Kohnz II/2./**32**/39
Kohut II/4./**57**/24
Kolar II/1./**20**/56
Kolb I/1./**5** I/1./**4**/3 I/1./**4**/48 I/1./**5**/74 I/2./**12**/182 I/2./**22**/27 II/1./**20**/32 II/2./**29**/8
Koll I/1./**4**/20
Koller I/1./**4**/5
Kollmann I/1./**10**/7 II/4./**54**/39
Kolodny I/2./**12**/225
Kolokoljzev I/2./**12**/105
Kondoleon I/2./**12**/189
Konietzny I/2./**22**/98
Koontz I/2./**12**/183
Konrich I/1./**3**/4 I/1./**7**/3
Kornew I/2./**12**/181
Kornrumpf I/2./**22**/165 I/2./**22**/234
Korowina I/2./**12**/105
Korschelt I/2./**13**/1
Korting I/1./**6**/22 I/2./**21**/19
Kós I/2./**12**/162
Koscar I/1./**4**/22
Kosenow I/1./**9**/14 II/1./**20**/3 II/4./**54**/6
Koslowski I/2./**12**/34 II/1./**16**/9 II/1./**20**/58
Koss I/1./**5**/23
Kossakowska-Kosminska I/2./**21**/17
Kostecka II/2./**26**/12 II/2./**26**/24 II/2./**26**/99
Koth I/2./**15**/8
Kothe I/2./**14**/12
Kotscher II/1./**20**/58
Kotter I/2./**14**/28
Kouwenhoven I/1./**5**/74
Kovács I/1./**6**/121 II/1./**20**/40 II/1./**20**/61
Kowalewski I/1./**6**/95
Kowalzig I/2./**12**/46
Kozoll I/2./**12**/34
Krabbe II/1./**20**/10

Krahl I/2./**22**/16
Kraissl I/2./**12**/33 I/2./**12**/233 I/2./**18—20**/12 II/1./**20**/22
Krajicek I/2./**15**/6
Kramarenko I/2./**12**/228
Kramer I/1./**4**/11 I/1./**4**/16 I/1./**6**/23 I/2./**22**/160
Kranz II/2./**26**/12
Krarup I/1./**4**/45
Kraske II/1./**3**/26
Krasting I/2./**22**/248
Kraupa II/3./**36**/81
Kraus I/1./**7**/8 II/2./**32**/34 II/3./**41**/29
Krause I/1./**5**/23 I/2./**12**/31 I/2./**12**/100 I/2./**12**/132 II/1./**20**/12 II/2./**24**/1 II/2./**33**/3 II/4./**53**/45
Krauspe I/2./**22**/98
Krayenbuhl II/1./**20**/38
Krecke I/2./**22**/100
Kredel I/2./**12**/29
Krehl I/1./**9**/7
Kreibig II/3./**36**/5 II/3./**36**/61
Kreider II/1./**1**/22
Kreiker II/3./**36**/42
Kreiss I/2./**21**/4
Kremer I/2./**13**/13
Krems II/4./**54**/64
Krenar I/2./**12**/210
Kreppler I/1./**3**/18
Kresbach II/1./**20**/12
Kretschmar I/2./**22**/218
Kreuscher I/1./**4**/2 I/1./**4**/47 II/4./**54**/92
Kreuz I/2./**12**/228 II/4./**54**/34 II/4./**54**/52 II/4./**54**/80
Krieg II/4./**58**/9 II/4./**58**/16
Krieger I/1./**4**/51 I/2./**22**/53
Kriens II/1./**7**/54
Krikos I/1./**6**/126
Kringstein I/1./**4**/49
Kristensen II/2./**12**/211 II/2./**32**/35
Kritter II/1./**20**/59
Krmpotic I/2./**12**/213 I/2./**12**/234
Kröger I/1./**6**/51 I/1./**6**/112 I/1./**6**/133
Krömer II/4./**54**/179 II/4./**54**/248
Krönke I/2./**22**/3
Krönlein I/2./**22**/193 II/3./**36**/22
Krösl II/4./**54**/128
Krogius I/1./**9**/34
Kroh II/1./**20**/50
Kroll I/1./**4**/40
Krolu II/4./**54**/33
Kromayer II/2./**29**/5
Kromeyer I/2./**22**/222
Krompecher I/1./**6**/110 I/2./**16**/4 I/2./**22**/72 II/1./**17**/20 II/4./**54**/162
Kronschwitz I/1./**5**/39
Krotschek II/4./**54**/21
Krüger I/2./**12**/211 I/2./**18—20**/20 I/2./**22**/40 I/2./**22**/160 II/1./**9**/19 II/2./**25**/3 II/2./**32**/36 II/3./**45**/37 II/4./**54**/8
Krug I/2./**22**/185
Krukenberg II/4./**53**/140 II/4./**54**/12
Kubaček I/2./**12**/124 I/2./**12**/164
Kubanýi I/2./**12**/134
Kucher I/1./**5**/57
Kuck II/2./**31**/12
Küchler I/1./**4**/2
Kühl II/2./**30**/14
Kühn I/1./**6**/17 I/1./**6**/59 I/2./**21**/19
Kühne I/1./**9**/23
Kümmel I/1./**4**/9 II/1./**1**/32
Künler II/1./**20**/57
Küntscher I/2./**16**/15 II/4./**54**/18 II/4./**54**/111 II/4./**54**/257
Küper II/1./**20**/31
Küppers I/1./**5**/35
Küster I/2./**12**/62
Küttner I/2./**22**/90 I/2./**22**/130 I/2./**22**/210
Kuhlenkampf I/1./**4**/90
Kuhlgatz II/1./**20**/62
Kuhn I/1./**5**/34 I/1./**5**/43 I/2./**22**/42 I/2./**22**/193
Kuhns I/2./**12**/168
Kuhnt II/3./**36**/31 II/4./**54**/2 II/4./**54**/93
Kukulies II/2./**30**/1
Kulonen I/1./**6**/32 I/1./**6**/59 I/1./**6**/62 I/1./**6**/84 I/1./**6**/86
Kundrat II/1./**3**/9
Kurth II/1./**21**/7
Kurzweil I/1./**3**/11
Kuschinsky I/1./**4**/23
Kuss I/1./**9**/25 I/1./**9**/36
Kuzmik I/2./**12**/132
Kuznezow I/2./**12**/104
Kyrle I/2./**21**/2

L

Laake I/2./**22**/125
Laas II/4./**54**/47
Labat II/2./**33**/19 II/2./**33**/31 II/2./**33**/70
LaBelle II/4./**54**/2
Laborde II/1./**20**/49 II/1./**20**/58
Lacharetz II/4./**21**/97
Lacroix I/2./**12**/222
Ladenheim II/1./**20**/38
Läwen I/1./**4**/3 I/1./**4**/93 II/4./**54**/170
Lafitte I/2./**12**/230
Lagache I/2./**22**/222
Lagrot I/2./**12**/8 I/2./**12**/36 I/2./**22**/225
Laitinen I/1./**6**/99 I/1./**6**/112
Lakey II/1./**3**/**34**
Lallemand II/1./**20**/62
Lambert II/1./**20**/58
Lamberto II/3./**41**/46
Lambrecht I/1./**9**/41
Lambrinudi II/4./**54**/87
Lambros I/2./**12**/234
Lammers I/1./**3** I/1./**3**/18 I/1./**4**/10 I/1./**4**/35 I/2./**14**/2
Lamont I/2./**12**/211 II/1./**5**/10 II/2./**32**/33
Lampe II/1./**20**/48 II/1./**20**/57
Lamprecht I/1./**4**/29
Lamy I/1./**9**/40
Lance II/4./**54**/26 II/4./**54**/28
Landauer I/1./**9**/2 I/1./**9**/8
Landes I/2./**21**/19 I/2./**21**/24 I/2./**22**/51
Landing II/1./**20**/4
Landis I/2./**12**/39
Lando II/9/19 II/1./**9**/19
Landolt I/2./**22**/25
Lane I/1./**6**/49 I/2./**22**/102 I/2./**22**/129 I/2./**22**/161 I/2./**22**/247 II/2./**26**/12
Lanfranchi I/1./**7**/2
Lang II/4./**57** I/1./**4**/110 I/1./**8**/17 I/2./**12**/76 I/2./**22**/85
Lange I/1./**4**/50 I/2./**12**/38 I/2./**12**/193 II/2./**28**/13 II/3./**40**/**12** II/4./**54**/247
F. Lange I/2./**12**/193 II/4./**54**/43 II/4./**54**/87 II/4./**54**/225
M. Lange II/4./**54**/20 II/4./**54**/41 II/4./**54**/52 II/4./**54**/83 II/4./**54**/142 II/4./**54**/173 II/4./**54**/222
Langenbeck I/1./**1**/2 I/1./**7**/3 I/2./**12**/38 I/2./**12**/104 I/2./**21**/13 I/2./**22**/1 I/2./**22**/148

Langenbeck II/1./**3**/51 II/2./**33**/70 II/3./**36**/57
Langer I/2./**18—20**/10 I/2./**22**/29 I/2./**22**/76 I/2./**22**/88 I/2./**22**/116 I/2./**22**/222 II/3./**46**/17
Langhof I/2./**22**/99
Langsch I/2./**22**/248
Lannelongue II/1./**3**/12 II/1./**3**/38
Lansing I/1./**6**/71
Lanz I/2./**22**/232 II/4./**54**/96
Lanzara II/1./**20**/71
Lapinski II/3./**40**/22
Lapp I/2./**22**/76 I/2./**22**/116 I/2./**22**/164 I/2./**22**/247
Laptschinsky I/2./**12**/34
Laqua I/2./**13**/7
Largas I/2./**21**/7
Larger II/1./**1**/2
Larkin I/2./**12**/228
Larrey I/1./**1**/2 I/1./**4**/4
Lasagna I/1./**5**/14
Laskin I/2./**12**/204 I/2./**14**/4 I/2./**22**/178
Lassner I/1./**5**/25
Lathrop I/2./**22**/93 II/1./**21**/1 II/1./**21**/20
Latourette II/1./**20**/48 II/1./**20**/57
Latteri I/2./**15**/8
Lau I/2./**12**/135
Lauber I/2./**12**/233
Lauenstein II/4./**54**/237
Laufman I/2./**14**/15
Laumann I/2./**21**/12
Laurin II/4./**54**/2
Lautenschläger I/1./**3**/7 I/1./**7**/3
Lauterbach I/2./**22**/99
Lautermann II/2./**32**/39
Lawrence I/1./**9**/13 I/2./**14**/20 II/1./**16**/5
Lawson I/2./**12**/34 I/2./**12**/104
Layton I/1./**6**/98
Lázár II/3./**46**/96
Lazarus I/1./**6**/20 I/1./**6**/40
Leali II/4./**53**/53
Lealis II/1./**20**/12
Lean II/1./**20**/1
Lebedinski I/2./**12**/230
Leblond I/1./**6**/77
Lecéne II/1./**20**/29
Leclerc I/2./**12**/234
Ledderhose II/4./**53**/56 II/4./**58**/2
Leder I/1./**6**/35 I/1./**6**/41
Lederer II/2./**32**/19
Lee II/4./**54**/82
Lefort I/2./**12**/104
Légar I/1./**7**/19
Leger II/4./**54**/36 II/4./**54**/58 II/4./**54**/93
Legg II/4./**54**/91 II/4./**54**/243
Legler II/2./**32** II/2./**32**/37
Lehmann I/1./**9**/27 I/1./**9**/42 II/1./**3**/29
Lehner II/2./**30**/9
Lehnert I/2./**22**/207
Lehnhardt I/2./**22**/87
Lehrfelf II/1./**3**/36
Leiber I/1./**11**/4 II/1./**3**/34 II/1./**3**/40 II/1./**3**/54
Leibold I/1./**9**/12
Leidi I/1./**7**/22 I/1./**8**/9
Leigh I/1./**5**/1 I/1./**5**/33 I/1./**5**/57
Leimbach I/1./**9**/8
Lejeune I/1./**9**/13 I/1./**9**/17
Lelong II/1./**20**/39
Lembert I/1./**2**/1
le Mesurier II/1./**3**/4 II/1./**7**/93 II/1./**7**/150
Lemons I/2./**14**/15
Lendle I/1./**4**/30
Lengemann II/4./**53**/63 II/4./**53**/70
Lennert I/2./**22**/215
Lentz II/2./**24**/9 II/2./**32**/36
Lenz I/1./**4**/59 I/1./**9**/2 I/1./**9**/7 I/1./**9**/33 I/1./**10**/2 II/1./**5**/1 II/3./**45**/19 II/4./**54**/6
Leonard I/2./**14**/26
Leonardo II/2./**27**/3 II/2./**32**/7
Leopold I/2./**12**/204 I/2./**13**/1
Lepinay II/1./**20**/52
Lerch II/4./**54**/70
Lereboullet II/1./**20**/12
Leriche I/1./**4**/1 I/2./**12**/36 I/2./**12**/222 I/2./**21**/6 I/2./**24**/7 II/1./**3**/4 II/1./**20**/13 II/4./**58**/19
Lermoyez II/1./**9**/32
Leroux I/2./**22**/89
Leroux-Robert I/2./**22**/209
Lesser I/1./**9**/23 II/1./**3**/22
Lester I/1./**4**/18
Letenneur II/1./**20**/12 II/3./**36**/59
Letterer I/1./**6**/7 I/1./**6**/42 I/1./**6**/76 I/1./**9**/7 I/2./**12**/10 I/2./**17**/2
Letterman I/2./**12**/65 II/1./**20**/43 II/2./**26**/14 II/2./**26**/25
Lettré I/2./**13**/13
Letzel I/2./**22**/58
Leuckart II/1./**3**/33
Leuveuf II/4./**54**/21 II/4./**54**/44
Levabder I/2./**12**/9 I/2./**12**/224
Leven II/1./**20**/62
Levenson I/1./**6**/120 I/2./**12**/9
Levignac II/1./**8**/6 II/2./**32**/35
Levitt I/2./**12**/181 I/2./**18—20**/21
Levy I/1./**7**/22 II/1./**20**/48
Lewin II/1./**3**/34
Lewis I/2./**12**/25 I/2./**12**/39 I/2./**12**/182 I/2./**12**/229 I/2./**21**/2 I/2./**21**/22 II/1./**20**/2 II/1./**20**/13 II/1./**20**/54
Dean Lewis I/2./**12**/187
G. K. Lewis I/2./**12**/187
Lexer I/1./**7**/2 I/2./**12**/4 I/2./**12**/170 I/2./**13**/3 I/2./**17**/15 I/2./**18—20**/11 I/2./**21**/1 I/2./**21**/16 I/2./**22**/30 I/2./**22**/103 I/2./**22**/140 I/2./**22**/203 II/1./**3**/31 II/1./**12**/19 II/1./**12**/39 II/1./**13**/18 II/1./**15**/1 II/1./**21**/28 II/2./**24**/2 II/2./**24**/13 II/2./**25**/6 II/2./**26**/83 II/2./**33**/11 II/2./**33**/51 II/2./**33**/70 II/2./**33**/92 II/3./**45**/16 II/3./**46**/57 II/3./**50**/3 II/3./**50**/17 II/4./**53**/31 II/4./**54**/51 II/4./**54**/130 II/4./**54**/172 II/4./**57**/2
Lexer-Rehn I/2./**22**/96
Lichtenberg II/4./**51**/7
Lichtenstein I/2./**22**/98 I/2./**22**/213
Lickint I/2./**22**/129
Liebegott I/2./**22**/215 II/4./**54**/125
Liebenauer I/1./**9**/36
Liedberg I/2./**12**/34
Lierle II/2./**32**/32
Light II/1./**5**/4 II/1./**20**/54
Lillehei I/2./**17**/13
Lillie II/1./**20**/38
Limberg I/2./**12**/47 I/2./**12**/118 I/2./**22**/35 I/2./**22**/106 II/1./**9**/14 II/2./**23**/2 II/2./**24**/61 II/2./**26**/74 II/2./**33**/3 II/2./**33**/48 II/4./**55**/12
Limberger II/1./**5**/5
Limchayseng II/1./**20**/42
Limoli II/1./**9**/2
Lincoln I/2./**14**/14

LINDAHL I/1./**4**/19 I/1./**6**/49
LINDBLOM II/4./**58**/20
LINDEMANN I/1./**4**/65 I/1./**8**/13 I/2./**12**/52 I/2./**12**/134 I/2./**22**/7 I/2./**22**/58 I/2./**22**/95 I/2./**22**/196 II/1./**7**/195 II/2./**26**/12 II/4./**54**/4 II/4./**54**/32 II/4./**54**/190 II/4./**54**/247
LINDENBAUM I/1./**5**/65
LINDER I/2./**17**/30
LINDNER I/1./**6** I/1./**6**/35 I/1./**6**/104 I/1./**6**/131 I/2./**15**/1 I/2./**17**/17 I/2./18—**20**/2 II/1./**20**/12
LINDSAY I/2./**12**/196
LINDQUIST I/2./**12**/27
LINDEMAYR I/2./**12**/32
LINGRAD I/1./**9**/23
LINK I/2./**22**/200
LINKE II/4./**54**/50
LINN I/2./**15**/10
LINSER II/4./**58**/12
LIPMANN I/1./**6**/49 I/1./**6**/130 II/4./**54**/147
LIPTON I/1./**5**/61
LISCHKA I/1./**4**/50
LISER I/2./**22**/160
LISFRANC II/2./**33**/70
LISK I/2./**12**/133
LISTER I/1./**2**/1 I/1./**7**/3 I/2./**15**/6 I/2./**22**/25 II/1./**20**/47
LISTON II/2./**33**/8
LITOFSKY II/1./**20**/61
LITTLER I/2./**12**/61 I/2./**12**/196 II/4./**53**/13 II/4./**53**/54 II/4./**55**/13
LITTLEWOOD I/2./**12**/114 II/1./**16**/29 II/2./**33**/63
LITTON I/2./**12**/110
LIVINGOOD II/1./**20**/42
LJUNGGREN I/2./**12**/133
LLOYD-ROBERTS I/2./**12**/228
LOCALIO I/2./**12**/9
LOCK I/1./**4**/14
LOCKEMANN I/1./**3**/11
LOCKHART I/2./**12**/229 II/1./**20**/32 II/1./**20**/54 II/1./**20**/62
LOEB I/2./**12**/169 I/2./**12**/204 I/2./**13**/5 II/2./**24**/11 II/2./**33**/34
LOEFFLER II/4./**54**/51
LÖFFLER I/2./**22**/100 II/4./**54**/33
LOEFGREN I/1./**4**/8 I/1./**4**/10 I/1./**4**/12 I/1./**4**/15
LÖHLEIN I/2./**13**/5
LÖHR II/4./**58**/18
LÖHRKEN I/2./**17**/13
LOENNECKEN I/1./**5**/45 I/1./**5**/46
LOEW II/1./**21**/30
LÖWE I/2./**12**/159
LOEWE I/2./**12**/161 I/2./**12**/199
LÖWENSTEIN II/3./**36**/104
LOEWI I/1./**6**/55
LOEWY-MEIROWSKI I/2./**21**/4
LOFGREN I/2./**12**/28
LOGAN I/2./**12**/34
LOISELEUR I/2./**15**/6
LONGACRE I/2./**12**/179 I/2./**12**/229 II/1./**1**/9 II/1./**16**/29 II/1./**16**/32 II/3./**46**/46
LONGMIRE I/2./**12**/163 I/2./**13**/8 I/2./**17**/15
BRUNO VON LONGOBURGO I/1./**7**/2
LORD I/2./**12**/38
LORENTZ I/1./**5**/65
LORENZ I/2./**22**/58 II/1./**9**/2 II/2./**26**/10 II/4./**54**/20
LORENZEN I/1./**6**/110
LORENZO II/1./**3**/39
LOREY I/2./**22**/106
LORHAN I/1./**5**/1
LORING II/2./**32**/12 II/2./**32**/32 II/2./**32**/36
LORTAT II/1./**20**/48 II/1./**20**/69
LORTHIOR II/4./**53**/67
LOSEE I/2./**12**/227
LOSSIUS II/2./**26**/10
LOTHAN II/3./**46**/24 II/3./**46**/34
LOTSCH II/3./**45**/24
LOUIS II/1./**20**/12
LOWSLEY II/4./**51**/66
LOWTHER I/1./**6**/64
LUBARSCH I/2./**22**/248 I/2./**24**/4
LUC I/2./**22**/186
LUCHSINGER II/1./**9**/2
LUCKETT II/3./**38**/48
LUDLOFF II/4./**54**/22
LUDUENA I/1./**4**/25
LÜCKE II/1./**3**/51
LÜDERITZ I/1./**3**/10
LÜHKEN I/2./**21**/17 II/3./**50**/16
LÜHR I/2./**15**/6
LÜLLMANN I/1./**4**/25
LUGEN II/1./**20**/58
LUGER II/1./**20**/58
LUHR II/1./**13**/30
LUKE II/1./**20**/13 II/4./**58**/19
LUKSCH II/1./**3**/34
LUND I/1./**4**/18 I/1./**9**/10
LUNDIA I/1./**5**/50
LUNDQUIST I/1./**4**/8
LUNDY I/1./**4**/4 I/1./**5**/23 I/1./**5**/39
LUONGO II/2./**32**/20
LUSCHE I/2./**15**/7
v. LUSCHKA II/1./**9**/8 II/1./**3**/16 II/1./**3**/50
LUST I/2./**22**/22
LUTEMBACHER I/1./**9**/39
LUTZ I/1./**5**/16
v. LUTZKI I/1./**4**/2 I/1./**4**/48
LYLE II/4./**54**/201
LYON I/2./**12**/227

M

MA I/2./**21**/18
MAATZ I/2./**12**/226 II/2./**24**/15 II/2./**33**/92
MACCAFERRI II/2./**26**/11 II/2./**26**/88
MACCOLLUM II/1./**3**/57 II/1./**20**/21 II/1./**20**/49 II/1./**20**/70
MACDOWELL II/1./**3**/17 II/1./**3**/31
MACEVITT II/1./**5**/2
MACEWEN I/2./**12**/221 II/1./**1**/9
MAC FEE II/1./**20**/62
MACHEK II/3./**36**/19
MACHT I/1./**9**/13
MACHTENS und OPITZ I/1./**4**/28
MACHTENS und TETSCH I/1./**4**/28
MAC INTOSH I/1./**5**/1 I/1./**5**/44
MACKENSEN II/3./**36**/50
MACKENZIE I/2./**12**/156
MACKLIN I/1./**9**/24
MACCOMBER I/2./**12**/233 I/2./18—**20**/19 II/1./**1**/17 II/1./**3**/29 II/1./**20**/25 II/1./**20**/60
MÁDAY I/2./**12**/75
MADDEN II/1./**20**/20
MADELUNG I/1./**9**/29
MADLENER II/3./**40**/14
R. J. MAEDE I/2./**12**/163
W. H. MAEDE I/2./**12**/163
MAFUCCI II/1./**20**/38
MAGGIORE II/2./**33**/40
MAGILL I/1./**5**/34 I/1./**5**/44
MAGNUS II/4./**58**/2
MAGYAR II/1./**20**/42
MAIER II/1./**1**/4 II/1./**3**/8 II/4./**54**/6
MAIR I/2./**12**/160

Maisni I/2./**22**/4
Maisonneuve II/1./**3**/17
Majewski I/2./**12**/158
Maijno I/1./**6**/24 I/1./**6**/76
Major I/1./**9**/12
Majorlin II/1./**16**/5
Makara II/2./**33**/3
Makinodan I/2./**17**/8
Malan II/1./**20**/2 II/1./**20**/14 II/1./**20**/70
Malassez I/2./**22**/47 I/2./**22**/79 I/2./**22**/168
Malbec I/1./**4**/60 I/2./**13**/13 II/2./**33**/13
Malgaigne I/1./**12**/193
Maliniac I/2./**12**/178 II/2./**32**/12 II/2./**32**/26 II/3./**46**/46
Malkin II/1./**20**/32 II/1./**20**/78
Mallbeck II/3./**45**/34
Mallory II/1./**20**/46
Mandarino II/1./**12**/9
Mandel II/1./**20**/54
Mandl I/1./**6**/22 I/1./**6**/71 I/2./**12**/35
Mandrozatto II/4./**54**/11
Mangoldt I/2./**12**/128 I/2./**12**/204 I/2./**12**/221
Mann I/2./**12**/128 I/2./**12**/169 I/2./**12**/224
Mannheim I/2./**12**/205
Mansberger I/2./**12**/160
Manschot II/3./**40**/11
Mansson I/1./**6**/125
Marchand I/1./**2**/2 I/1./**6**/1 I/1./**6**/5 I/1./**6**/27 I/1./**6**/33 I/1./**6**/42 I/1./**6**/73 I/1./**9**/7 I/2./**12**/5 I/2./**12**/22 I/2./**12**/194 I/2./**12**/224 I/2./**13**/4 I/2./**13**/12 I/2./**15**/4 I/2./**17**/16 I/2./**18—20**/2 I/2./**22**/39 II/1./**3**/1 II/1./**3**/17 II/1./**3**/27
Marey II/4./**58**/18
Marfan I/1./**9**/38
Margarot I/2./**21**/17
Margileth I/2./**22**/54
Mariani I/1./**4**/4
Marie I/2./**22**/17
Marino II/2./**29** I/2./**12**/185 I/2./**12**/216 I/2./**18—20**/14 II/1./**3**/30 II/1./**20**/19 II/1./**20**/25 II/1./**21**/36
Mariott I/1./**5**/35
Maris II/4./**57**/24
Markalous I/2./**24**/10
Markee II/4./**54**/82
Markowitz II/1./**20**/46
Marmer I/1./**5**/25
Marmor II/4./**51**/78
Marmorston I/1./**6**/87 I/1./**6**/110
Marollini II/4./**54**/186
Marquardt II/4./**54**/20 II/4./**54**/53 II/4./**54**/78
Marquit II/2./**32**/34
Marrangoni I/2./**12**/134 I/2./**12**/228
Marras I/2./**21**/7
Marschner I/2./**12**/229 I/2./**12**/233
Marshall I/2./**17**/5
Martens I/2./**22**/166 I/2./**22**/185
Martenson I/2./**22**/138 I/2./**22**/165
Marti II/4./**54**/74
Martin I/1./**2**/5 I/1./**4**/29 I/2./**12**/229 I/2./**15**/9 I/2./**22**/93 I/2./**22**/156 I/2./**22**/175 II/1./**12**/11 II/1./**20**/49 II/1./**20**/73 II/1./**21**/1 II/1./**21**/18
Martinez I/1./**4**/12 I/2./**17**/13
Martini I/2./**22**/119 II/1./**20**/24 II/1./**20**/71
Martiny I/2./**12**/132
Martius I/2./**21**/7 I/2./**22**/116
Martorell II/20/**71** II/1./**20**/13 II/1./**20**/71
Marx I/2./**12**/156 II/2./**32**/26 II/3./**40**/22
Marzodko II/2./**23**/7
Masanow II/2./**26**/95
Maseritz II/1./**20**/41
Masi I/1./**4**/43
Mason I/1./**5**/25 I/2./**12**/135 I/2./**12**/194 I/2./**15**/6 II/1./**20**/12 II/4/**53**/64
Massa II/1./**3**/32
Mason I/2./**22**/42 I/2./**22**/78 I/2./**22**/221 II/1./**3**/46 II/1./**20**/35
Masters II/1./**9**/2
Masztalert I/1./**4**/45
Matas I/1./**4**/45 I/1./**4**/55 I/1./**4**/64
Mathews II/1./**20**/49
Mathieu I/2./**22**/52
Mathis I/2./**22**/42 I/2./**22**/87 I/2./**22**/94 I/2./**22**/116 I/2./**22**/165 I/2./**22**/234 II/1./**11**/6 II/1./**12**/4 II/2./**23**/2 II/2./**26**/19 II/2./**26**/28 II/2./**26**/100 II/2./**31**/12
Matson II/1./**1**/3 II/1./**3**/12 II/1./**3**/14
Matsuoka I/1./**9**/32
Matthews I/2./**12**/133 II/1./**3**/4 II/1./**20**/50 II/4./**53**/13
Matthiash I/1./**9**/2
Matti II/4./**54**/18 II/4./**54**/105
Mattner II/4./**54**/68
Matuka I/1./**6**/55
Matzen II/4./**54**/21 II/4./**54**/33 II/4./**54**/171
Mau II/4./**54**/9 II/4./**54**/21 II/4./**54**/42 II/4./**54**/157 II/4./**54**/248
Mauclaire I/2./**12**/234 II/1./**1**/22
Maunoire II/1./**3**/51
Maurath I/1./**9**/8
Maurer I/2./**21** I/1./**9**/34 I/2./**15**/6 I/2./**22**/20 II/2./**28**/2
Maurice I/1./**9**/12
Maximow I/1./**6**/34 I/1./**6**/41 I/1./**6**/46 I/2./**12**/106 I/2./**12**/203
Maxmen I/2./**12**/32
Maxwell I/2./**22**/93 II/1./**21**/1 II/1./**21**/21
May I/1./**4**/**9** I/2./**12**/135 I/2./**12**/163 II/2./**33**/11 II/2./**33**/32 II/3./**36**/132 II/3./**45**/8 II/3./**45**/21 II/4./**55**/6 II/4./**58**/15 II/4./**58**/20
Mayeda I/2./**17**/**13**
Mayer I/1./**4**/22 I/1./**9**/9 I/2./**12**/193 I/2./**12**/199 I/2./**12**/236 II/2./**30**/14
J. B. Mayer I/1./**9**/9
Leo Mayer I/2./**12**/196
May-Esser II/3/**36**/125
Maynard I/2./**12**/130
Mayo II/4./**54**/232
Mayrhofer I/1./**5**/1 I/1./**5**/26 I/1./**5**/43
Mazaheri II/1./**7**/178 II/1./**9**/2
McArthur I/2./**12**/4 I/2./**12**/181
McAusland II/4./**54**/131
McBride I/1./**9**/14 II/4./**54**/145
McCarrol I/2./**12**/29
McCarthy I/1./**4**/22
McCash I/2./**12**/65 I/2./**12**/71 II/1./**16**/32
McCarthy II/1./**4**/1 II/1./**20**/25 II/1./**20**/74
McCauley II/4./**54**/44

McClintock I/2./**12**/229 I/2./**12**/233
McCormack I/2./**12**/134 II/1./**20**/45 II/4./**51**/47
McCrea II/1./**20**/39
McCredi II/1./**20**/70
McCullagh I/2./**12**/236
McDonald I/1./**6**/35 I/2./**12**/166 I/2./**22**/122 I/2./**22**/214
McDougall I/2./**14**/3
McDowell I/2./**12**/35 I/2./**12**/182 I/2./**12**/204 I/2./**12**/212 I/2./**22**/2 II/1./**7**/105 II/1./**20**/19 II/1./**20**/70 II/2./**32**/37 II/2./**33**/10
McFarland I/2./**22**/87 II/3./**41**/42 II/4./**54**/8 II/4./**54**/18
McGavack I/1./**6**/87 I/1./**6**/106
McGregor I/2./**12**/25 I/2./**12**/38 I/2./**12**/61 II/2./**33**/58
McHugh II/1./**21**/4 II/1./**21**/13
McIndoe I/1./**4**/85 I/2./**12**/35 I/2./**12**/111 I/2./**12**/135 I/2./**12**/206 I/2./**12**/212 I/2./**12**/233 II/1./**12**/4 II/1./**16**/15 II/1./**29**/10 II/3./**43**/8
McIntyre II/1./**4**/10
McIselin II/4./**53**/5 II/4./**53**/40
McKee I/2./**12**/200
McKeever II/4./**54**/170
McKenzie I/1./**10**/15 II/1./**20**/1 II/4./**54**/22 II/4./**54**/97
McKeown I/1./**9**/21 I/1./**9**/33 I/1./**9**/42 I/1./**10**/14
McLaughlin I/1./**4**/87 II/1./**21**/35 II/2./**33**/4
McLean I/2./**12**/222
McMahon I/1./**9**/42 I/1./**10**/14
McMillan I/2./**12**/216
McMurray II/4./**54**/93 II/4./**54**/250
McNamarra II/2./**28**/17
McNeely I/2./**12**/39
Mc. Neer I/2./**22**/227
McNeuv II/4./**54**/111
McNichol I/2./**12**/118
McWilliams I/2./**12**/230
Meachim I/1./**6**/55
Meade II/2./**33**/20
Meadows I/1./**6**/99
Meckel I/1./**9**/43 II/1./**3**/1
Medawar I/2./**12**/25 I/2./**12**/114 I/2./**12**/209 I/2./**13**/6 I/2./**17**/11
van Meekren II/1./**1**/9
Meesen I/2./**22**/8
Meges I/1./**7**/2
Mehnert I/2./**22**/76 I/2./**22**/81 II/2./**30**/10 II/2./**31**/20
Mehrotra II/1./**3**/3
Meier I/1./**6**/3 I/1./**6**/7 I/1./**6**/23 I/1./**6**/32 I/1./**6**/45
Meinert I/1./**9**/38
Meinhold II/1./**9**/14
Meirowsky II/1./**1**/35
Meissner II/3./**44**/21 II/3./**46**/122
Meister II/1./**16**/29
Meixner II/2./**32**/37
Melczer I/2./**22**/116
Melkersson I/2./**22**/114
Meller II/3./**36**/126
Mellin II/4./**51**/68
Meloy I/2./**12**/110
Melt I/2./**22**/44
Memmesheimer I/2./**22**/54
Mende II/1./**3**/34
Menica I/2./**15**/10
Menkin I/1./**6**/5 I/1./**6**/19 I/1./**6**/76 I/1./**6**/94 I/2./**12**/9 I/2./**22**/185
Mennig I/2./**12**/136 II/1./**12**/6 II/1./**20**/2 II/1./**20**/30
Merchant II/1./**20**/39
de Mere I/2./**12**/211
Meredith II/2./**32**/39
Merkel I/2./**22**/248
Merker I/1./**6**/61 I/1./**6**/70 II/1./**3**/27
Merle d'Aubigné II/4./**54**/113 II/4./**54**/142 II/4./**54**/175 II/4./**54**/250
Merling I/1./**4**/7
Merrem II/1./**1**/9 II/1./**1**/23
Merrifield I/2./**22**/145
Merritt I/2./**22**/54 II/1./**20**/39
Merville I/2./**22**/34 I/2./**22**/179
Meschalkin I/1./**5**/1
de Mesnil de Rochemont I/1./**4**/14
Messerklinger II/2./**32**/27
Messina I/1./**4**/29
Mestern I/1./**9**/29 I/1./**9**/35
Mestwerdt I/1./**9**/4 II/2./**28**/11
Metcalfe I/1./**9**/42
Metheny I/2./**12**/160
Metz I/2./**15**/6 I/2./**22**/114
Meurman II/3./**41**/32
Meyer, H. I/1./**4**/57 I/2./**21**/9 I/2./**21**/23 I/2./**22**/90 I./2/**22**/145 I/2./**22**/160 I/2./**22**/234
Meyer, R. II/2./**33** II/3./**38** I/1./**4**/102 I/1./**8**/11 II/1./**3**/17 II/1./**3**/30 II/1./**3**/45 II/1./**12**/16 II/1./**15**/9 II/1./**16**/30 II/1./**20**/7 II/1./**20**/57 II/1./**20**/70 II/2./**23**/10 II/2./**25**/3 II/2./**27**/13 II/2./**32**/8 II/2./**32**/34 II/2./**33**/15 II/2./**33**/24 II/2./**33**/30 II/2./**33**/40 II/2./**33**/51 II/2./**33**/62 II/2./**33**/76 II/2./**33**/ II/3./**38**/11 II/3./**38**/39 II/3./**41**/44
Meyerding II/4./**54**/128
Meyer-Rothling I/1./**4**/46
Meyers I/2./**12**/183
Meythaler I/2./**22**/115
Meznik II/4./**54**/32
Mezoe I/1./**7**/11
Mibelli II/1./**20**/72
Micell I/2./18—**20**/21
Michel II/1./**3**/38 II/1./**20**/58 II/4./**54**/9
Micheli I/2./**12**/196
Midana II/1./**20**/15
Middeldorf I/2./**12**/204
Midulla I/1./**9**/38
Miehlke II/1./**21** I/1./**4**/87 I/2./**22**/87 I/2./**22**/90 I/2./**22**/93 I/2./**22**/140 II/1./**12**/2 II/1./**12**/35 II/1./**20**/61 II/1./**21**/19 II/1./**21**/30
Mienicki I/2./**21**/17
Miescher I/2./**22**/222 II/1./**20**/3 II/3./**46**/2
Milanez Lopez II/1./**20**/71
Milch II/4./**54**/136
Mill I/2./**22**/2
Millard I/2./**12**/61 I/2./**12**/93 I/2./**12**/212 I/2./**22**/120 I/2./**22**/179 II/1./**3**/11 II/1./**7**/99 II/1./**7**/136 II/1./**7**/180 II/1./**8**/17 II/1./**16**/22 II/1./**20**/53 II/1./**20**/64 II/1./**24**/67
Miller I/1./**9**/12 I/2./**12**/40 I/2./**17**/11 I/2./**22**/98
Millesi I/2./**21**/12 II/3./**46**/9

van Milligen I/2./12/156
Mills I/2./12/34 I/2./12/45 II/1./20/62
Miles II/1./20/48
Milton II/3./45/30
Mimram II/4./54/55
Minchyang Ju I/2./18—20/14
Minder II/1./20/39
Mink II/2./32/17 II/2./32/25 II/2./32/26
Mir y Mir I/2./12/6 I/2./12/24 I/2./12/30 I/2./12/62 I/2./12/71 I/2./12/105 I/2./12/117 I/2./12/214 II/1./20/60 II/4./57/31
Missura I/1./4/27
Mitchell I/1./5/39 I/2./12/227
Mittelmeier II/4./53/27 II/4./54/21 II/4./54/81 II/4./54/149
Moberg I/2./12/73 II/4./53/54 II/4./53/131 II/4./54/88
Modlin II/1./20/49 II/1./20/56
Möbius II/2./32/25
Möhring II/1./20/39
Moeys II/4./54/165
von Mohing I/1./9/25 I/1./9/32
Mohr I/1./6/24 I/2./14/6 II/2./24/19
Mohs I/2./22/57
Moinichen I/2./12/199
Molitorisz II/1./20/42
Molmut I/2./12/10
Moltke I/1./6/98 I/1./6/110 I/1./6/120
Momma II/1./7/47
Mommsen II/4./54/181
Monacelli I/2./22/114
Moncrief I/2./12/28 I/2./15/2 I/2./15/9 II/1./16/15 II/1./16/24 II/4./55/6
Mondor II/1./20/70
Money II/4./51/74
Monis I/1./6/14 I/1./6/32
Monitz II/4./58/18
Moniz II/1./20/70
Monk II/2./33/30
Monks I/2./12/61 II/2./33/57 II/2./33/63
Monod I/2./12/196 II/1./20/12 II/1./20/15
Monroe II/1./3/37
Montag II/1./20/58 II/4./54/180
Monteleone I/2./22/98
Montgomery II/1./20/37
Montocelli II/4./54/128
Moor I/1./4/3
Moore I/1./4/21 I/2./12/8 I/2./12/124 I/2./22/8 II/1./1/32 II/2./29/14 II/4./54/112 II/4./54/141 II/4./54/242
Moormann II/1./16/35
Morales I/2./12/39
Morani I/2./12/35
Mordeja I/2./22/128
More I/1./6/48 I/1./6/74
Morel II/1./20/19 II/1./20/20
Morel-Fatio I/2./12/36 I/2./12/105 I/2./12/120 I/2./12/130 I/2./21/6 II/1./20/19 II/2./33/34
Moreno y Maiz I/1./4/5
Morestin I/2./12/45 I/2./12/72 I/2./12/209 I/2./12/212 I/2./18—20/14 II/1./1/32 II/1./19/15 II/4./54/13
Morgagni I/1./4/3
Morgan I/1./6/109 I/2./12/62
Morganti I/2./12/199
Morgenroth I/2./22/114
Morharem I/1./4/16
Morian II/1./3/23 II/1./7/146
Morley II/1./9/4
Moroni I/2./18—20/21
Morrawitz II/4./58/17
Morrison I/1./6/14 I/1./6/32
Mortimer I/1./5/50
Morton I/1./2/2 I/2./12/135 II/1./3/38
Mosbech I/1./9/33
Moscariello I/2./21/22
Moseley I/2./22/24
Moser I/1./4/116 I/2./22/138
Mosher II/2./32/12
Mosl I/1./4/13
Mosse II/4./58/18
Moszkowitz I/2./12/133 I/2./12/171
Motta II/4./54/11
Mouly I/2./22/221 II/3./50/3 II/3./50/6
Moura Brazil II/3./36/121
Moure I/2./22/194 II/2./33/75 II/2./33/76
Mowlem I/2./12/7 I/2./12/35 I/2./12/110 I/2./12/206 I/2./12/212 I/2./12/235 I/2./21/8 I/2./21/11 II/2./32/35 II/3./46/40
Moynihan II/3./45/3
Mozer I/2./12/34
Muchin I/2./12/185
Mücke II/1./3/28
Mühler I/2./25/10 II/1./7/166
Mühlman II/2./29/2
Mühsebeck I/2./12/161
Mueller I/2./12/234
Müller I/1./9/25 I/2./12/221 I/2./16/2 I/2./21/20 II/1./1/18 II/1./13/8 II/2./30/16 II/4./54/42 II/4./54/112
H. K. Müller I/1./9/9 II/3./36/9
M. E. Müller II/4./54/20 II/4./54/122
U. Müller II/4./54/68
W. Müller I/1./9/13 II/4./54/70
Münchow II/1./20/25 II/1./20/56 II/1./20/58
Mündnich II/1./9/15
Münnich I/2./22/151
Muhha II/1./20/61
Muir I/1./6/49 I/1./6/58
Mukhin II/1./20/64
Mules II/3./36/106
Mullins II/1./20/42
Mulvey I/2./12/235
Mummery I/2./22/84
Mundeleer I/1./5/22
Muralt II/4./54/88 II/4./54/103
Murly I/2./22/8
Murray I/1./6/47 I/1./7/22 I/1./8/9 I/2./12/26 I/2./18—20/18 I/2./21/21 II/1./20/44
Murphy I/1./9/12 I/1./9/33
Murtagh II/1./1/34
Museles I/2./22/54
Musino II/3./40/20
Mustardé II/3./38/51 II/4./51/45
Mutter II/2./33/32
Mutuo II/1./16/33
Myers II/1./20/71
Mylius I/1./9/25 I/2./22/89
Myrden I/2./22/139

N

Nachtsheim I/1./9/2 I/1./9/8 I/1./11/2
Nadelhofer I/1./9/36
Naden II/4./54/145
Närvi I/2./12/195
Nagelschmidt II/3./50/16

NAGEOTTE I/2./**12**/183 I/2./**12**/196 I/2./**12**/210 II/1./**3**/55
NAGER II/1./**11**/1
NAGURA II/4./**54**/17 II/4./**54**/41
NAKAJAMA II/3./**41**/29
NASH II/1./**3**/32
NASSETTI I/2./**12**/181
NATHAN I/2./**17**/11
NATHANSON I/2./**22**/161 I/2./**22**/209 I/2./**22**/238
NAUMANN II/2./**32** I/2./**22**/75 I/2./**22**/90 I/2./**22**/209 II/1./**21**/22 II/2./**25**/9 II/2./**32**/23
NEEL I/1./**9**/2 I/1./**9**/11 I/1./**9**/15 I/1./**9**/33
NEENAN II/2./**23**/2
NEGUS I/2./**22**/248 II/2./**32**/27
NEHLS I/2./**22**/121
NEINHARDT II/1./**3**/37
NÉKÁM II/1./**20**/45
NÉLATON I/2./**12**/204 I/2./**12**/212 II/1./**3**/33 II/2./**33**/8 II/2./**33**/27 II/2./**33**/70
NELSON I/1./**9**/8 II/1.**20**/50 II/4./**54**/111
NESSELRODE I/2./**12**/235
NEUBER I/2./**22**/133 I/2./**12**/169 I/2./**12**/171 II/1./**20**/64
NEUDÖRFER I/2./**12**/187
NEUGEBAUER I/2./**21**/4
NEUHAUS I/1./**4**/11 I/1./**5**/11 I/1./**5**/55 I/2./**22**/103 I/2./**24**/9
NEUHOF I/2./**12**/169 I/2./**12**/181 I/2./**12**/187 I/2./**12**/204
NEUMANN I/2./**12**/47 I/2./**12**/179 II/1./**3**/31 II/1./**13**/26 II/1./**20**/44 II/1./**21**/8 II/2./**26**/86
NEUNER II/1./**8** II/2./**22** II/2./**23** II/2./**25** I/1./**4**/56 I/1./**4**/61 I/2./**22**/90 I/2./**22**/172 II/1./**7**/156 II/1./**8**/20 II/1./**12**/1 II/2./**26**/25 II/2./**26**/92 II/2./**31**/20 II/2./**33**/64
NEUTRA I/1./**6**/49
NEW I/2./**12**/206 I/2./**12**/233 I/2./**22**/195 I/2./**22**/209 II/1./**20**/38 II/2./**26**/20 II/2./**32**/34 II/2./**33**/10 II/2./**33**/32 II/2./**33**/84
NEWMAN I/2./**12**/171
NEZELOF II/1./**20**/39
NICHOLAS I/2./**12**/160
NICHOLS I/1./**6**/20 I/2./**17**/19
NICKEL II/1./**20**/44
NICOLA I/2./**12**/184
NICOLE I/2./**14**/10 I/2./**14**/15 I/2./**16**/2
NICOLADONI I/2./**12**/193
NICOLETIS I/2./**12**/120 I/2./**12**/130
NIDA II/3./**36**/15
NIEBEL II/2./**23**/2
NIEDERECKER II/4./**54**/33 II/4./**54**/65 II/4./**54**/173 II/4./**54**/247
NIEDERMOWE I/2./**22**/17
NIELSEN II/1./**3**/34
NIEMAND II/1./**20**/2
NIEMANN I/1./**4**/4 I/1./**4**/7
NIEVERGELT I/1./**9**/29 I/1./**9**/31
NIGRISOLI I/2./**12**/210
NIGST II/4./**53**/12 II/4./**54**/111 II/4./**54**/133
NIINIKOSKI I/1./**6**/32 I/1./**6**/62
NIJKERK I/2./**21**/17
NIKLAS I/1./**6**/41
NIKLISON II/1./**5**/18 II/1./**21**/36
NIKOLOWSKI I/2./**21**/4 I/2./**21**/9 I/2./**21**/18
NILSONNE II/4./**54**/36
NILSSON I/1./**5**/51
NISBET I/2./**12**/226
NISSEN I/1./**5**/1 I/2./**12**/193
NISSL II/4./**58**/15 II/4./**58**/20
NISSLE I/2./**22**/4
NITSCHE II/1./**3**/29
NIX II/1./**20**/54
NIZETIC II/3./**36**/78
NOBL II/4./**58**/4
NOCKEMANN I/2./**12**/228
NODER I/1./**7**/8
NÖDL II/1./**20**/3 II/1./**20**/52 II/1./**20**/72
NOËL II/2./**29**/10
NOLTE I/1./**4**/2 I/1./**4**/47 I/1./**4**/104
NONNE II/4./**54**/71
NORCROSS I/2./**12**/229 I/2./**12**/235
NORDBERG II/1./**20**/56
NORDENRAM I/1./**4**/14
NORDLIN I/2./**22**/178
NORDSTROM II/2./**33**/30
NORLANDER I/1./**4**/24
VAN NORMAN II/2./**33**/30
NORN I/1./**6**/45 I/1./**6**/122
NORTH I/2./**12**/206 I/2./**12**/211 II/1./**4**/3 II/1./**4**/10
NORTHOVER I/1./**6**/122
NORWOOD II/1./**20**/43
NOTHDURFT I/2./**14**/3 I/2./**14**/26 I/2./**22**/178 II/2./**33**/91
NOVA I/1./**7**/8 I/1./**7**/22
NOVAK I/2./**15**/6
NOVE II/4./**54**/9 II/4./**54**/100
NOVÉ-JOSSERAND I/2./**12**/133 II/4./**51**/46
NOVOJILOW II/1./**12**/9
NOYEZ I/2./**22**/99
NUERNBERGK II/2./28/16 II/2./**32**/37
NUNEZ I/2./**12**/120
NUNN II/1./**16**/16
NUTT II/4./**54**/11
NYLEN II/1./**9**/2 II/1./**9**/8 II/1./**16**/9
NYSTRÖM I/1./**4**/112
NYSTRONE I/1./**6**/133
NZELBERG II/1./**20**/59

O

OBATA I/2./**12**/208
OBER II/4./**53**/22 II/4./**54**/92
OBERLING I/2./**14**/7
OBERMANN II/1./**20**/46
OBERNDORFER I/2./**22**/248 I/2./**22**/249
OBERNIEDERMAYR II/1./**3**/3 II/1./**3**/53
OBERST I/1./**4**/20 I/1./**4**/100 I/1./**4**/106 II/1./**13**/3
OBERSTE-LEHN I/2./**22**/65 I/2./**22**/66
OBITZ II/1./**20**/39
O'BRIEN II/1./**20**/30 II/1./**20**/53 II/1./**20**/70
OBWEGESER I/1./**4**/70 II/1./**12**/4 II/1./**13**/116 II/2./**23**/2 II/2./**24**/55 II/2./**26**/2 II/2./**26**/21 II/2./**26**/40 II/2./**26**/99 II/2./**27**/14
ODEBLAD I/1./**6**/51 I/1./**6**/98
ODELL I/1./**6**/120
ODLAND I/1./**6**/35 I/1./**6**/40 I/1./**6**/48 I/1./**6**/76
ODOM II/1./**1**/22
ÖGL I/2./**22**/44
OEHLECKER I/1./**9**/34 I/2./**22**/22
OEHMIG I/1./**5**/1 I/1./**5**/19 I/1./**5**/54
ÖHNGREN I/2./**22**/194
OETTEL I/2./**12**/3 I/2./**13**/3 I/2./**14**/7 I/2./**17**/16 II/1./**1**/37
v. OEYNHAUSEN I/1./**9**/25

Offerhaus I/1./**4**/64
Offret II/1./**20**/61
Ogston II/1./**11**/1 II/4./**54**/50
Ogura II/2./**32**/2 II/3./**41**/35
Ohkura I/1./**9**/13
Ohlsson II/1./**8**/43
Ohlwihler I/2./**15**/1
Ohmori I/2./**21**/18
Oidtmann II/2/**30**/14
Olbrich II/1./**3**/34 II/1./**3**/54
Oldfield I/2./**12**/235
Olinger II/1./**9**/2
Olivecrona I/2./**22**/22 II/1./**20**/38
Oliver I/1./**4**/21
Olivier I/1./**7**/17 II/1./**20**/71
Oljelund I/1./**4**/13
Ollier I/2./**12**/130 I/2./**12**/135 I/2./**12**/204 I/2./**12**/224 I/2./**12**/228 II/1./1/9 II/1./**3**/31 II/2./**33**/3 II/2./**33**/70 II/4./**53**/40 II/4./**54**/133
Olsen II/1./**20**/54
Olsson II/1./**20**/61
Oltersdorf I/2./**22**/79
O'Malley II/1./**3**/44
Ombrédanne I/2./**12**/204 I/2./**12**/212 I/2./**24**/10 II/1./**3**/33 II/1./**20**/62 II/2./**30**/3 II/2./**30**/25 II/2./**33**/8 II/2./**33**/28 II/2./**33**/75 II/4./**51**/42 II/4./**54**/100
v. Ondarza II/3./**45** I/1./**4**/47 I/1./**4**/92 I/2./**22**/25 II/2./**28**/7
Onji I/1./**4**/18
Opderbecke I/1./**5**/40
Oppenheimer I/2./**13**/13 I/2./**14**/4 I/2./**14**/5 I/2./**14**/6 I/2./**22**/178
Oppikofer I/2./**22**/167 I/2./**22**/185
Orbach II/1./**20**/54
Orbison I/1./**6**/126
Orell I/2./**12**/222 I/2./**12**/227 II/1./**20**/70
Orlowski I/2./**22**/52
Orr II/1./**3**/11
Orrin I/2./**12**/188
Orsós II/1./**20**/46
Ortolani I/4./**54**/20
Osborn II/4./**54**/160
Osler I/2./**22**/60 II/1./**20**/12 II/1./**20**/71
Osmond II/4./**54**/54
Osswald I/2./**22**/14
Ostertag I/1./**9**/32 II/1./**3**/4
Ostwald II/2./**30**/16
Ott I/2./**15** I/1./**4**/10 I/2./**14**/5 I/2./**14**/7 I/2./**15**/7 I/2./**15**/10 I/2./**17**/19 I/2./**22**/178 II/1./**16**/14
Otte I/1./**3**/21
Otto II/1./**20**/30
Ottow I/1./**9**/**43**
Oughterson II/1./**20**/35
Oulié II/1./**20**/39
Overzier I/1./**9**/23
Owen I/1./**4**/17 II/1./**20**/42
Owens I/2./**12**/122 I/2./**12**/135 II/1./**13**/30 II/1./**20**/3 II/1./**20**/21 II/1./**20**/54 II/2./**32**/8
Oyen I/1./**4**/25

P

Paccini II/1./**20**/37
Pack I/2./**22**/145 I/2./**22**/175 II/1./**20**/29 II/1./**20**/55
Padgett I/2./**12**/8 I/2./**12**/100 I/2./**12**/105 I/2./**12**/113 I/2./**12**/204 II/4./**53**/44
Paget I/1./**9**/17 I/2./**22**/103 II/3./**46**/108 II/4./**58**/4
Paletta II/2./**33**/30
Palka I/2./**12**/161
de Palma II/4./**54**/209
Palmer II/1./**9**/2
Palumbo I/2./**12**/166
Pancoast I/1./**1**/2 I/2./**12**/104 I/2./**22**/1
Pangam II/3./**45**/34
Pangmann II/2./**29**/12
Panner II/4./**53**/133
Panse I/1./**9**/9
Panum I/1./**9**/11
Panzner II/1./**20**/52
Panzoni I/2./**22**/24
Pap II/4./**54**/162
Papanicolaou I/2./**22**/8
Pape I/2./**22**/42 I/2./**22**/47 I/2./**22**/66 I/2./**22**/73 I/2./**22**/81 I/2./**22**/99 I/2./**22**/178
Pappas I/1./**6**/61
Papper I/1./**5**/19
Paracelsus I/1./**7**/2
Parant II/1./**20**/45
Paré I/1./**7**/2 II/4./**54**/80
Parin I/2./**12**/113
Parise II/1./**3**/36
Park II/1./**3**/34
Parkes II/1./**20**/10
Parkes-Weber I/2./**22**/61
Parkulainen II/1./**20**/39
Parrish II/4./**54**/97
Parsons I/1./**9**/42 I/2./**12**/193
Parthey II/2./**30**/3 II/2./**30**/18
Partridge I/1./**6**/71
Partsch I/2./**22**/**44** I/2./**22**/50 I/2./**22**/74 I/2./**22**/94 II/1./**21**/9 II/3./**40**/22
Paschke I/2./**14**/13 II/2./**30**/1 II/2./**30**/12 II/2./**30**/25
Pasma I/1./**9**/33
Pasquini I/1./**7**/22 I/1./**8**/9
Passavant II/1./**9**/7 II/1./**9**/14 II/1./**9**/25 II/1./**10**/7
Passot II/2./**29**/27
Pastinszky II/1./**20**/40 II/1./**20**/72
Pásztor II/1./**20**/9 II/1./**20**/38
Pattee I/2./**21**/20
Patterson I/2./**12**/34 II/1./**20**/48 II/2./**33**/86 II/4./**54**/97
Patz I/2./**15**/6
Paton-Smith II/3./**36**/26
Paul I/1./**6**/24 I/1./**6**/54
Pauli II/1./**20**/19
Pautrier I/2./**21**/7 II/3./**50**/15
Pauwels I/2./**16**/16 II/4./**54**/18 II/4./**54**/117 II/4./**54**/148
Pavlik II/4./**54**/21
Payne I/2./**12**/89
Payr I/1./**4**/64 I/1./**4**/67 I/2./**12**/182 I/2./**21**/17 II/1./**3**/9 II/2./**33**/14 II/2./**33**/71 II/4./**54**/163 II/4./**54**/183 II/4./**54**/252
Peabody I/2./**12**/194 II/4./**53**/9
Peacock I/1./**6**/70 I/1./**6**/88
Peacock jr I/2./**12**/196
Pearlman I/2./**12**/200
Pécé II/4./**54**/15
Pedersen I/2./**22**/9 II/2./**32**/38
Pedowitz II/1./**20**/45
Peer I/2./**12**/4 I/2./**12**/21 I/2./**12**/160 I/2./**12**/169 I/2./**12**/177 I/2./**12**/182 I/2./**12**/187 I/2./**12**/192 I/2./**12**/204 I/2./**12**/206 I/2./**12**/209 I/2./**12**/215 I/2./**12**/222 I/2./**13**/4

Peer I/2./**22**/179 I/2./**24**/19 I/2./**25**/9 II/2./**25**/3 II/2./**32**/34 II/3./**38**/8
Peet II/1./**3**/17 II/1./**5**/1 II/1./**7**/135 II/1./**20**/48 II/2./**33**/86
Pegram II/3./**38**/41
Pehr Gadd II/2./**26**/73
Peller II/1./**3**/40
Pellerin I/2./**22**/61
Pelliccia II/1./**3**/46
Pelliciari II/2./**33**/4 II/2./**33**/52
Pelly II/1./**16**/35
Pels-Leusden I/2./**12**/128
Peluse II/2./**30**/10 II/2./**32**/37
Pemberton II/1./**20**/13
Pendergrass II/1./**20**/49 II/1./**20**/58
Penn I/2./**12**/216 I/2./18—**20**/3 I/2./18—**20**/14
Penners II/4./**54**/47
Penrose I/1./**9**/22 I/1./**10**/26
Pepper I/2./**12**/134
Pereira I/2./**12**/204
Perez-Tamayo I/2./**12**/9
Perger I/2./**14**/24
Pernkopf II/2./**32**/19
Perrault I/2./**22**/22
Perret I/1./**4**/39 II/2./**32**/35
Perry I/1/**6**/70
Persson I/1./**4**/15
Perssen I/2./**12**/193 I/2./**12**/199
Perthes I/2./**12**/39 I/2./**12**/62 I/2./**12**/133 I/2./**12**/142 I/2./**22**/167 I/2./**22**/192 I/2./**22**/207 II/1./**9**/19 II/1./**12**/33 II/1./**17**/8 II/2./**26**/18 II/2./**33**/35 II/2./**33**/75 II/3./**36**/144 II/4./**54**/243 II/4./**58**/2 II/4./**58**/12
Perttala I/1./**6**/110
Perwitzschky II/2./**33**/46
Pešková I/2./**12**/61 I/2./**12**/136 II/2./**33**/48
Peter I/2./**19**/1 II/2./**30**/26 II/4./**54**/42
Peters I/2./**22**/51 II/1./**7**/37
Petersen II/4./**54**/22 II/4./**54**/164
Peterson I/1./**6**/49 II/3./**38**/41
Petit II/1./**3**/39 II/1./**20**/40
Petrali II/2./**33**/79
Petrik II/2./**26**/26
Petry I/2./**17**/25
Petrow I/2./**12**/34 I/2./**12**/223
Petterson I/1./**4**/13
Pettersson II/1./**11**/6
Pettit II/2./**26**/11
Petty I/2./**12**/196
Peutz I/2./**22**/225
Pevehouse II/1./**20**/62
Peyrot I/2./**12**/196
Peyton II/1./**20**/62
Pfahler I/2./**18—20**/21 II/1./**20**/53 II/1./**20**/70
Pfaltz II/1./**21**/16
Pfarschner I/1./**4**/46
Pfaundler II/3./**45**/11
Pfeifer I/1./**4**/2 I/2./**22**/235 II/1./**7**/52 II/1./**7**/103 II/1./**7**/177 II/2./**26**/30 II/2./**26**/97 II/2./**26**/109 II/2./**32**/39
Pfeiffer I/1./**4**/2 I/1./**4**/48 I/1./**4**/76 I/1./**9**/14 I/2./**12**/223 I/2./**12**/230 II/1./**20**/3 II/4./**54**/6
Pflüger I/1./**4**/76 I/2./**22**/72 II/1./**3**/54
Pfohlsprund I/1./**7**/2
Phelan II/1./**20**/48
Phelbs II/4./**54**/48
Phemister I/2./**12**/29 I/2./**12**/222 I/2./**22**/214 II/1./**20**/18 II/4./**53**/93 II/4./**54**/115 II/4./**54**/259
Phillipp I/2./**12**/221 II/2./**28**/10
Phillips I/1./**3**/9 II/1./**16**/16
Philolaus II/2./**30**/1
Phywe I/2./**25**/11
Picard II/4./**54**/55
Pich II/1./**20**/41
Pichler I/2./**12**/237 I/2./**22**/73 I/2./**22**/196 I/2./**22**/210 II/1./**3**/36 II/1./**7**/180 II/1./**9**/25 II/1./**12**/28 II/2./**23**/2 II/2./**26**/12 II/2./**26**/32 II/2./**26**/99 II/2./**31**/2 II/2./**31**/13
Pichot II/1./**20**/12
Pick I/2./**12**/47 I/2./**12**/75 I/2./**12**/124 II/3./**46**/23 II/3./**46**/64
Picker II/1./**3**/32
Pickerill II/1./**1**/17
Pickett I/2./**15**/10
Pickrell II/1./**3**/34 II/1./**20**/19 II/1./**20**/78
Pieck I/2./**15**/10
Pierce I/2./**12**/8 I/2./**12**/207 I/2./**12**/211 II/3./**38**/2 II/3./**38**/16
Pierer II/4./**54**/118
Pieritz II/2./**26**/99
Pierquin II/1./**20**/59
Pierre I/1./**10**/15 II/1./**20**/30 II/1./**20**/52
Pietrantoni I/2./**22**/230 I/2./**22**/248
Pietruschka II/1./**20**/11
Piez I/1./**6**/59 I/1./**6**/65
Pilgard II/4./**54**/82
Pilia II/1./**20**/15
Pillsbury II/1./**20**/4 II/1./**20**/48
Pinkus I/1./**6**/70 I/2./**21**/17 II/1./**5**/4 II/1./**17**/15
Pines II/1./**20**/43
Pinkel II/1./**20**/50
Pintar I/2./**12**/9
Pippow I/1./**9**/31
Piranj I/1./**6**/120
Pischinger I/1./**9**/9
Pitanguy II/1./**7**/173
Pitha II/1./**3**/7 II/1./**3**/16 II/1./**20**/70
Pitkin I/1./**4**/42
Pitzen II/4./**54**/15 II/4./**54**/92 II/4./**54**/200 II/4./**54**/246
Piulachs II/1./**20**/13 II/4./**58**/20
Piza II/1./**12**/10
Pizarro I/1./**4**/4
Pizer II/1./**20**/42
Pjassetzki I/2./**12**/126
v. d. Plaats II/1./**17**/16
Planas II/4./**51**/53
Planer II/1./**20**/52
Plassman II/1./**20**/13 II/1./**20**/38
Plato I/1./**2**/5
Platt I/1./**6**/14
Platzgummer II/4./**54**/207
Plenk II/1./**1**/12
Pliess I/1./**9**/2 I/1./**9**/8
Pliner II/1./**12**/2
Plischka II/2./**30**/11
Ploner II/1./**7**/65 II/1./**11**/1
Plotnik II/1./**20**/78
Plotz I/2./**12**/10
Plüschke II/2./**30**/3
Plummer I/1./**9**/12 II/4./**53**/58
Poate I/1./**7**/22 I/1./**8**/9
Pohle I/1./**6**/132
Pohler I/2./**16**/2
Pohlit II/1./**17**/2
Pol I/1./**9**/25 I/1./**9**/30 I/1./**9**/34 II/4./53/17
Polakowski II/4./**54**/33
Polemann II/2./**28**/17

POLETTINI I/2./**12**/210
POLICARD I/2./**12**/222 I/2./**12**/228 II/1./**20**/15
POLLAK I/1./**9**/10
POLLER II/2./**30**/13
POLLI I/1./**9**/10
POLLOCK I/2./**12**/104 I/2./**12**/126 I/2./**12**/225 II/1./**17**/41
POLMAN I/1./**9**/22
POLSON I/2./**21**/20
PÓLYA I/2./**12**/61
POLZER II/4./**58**/18
POMPEN II/1./**20**/72
PONSETI II/4./**54**/25
PONT II/2./**30**/7
PONTÉN II/1./**16** II/3./**48** II/4./**55** I/2./**17**/6 I/2./**18—20**/3 II/4./**54**/79
POPESCU I/1./**4**/11 I/1./**4**/50 I/2./**22**/138 I/2./**22**/179 II/1./**12**/4
PORGES I/2./**12**/35
PORTER I/1./**6**/55 I/1./**6**/61 I/1./**6**/77 II/3./**46**/11
PORTMANN I/2./**12**/156
POSPISIL I/2./**12**/32
POTEN II/1./**5**/4
POTENZA I/2./**12**/200
POTTER I/1./**9**/2 I/1./**9**/35 I/1./**10**/14 II/1./**3**/27 II/1./**16**/16 II/3./**44**/12
POURTOIS II/1./**7**/43
POWERS II/1./**3**/34
PRASERTSUNTARASI I/1./**4**/22
PRATT II/1./**20**/6 II/1./**20**/13
PRAVEZ II/1./**20**/53
PREAUX I/2/**22**/227
PREIDLSBERGER II/2./**33**/32
PRENTIS II/1./**21**/8
PRESSMANN II/3./**41**/45
PREUSS I/1./**4**/13
PREYSING I/2./**22**/194
DES PREZ I/2./**12**/39
PRICE I/1./**3**/19
PRIESSNITZ II/4./**53**/4
PRINDLE I/1./**9**/8
PROETZ II/2./**32**/23
PROKOCP I/1./**6**/21 I/1./**6**/64
PROPPE I/2./**22**/25 I/2./**22**/50 I/2./**22**/54 II/1./**3**/49 II/1./**20**/2
PROUST II/1./**20**/29
PRUDDEN I/1./**6**/99 I/1./**6**/126 I/1./**6**/133 I/2./**12**/9 I/2./**12**/204 I/2./**12**/208
PRUZANSKI II/1./**20**/38
PUDENZ II/1/3 II/1./**1**/33
PÜRCKHAUER I/2./**22**/249
PUGLIONISI II/1./**20**/2 II/1./**20**/14 II/1./**20**/70
PUGSLEY I/2./**15**/2 I/2./**15**/10 II/3./**48**/4
PULASKI I/2./**12**/166
PULLAR I/2./**22**/73
PULT I/2./**21**/18
PULVERTAFT II/4./**53**/66 II/4./**53**/70 II/4./**54**/61
PURICELLI I/2./**12**/223
PURMANN I/1./**7**/2
PUSEY II/1./**20**/20 II/1./**20**/52
PUTNEY I/2./**22**/248
PUTTI I/1./**9**/32 II/4./**54**/9 II/4./**54**/20 II/4./**54**/94 II/4./**54**/151

Q

QUART II/1./**20**/73
QUARY II/2./**26**/100
QUATTELBAUM I/2./**22**/76 I/2./**22**/79 I/2./**22**/88
QUEGUINER I/1./**4**/22
QUELCE-SALDAGO I/1./**9**/28
QUENU II/4./**54**/80 II/4./**58**/4
QUENU II/4./**54**/80 II/4./**58**/4
DE QUERVAIN I/2./**12**/120
QUETELET I/1./**2**/4
QUEYRAT I/2./**22**/112
QUILTY II/2./**32**/35
QUIMBY I/2./**12**/39
QUINCKE I/1./**4**/6
QUINTILLA II/1./**20**/70

R

RAAF II/1./**1**/20
RABINOVITCH II/1./**20**/42
RABL II/4./**54**/43
RABSON I/2./**12**/168
RADCLIFF I/1./**5**/50 II/1./**20**/47 II/1./**20**/57
RADZIMOWSKI I/2./**12**/221
RAEKALLIO I/1./**6**/14 I/1./**6**/24 I/1./**6**/32 I/1./**6**/43 I/1./**6**/126
RAFFEL I/2./**12**/166
RAGAN I/2./**12**/9
RAGNELL I/1./**4**/88 I/2./**12**/233 II/1./**21**/36 II/2./**26**/12 II/2./**26**/99
RAMADIER II/1./**21**/13
RAHN II/4./**54**/13
RAISBECK I/2./**12**/5 I/2./**17**/5
RAIVIO II/4./**58**/15
RAJEWSKY II/2./**24**/30
RAKOV I/2./**22**/160
RAMB I/1./**4**/9
RAMSON I/2./**21**/22
RAMSTEDT I/1./**9**/42
RAND II/1./**20**/37
RANDALL II/1./**7**/101 II/1./**7**/180
RANDERATH I/2./**21**/9
RANK I/2./**12**/34
RANNIE II/1./**20**/42
RAOULT II/2./**33**/8
RAPAPORT I/2./**12**/5 I/2./**12**/24
RASCH I/2./**21**/7
RASI I/2./**12**/210
RATHKE I/2./**12**/130
RATSCHOW II/1./**20**/3 II/4./**58**/5 II/4./**58**/20
RAU II/1./**1**/36
RAUCH I/1./**6**/77 I/1./**6**/79 I/2./**12**/12 I/2./**22**/84 I/2./**22**/86 II/2./**28**/12
RAUENTOS I/2./**22**/17
RAVASZ II/1./**20**/56 II/1./**20**/60
RAVDIN I/2./**12**/8
RAVELLI II/2./**24**/10
RAVEN II/3./**41**/24
RAVITSCH I/2./**22**/150
RAWLING I/2./**22**/22
RAY I/2./**17**/16
RAYNAL I/2./**14**/1
RAYNER I/1./**9**/22
REAL I/2./**12**/230
REALIN II/1./**1**/2
RÉAUMUR II/1./**7**/32
REBUCK I/1./**6**/34 I/1./**6**/41
RÉCAMIER II/1./**3**/19 II/1./**3**/39 II/1./**17**/8
RECKLINGHAUSEN I/2./22/**98**/99 II/1./**20**/42 II/3./**36**/2 II/4./**54**/71
RECLUS I/1./**4**/5
RECORD I/1./**9**/21 I/1./**9**/33 I/1./**9**/42
RÉCZEY I/2./**12**/132
REDARD II/1./**3**/38
REDER II/1./**20**/53
REDING I/2./**14**/12
REDON I/2./**18—20**/8 I/2./**22**/28 I/2./**22**/87 I/2./**24**/5 I/2./**24**/12 II/1./**1**/42 II/2./**29**/14 II/3./**50**/3 II/3./**50**/7
REDWITZ I/1./**6**/3
REE II/2./**32**/27
REES I/2./**12**/118 II/1./**17**/53 II/I./**20**/38
REEVES II/1./**1**/9 II/1./**1**/23
REFFERT I/1./**4**/20
REGAUD I/2./**22**/14
REGENBRECHT I/2./**22**/61
REGINATO II/2./**33**/34

Regnoli I/2./**12**/210 I/2./**22**/150 II/1./**12**/26
Regules I/2./**22**/248
Rehbein I/2./**15**/10
Rehn I/1./**9**/8 I/2./**12**/4 I/2./**12**/159 I/2./**12**/169 I/2./**12**/182 I/2./**12**/192 I/2./**12**/194 I/2./**12**/204 I/2./**12**/208 I/2./**13**/3 I/2./**22**/103 I/2./**22**/129 I/2./**22**/210 I/2./**22**/215 II/1./**1**/32 II/1./**12**/28 II/1./**15**/1
Rehrmann I/2./**22**/53 I/2./**22**/60 I/2./**22**/93 I/2./**22**/120 I/2./**22**/140 I/2./**22**/154 I/2./**22**/167 I/2./**22**/181 I/2./**22**/192 I/2./**22**/200 I/2./**22**/202 I/2./**22**/210 II/1./**7**/128 II/1./**13**/104 II/1./**19**/8 II/2./**24**/40 II/2./**31**/2 II/2./**31**/15
Reichel I/2./**12**/237 I/2./**22**/44 II/4./**54**/15
Reichenbach I/2./**12**/230 I/2./**22**/105 I/2./**22**/176 II/1./**10**/5 II/1./**10**/12 II/2./**23**/2 II/2./**26**/10 II/2./**26**/23 II/2./**26**/86 II/2./**26**/106 II/2./**30**/3 II/2./**30**/12 II/2./**30**/25 II/2./**31**/4 II/2./**35**/1
Reichert I/2./**12**/6 II/1./**7**/106 II/2./**32**/39
Reid II/1./**20**/2 II/1./**20**/13
Reidy I/2./**12**/228 II/1./**9**/2
Reiher I/1./**6**/125
Reimers II/4./**54**/114
Reiners II/1./**1**/35
Reinhardt I/2./**13**/8 II/3./**45**/12
Reiniger I/1./**9**/10
Reinwein II/1./**3**/55
Reiser I/2./**12**/35
Reiss I/2./**12**/225
Reissland I/1./**6**/24
Reiter II/4./**54**/21
Reith II/4./**54**/145
Reither II/1./**10**/7
Remensnyder I/1./**6**/24
Remigolski I/2./**12**/161
Rendu II/1./**20**/12
Renier II/1./**1**/32
Renner II/1./**20**/58
Rentzius II/1./**3**/29
Reoser I/2./**12**/35
Reschke I/2./**12**/128
Rethi II/1./**7**/159 II/1./**20**/23 II/1./**20**/54 II/2./**33**/91 II/3./**41**/18
Rethy II/1./**9**/15 II/1./**9**/34 II/3./**46**/19
Rethoré I/1./**9**/13
Rettig II/4./**53** II/4./**54** I/1./**3**/1 I/1./**3**/18 I/1./**4**/47 I/1./**4**/98 I/1./**4**/105 I/1./**4**/107 I/1./**4**/114 I/1./**9**/25 I/2./**22**/61 II/1./**3**/57 II/1./**20**/18 II/1./**20**/34 II/4./**54**/6 II/4./**54**/142
Reumuth II/1./**12**/4
Reverdin I/1./**4**/107 I/2./**12**/126 I/2./**12**/132 I/2./**17**/4 II/4./**53**/44
Revilla II/2./**32**/23 II/2./**32**/25
Reye I/2./**22**/106
de Reynier II/1./**11**/1
Reynolds I/1./**6**/106 I/2./**12**/228
Rheinwald II/1./**12**/4 II/2./**26**/9 II/2./**26**/26 II/2./**26**/32 II/2./**26**/102
Rhode I/2./**12**/223
Rhodén I/1./**6**/49
Ribbert I/2./**13**/8 I/2./**22**/58 II/1./**3**/42 II/1./**20**/29
Riberi II/2./**33**/70
Ricard II/4./**54**/15
Richards I/1./**5**/22
Richardson I/1./**4**/6 I/1./**4**/20 II/1./**3**/39
Richet I/1./**2**/5
Richfield II/1./**20**/78
Richmond I/1./**4**/17 I/2./**14**/3
Richter I/1./**6**/35 I/1./**6**/48 I/1./**6**/61
Rick I/1./**4**/45
Riedel II/1./**10**/4
Rieder II/3./**41**/32
Riedinger II/4./**54**/10
Rieger II/1./**13**/79
Riegner I/2./**22**/94
Riemhoff I/2./**15**/1 II/1./**20**/13
Riesak I/2./**22**/88
Rietkohl I/1./**9**/43
Rietschel I/1./**7**/19 II/2./**28**/12
Ring I/2./**12**/208
Ringertz I/2./**22**/185
Risak I/2./**22**/165 I/2./**22**/210
Risdon I/2./**12**/230
Ritsert I/1./**4**/7
Rittenhaus I/2./**12**/181
Ritter I/2./**22**/151 I/2./**22**/176 I/2./**22**/200
Ritter II/1./**7**/127 II/1./**10**/1 II/2./**26**/25 II/2./**26**/99 II/2./**30**/5 II/2./**30**/14
Ritze II/2./**30**/2 II/2./**30**/5 II/2./**30**/11 II/3./**39**/7
Riu II/2./**32**/23 II/2./**32**/27
Riva-Rocci I/1./**5**/53
Robart II/4./**54**/10
Robbins II/1./**20**/73
Roberts I/1./**9**/34
Robertson I/1./**6**/120 I/2./**12**/222
Robin I/1./**10**/15 II/1./**3**/34 II/1./**11**/1
Robinson I/2./**12**/110 I/2./**12**/222 I/2./**14**/4 I/2./**18—20**/21 I/2./**22**/73 II/1./**20**/78 II/2./**26**/17 II/2./**26**/27 II/2./**26**/70 II/2./**33**/53
Robson I/1./**5**/23 I/2./**12**/193
Robutti I/2./**21**/19
Rochat II/3./**41**/26
Rodé II/1./**20**/58
Roe I/1./**6**/119 II/1./**3**/30
Röhlig II/4./**54**/20 II/4./**54**/208
Roemer I/1./**3**/4 I/1./**3**/14
Röpke I/2./**12**/229 I/2./**12**/234 II/1./**1**/22
Rössle I/1./**9**/7 I/1./**9**/38 I/1./**9**/43
Rössler I/2./**12**/10 II/4./**54**/48
Roetting I/2./**12**/35
Roffinella I/2./**22**/179
Roger II/1./**1**/22
Rogers I/2./**12**/5 I/2./**17**/5
Roggatz I/2./**15**/6
Rohan II/1./**20**/42
Rohde I/1./**6**/48 I/1./**6**/94 I/1./**6**/112 I/1./**6**/121
Rohr I/1./**4**/13 I/1./**6**/49 I/1./**6**/61 I/2./**12**/228
Rohrbach I/2./**22**/160
Rohrhirsch I/2./**22**/250
Rohrschneider II/3./**36**/111
Rolle I/2./**17**/10
Rollhäuser II/4./**54**/82
Romacker I/2./**21**/14
Romant I/2./**12**/196
Romieu II/1./**20**/58
Rominger I/2./**22**/146 I/2./**22**/165
Ronchése I/2./**21**/20 II/1./**20**/47
Roopenian II/1./**20**/20 II/1./**20**/53 II/1./**20**/70
Roost II/4./**54**/197
Roper II/3./**41**/35

Rosa II/1./**20**/61
Rosasco II/1./**3**/32
Rosatti I/2./**12**/170
Rose I/2./**12**/193 I/2./**15**/2 I/2./**15**/10 II/1./**12**/26 II/1./**20**/43
Roseman I/1./**6**/55 I/1./**6**/58
Rosen I/1./**6**/113
Rosenblatt I/2./**12**/183
Rosenstein I/2./**22**/43
Rosenthal II/1./**12** II/1./**15** I/1./**1**/2 I/1./**4**/9 I/1./**4**/24 I/1./**4**/40 I/1./**4**/47 I/1./**4**/57 I/1./**4**/76 I/1./**4**/88 I/2./**12**/138 I/2./**12**/230 I/2./**22**/11 I/2./**22**/27 I/2./**22**/32 I/2./**22**/39 I/2./**22**/58 I/2./**22**/81 I/2./**22**/112 I/2./**22**/129 I/2./**22**/138 I/2./**22**/144 I/2./**22**/149 I/2./**22**/158 I/2./**22**/162 I/2./**22**/175 I/2./**22**/203 I/2./**22**/228 I/2./**25**/12 II/1./**3**/19 II/1./**3**/42 II/1./**7**/17 II/1./**7**/94 II/1./**7**/173 II/1./**9**/2 II/1./**9**/24 II/1./**10**/1 II/1./**12**/24 II/1./**20**/42 II/1./**21**/28 II/2./**24**/19 II/2./**26**/75 II/2./**27**/13 II/2./**30**/4 II/2./**31**/4
Roser I/1./**11**/5
Rosomoff I/2./**12**/226
Ross I/1./**6**/35 I/1./**6**/40 I/1./**6**/61 I/1./**6**/76 I/1./**6**/110 I/1./**6**/115 I/1./**6**/120 I/2./**22**/93
Rosseau I/2./**13**/13
Rosselli II/1./**3**/29 II/1./**20**/3 II/1./**20**/25 II/1./**20**/50
Rossi I/1./**9**/38 II/1./**3**/55
Rossier I/1./**5**/5
Rosso I/2./**22**/89
Rost I/1./**4**/38
Rosti II/1./**20**/14
Rostock I/1./**6**/3 I/2./**12**/10 II/4./**54**/19
Roswit I/2./**12**/39
Roth I/1./**9**/8 II/2./**24**/11
Rothbard I/2./**15**/6
Rothe I/2./**22**/24 II/2./**30**/11
Rothnic I/1./**7**/22
Rothweiler I/1./**9**/8
Rotschild I/2./**12**/184
Rotter I/2./**22**/76 I/2./**22**/116 I/2./**22**/164 I/2./**22**/193 I/2./**22**/247
Rouhier I/2./**12**/212
Roulet I/1./**9**/7 II/2./**28**/11
Round II/1./**20**/50
Roux I/1./**1**/2 I/2./**22**/154 II/1./**3**/38 II/1./**12**/30 II/2./**33**/32 II/4./**54**/197
Roux-Berger I/2./**22**/93
Roviralta II/3./**44**/22
Rowbotham I/1 /**5**/43 II/1./**4**/2
Rowe I/1./**9**/41 I/2./**12**/194 I/2./**22**/4 II/2./**26**/10 II/2./**26**/100 II/2./**28**/17
Rowland II/1./**4**/10
Roy I/1./**6**/55
Rube II/1./**20**/57
Rubin I/2./**12**/33 I/2./**12**/169 I/2./**12**/233 I/2./**18—20**/12 II/1./**20**/22 II/3./**38**/9
Rubner I/1./**3**/12
Ruckelshausen II/4./**54**/138
Rudas I/1./**6**/76 I/1./**6**/79 I/1./**6**/126
de Rudder I/1./**9**/4
Rudolph II/2./**26**/93
Rübe I/2./**22**/14
Rübsaamen I/1./**9**/8 I/1./**9**/10
Rücker I/1./**3**/18 II/1./**15**/5
Ruedemann II/3./**36**/109
Ruedi I/1./**4**/36
Ruef I/2./**12**/204
Rüsch I/1./**5**/44
Rütt I/1./**9**/22 II/4./**54**/9 II/4./**54**/57
Ruhljadewa I/2./**12**/164
Ruiter II/1./**20**/72
Rullan II/1./**3**/47
Rumpf I/2./**22**/44
Rushmer I/1./**5**/6
Rushton II/2./**26**/88
Russel I/1./**9**/2 I/1./**9**/12 I/2./**22**/178
Rutledge II/2./**32**/9
Ryd II/1./**3**/22
Ryff I/1./**7**/8

S

von Saar I/2./**12**/182
Sabatini I/2./**22**/134
Sabin II/1./**3**/53 II/1./**20**/13 II/3./**44**/18
Sabourand II/2./**29**/4
Sachs I/2./**22**/249 II/4./**54**/71
Saco I/2./**12**/122
Sadore I/1./**5**/23
Sadove I/1./**4**/14 I/1./**5**/54
Safar I/1./**5**/74
Safian II/2./**32**/32
Sahlis I/2./**13**/7
Saint II/1./**20**/13
Sakata I/1./**6**/62
Salachetdinowa I/2./**12**/8
Saleedy I/2./**22**/145
Salem II/4./**54**/185
Salinger II/2./**32**/34 II/2./**32**/39 II/2./**33**/20
Salis I/2./**22**/12
Salleras II/1./**20**/13
Salley I/2./**22**/4
Salman I/2./**22**/166 I/2./**22**/235
Salmon I/1./**6**/113 I/1./**6**/127 I/2./**12**/228
Salomon I/2./**12**/195 II/2./**30**/7
Salpeter I/1./**6**/51
Salter II/4./**54**/22 II/4./**54**/27
Saltykow I/2./**12**/221 I/2./**12**/228 I/2./**13**/12
Salvatore II/1./**12**/9
Salzer II/1./**3**/36 II/3./**41**/27 II/4./**54**/9 II/4./**54**/21 II/4./**54**/32
Samohyl I/2./**12**/35
Samter II/4./**54**/91
Samuels I/2./**14**/26
Sanchis-Olmos II/4./**54**/264
Sandahl II/4./**53**/57
Sandberg I/1./**6**/45
Sandblom I/2./**12**/11
Sander I/2./**15**/10 I/2./**17**/2 I/2./**17**/16
Sanders I/1./**4**/35 I/1./**9**/20
Sandstead I/1./**6**/132
Santomauro I/2./**15**/8
Santos I/2./**12**/204
Sanvenero-Rosselli I/1./**8**/11 I/2./**12**/5 I/2./**12**/24 I/2./**22**/120 I/2./**25**/12 II/1./**3**/33 II/1./**7**/162 II/1./**9**/15 II/1./**12**/26 II/2./**33**/10 II/2./**33**/27 II/2./**33**/57 II/2./**33**/64 II/2./**33**/84 II/3./**38**/39 II/3./**46**/24 II/4./**54**/79
Sarkany I/1./**4**/22
Sarnat I/2./**12**/179 I/2./**12**/204 I/2./**12**/214
Sarre I/1./**4**/46
Sas II/1./**20**/2
Saslaw I/1./**4**/35
Sattler II/3./**36**/29
Sauer II/1./**10**/10
Sauerbruch I/1./**4**/1 I/1./**4**/114 I/2./**12**/7

Sauerbuch I/2./**17**/13 II/1./**15**/2 II/4./**54**/129 II/4./**54**/139
Sauerwein I/1./**4**/29
Saunders I/2./**12**/8 II/2./**30**/10
Sautter II/1./**21**/37
Savatore I/2./**14**/20
Savicki II/4./**51**/73
Savlov I/2./**12**/10
Sayag I/2./**22**/225
Sayes I/1./**4**/102
Sayre II/4./**54**/133
Sazama I/2./**22**/53
Scaglietti I/1./**9**/32 II/4./**54**/21
Scales I/2./**14**/14 II/3./**46**/48 II/4./**54**/133
Scarella I/2./**22**/53
Scola I/2./**12**/165
Scolari II/1./**20**/14
Scopp II/1./**20**/73
Scothorne I/2./**12**/22
Scott I/1./**4**/17 I/2./**17**/25 II/1./**1**/34 II/2./**32**/39
Scrimshaw II/1./**3**/12
Seal I/2./**22**/7
Sebening I/2./**15**/7
Sedan I/2./**12**/30
Seddon II/4./**54**/97
Sedilloc I/2./**22**/154
Sedillot II/2./**33**/27
Sedizmir II/1./**20**/62
Seela I/2./**22**/79
v. Seemen I/2./**22**/124 II/1./**13**/18 II/3./**50**/3 II/4./**53**/31
Seewald II/4./**54**/90 II/4./**54**/156
Segal II/2./**32**/39
Segers II/4./**57**/31
Seggel I/2./**12**/195 I/2./**12**/210
Segmüller I/2./**16** I/2./**13**/13 I/2./**14**/1 I/2./**14**/17
Seibel I/1./**3**/9
Seidel II/2./**30**/11
Seifert I/2./**22**/139 I/2./**22**/197 I/2./**22**/200 I/2./**22**/225 II/1./**3**/21
Seitz I/1./**3**/7
Sellheim II/3./**45**/7
Seltzer II/2./**32**/25 II/2./**32**/37
Selye I/1./**5**/32 I/1./**6**/94 I/1./**6**/104 I/1./**6**/112 I/2./**12**/168 II/2./**28**/10
Seligmann I/1./**9**/14
Semmelweiss I/1./**2**/1 I/1./**3**/19
Semple I/2./**18—20**/7
Senac II/3./**44**/7
Sendelbeck I/1./**6**/99 I/1./**6**/104
Senn I/2./**12**/62 II/2./**33**/35
Sentis I/1./**4**/36
Šercer I/1./**4**/60 I/1./**8**/12 I/2./**12**/212 II/2./**32**/8 II/2./**32**/25 II/2./**33**/40 II/2./**33**/65 II/2./**33**/90
Serger II/1./**3**/18 II/1./**3**/29 II/1./**9**/15
Sergio II/3./**41**/46
Serre II/2./**33**/9 II/2./**33**/10 II/2./**33**/70 II/2./**33**/79
Servelle II/1./**20**/13 II/1./**20**/71
Setni I/1./**6**/87 I/1./**6**/99
Sevastikoglou I/2./**12**/229
Sevitt II/1./**16**/9
Sewell I/2./**15**/8
v. Seydel I/2./**12**/229
Seyfarth I/2./**14**/10 II/4./**54**/43
Shakespeare I/1./**1**/1
Shambaugh II/1./**21**/17
Shankwaller I/2./**12**/227
Shannof I/2./**22**/121
Shapiro I/2./**12**/168 I/2./**12**/234 II/2./**26**/19 II/2./**26**/30 II/2./**26**/43 II/2./**26**/89 II/2./**26**/100
Sharma I/1./**6**/20 I/1./**6**/122
Sharp I/2./**22**/209
Shaw I/1./**6**/122 I/1./**9**/2 I/2./**12**/89 I/2./**12**/161 I/2./**12**/186 II/1./**20**/41 II/2./**33**/19
Shearon I/2./**12**/195
Sheehan I/2./**12**/104 I/2./**12**/115 I/2./**12**/135 II/1./**20**/43 II/2./**33**/9 II/2./**33**/36
Sheftel II/1./**3**/29
Shelby I/2./**12**/35
Shelley II/1./**20**/4
Sheppard I/2./**12**/166
Sherman I/2./**12**/120 I/2./**12**/157
Shetlar I/1./**6**/58
Shimosato I/2./**22**/87
Shirra II/2./**26**/99
Shklar II/1./**20**/32
Shumaker I/2./**17**/25
Shyrock II/1./**3**/12
Sicard II/1./**1**/22 II/2./**29**/16
Sidi I/2./**14**/24
Sidney II/3./**36**/33
Sieben I/1./**4**/40
Sieber II/3./**38**
Siebert I/2./**12**/209
Siechel II/2./**29**/24
Sieglbauer II/4./**57**/6
Siegmund I/1./**6**/24 I/2./**22**/95 I/2./**22**/145
Siegrist I/2./**12**/226 II/1./**16**/3
Sieler II/3./**50**/16
Siemens II/1./**20**/2
Sievers I/1./**9**/14
Sigg II/4./**58**/13
Signorini II/2./**33**/70
Silex I/2./**12**/169
Silfverskiöld II/4./**53**/76
Silver I/2./**12**/237 II/1./**20**/40 II/2./**32**/25 II/2./**32**/32
Silverskiöld II/4./**54**/15
Silverstein II/1./**9**/2
Silvis I/2./**12**/166
Simon I/1./**4**/9 I/1./**4**/22 I/2./**22**/145 I/2./**22**/210 II/4./**54**/93
Simonetta I/2./**22**/230
Simons I/2./**21**/2 I/2./**22**/22
Simpson I/1./**5**/31 I/2./**22**/44 II/1./**20**/48
Sims II/1./**20**/45
Sinapius I/2./**17**/19
Sinclair I/1./**9**/8
Singer II/4./**54**/149
Singleton I/2./**12**/186 II/1./**20**/74
Sinilo I/2./**12**/113
Sinner I/2./**22**/21
Sirca II/3./**41**/14
Sirkin II/1./**3**/34
Sisson I/1./**6**/88
Sissons I/2./**12**/8 I/2./**12**/227
Sjögren I/2./**22**/22
Sjövall II/4./**54**/90
Skaloud I/2./**22**/120 I/2./**22**/177 II/2./**23**/2 II/2./**26**/13 II/2./**30**/3
Skidmore I/1./**6**/122
Skljarewski I/2./**12**/126
Skoog I/1./**7**/8 I/1./**7**/22 I/1./**8**/9 I/2./**12**/193 I/2./**18—20**/3 I/2./**24**/8 II/1./**7**/102 II/1./**16**/1 II/1./**16**/15 II/3./**45**/8
Skorow I/2./**12**/126
Skurkovich II/1./**16**/9
Skutta I/2./**12**/120 II/2./**30**/9
Slais I/2./**14**/22
Slater I/1./**5**/33 I/1./**5**/57
Slaughter I/2./**12**/209
Slipka II/1./**3**/37
Slocum I/1./**5**/14

Slome I/1./6/3 I/1./6/45 I/1./6/73 I/1./6/88
Smail II/4./54/82
Smillie II/4./54/178
Smith I/1./5/1 I/1./5/57 I/1./6/64 I/1./8/11 I/2./12/14 I/2./12/105 I/2./12/203 I/2./12/230 I/2./13/8 I/2./14/23 I/2./17/15 I/2./22/99 I/2./22/134 II/1./16/33 II/1./19/15 II/1./20/20 II/1./20/41 II/1./20/62 II/2./26/17 II/2./32/37 II/2./33/12 II/2./33/26 II/2./33/46 II/2./33/59 II/2./33/79 II/3./46/8 II/4./51/6 II/4./54/11 II/4./54/22 II/4./54/164
Smith-Clark I/1./5/50
Ferris Smith I/2./12/61 I/2./12/163
Smolnikow I/1./5/1
Snellmann I/2./22/78
Snyder II/4./51/65
Snyderman I/2./12/227
Sobel I/1./6/87 I/1./6/110
Sobernheim I/2./21/10
Sobotta I/1./3/18
Soderberg I/2./12/235
Söderberg I/2./22/84
Soehring I/1./4/20
Soerensen I/1./9/23 II/3./41/29
Sörup II/1./10/8
Sofield II/4./54/225
Soga I/2./22/139
Solem II/1./20/43
Solomans I/2./21/11
Solomon II/4./54/139
Soltész II/1./20/14 II/1./20/34
Somers II/1./20/2
Sommer II/1./7/6 II/2./32/33
Sommerville II/4./54/22
Sonnabend I/1./4/19
Sonntag II/1./19/5 II/1./20/70 II/3./44/14
Sooy I/2./12/124
Soper II/1./20/38
Soskin I/2./12/14
Southard II/1./20/39
Southworth-Hingson I/1./4/42
Southwoud I/2./12/106
Souttard II/1./3/28
Sovadina I/2./22/112
Spaeth I/2./12/157 I/2./21/2 II/3./36/94
Spain I/2./12/9
Spalteholz II/1./9/25 II/2./32/12
Spealman I/2./14/24
Spear I/1./9/34
Spector I/1./6/5 I/1./6/35 I/1./6/41
Speirs I/1./9/14
Spencer II/1./3/51 II/1./20/38
Spenzer II/3./36/25
Spier I/2./22/67 I/2./22/225
Spiessl I/2./22/73 I/2./22/114 I/2./22/131 I/2./22/186 I/2./22/238 II/1./13/28
Spira I/2./22/121
Spirgi II/2./32/35
Spisig II/4./54/33
Spitaler I/2./22/209
Spitz I/2./22/222
Spitzbarth I/1./5/6
Spitzer II/2./30/7
Spitzy II/4./54/26 II/4./54/90
Spreng I/2./22/167
Sprengel II/3./46/123
Spriestersbach II/1./9/2
Spurling II/1./1/33
Subramanian I/1./6/122
Suchanek II/4./57/24
Sucquet II/1./20/35
Sudeck II/1./12/28
Suerensen II/1./10/10
Sugar I/2./22/116
Sulamaa II/4./54/19
Sullivan I/2./22/239 II/1./9/2
Sultan I/2./12/221
Summerskill II/3./36/89
Sund II/4./54/244
Sundberg II/1./20/50
Sundell II/3./41/13
Sunder II/1./20/13 II/1./20/38
Suppan I/1./6/132
Suraci I/2./12/34 I/2./12/120
Sushruta I/2./12/56
Susman II/1./20/70
Susruta Samhita II/2./33/69
Sutherland I/2./12/194 II/1./20/39
Suttner II/1./9/14 II/1./9/34
Sutton II/1./20/24
Suyama I/1./6/133
Svedja I/2./22/76
Sveida I/2./22/129
Swan I/1./9/9
Swanson I/2./14/14 II/1./3/3
Swanker I/2./12/117 I/2./12/135 I/2./12/159 I/2./12/236
Swarm I/2./17/2 I/2./17/16
Swart I/2./12/163
Swenson I/2./12/163
Swinney I/2./12/211
Switzer I/2./15/2 I/2./15/9
Sykoff II/1./12/28
Sylla I/2./21/12
Sylven I/1./6/46
Sylvest II/1./3/57
Syme I/2./12/225 II/2./33/70
Symonovicz I/1./4/21
Syracuse I/2./18—20/17 II/2./32/25
Szabo II/1./20/61
Szenes I/1./10/17
Szilagyi I/2./14/23
Szirmai I/1./6/13 I/1./6/46 I/1./6/73
Szodoray II/1./20/3 II/1./20/27
Szokolocuzy-Syllaba I/1./4/11
Sztankay II/1./20/15
Szymanowski II/1./12/19 II/1./13/53 II/2./33/7 II/3./36/29 II/4./51/57

Sch

Schaak I/1./4/41
Schade I/1./6/4 I/1./6/23 I/1./9/17 I/1./9/35
Schadow II/2./27/3 II/2./32/7
Schäfer I/1./4/21 I/2./13/6 I/2./15/10 I/2./22/118
Schär I/1./6/110
Schaffer II/3./44/26
Schairer II/1./20/46
Schalit II/1./9/2
Schallock I/1./6/7 I/1./6/11 I/1./6/32
Schaltenbrand II/1./1/8
Schamer I/1./4/10
Schanz II/4./40/9 II/4./54/34
Schaposchnikow I/2./21/9
Scharf II/3./36/87
Scharitzer II/4./53/23
Schatte I/2./22/131 I/2./22/145 I/2./22/242
Schatten I/2./17/2 I/2./17/16 II/1./20/71
Schattner I/2./18—20/17
Schaub I/1./6/20
Schaumann I/1./4/25

SCHEDE II/4./**54**/43 II/4./**54**/226 II/4./**54**/235
SCHEEL II/4./**54**/43 II/4./**54**/56
SCHEICHER-GOTTRON I/2./**22**/51
SCHEIDELER II/2./**32**/25
SCHEFFLER II/1./**20**/25
SCHEIN II/1./**5**/4
SCHEININGER II/1./**21**/35
SCHELLENBERG II/4./**54**/55
SCHENK I/2./**16**/7 I/2./**16**/22
SCHEPELMANN I/2./**12**/11 II/3./**45**/40 II/3./**50**/6
SCHERB II/4./**54**/19 II/4./**54**/47 II/4./**54**/90
SCHERZ II/1./**20**/44
SCHERZER I/1./**4**/4
SCHEUNEMANN I/2./**22**/5 I/2./**22**/159 I/2./**22**/239
SCHIEMANN II/4./**54**/43
SCHILLER I/1./**6**/49 I/1./**6**/98 I/1./**6**/113 I/2./**22**/114
SCHILLI I/1./**4**/22
SCHILLI, BÜCHNER und GEBHARDT I/1./**4**/28
SCHILLING I/1./**6**/94 I/1./**6**/120 I/2./**12**/210 II/2./**32**/35
SCHILOFZEFF II/1./**20**/30
SCHILOWZEW I/2./**12**/164
SCHILTSKY II/1./**10**/11
SCHIMANOWSKI I/2./**12**/46
SCHIMEYER I/2./**12**/162
SCHIMKEWITSCH I/1./**9**/10
SCHIMMELBUSCH I/1./**5**/32 I/1./**7**/3 I/2./**12**/61 I/2./**22**/144 II/1./**13**/32 II/2./**33**/70
SCHIMPF II/3./**50**/8
SCHINK I/2./**17**/7
SCHINZ I/1./**9**/30 I/2./**14**/3 I/2./**22**/98 I/2./**22**/118 I/2./**22**/215
SCHIRABE I/2./**21**/11
SCHIRREN I/2./**18—20**/21 I/2./**21**/24 I/2./**22**/51 I/2./**22**/68 II/1./**20**/49 II/1./**20**/58
SCHJÖLER I/1./**4**/24
SCHLANGENHAUFER I/2./**22**/58
SCHLATTER I/2./**22**/207
SCHLEGEL I/2./**22** II/2./**24** I/1./**4**/57 I/2./**12**/226 I/2./**21**/20 I/2./**22**/60 I/2./**22**/83 I/2./**22**/120 I/2./**22**/159 I/2./**22**/176 I/2./**22**/235 II/1./**3**/49 II/1./**4**/4 II/1./**12**/11 II/1./**19**/11 II/1./**20**/42 II/1./**20**/73
SCHLEGEL II/2./**24**/81 II/2./**25**/27 II/3./**46**/3 II/4./**54**/20 II/4./**54**/58 II/4./**54**/125
SCHLEICH I/1./**4**/5 I/1./**4**/20 I/1./**5**/17 I/1./**7**/3
SCHLEICHER I/2./**22**/148
v. SCHLIEBEN I/1./**6**/48 I/1./**6**/87 I/1./**6**/112 I/1./**6**/133
SCHLÖHSMANN II/2./**26**/18
SCHLÖSSER I/1./**4**/64
SCHLÖSSMANN II/4./**54**/19
SCHLOFFER I/1./**7**/14 I/2./**22**/22
SCHMÄHL I/2./**14**/4 I/2./**22**/178 II/2./**33**/91
SCHMAUS II/2./**28**/12
SCHMAUSS II/2./**28**/12
SCHMELCHER II/3./**45**/3
SCHMID, E. I/2./**12**/212 I/2./**17**/31 I/2./**18—20**/9 I/2./**22**/25 I/2./**22**/120 II/1./**8**/30 II/1./**8**/17 II/1./**8**/43 II/1./**12**/19 II/1./**16**/34 II/1./**17**/32 II/1./**20**/23 II/2./**25**/7 II/2./**26**/40 II/2./**26**/99 II/2./**30**/11 II/2./**32**/34 II/2./**33**/16 II/2./**33**/30 II/2./**33**/40 II/2./**33**/56 II/2./**33**/75
SCHMIDT I/1./**3**/21 I/2./**17**/13 I/2./**22**/7 I/2./**22**/166 II/1./**20**/46 II/1./**20**/70 II/4./**54**/51
SCHMIDT, B. I/1./**3**/1
SCHMIDT, F. I/2./**22**/116
SCHMIDT, U. H. I/1./**3**/7
SCHMIDT-MATTHIESEN I/1./**6**/7 I/1./**6**/70
SCHMIDT-MENDE I/2./**17**/7
SCHMIDT-RIMPLER II/2./**29**/25
SCHMIEDEN I/2./**12**/212 II/1./**12**/33
SCHMITT I/1./**6**/82 I/1./**6**/86 I/1./**6**/106 II/4./**54**/33 II/4./**54**/51
SCHMITTINGER I/2./**15**
SCHMITZ I/2./**15**/1 I/2./**17**/18 I/2./**17**/25
SCHMUZIGER I/1./**4**/50 II/2./**26**/84
SCHNEIDER I/1./**5**/8 I/2./**12**/113 I/2./**22**/7 I/2./**22**/79 II/4./**54**/22
SCHNEPPER I/2./**22**/5
SCHNITZLER I/1./**9**/34
SCHNYDER II/1./**20**/3 II/1./**20**/12 II/1./**20**/25 II/1./**20**/71
SCHOCH II/4./**54**/140
SCHOEFIELD II/1./**16**/24
SCHOEFLE I/1./**6**/76
SCHÖN I/1./**4**/9 I/1./**4**/22 I/1./**4**/36
SCHÖNBAUER I/2./**12**/234 II/1./**1**/17 II/4./**54**/81
SCHÖNBERGER II/1./**12**/10
SCHÖNBORN I/1./**4**/79 I/2./**25**/12 II/1./**9**/15 II/1./**9**/31
SCHÖNE I/2./**13**/1 I/2./**13**/8
SCHOENER I/2./**17**/15
SCHÖNFELD I/1./**9**/24
SCHÖRCHER II/3./**50**/6 II/3./**50**/8 II/3./**50**/11
SCHOFIELD I/2./**12**/210 II/1./**19**/19 II/2./**32**/35
SCHOLTE II/1./**20**/55
SCHOPNER I/1./**3**/6 I/1./**3**/19
SCHORR II/1./**3**/58
SCHRAFFENBERGER I/1./**9**/8 I/1./**9**/12
SCHRAMEK I/2./**21**/4
SCHRAMM II/2./**24**/61
SCHREITER II/1./**12**/11
SCHREUS I/2./**19** I/2./**18—20**/9 I/2./**21**/16 I/2./**21**/24 I/2./**22**/50 I/2./**24**/15 II/1./**5**/2 II/1./**20**/47 II/2./**28**/14 II/2./**29**/5 II/3./**50**/15
SCHRIDDE I/2./**21**/4
SCHRÖDER I/1./**4**/20 I/1./**5**/40 I/1./**9**/34 I/2./**22**/51 I/2./**22**/145 I/2./**22**/160 I/2./**22**/172 II/1./**10**/7 II/1./**12**/4 II/2./**26**/91 II/2./**28**/10 II/2./**31**/2 II/3./**41**/53
SCHROETTER II/4./**58**/4
SCHRUDDE I/1./**4**/76 I/2./**12**/230 I/2./**22**/5 II/1./**7**/109 II/1./**8**/43 II/1./**10**/5 II/1./**13**/15 II/1./**20**/65 II/2./**24**/55 II/2./**26**/25 II/2./**31**/15 II/3./**46**/22
SCHUBERT II/1./**7**/5 II/2./**28**/11
SCHUCHARDT I/1./**4**/10 I/1./**4**/36 I/1./**4**/40 I/1./**4**/82 I/2./**12**/27 I/2./**12**/86 I/2./**12**/105 I/2./**12**/179 I/2./**12**/208 I/2./**12**/230 I/2./**22**/25 I/2./**22**/51 I/2./**22**/120 I/2./**22**/156 I/2./**22**/175 I/2./**22**/195 I/2./**22**/225 II/1./**3**/23 II/1./**10**/8 II/1./**12**/16 II/1./**16**/40

Schuchardt II/1./17/1 II/1./21/36 II/2./23/2 II/2./25/7 II/2./26/18 II/2./26/43 II/2./26/88 II/2./26/106 II/2./27/16 II/2./30/3 II/2./31/2 II/2./32/1 II/2./32/39 II/2./33/13 II/2./33/34 II/2./33/70 II/3./36/31 II/3./36/123 II/3./36/139 II/3./36/146
Schuching I/1./6/119
Schück I/2./12/35
Schüle I/2./22/79 II/1./12/4 II/2./23/2
Schüller I/2./22/107 II/1./1/1 II/1./3/44
Schümmelfeder I/2./22/17
Schürch I/2./22/147 I/2./22/154
Schuermann I/2./22/42 I/2./22/72 I/2./22/148 II/1./20/49
Schuessler I/2./12/161 I/2./12/166 II/1./21/36
Schuhfried II/4./58/18
Schuhmacher I/2./22/19 I/2./22/42
Schull I/1./9/2 I/1./9/11 I/1./10/15
Schulte I/2./22/249 II/1./12/26 II/2./24/51
v. Schulthess II/1./21/14
Schultz II/2./32/7
Schulz II/1./20/57
Schulze, Ch. I/1./11/6
Schulze I/1./9/15 I/1./9/19 I/2./14/10 II/1./3/22 II/1./3/36 II/1./7/46 II/2./26/9 II/4./54/94
Schumacher I/2./18—20 I/2./22/158 I/2./22/203 I/2./22/241 II/1./20/24 II/1./20/57
Schurter II/1./20/43
Schuster I/2./15/10
Schwab I/1./5/55
Schwaiger I/2./15/1
Schwalbe I/1./9/2 I/1./9/11 I/1./9/32 I/1./11/1 II/1./1/1 II/1./3/1 II/1./3/19
Schwann I/2./17/7 II/1./21/26
Schwartz II/1./20/73
Schwartzmann II/4./54/94
Schwarz I/1./6/48 I/1./6/55 I/1./6/70 I/1./6/98 I/2./12/195 II/1./3/29 II/2./26/2 II/2./28/12
Schwarzer I/2./22/218
Schwarzweller I/1./9/29 I/1./9/34
Schweckendieck I/1./4/76 I/1./9/19 II/1./7/48 II/1./7/140 II/1./9/2 II/1./9/29
v. Schweinitz I/1./6/5 I/1./6/13 I/1./6/71 I/1./6/126
Schweisguth I/1./9/40
Schwier II/2./32/36

St

Stack II/1./20/32
Stackebrandt I/1./9/34
Staegemann II/2./30/18 II/2./31/18 II/2./35/1
Staemmler I/2./22/248
Staffieri II/2./33/7
Stahl I/1./6/88
Stallard I/2./12/156 I/2./12/157 II/3./36/81
Stanara I/2./22/52
Stark I/1./6/20 I/1./9/11 I/2./12/39 I/2./12/49 I/2./12/51 I/2./12/135 II/1./7/45 II/1./20/25 II/1./20/61
Starr II/4./53/9
State I/2./12/14 I/2./22/93
Staubesand II/1./20/24 II/1./20/71
Staudinger I/2./17/24 II/2./30/11
Stea I/2./22/42
Stearns I/2./12/4
Stecher I/1./9/41
Stefanini I/2./22/179
de Stefano I/2./12/229 I/2./12/235 II/1./16/29
Steffanoff I/2./12/161 I/2./12/163 I/2./12/166
Steffensen I/2./12/45 II/3./38/9
Steffenson II/1./7/98
Stefko I/1./9/9
Stegemann I/1./6/19
Steglitz II/2./29/1
Stehouwer I/2./12/186
Steigleder I/1./6/46 I/1./6/73 I/1./6/76 I/1./6/79 II/1./20/77
Stein I/2./17 I/2./22 I/1./2/6 I/1./4/57 I/1./6/14 I/2./12/3 I/2./12/188 I/2./13/3 I/2./13/6 I/2./14/6 I/2./14/8 I/2./14/11 I/2./17/25 I/2./22/17 I/2./22/81 I/2./22/134 I/2./22/166 I/2./22/250
Stein II/1./4/4 II/1./13/51 II/1./20/14 II/1./20/42 II/1./20/73 II/1./21/35 II/2./32/36 II/3./46/3
Steinach II/2./29/2
Steinberg I/1./4/18 II/1./20/54
Steinbreithner I/1./5/11 I/1./5/32 I/1./5/57
Steindler II/4./54/61
Steinhäuser I/1./4/12 I/1./4/19
Steinhardt I/2./22/129 II/1/12/24 II/2./26/10 II/2./26/27 II/2./26/100 II/2./31/1
Steinhoff I/1./4/31 I/1./4/33
Steiniger I/1./9/20
Steinlein I/1./9/41
Steinmann I/2./16/19 I/2./22/177
Steinmüller I/2./17/12
Stellmach II/1./19 I/1./4/14 I/1./4/20 I/1./4/76 I/1./4/78 I/2./12/230 I/2./22/39 I/2./22/42 I/2./22/58 I/2./22/60 I/2./22/63 I/2./22/93 I/2./22/94 I/2./22/120 I/2./22/156 I/2./22/179 I/2./22/181 I/2./22/182 II/1./3/58 II/1./7/122 II/1./8/43 II/1./9/13 II/1./11/6 II/1./20/41 II/2./24/4 II/2./24/55 II/2./26/25
Stellwag I/2./12/156
Stempel II/4./53/28
Stengel I/2./12/159
Stenström I/2./12/76 I/2./12/77
Stents I/2./22/151
Stephen I/1./5/1 I/1./5/33 I/1./5/57
Stephenson I/2./12/204 I/2./12/206 II/1./20/3 II/1./20/21 II/1./20/54 II/1./20/70
Stern I/1./9/24 II/1./3/34
Sternberg II/1./20/73
Stevens II/2./33/79
Stevenson I/1./9/33 I/2./12/169 I/2./12/171 II/4./53/38
Stewart I/2./12/186 II/1./3/12 II/1./3/37
Stich I/2./22/225
Sticher I/1./3/6
Stiebitz I/2./22/79
Stiemke I/1./4/29

Stieve I/1./**9**/9 I/1./**9**/10
Stiles I/1./**9**/11
Stinchfield I/2./**12**/10
Stobbe II/1./**3**/47
Stock II/2./**26**/51 II/2./**26**/96
Štockar I/2./**12**/216
Stockard I/1./**9**/10
Stockdahl II/1./**20**/54
Stöckel I/1./**9**/11
Stöhr I/2./**22**/88
Störig II/4./**54**/2
Stoffel II/4./**53**/28 II/4./**54**/52
Stoffregen I/1./**5**/5 I/1./**5**/49
Stoinaowitsch II/4./**54**/80
Stoksted II/2./**32**/23
Stokvis I/1./**9**/9 I/1./**9**/10
Stoll I/2./**12**/38
Stolz I/1./**4**/21
Stone I/2./**12**/40
Stope II/4./**54**/52
Storck I/2./**18**—**20**/20 I/2./**18**—**20**/21 II/4./**54**/20 II/4./**54**/93 II/4./**58**/9
Story I/2./**12**/156
Stotz I/1./**4**/10
Stout I/2./**12**/211 II/1./**20**/44
Stow I/2./**21**/7
Stowens I/2./**22**/84
Stoy II/1./**19**/19
Straatsma I/2./**12**/163 II/2./**32**/12
Stracker II/4./**54**/9 II/4./**54**/43 II/4./**54**/173
Strahan I/2./**12**/160
Straith I/2./**12**/185 I/2./**12**/210 I/2./**12**/211 II/1./**20**/54 II/2./**33**/46
Strandberg II/2./**30**/11
Strandell II/4./**53**/60
Strandquist II/1./**20**/49
Strang II/1./**20**/42
Strassburg II/1./**7**/37
Straub I/2./**12**/208
Strauch I/1./**6**/20 I/1./**6**/21
Straumann I/2./**14**/13 I/2./**16**/2 I/2./**16**/3 I/2./**16**/16
Strauss I/1./**5**/38 I/1./**5**/39 II/2./**30**/7
Streiff II/1./**11**/1
Streli II/1./**1** II/1./**4** II/1./**5** I/1./**4**/51 I/1./**4**/53 I/2./**12**/228 II/1./**1**/15 II/1./**3**/8
Strickler I/2./**12**/196
Stringa I/2./**12**/223
Stroebel II/2./**29**/2
Ströger II/2./**33**/2
Strömbeck II/3./**45**/32
Ströer I/1./**9**/26 I/1./**9**/36
Struck I/1./**6**/98 I/1./**6**/99 I/1./**6**/126 I/1./**6**/128 I/1./**6**/131 I/1./**6**/133 I/2./**15**/6
Struppler I/1./**8**/16 II/1./**21**/35
Stubbins II/4./**53**/107
Stubenrauch II/1./**20**/46
Stucke II/4./**54**/81
Stucke I/1./**9**/25
Stüben I/1./**4**/13 I/1./**4**/34
Stuhlsatz I/1./**6**/49 I/1./**6**/125 I/1./**6**/131
Stuiver II/2./**32**/38
Stumpf I/2./**25**/3 I/2./**25**/4 I/2./**25**/5
Stumpfegger II/4./**54**/168
Stupka II/1./**3**/4 II/1./**3**/30
Sturge I/2./**22**/ 50 II/1./**20**/11 II/1./**20**/38
Sturge-Weber I/2./**22**/61
Sturgis I/2./**12**/163 I/2./**12**/171
Sturkie I/1./**9**/33
Stursberg II/1./**11**/1
Sturzu I/1./**4**/11
Stutz I/1./**3**/1 I/1./**3**/18

T

Täger II/4./**54**/144
Tagliacozzi I/2./**12**/70 II/1./**16**/30 II/2./**33**/47 II/2./**33**/69 II/2./**33**/82 II/3./**38**/1 II/3./**41**/12
Taillenz I/2./**22**/229
Tailor I/1./**4**/4
Takamine I/1./**4**/21
Takayuki Inoue I/2./**12**/208
Taku Komai I/1./**9**/25
Talamazzi I/2./**22**/164
Talbot-Shrewsberry I/1./**9**/34
Talbott II/4./**54**/8
Tamagawa I/2./**21**/11
Tamaka I/1./**9**/13
Tamman I/2./**21**/13
Tang Kao I/2./**12**/8
Tantasalo II/1./**3**/57
Tanzer II/1./**5**/11 II/3./**38**/24
Tapp I/2./**17**/24
Tappeiner I/2./**12**/34 I/2./**12**/208
Tarizzo I/2./**17**/25
Tarnai I/2./**22**/177 II/2./**23**/2
Taubenhaus I/1./**6**/94 I/1./**6**/109
Taussig I/1./**9**/38
Taylor I/1./**7**/22 I/2./**12**/237 I/2./**15**/2 I/2./**15**/9
Taylor I/2./**17**/10 I/2./**22**/161 I/2./**22**/209 II/1./**16**/14 II/2./**26**/88
Teale II/3./**36**/99
Teasley I/2./**12**/61
Tegner I/1./**4**/15
Tegnon II/1./**20**/39
Teir I/1./**6**/133
Telecký II/4./**51**/2
Teller I/1./**4**/108 II/1./**20**/12 II/4./**54**/79 II/4./**58**/7
Tempest II/1./**16**/2 II/4./**53**/47 II/4./**53**/53
Temple I/1./**5**/65
Tenant II/1./**20**/35
Tendeloo I/1./**9**/7
Tenisson II/1./**3**/33
Tennison II/1./**7**/98 II/1./**7**/180
Terres I/2./**22**/90
Terruhn I/2./**12**/32
Terson II/3./**36**/94
Tessier II/1./**13**/100
Textor II/4./**54**/164
Thalheimer I/1./**5**/23
Thannhauser II/1./**3**/55
Thatcher I/2./**12**/184
Themann I/2./**22**/7 I/2./**22**/114
Then I/2./**12**/2
Theorani I/2./**17**/15
Ther I/1./**4**/13
Theurer II/2./**28**/12
Thiel I/2./**14**/28 II/3./**36**/5 II/3./**36**/79
Thiele I/2./**12**/35 I/2./**15**/6
Thielen I/2./**15**/6
Thiersch I/2./**12**/6 I/2./**12**/105 I/2./**12**/130 I/2./**22**/34 I/2./**22**/151 II/1./**12**/27 II/2./**33**/3 II/2./**33**/14 II/2./**33**/71 II/3./**36**/68 II/3./**36**/126 II/4./**53**/44
Thiersch-Reverdin I/2./**17**/2
Thiess I/2./**22**/67
Thissen II/4./**54**/8
Thoelen I/1./**9**/10
Thoma I/2./**22**/53 I/2./**22**/129 I/2./**22**/177 II/1./**3**/15 II/1./**20**/42 II/2./**23**/2 II/2./**26**/9 II/2./**26**/16 II/2./**26**/30 II/2./**26**/70 II/2./**26**/100
Thomas II/1./**3**/11 II/1./**20**/55 II/4./**54**/26 II/4./**54**/209
Thompson I/2./**12**/159 II/1./**20**/48 II/1./**20**/77 II/4./**54**/145

Thoms II/1./**20**/59
Thomsen I/1./**9**/29 II/4./**54**/81
Thomson I/2./**22**/248 II/2./**33**/32 II/4./**51**/11
Thorban I/1./**4**/13
Thorek II/3./**45**/30
Thormann II/1./**20**/49
Thorwald I/1./**4**/6
Tieck I/2./**21**/17
Tiefental II/1./**3**/18
Tiegelkamp II/1./**10**/5
Tietze I/2./**12**/221 I/2./**22**/8 I/2./**22**/210
Timpl I/2./**15**/6
Tinel II/2./**29**/28
Tintemann I/2./**17**/31
Tiorani I/2./**13**/12
Tischer II/1./**3**/8
Tisserand-Perrier I/1./**9**/32
Titze II/4./**53**/66 II/4./**54**/163
Tixier II/1./**20**/29
Tizzoni I/2./**12**/204
Tobler II/1./**20**/11
Todd I/1./**3**/10
Tödt II/2./**28**/12
Töndury I/1./**9**/2 I/1./**10**/10 I/1./**11**/12 II/1./**3**/1 II/1./**7**/45
Tönnies II/1./**20**/38
Toksu II/4./**51**/44
Toman II/2./**26**/32 II/2./**26**/46
Tomandl II/4./**54**/65
Tomaselli II/4./**54**/128
Tomik II/1./**3**/54
Tomita I/2./**12**/221
Tomlin I/1./**6**/70
Tompkins II/1./**1**/35
Tondra I/2./**12**/117
Tonndorf II/2./**32**/25
Tooms I/2./**14**/20
Topinard I/1./**2**/5
Tori II/1./**20**/15 II/1./**20**/71
Torres II/1./**3**/39
Toti II/3./**36**/82
Touloukian I/2./**15**/10
Toupet II/4./**54**/97
Touraine II/1./**20**/25 II/1./**20**/71
Tranche II/2./**32**/27
Tranquilli II/4./**53**/53
Traub II/1./**20**/49
Trauner I/2./**12**/135 I/2./**12**/212 I/2./**22**/98 II/2./**22**/196 II/1./**3**/36 II/1./**7**/97 II/1./**7**/156 II/1./**8**/14 II/1./**9**/15
Trauner II/1./**12**/4 II/1./**20**/1 II/1./**20**/23 II/2./**23**/8 II/2./**24**/21 II/2./**25**/3 II/2./**26**/10 II/2./**26**/27 II/2./**26**/67 II/2./**30**/11 II/2./**30**/26 II/2./**31**/2 II/2./**31**/20 II/2./**32**/35 II/2./**33**/4
Traut I/2./**12**/5 I/2./**12**/160
Trebitsch I/2./**21**/7
Trélat II/1./**1**/2 II/1./**20**/12
Trenauday II/1./**20**/2 II/1./**20**/10 II/4./**54**/71
Trendelenburg I/2./**22**/193 II/1./**3**/17 II/1./**9**/24 II/1./**12**/19 II/2./**33**/8 II/4./**58**/4
Trenschel II/1./**9**/2 II/1./**9**/13
Trevor II/4./**54**/22
Tribie II/1./**20**/38
Tribondeau II/1./**17**/3
Trier II/3./**46**/40
Trimble II/1./**20**/52 II/3./**46**/8
Trinquecoste II/1./**20**/71
Tritsch I/2./**22**/65
Trittermann II/2./**30**/6
Trojan II/4./**54**/193
Troutman II/3./**36**/120
Truant I/1./**4**/11
Truc II/3./**36**/31
Trusler II/1./**3**/10
Tsakyroglous II/1./**3**/32
Tsaney I/2./**12**/9
Tscherniak I/1./**4**/29
Tschiassny II/1./**21**/4
Tschipper I/2./**22**/44
Tschmarke I/2./**12**/182
v. Tschudi I/1./**4**/4
Tschui II/4./**54**/97
Tsukifuji I/2./**21**/11
Tsunamosa I/2./**18—20**/7
Tsuzuki I/2./**21**/2 I/2./**21**/10
Tubiana I/2./**12**/61 II/1./**20**/51
Tuffier I/2./**12**/204 I/2./**12**/228
Tunkel I/1./**4**/22
Tuomikoski I/2./**12**/160
Turner I/1./**9**/18 I/1./**9**/41 I/2./**14**/4 I/2./**22**/178 II/1./**3**/34 II/1./**3**/55 II/1./**20**/1
Turpin I/1./**9**/13 I/1./**9**/17
Tuvernier I/2./**12**/196
Tystrup I/1./**5**/65

U

Uchida I/1./**9**/41 II/1./**5**/16
Uddströmer II/2./**32**/23
Udod I/2./**21**/17
Udupa I/1./**6**/95 I/1./**6**/111
Ueberberg I/1./**6**/27 I/1./**6**/49 I/1./**6**/50
Übermuth I/2./**22**/112
Uehlinger I/2./**14**/3 I/2./**22**/98 I/2./**22**/99 I/2./**22**/215 II/1./**3**/21 II/4./**54**/125
Uihlein I/2./**12**/159 I/2./**12**/161 I/2./**12**/162
Ulfendahl I/1./**4**/13
Ullik II/1./**10**/1 II/2./**23**/7 II/2./**26**/74 II/2./**26**/84 II/2./**31**/2 II/2./**33**/46
Ullman I/2./**12**/104 I/2./**17**/24
Ullrich I/1./**9**/9 I/1./**9**/18 I/1./**9**/23 I/1./**9**/38 II/1./**3**/34
Ulrich II/1./**3**/54
Ungar I/1./**6**/4 I/1./**6**/24 I/1./**6**/122
Unger I/2./**15**/8
Unna I/2./**22**/222 II/1./**20**/2 II/2./**29**/3
Unterberger II/32/21 II/1./**12**/6 II/2./**32**/21
Upton I/1./**6**/120
Urbach II/1./**20**/56
Urbascheck II/1./**16**/9
Urist I/2./**12**/222 I/2./**22**/223 I/2./**12**/225
Ushkalov II/1./**20**/61
Uthoff II/1./**12**/19
Uttermark I/2./**22**/8
Utz I/1./**4**/19

V

Vainio II/4./**53**/130
Valentin I/1./**9**/25 I/2./**12**/181 II/4./**53**/20
Valentine II/1./**20**/39
Valenziano I/2./**12**/160
Valgren II/1./**3**/4
Vallis II/1./**5**/10
Valls II/4./**57**/31
Vanderhoeft II/1./**20**/15
Van der Molen II/1./**20**/14
Van der Werf I/2./**22**/8 I/2./**22**/25
Vanek I/2./**22**/84
Vanghetti II/4./**53**/139
Van Nes II/4./**54**/99
Van Zile I/2./**22**/129
Varella I/1./**7**/14
Vater II/1./**20**/37
Veau I/1./**1**/2 I/1./**11**/1 II/1./**3**/2 II/1./**3**/22 II/1./**7**/68 II/1./**7**/180 II/1./**9**/8 II/1./**9**/24

le Veen I/2./**14**/14 I/2./**17**/19
Veghelyi I/1./**5**/11 I/1./**5**/32
Velpeau I/2./**12**/193 II/3./**41**/1
Velter II/3./**36**/24
Vencelj I/1./**6**/20
Venkei I/2./**22**/116
Verbeek I/1./**9**/29
Verdan II/1./**20**/25 II/1./**20**/32 II/1./**20**/66 II/4./**53**/45 II/4./**53**/63
Verderame I/2./**12**/169
Verdier II/1./**20**/20
Vergara I/2./**12**/34
Verhaege II/2./**33**/32
Vernino I/1./**4**/14
Vernon II/3./**50**/8
Vernoni II/1./**20**/29
von Verschuer I/1./**9**/2 I/1./**9**/24 I/1./**9**/40 I/1./**10**/2 I/1./**10**/25
Verwey II/3./**36**/35
Verzár I/1./**6**/87 I/1./**6**/120
Vesalius I/1./**5**/42
Vial-Weissenbach I/2./**21**/20
Vianden I/1./**4**/51
Vichi I/2./**22**/24
Vidal II/1./**20**/13
Vidaurre I/2./**12**/214
Videbaek I/2./**12**/10
Vienes II/1./**1**/2
Viering I/2./**12**/195
Viernstein II/4./**54**/83 II/4./**54**/152
Vilki II/4./**54**/19
Villa I/2./**22**/125 II/1./**20**/42
Villandre I/2./**12**/212
Villinger I/2./**12**/111
Vinas II/1./**5**/15
Vincent I/2./**22**/94
da Vinci, Leonardo I/1./**2**/4
Virenque I/2./**12**/230
Virchow I/1./**2**/6 I/2./**12**/168 I/2./**21**/13 I/2./**22**/139 II/1./**3**/10 II/1./**3**/51 II/1./**20**/4 II/1./**20**/41 II/1./**20**/70 II/4./**58**/3 II/4./**58**/17
Virtute I/1./**5**/32
Vischer I/1./**3**/9
Vishnevsky II/1./**16**/9
Vittali I/2./**17**/7
Vodder II/2./**28**/13
Vogel I/1./**9**/2 I/2./**12**/113
Vogelsänger I/1./**4**/36
Vogl I/2./**21**/23
Vogler II/1./**20**/13 II/4./**54**/125
Vogt I/1./**9**/11
Viosin I/2./**17**/8
Volkman I/1./**6**/35 I/1./**6**/45
Volkmann I/1./**9**/29 I/2./**12**/181 I/2./**12**/194 II/2./**33**/71 II/4./**54**/10
Vollmar I/2./**14**/5 I/2./**17**/19 I/2./**22**/178
Vonder II/2./**30**/4
Vonkemmel II/2./**28**/17
Vonow I/1./**5**/62
Vordingborg I/1./**9**/29
Voronow II/2./**28**/10
Voss I/2./**22**/116 II/4./**54**/160 II/4./**54**/249
Vossschulte II/4./**54**/131
Voutilainen I/2./**22**/158
Vrticka I/2./**22**/16
Vulpian I/1./**4**/21
Vulpius I/2./**12**/196 II/4./**54**/15

W

Wachsberger II/2./**32**/23
Wachsmann I/2./**18—20**/21
Wachsmuth I/2./**22**/232 II/4./**54**/62 II/4./**54**/90 II/4./**54**/179 II/4./**54**/252
Wachtler I/2./**22**/14
Wacker I/2./**12**/135
Wadel II/2./**28**/14
Wadja I/2./**4**/25
Wächter I/1./**4**/10
Wagemann II/2./**32**/26 II/2./**32**/27
Wagner I/1./**6**/91 I/1./**6**/113 I/2./**12**/28 I/2./**16**/6 I/2./**16**/7 I/2./**16**/14 I/2./**22**/177 I/2./**22**/178 II/4./**54**/246
Wahlmann I/2./**12**/156
Waigand II/4./**54**/51
Waille II/1./**20**/13
Wakabayashi I/2./**12**/208
Wakeley I/2./**22**/70
Waksman I/2./**15**/6 I/2./**17**/12
Waldbott I/2./**21**/17
Walden II/3./**38**/9
Waldenström II/4./**54**/244
Waldeyer I/2./**22**/215
Waldron I/2./**12**/135 I/2./**12**/230
Walker I/1./**9**/34 I/2./**12**/5 I/2./**12**/6 I/2./**12**/32 I/2./**12**/194 I/2./**12**/196 I/2./**12**/200 I/2./**12**/204 I/2./**14**/1 II/1./**1**/21 II/1./**3**/2 II/1./**3**/31
Wallace I/2./**12**/35 I/2./**12**/122 I/2./**12**/134 I/2./**22**/25 II/1./**16**/3 II/1./**20**/48
Waller II/1./**3**/33
Wallia I/2./**12**/208
Wallis II/1./**20**/41
Walldius II/4./**54**/165
Wallner I/1./**3**/18
Walrath II/2./**26**/11
Walser II/3./**36** I/1./**4**/47 I/1./**4**/48 I/1./**4**/80 I/1./**4**/81 I/2./**22**/203 II/1./**12**/17 II/1./**16**/33 II/2./**25**/7 II/2./**29**/24 II/3./**36**/95 II/3./**36**/115 II/3./**36**/147
Walsh I/2./**12**/227 II/1./**20**/24 II/1./**20**/43
Walter II/2./**34** I/1./**4**/10 I/1./**4**/47 I/1./**4**/59 I/1./**4**/60 I/1./**4**/61 I/1./**4**/86 I/2./**21**/12 I/2./**22**/25 II/1./**1**/9 II/1./**20**/48 II/2./**27**/11 II/2./**29**/8 II/2./**32**/8 II/2./**32**/17 II/2./**33**/1
Walter-Dillon I/1./**5**/53
Walther I/2./**12**/104 I/2./**12**/221 I/2./**22**/147 I/2./**22**/228 I/2./**22**/229 I/2./**22**/248 I/2./**22**/249 I/2./**22**/250 II/1./**3**/3 II/1./**3**/41
Wandeberg I/2./**17**/22
Wang I/2./**18—20**/19 II/1./**3**/29 II/1./**20**/53
Wanke I/2./**15**/6 I/2./**15**/7
Wannenmacher II/1./**3**/34
Warburg II/2./**28**/11
Ward I/2./**22**/175 II/2./**33**/74
Wardill I/2./**12**/211 II/1./**7**/135
Waring II/4./**54**/139
Warkany I/1./**9**/2 I/1./**9**/8 I/1./**9**/12 I/1./**11**/2
Warnekros II/1./**7**/18 II/1./**10**/9 II/1./**12**/28 II/2./**30**/5
Warner I/2./**22**/178
Warren I/1./**9**/12 I/2./**12**/39 I/2./**12**/104 I/2./**12**/207 I/2./**22**/10 II/1./**20**/45 II/2./**33**/70
Warrendavis II/1./**3**/32
Warwick I/1./**9**/41
Washington I/1./**4**/4
Wasielewski I/1./**3**/21
Wassermann I/1./**6**/48 I/1./**6**/61 I/1./**6**/70

Wassmund I/1./**4**/76 I/2./**12**/230 I/2./**22**/72 I/2./**22**/82 I/2./**22**/190 I/2./**22**/195 II/1./**3**/36 II/1./**12**/4 II/1./**13**/94 II/2./**23**/2 II/2./**26**/43 II/2./**26**/53 II/2./**26**/65 II/2./**26**/86 II/2./**26**/93 II/2./**26**/106 II/2./**27**/14 II/2./**31**/4 II/2./**31**/13
Watermann II/4./**54**/140
Waters I/1./**5**/43
Waterworth I/2./**22**/73
Watiaux I/1./**6**/9 I/1./**6**/27
Watkin I/2./**12**/13
Watkins II/1./**20**/59
Watson I/2./**15**/6 II/1./**3**/39 II/1./**4**/10 II/1./**20**/25 II/1./**20**/42 II/1./**20**/74 II/3./**36**/25 II/4./**53**/100 II/4./**54**/158
Watterson I/1./**9**/11
Watts I/2./**12**/27
Weaver II/1./**3**/12 II/1./**3**/29 II/2./**33**/46
Weawer I/2./**12**/209
Weber I/1./**3**/19 I/1./**9**/42 I/2./**15**/8 I/2./**16**/21 I/2./**22**/50 I/2./**22**/95 I/2./**22**/190 I/2./**22**/194 I/2./**22**/195 I/2./**22**/196 I/2./**22**/202 II/1./**3**/8 II/1./**20**/2 II/1./**20**/10 II/1./**20**/24 II/2./**33**/32 II/4./**54**/48 II/4./**54**/71
Webster I/1./**1**/2 I/1./**6**/8 I/1./**6**/122 I/2./**12**/33 I/2./**12**/105 I/2./**12**/111 I/2./**12**/118 I/2./**12**/133 I/2./**12**/134 I/2./**12**/233 I/2./**18—20**/11 II/1./**3**/29 II/1./**3**/46 II/2./**33**/51 II/3./**41**/7 II/4./**55**/11
Wechselberger I/1./**6**/122 II/1./**4**/1
Weckesser I/2./**12**/184 I/2./**12**/200
Wedel I/1./**5**/16
Weder I/1./**4**/27 II/3./**41**/50
Weese I/1./**5**/1 I/1./**5**/23 I/2./**12**/134 I/2./12/134 I/2./**21**/16 II/1./**12**/38 II/1./**21**/35
Wegelin II/1./**20**/24
Wegener II/2./**28** II/3./**43** II/3./**50** I/1./**4**/85 I/1./**4**/95 I/1./**4**/117 I/2./**21**/16 II/1./**5**/5 II/2./**29**/8 II/3./**45**/38 II/3./**50**/13 II/3./**50**/17
Wegner I/2./**22**/192
Wehner I/2./**12**/223
Weicker I/1./**9**/14 II/1./**3**/40
Weidauer II/1./**20**/49 II/1./**20**/55
Weiford I/2./**12**/229
Weikart II/2./**30**/11
Weil I/1./**9**/2 II/4./**54**/2
Wein I/2./**12**/160
Weinmann I/2./**14**/4
Weinstein I/2./**12**/113 II/1./**19**/5 II/1./**20**/41 II/1./**20**/73
Weinstock I/1./**6**/49
Weishaar II/1./**20**/58
Weiskopf II/2./**30** II/2./**35** II/3./**37** II/3./**39** I/2./**22**/228 II/1./**12**/4 II/1./**15**/4 II/2./**23**/7 II/2./**30**/25
Weisman II/1./**20**/39 II/1./**20**/64
Weismann I/2./**12**/7
Weiss I/1./**6**/65 I/1./**6**/120 I/2./**12**/233 I/2./**22**/16 I/2./**22**/20 I/2./**22**/51 I/2./**28**/11
Weissauer I/1./**5**/1
Weitz I/1./**9**/41
Welboom II/3./**45**/2
Welch II/1./**3**/34 II/4./**51**/31
Welcker II/1./**3**/10
Welke II/2./**30**/2 II/2./**30**/9
Wellmer I/2./**22**/223
Wells I/2./**12**/168 I/2./**21**/11
Weltheimer II/1./**20**/13
Welti II/3./**40**/18
v. Wendorff I/2./**22**/102
Wendt II/3./**50**/15 II/3./**50**/16
Wenger I/2./**12**/208
Wenke I/1./**4**/1 I/1./**4**/2
Wentscher I/2./**12**/133
Wentsler I/2./**17**/19
Werner I/1./**9**/41 I/2./**14**/24 I/2./**14**/26 II/1./**20**/58
Wernher II/1./**3**/51
Werries I/1./**6**/14
Wertheimer I/2./**12**/168
Werthemann I/1./**9**/2 I/1./**9**/9 I/1./**9**/25 I/1./**9**/36 II/3./**44**/38 II/4./**53**/7 II/4./**54**/2 II/4./**54**/38 II/4./**54**/70
Wesemann II/1./**11**/6
Wessel I/1./**6**/64
Wessels I/1./**9**/32
Wessely II/3./**36**/9 II/3./**36**/114
Wessinger I/1./**4**/25
Westermann II/1./**1**/22
Westhues I/1./**4**/76 I/2./**22**/26
Westin II/4./**54**/55
Westphal I/1./**3**/10
Wetzel I/2./**13**/1
Wexler II/2./**32**/39
Weyers I/1./**9**/9 II/1./**3**/39
Whalen I/1./**6**/35 I/1./**6**/48
Whartin II/1./**21**/23
Wheeldon I/2./**12**/200
Wheeler I/2./**12**/156
Whitaker I/1./**6**/99 I/2./**12**/10
Whitcomb II/1./**1**/33
White I/2./**12**/9 I/2./**12**/225 I/2./**12**/229 II/1./**16**/2 II/1./**20**/61 II/3./**38**/9
Whitehead I/2./**12**/189
Whitehouse I/1./**6**/13 I/1./**6**/15 I/1./**6**/121 I/1./**6**/122 I/1./**6**/125
Whitelaw I/2./**12**/10
Whitlock I/2./**22**/102
Wiberg II/4./**54**/25 II/4./**54**/27
Widmaier I/1./**4**/76 II/1./**7**/137 II/1./**8**/43 II/1./**17**/32 II/2./**25**/15
Widmer I/2./12/35
Wiedemann I/1./**9**/4 I/1./**9**/9 I/1./**9**/13 I/1./**9**/14 II/4./**54**/6
Wiedling I/1./**4**/11 I/1./**4**/15 I/1./**4**/16
Wieland II/2./**32**/34 II/4./**54**/70
Wiemers I/1./**5**/9 I/1./**5**/23 I/1./**5**/63 I/1./**5**/67
Wiener II/3/**36**/18
Wierzejewski I/2./**12**/182 I/2./**12**/188 I/2./**12**/189
Wilbouchevitch II/1./**3**/55
Wilchins I/2./**17**/11
Wild I/1./**4**/50 I/1./**4**/77
Wilderer II/4./**54**/2
Wildermuth II/3./**38**/55
Wildervanck I/1./**9**/33
Wilfingseder I/2./**12**/111
Wilhelmi I/1./**6**/99 I/1./**6**/122
Wilke II/1./**3**/29
Willan II/1./**15**/1
Willenegger I/1./**6**/87 I/2./**16**/4 I/2./**16**/6 I/2./**16**/7 I/2./**16**/8 I/2./**16**/10 I/2./**16**/21 I/2./**17**/7 I/2./**17**/11
Williams II/1./**20**/42 II/2./**32**/7 II/2./**32**/32 II/4./**51**/31 II/4./**51**/65

Williamson I/1./**6**/13 I/1./**6**/23 I/1./**6**/55 I/1./**6**/87 I/1./**6**/88 I/2./**12**/9 I/2./**12**/13
Willinger I/2./**22**/98
Willis I/2./**22**/44 I/2./**22**/76 I/2./**22**/84 I/2./**22**/86 I/2./**22**/88 I/2./**22**/93 I/2./**22**/222 I/2./**22**/250 II/1./**20**/4
Willstätter I/1./**4**/7
Wilson I/1./**9**/8 I/2./**12**/10 I/2./**12**/34 I/2./**12**/212 I/2./**12**/223 I/2./**12**/228 II/1./**20**/57
Windecker II/2./**31**/12
Windele I/1./**9**/43
Windholz I/2./**22**/12
Windmüller I/2./**22**/165
Windorfer I/1./**9**/9 I/1./**9**/11
Winicker II/1./**20**/42 II/1./**20**/50
Winkler I/2./**12**/234 I/2./**21**/4 I/2./**21**/11 I/2./**21**/12 I/2./**21**/15 II/1./**1**/17
Winklmair II/2./**24**/75
Winn II/4./**51**/31
Winogradowa I/2./**12**/205
Winship I/2./**22**/17 I/2./**22**/93
Winslow II/1./**20**/12
Winsten I/2./**12**/38
Winter I/1./**6**/77 I/1./**6**/78 I/1./**6**/79 II/2./**26**/12
Wirbatz II/1./**20**/45
Wirth I/1./**4**/12 II/1./**8**/14 II/2./**23**/8 II/2./**25**/9 II/2./**25**/13 II/2./**26**/65 II/2./**30**/11 II/2./**30**/25 II/2./**31**/1 II/2./**31**/13 II/2/**32**/32
Wirtz I/1./**7**/2
Wisbrun II/4./**54**/42
Wischnewski I/1./**4**/41 I/2./**22**/27 I/2./**24**/11
Wise II/1./**20**/45 II/3./**45**/32
Wisham I/2./**12**/40
Wisniowski I/2./**22**/52
Wissler I/1./**6**/47 I/1./**74**
Witheman II/4./**54**/113
Withers II/1./**20**/42
Witt II/4./**53**/9 II/4./**53**/92 II/4./**54**/22 II/4./**54**/32 II/4./**54**/80 II/4./**54**/151
Witteler I/1./**9**/27
Wittig I/1./**6**/55 I/1./**6**/87 I/1./**6**/112 I/1./**6**/115 I/1./**6**/133 II/1./**20**/45
Wittmoser I/2./**12**/97 I/**2**/**12**/128 I/2./**12**/130 II/4./**54**/122
Witzel I/2./**12**/194
Wodak I/1./**2**/5 II/2./**32**/2 II/2./**32**/39
Woeber II/1./**2**/49
Wöhler I/1./**4**/4
Wölfer II/1./**3**/36
Wölfler I/2./**12**/194
Woessner I/1./**6**/20 I/1./**6**/22 I/1./**6**/27 I/1./**6**/32 I/1./**6**/62 I/1./**6**/71 I/1./**6**/88
Wohlbach I/2./**12**/4 II/1./**20**/3
Wohnlich I/2./**21**/9
Wolbach II/3./**46**/10
Wolf I/1./**4**/18 II/1./**3**/34 II/1./**5**/4
Wolfe I/2./**12**/100 I/2./**12**/104 I/2./**22**/34 I/2./**22**/53 II/2./**33**/3 II/4./**53**/45
Wolfe-Krause I/2./**12**/100 II/3./**36**/66
Wolfenden II/1./**20**/38
Wolff I/1./**9**/4 I/1./**9**/9 I/1./**9**/24 I/2./**12**/156 I/2./**14**/10 II/4./**54**/11
Wollheim II/1./**20**/42
Woltman II/1./**21**/4
Wong I/2./**12**/124
Wood II/1./**16**/35 II/1./**20**/35 II/2./**33**/64
Wooden II/3./**40**/18
Woodhall II/1./**1**/33
Woodroffe I/2./**12**/212
Woods I/1./**6**/20
Woodsmith I/2./**18—20**/19
Woodward II/1./**20**/38
Woolard II/1./**20**/2 II/1./**20**/13
Woolf I/2./**12**/179 I/2./**14**/1 II/1./**3**/34
Woolhouse I/2./**21**/20 II/2./**32**/35
Woringer II/1./**1**/35 II/3./**50**/15
Worley I/1./**4**/11
Worth II/1./**19**/4
Worthen I/2./**12**/45
Wrede II/4./**54**/2
Wrenn I/2./**12**/200 I/2./**15**/10 II/4./**54**/82
Wright I/1./**6**/35 I/1./**9**/12 I/2./**18—20**/14
Wünsch I/1./**6**/20 II/4./**54**/149
Wuhrmann I/2./**22**/8
Wulf I/2./**22**/54
Wulff II/1./**9**/2
Wullstein I/2./**22**/17 I/2./**22**/19 I/2./**22**/209 II/1./**21**/19
Wunderer I/2./**22**/73 I/2./**22**/90 I/2./**22**/167 I/2./**22**/168 II/1./**10**/5 II/1./**12**/1 II/1./**20**/54 II/2./**22**/86 II/2./**26**/25
Wurtzer II/2./**33**/10
Wustrow I/2./**22**/44 I/2./**22**/47 I/2./**22**/65 I/2./**22**/85 I/2./**22**/87 I/2./**22**/95 I/2./**22**/99 I/2./**22**/102 I/2./**22**/185 I/2./**22**/195 II/1./**3**/47
Wyatt II/1./**20**/10
Wyburn I/2./**12**/29 II/1./**20**/12
Wydler I/2./**12**/120
Wyeth II/1./**20**/53
Wylie I/1./**3**/10 I/1./**5**/1
Wynn II/1./**7**/115 II/2./**33**/30
Wysocky I/2./**15**/6

Y

Yachim I/2./**12**/160
Yaeger I/2./**12**/160
Yakovlev II/1./**3**/12 II/1./**3**/34
Yalow I/2./**12**/39
Yamane I/1./**9**/43
Yamazki I/1./**9**/12
Yamada I/1./**9**/41
Yannilos II/3./**48**/9
Yasargil I/2./**14**/12 II/1./**20**/38
Yates I/1./**6**/99
Yaxlex II/4./**51**/44
Yeh I/2./**21**/18
Young I/2./**12**/199 I/2./**12**/206 II/1./**3**/19 II/1./**5**/4 II/1./**20**/25 II/1./**20**/53 II/2./**33**/19 II/2./**33**/48 II/4./**51**/66
Youssef I/1./**6**/126

Z

Zaborski I/2./**15**/6
Zachariae I/1./**6**/98
Zahn I/2./**12**/206
Zahradnicek II/4./**54**/33
Zander I/2./**14**/3
Zange I/2./**22**/194 I/2./**22**/202
Zarzyki II/3./**36**/80
Zausch II/1./**3**/17
Zavaleta I/2./**22**/99
Zederfeldt I/1./**6**/4 I/1./**6**/129 I/1./**7**/22

Zehender I/2./**12**/104
Zehm I/2./**22**/140
Zeis I/2./**12**/104 I/2./**22**/1 II/2./**33**/70
Zeising I/1./**2**/4
Zeisler I/1./**7**/3
Zeiss I/2./**12**/226
Zeissler I/1./**4**/46
Zeitlhofer I/2./**12**/136
Zeitz I/2./**22**/207
Zel I/2./**12**/6
Zelger II/1./**20**/14
Zelickson I/1./**6**/48
Zeller II/4./**53**/36
Zeman II/1./**3**/11
Zender II/2./**28**/12
Zenger II/3./**41**/35
Zeno II/2./**33**/20
Zepernick I/1./**4**/18
Zeumer I/2./**14**/27
Zilstorff II/2./**32**/38
Zimany II/1./**13**/78
Zimches I/2./**12**/160
Zimmer I/2./**22**/94
Zimmermann I/2./**22**/99 II/1./**20**/37 II/1./**20**/45 II/4./**54**/36
Zinner I/1./**4**/35
Zinsser II/2./**30**/7
Zintel I/2./**12**/108 I/2./**12**/165
Zisser II/1./**13** II/1./**13**/94
Zissler II/1./**20**/42
Zöllner II/1./**21**/19
Zollinger I/2./**12**/11 I/2./**14**/4 I/2./**22**/178 II/4./**54**/125
Zoltán I/2./**12** II/1./**20** II/3./**46** I/1./**4**/55 I/1./**4**/82 I/1./**4**/95 I/1./**4**/110 I/1./**8**/11 I/2./**12**/24 I/2./**12**/63 I/2./**12**/105 I/2./**12**/225 I/2./**13**/3 I/2./**18—20**/17 I/2./**22**/14 I/2./**22**/181 I/2./**24**/4 II/1./**3**/4 II/1./**3**/49 II/1./**16**/31 II/1./**17**/27 II/2./**33**/30 II/2./**33**/62 II/3./**46**/12 II/3./**46**/61 II/3./**46**/71 II/4./**54**/84
Zontschew II/1./**20**/30
Zrubeczky I/2./**12**/73
Zschiegner II/1./**3**/37
Zuckerkandl II/2./**33**/27
Zühlke II/2./**30**/11 II/2./**32**/37 II/2./**33**/91
Zülch II/1./**20**/41 II/1./**21**/29
Zuelzer II/4./**53**/98 II/4./**54**/64
Zünkeler I/1./**9**/23
Zürn I/1./**4**/40
Zugsmith I/2./**12**/156
v. Zumbusch I/2./**21**/4
Zurbuchen II/2./**32**/35
Zweifach I/1./**6**/7 I/1./**6**/76
Zwicker I/2./**12**/7 I/2./**12**/22
Zwiosen II/1./**3**/17
Zypkin I/2./**12**/205

SACHVERZEICHNIS

A

Abbau retikulärer und elastischerFasern I/1./**6**/22
— -untersuchungen, isolierte I/1./**6**/84
ABBEsche Operation I/2./**12**/61 I/2./22/134
Abbruch der Säge, Nasenplastik II/2./**34**/83
Abdichtung des Tubus I/1./**5**/43
Abdominal jump flap II/3./**46**/13
Abdominallappen II/1./**13**/33
Abdruckgips II/2./**30**/13
Abdrucklöffel aus Kunststoff II/1./**6**/3
Abductor hallucis-Sehne, Durchtrennung I/4./**54**/53
Abduktionsextensionsbehandlung II/4./**54**/21
Abduktionsosteotomie II/4./**54**/93
ABE, (Anodic back elektromotive force) Bestimung des I/2./**16**/2
Aberglaube II/1./**7**/17
Aberrante Strumen I/2./**22**/230
Abformung des Gesichtes II/2./**30**/12
Abgüsse, kombinierte, aus elastischer Masse und Gips II/2./**30**/14
Abkömmlinge des noch undifferenzierten Mesenchyms I/2./**22**/209
Abkühlung zur Verringerung des Operationstraumas I/2./**12**/6
Ablatio mammae II/3./**46**/9
Ablepharie II/3./**36**/2
Abmagerungskur I/2./**24**/1
—, übertriebene II/2./**29**/4
Abnorme biomechanische Konstellation I/2./**14**/16
Abriegelnde Blockaden zur Infiltrationsanästhesie der Galea I/1./**4**/52
Abriß des inneren Lidbändchen, Schrägstellung der Lidspalte II/3./**36**/55
— des Unterlides II/3./**36**/53
Absauganlage I/1./**5**/41
Absaugkatheter I/1./**5**/41
Abschaben des Keloids nach HAYNES I/2./**21**/16
Abscherung der Hüftmetaphyse II/4./**54**/238
Abschleifen der Haut II/2./**29**/5
Absolute Überdosierung, Lokalanästhesie I/1./**4**/37
Absorberkalk, Korngröße I/1./**5**/36
Absorption radioaktiver Substanzen, Methoden I/2./**12**/39
Absorptionsmittel I/1./**5**/36
Abstand zwischen Zungenbein und Kehlkopf, Schluckakt I/3./**41**/32
Absterben des Transplantates I/2./**17**/10
Abszesse, periösophageale II/3./**41**/21
Abtragung der Kinn-Höhe II/2./**26**/46
— der Kinnprominenz II/2./**26**/46
Abtrennung des unteren Unterkieferrandes mit Kreissäge II/2./**25**/22
Abtropfungstheorie I/2./**19**/11 I/2./**22**/222
Abusus von Genußmittel I/2./**22**/4
Abwehrkräfte, Hebung I/2./**22**/240
— an der Skelettanlage I/1./**9**/26
— chromosomale I/1./**9**/18
Abweichung des Kinns zur gesunden Seite II/2./**26**/87
—, morphologische, bei Mißbildungen I/1./**9**/3
— von der normalen Blutgerinnung II/2./**28**/2
Acetylcholin I/1./**5**/27
— -Hemmungsblock I/1./**5**/28
Achillessehne, Dauerüberbeanspruchung II/4./**54**/82
—, Spontanrupturen II/4./**54**/82
—, Zugfestigkeit II/4./**54**/82
Achillessehnen, gerissene, Vereinigung II/4./**54**/83
— -defekt, Überbrückung durch freies Transplantat II/4./**54**/87
— -defekte, Überbrückung mit frei transplantierter Faszie II/4./**54**/83
— -riß, Behandlung II/4./**54**/83
— —, Durchflechtung beim veralteten II/4./**54**/86
— —, frischer II/4./**54**/85
— —, veralteter, Durchflechtung II/4./**54**/86
— —, —, Raffnaht II/4./**54**/85
— -risse II/4./**54**/80
— —, Behandlung, Operationstechniken II/4./**54**/85
— —, frische, Naht II/4./**54**/86
— —, gedeckte, Wiederherstellung, Operationsmethoden, Übersicht II/4./**54**/84
— —, Operationstechniken zur Behandlung II/4./**54**/85
— —, Raffnaht bei veralteten II/4./**54**/85
— —, spontane II/4./**54**/81
— -verlängerung, Methoden II/4./**54**/96
— —, offene Z-förmige, mit Einschneidung der hinteren Sprunggelenkskapsel II/4./**54**/44
— -verletzungen durch Fußballspiel II/4./**54**/81
— — durch Skilauf II/4./**54**/81
— —, indirekte II/4./**54**/81
— -zerreißungen, Lokalisation II/4./**54**/82
Achselhöhle, Narben II/4./**53**/42
—, Verbrennungen II/3./**48**/5
Achselhöhlenbereich, Verbrennungskontrakturen II/3./**48**/5
Achsen-korrektur, keilförmige Osteotomien nach Abschluß des Wachstumsalters II/4./**54**/209
— -zylindersystem I/2./**17**/7

ACTH I/1./**6**/94 I/2./**12**/7 I/2./**13**/6 I/2./**13**/7 II/3./**46**/115
— - und Cortisonbejandlung II/1./**16**/8
— -System I/2./**12**/10
Actihaemyl I/1./**4**/30 I/1./**4**/50 I/1./**4**/78 I/2./**12**/7 I/2./**22**/12 I/2./**22**/27 II/1./**7**/200 II/1./**7**/201
Adaktylien II/4./**53**/15
Adamantinom, Ausschälung I/2./**22**/73
—, Fensterung der polyzystitischen Hohlräume I/2/**22**/74
—, karzinomatöse Entartung I/2./**22**/73
—, pigmentiertes I/2./**22**/84
—, Röntgenbestrahlung I/2./**22**/75
—, solides I/2./**22**/73
— des Unterkiefers II/2./**24**/25
—, zystisches I/2./**22**/73
Adamantinome I/2./**22**/58 I/2./**22**/65 I/2./**22**/72 II/2./**24**/53 II/2./**33**/50
Adaptation, mangelhafte, der Knochenflächen nach der Osteotomie im aufsteigenden Ast II/2./**26**/24
Additionsphänomen, Bindegewebsstoffwechsel I/1./**6**/90
Adenokarzinom der Mamma II/3./**46**/41
— der Schilddrüse I/2./**22**/10
Adenokarzinome I/2./**22**/76 II/3./**44**/34
— der Glandula sublingualis I/2./**22**/179
Adenom, pleomorphes I/2./**22**/76
—, —, Häufigkeit I/2/**22**/87
Adenome I/2./**22**/37
— der Parotis I/2./**22**/84
—, pleomorphe, der Parotis I/2./**22**/84
Adenosintriphosphat (ATP)-Synthese I/1./**6**/24
Adenosintriphosphor-Säure I/1./**4**/29 I/2./**12**/7
Adhäsionen der Sehnen II/4./**53**/70
Adnexe der Ohrmuschel I/1./**10**/13
Adrenalektomie, Einfluß I/1./**6**/100
Adrenalin I/1./**4**/21 I/1./**6**/104 I/2./**24**/10 II/2./**34**/8
—, Blutdrucksteigerung I/1./**4**/21
—, Dosierung I/1./**4**/24
— (Suprarenin) in Kombination mit Procain (Novocain) I/1./**4**/21
—, Kontraindikation I/1./**4**/22
— -konzentrationen I/1./**4**/26
—, Nebenwirkungen I/1./**4**/23
— -Schock I/1./**4**/39
— -umkehr I/1./**4**/23
— -zusatz bei der Lokalanästhesie I/1./**4**/26
— —, Reduzierung bei der Lokalanästhesie I/1./**4**/24
Adreno-kortikale Läsion II/3./**44**/2
ADSON-Zange II/1./**1**/34
Adventitiazellen I/1./**6**/42
Aerobactergruppe I/1./**3**/3
Aeskulus II/4./**58**/11
Aesthetik, Hauptmerkmal II/2./**30**/1
— der Narbenbildung nach Anwendung der Fräse I/2./**19**/5
Aesthetische Chirurgie I/1./**1**/2
Aesthetische Chirurgie der Extremitäten, unteren II/4./**54**/255
— — **des Gesichts** II/2./**28**
— — **des Halses** II/3./**43**
— — der Mamma II/3./**45**/14
— — **der Nase** II/2./**34**
— — **im Schädelbereich** II/1./**5**
— — **im Stammbereich** II/3./**50**
— **Operatonen im Mund- und Kieferbereich** II/2./**26**
Aesthetischer Profil-Winkel nach JOSEPH II/2./**32**/6
Aethecain I/1./**4**/9
Äther I/1./**5**/17 I/1./**5**/21 I/1./**5**/32 II/2./**34**/11
—, Verdampfungskanister I/1./**5**/35
— -Narkose I/1./**2**/2
— -spray, RICHARDSONsches I/1./**4**/20
Äthylen I/1./**5**/22
— -glykol I/2./**17**/19
— -oxyd I/1./**3**/9 I/1./**5**/66
Äthylurethan II/1./**7**/37
Ätiologie der adipösen Ptosis I/2./**29**/24
— von Gesichtsdefekten II/2./**30**/2
— der Gesichtsspalten, II/1./**7**/39
— der Hygrome II/3./**44**/18
— der Mammahypertrophie II/3./**44**/2
— der Mißbildungen I/1./**9**/7
Ätiologische Faktoren beim Zustandekommen von Gesichtsspaltbildungen II/1./**7**/19
Ätiopathogenese des Keloids I/2./**21**/5
Affenhornhaut, transplantierte I/2./**13**/5
Affrikaten II/1./**9**/4
AF$_2$, Mesenchymaktivator I/2./**22**/240
Agammaglobulinämie II/2./**24**/32
Agenesie des Gliedes II/4./**51**/4
— der Ovarien II/1./**3**/55
Agenesis phalli II/4./**51**/15
Agenzien, teratogene, Spezifität der Qualität I/1./**10**/3
Aggregation, laterale, der Protofibrillen I/1./**6**/61
Air block-Technik II/4./**58**/12
Akkumulationsblock I/1./**5**/28
Akne I/2./**19**/5
— konglobata I/2./**19**/6
— -narben I/2./**19**/7
— rosacea I/2./**19**/7 II/2./**34**/15 II/2./**34**/108
Akrinor I/1./**5**/11
Akromegalie II/2./**26**/9 II/4./**54**/70
Akromioklavikulargelenk II/4./**53**/112
Akromiopektoraler Flachlappen zur Wangendefektdeckung II/1./**13**/25
Akromiopektorallappen II/1./**13**/24 II/1./**18**/83
Akrozephalosyndaktylie I/1./**9**/22 II/1./**3**/34 II/3./**36**/1
—, Entenfuß bei I/1./**9**/35
Akrylat-Alloplastik, Indikation I/2./**24**/15
—, bakteriologische Eigenschaften I/2./**18**—**20**/6

Akrylateinlagen ins Kniegelenk der Hunde 24/21
— -Endothesen I/2./**22**/177 II/2./**24**/17
— - — und Strahlentherapie II/2./**24**/20
— -knochen nach HEISS, Vorzüge und Nachteile II/2./**24**/28
— und Knochen, Strahlenabsorption unter verschiedenen Meßbedingungen I/2./**24**/20
— als Platzhalter II/2./**24**/20
—, Strahlenabsorption unter verschiedenen Bedingungen I/2./**22**/177
— -Zahnprothese, QUINCKE-Ödem I/2./**14**/26
Akrylate II/2./**24**/62 II/2./**30**/11 II/3./**45**/34
—, kanzerogene Eigenschaften II/2./**24**/19
—, sarkogene Eigenschaften II/2./**24**/19
—, temporärer Knochenersatz II/2./**24**/52
Akrylendoprothese bei Humeruskopfzertrümmerungen II/4./**53**/113
Akrylpelotte I/2./**22**/52
Akrylsäure I/2./**14**/25
Akryl-Spezialendoprothese nach LANGE-RETTIG II/4./**54**/144
Aktinische Reize und Keloidentstehung I/2./**21**/10
Aktinomycin C I/2./**13**/11 I/2./**17**/11
Aktivator nach ANDRESEN-HÄUPL II/1./**10**/5
— für die Nachbehandlung II/2./**26**/84
Aktivierte Fibroblasten I/1./**6**/30
— Retikulumendothelien I/1./**6**/30
Aktivität, junktionale I/2./**22**/221
Akustikus-Neurinom, Entfernung II/1./**21**/2
—, Rekonstruktion des zuvor notwendigerweise geopferten N. facialis II/1./**21**/30
Akustische Meßverfahren I/2./**25**/10
Akuter Herzstillstand I/1./**5**/65
Akzessorische Urethralgänge II/4./**51**/22
—r Urethralgang, Entstehung II/4./**51**/7
Alarmreaktion I/1./**6**/97
Alaun II/2./**30**/9
Alabastergips II/2./**30**/13
ALBRIGHT-Syndrom I/2./**22**/98
Albumin-Globulin-Verhältnis I/2./**12**/8
Aldocorten I/1./**6**/102
Aldosteron I/2./**12**/10
Alginate I/2./**22**/68 II/2./**30**/14
Alkalose I/1./**5**/65
Alkohol I/1./**3**/16 II/1./**20**/54
— -Behandlung I/1./**3**/20
— -blockaden bei Trigeminusneuralgien I/1./**4**/68
— -infusion I/1./**5**/56
Alkyl-2-Zyanoakrylate I/2./**18—20**/6 II/1./**7**/153
ALLEN-DOISY-Test II/2./**28**/11 II/2./**28**/12
Allenthese I/2./**14**/1
—, biomechanische Konstellation I/2./**14**/15
—, elektrolytische Vorgänge zwischen Allenthese und umgebenden Gewebe I/2./**14**/16
—, Funktionstüchtigkeit I/2./**14**/22
Allenthesen, dauerhafte Implanatation I/2./**14**/18
Allenthesen, metallische I/2./**14**/1 I/2./**14**/13
—, poröse I/2./**14**/19
Allergene I/2./**14**/24
Allergie I/2./**17**/1
Allergische Erscheinungen nach Verwendung von autopolymerisiertem Polymethylmethakrylat I/2./**14**/26
Allgemeine Anästhesie I/1./**5**
— Chirurgie des Halses II/3./**40**/7
— Plastische Chirurgie I/1./**1**/3
Allgemeine Prinzipien zur operativen und aklinischen Therapie im Rahmen der plastischen Chirurgie I/2./18—**20**
Allgemeinnarkose I/2./**19**/5
Allgemeine Wiederherstellung knöcherner Hirnschädel II/1./**1**/9
Allgemeinzustand, psychosomatischer I/2./**12**/11
Alloarthroplastik des koxalen Femurendes II/4./**54**/132
— -Fehlergebnisse, Hüftarthrodese II/4./**54**/152
—, Kontraindikation II/4./**54**/149
— des Schultergelenkes II/4./**53**/113
Alloplastiken zur Festigung der Thoraxwand II/3./**46**/84
Alloplastik I/2./**12**/2 I/2./**13**/3 I/2./**13**/12 I/2./**14**/1 II/2./**24**/15 II/2./**24**/45 II/2./**27**/9 II/3./**36**/142
—, **biologische Grundlagen** I/2./**14**
—, histopathologische Befunde I/2./**17**/24
—, Indikationsstellung I/2./**14**/11
—, Infektion des Implantatlagers I/2./**14**/1
—, lokale Gewebereaktion I/2./**14**/17
— und maligne Entartung II/3./**45**/35
— der Mamma, I/3./**46**/50
—, Nachteile I/2./**14**/2 II/2./**24**/27
—, Pathologie I/2./**17**/16
—, Vorzüge und Nachteile I/2./**14**/2 II/2./**24**/27
Alloplastische Mammavergrößerung II/3./**46**/47
— Materialien zur Implantation bei der Mammaplastik II/3./**45**/34
— Metallstifte zur Defektüberbrückung im Unterkiefer I/2./**22**/177
— Prothese, Form I/2./**14**/18
— Prothese, lokale und allgemeine Körperschäden I/2./**14**/23
— Stoffe bei rhinoplastischen Eingriffen
— Zwischeneinlagen nach Ankylose-Operation II/2./**24**/21
Alloplastischer Arterienersatz I/2./**14**/11
— Ersatz von Körperhohlorganen I/2./**14**/12
— Gewebeersatz, Möglichkeiten und Grenzen I/2./**14**/12
— **Hautersatz** I/2./**15**
— Ösophagusersatz II/3./**46**/88
Alloplastisches Transplantationsmaterial II/2./**32**/36
Alloxan-diabetische Senkungen der Syntheseraten I/1./**6**/113
Allylthioharnstoff I/2./**21**/18

Alopecia areata hinter dem Operationsschnitt II/2./**29**/15
— praematura II/2./**28**/12
Alpha-Chymotrypsin II/2./**29**/14 II/2./**34**/107 II/3./**43**/11
Alpha- und Beta-Rezeptoren I/1./**4**/28
Alsbergsche Osteoklasten II/4./**54**/43
Alte Menschen, Wunden I/1./**6**/86
Alter, biologisches I/1./**5**/59
—, keloidgefährdetes I/2./**21**/7
— der Mutter bei der Genese von Mißbildungen I/2./**10**/14
— und Strahleninsult II/1./**17**/3
Altern, synchrones, Auffassung II/2./**29**/2
Altersabhängige Unterschiede des Thyroxineinflusses I/1./**6**/110
Altersabhängigkeit bei Frakturen des Schädel-Gesichtsbereiches I/2./**22**/11
Altersflecke I/2./**19**/9
Altersverteilung der Malignome, Gesamtzahl der Fälle I/2./**22**/244
— der Sarkome des Kiefer-Gesichtsbereichs I/2./**22**/210
— bei Trägern mit Kieferkarzinomen I/2./**22**/166
Alterung I/1./**6**/82
— des Kunststoffes I/2./**17**/24
Alterungs-Einflüsse I/1./**6**/92
Alterungsabhängige Veränderungen I/1./**3**/83
Aluminiumfolien I/2./**34**/88
Alupent I/1./**5**/70
Alveolarbereich, Osteoplastik II/1./**7**/129
Alveolarfortsatz, Defektbildungen II/2./**25**/14
—, Einkerbungen und Schleimhautfalten II/1./**7**/42
—, frontaler, operative Vorverlagerung I/1./**13**/94
—, frontaler, Osteotomie mit Knochentransposition vom Kinn (Köle) II/2./**26**/102
—, —, Osteotomie zur Vorverschiebung nach Hofer II/2./**26**/75
—, operative Eingriffe bei Progenie II/2./**26**/36
—, Osteotomie zur Rückversetzung nach dem Vorgehen von Pichler-Köle II/2./**26**/37
—, Rückversetzung II/2./**26**/47
—, unterer, Vorverschiebung, Operationsmethoden II/2./**26**/75
— -frakturen II/2./**22**/51
— - —, Therapie II/2./**22**/58 II/2./**22**/98
— -karzinome mit Befall der Gaumen- bzw. Vestibulumschleimhaut I/2./**22**/190
— -scheiben, Segmentverschiebung von Einzelzähnen II/1./**7**/177
Alveolarkamm-aufbau II/2./**24**/22
— -erhöhungen II/1./**8**/32
— -plastiken II/1./**8**/32
Alveole, Ausklopfen mittels kleiner zugespitzter Zündhölzchen I/2./**22**/60
Alypin I/1./**4**/8
Amastia II/3./**46**/39
Amastie, angeborene einseitige II/3./**45**/12
—, doppelseitige II/3./**45**/12
— -fälle mit einer Amyotrophie II/3./**46**/40
Amastien II/3./**44**/5 II/3./**45**/12
Amaurose II/2./**32**/19
Amazia II/3./**46**/39
Ameisennaht I/1./**7**/1 I/1./**7**/20
Amelanotisches Melanom I/2./**22**/224
Amelie I/1./**10**/22 I/1./**10**/25
Ameloblastom I/2./**22**/72 II/1./**19**/4
Amerikanische Todesursachenstatistik Lippenkarzinome I/2./**22**/129
Amine, biogene I/1./**6**/7
Aminofusin I/2./**22**/28
Aminophenazon I/1./**5**/56
Aminosäuren I/1./**2**/3
Ammoniumsulfat-Präzipitat I/2./**12**/35
Amnesie I/1./**5**/1 I/1./**5**/2 I/1./**5**/13 I/1./**5**/24
—, basale I/1./**5**/17
—, Fehler I/1./**5**/64
—, gesteuerte I/1./**5**/22
Amnion, Anhaftungsstränge II/3./**44**/12
— -bänder als Ursache der Mißbildungen I/1./**10**/12
— - oder Kunststoffolienbedeckung des Knochenrandes I/1./**1**/35
— -haut II/3./**36**/98
— -membranen I/2./**13**/12
— -schädigung II/3./**44**/13
— -strangbildungen II/1./**7**/33
Amniotische Abschnürungen bei doppelseitigen, schrägen Gesichts- und Gaumenspalten II/1./**3**/24
— Schnürfurche am Unterschenkel, Beseitigung, Schnittführung II/4./**54**/76
— Schnürfurche an den Großzehen, Entfernung, Schnittführung II/4./**54**/76
Amniotischer Schnürring am Finger, Schnittführung zur Beseitigung II/4./**53**/39
Amorbogenkorrektur II/1./**8**/25
Amorbogenplastik II/1./**7**/152
Ampholytseifen I/1./**3**/16
Ampliaktyl II/2./**29**/8
Amplicain I/1./**4**/10
Amputation II/1./**20**/17
—, spontane II/4./**54**/74
—, subtotale, der Brust mit freier Mamillentransplantation II/3./**45**/33
—, Musterbindung der offenen Gefäßlumina I/1./**7**/2
Amputationen, zirkuläre II/4./**57**/2
Amyloidose II/3./**46**/107
Amyoplasia congenita II/4./**53**/26
Amyotrophie bei Amastiefällen II/3./**46**/40
Anabole Hormone II/4./**54**/145
— Phase der posttraumatischen Entzündung und Wundheilung I/1./**6**/33
— Prozesse in den Bindegewebszellen, Schema des zeitlichen Ablaufes I/1./**6**/50
— Substitutionstherapie II/4./**54**/151

Anabolika I/2./**22**/28
Anämie I/1./**5**/12 I/2./**12**/11 I/2./**22**/105
Anämien, postoperative I/2./**24**/3
Anaeroidmanometer I/1./**5**/53
Anästhesie, allgemeine, I/1./**5**
—, —, in Bauchlagerung I/1./**5**/62
—, —, im Greisenalter I/1./**5**/59
—, —, bei Kleinkindern I/1./**5**/57
—, —, im Hals-Kopf-Bereich I/1./**5**/61
—, —, bei Säuglingen I/1./**5**/57
—, —, Vorbehandlung I/1./**5**/3
—, —, Voruntersuchung I/1./**5**/3
— -methoden in der Kinderchirurgie I/1./**5**/58
— -technik, Gefahren I/1./**5**/65
Anästhesie, lokale, epidurale I/1./**4**/116
—, —, der Flügelgaumengrube II/2/**34**/10
—, —, der Haut, Schema der abriegelnden Blockaden I/1./**4**/113
—, —, intradermale I/1./**4**/25
—, —, bei der Nasenplastik II/2./**34**/8
—, —, der Nervenaustrittspunkte des I. und II. Trigeminusastes I/1./**4**/61 II/2./**34**/10
—, —, OBERSTsche, modifizierte I/1./**4**/106
—, —, des Plexus cervicalis superficialis I/1./**4**/88
—, —, des II. Trigeminusastes II/2./**34**/9
— -dauer, lange I/1./**4**/11
— -feld, Ausdehnung nach der zervikalen Plexusanästhesie I/1./**4**/90
— -lösung, Kaliumsulfat-Zusatz I/1./**4**/29
— -technik im Schulterbereich I/1./**4**/105
— -tiefe I/1./**4**/11
Anästhesien I/1./**4**/7
Anästhesiologie I/1./**5**/1 I/2./**22**/120
Anästhesist I/1./**5**/77
Anästhetika, verschiedene, Methode zum Vergleich I/1./**4**/19
Anästhetikum, Ausbreitung I/1./**4**/32
— WOELM I/1./**4**/9
Anästhetische Nasenchirurgie I/1./**4**/59
Analatresie I/1./**9**/43
— und Bauchspalte bei Zwillingen I/1./**9**/43
Analgesie I/1./**5**/1 I/1./**5**/2 I/1./**5**/13 I/1./**5**/44
—, Fehler I/1./**5**/64
—, gesteuerte I/1./**5**/21, I/1./**5**/22
— -stadium I/1./**5**/20
Analgetika I/1./**5**/13 I/1./**5**/63 I/1./**6**/88 I/1./**6**/121 I/1./**6**/126
—, Wundheilung I/1./**6**/121
Anal-Grube I/1./**10**/16
Anamnese I/1./**11**/6 I/2./**22**/3
—, Aufnahme I/2./**24**/1
Anaphylaktische Reaktion I/1./**5**/7
Anaphylaktischer Schock I/1./**5**/7
Anastomose zwischen N. mandibularis und dem N. auriculotemporalis I/1./**3**/44
Anastomosen der Glomustumoren, arteriovenöse I/2./**22**/42
Anastomosierung der Nervenstümpfe, Fazialadaptationstechnik II/1./**21**/25
Anastomosierung des N. facialis, indirekte I/1./**21**/25
— des Ösophagostomas mit der kranialen Öffnung des antethorakalen Hautschlauchs II/3./**46**/91 II/3./**46**/93
— -sversuche am N. facialis proximal des Ganglion geniculi I/1./**21**/29
Anatomie des Halses I/3./**40**/2
—, plastische I/1./**2**/4
— des Rachenraumes und des Velums II/1./**9**/4
— eines subkutan gestielten Lappens II/1./**13**/16
Anatomisch-klinische Studien über melanotische Hautnaevi I/2./**22**/221
Androgen I/2./**12**/10 II/4./**51**/5 II/4./**51**/71
Androgene, Förderung der Wundheilung I/1./**6**/106
Androgenitales Syndrom I/1./**9**/24
Anenzephales Kind I/1./**11**/5
Anenzephalie I/1./**9**/21
— -Oberkiefer und okkulte Gaumenspalte II/1./**7**/65
Aneural I/1./**4**/49
Aneurysma der A. poplitea dextra I/2./**17**/20
— cirsoides II/1./**20**/30
— racemosum II/1./**20**/30
—, zerebrotestinales arteriovenöses II/1./**20**/12
Anfrischungsarthrodese mit gekreuzten KIRSCHNERdrähten II/4./**53**/13
—, Technik II/4./**53**/82
Angeborene Daumenbeugekontraktur II/4./**53**/19
— Defekte der Brust II/3./**46**/39
— Fehlbildungen der Mamma II/3./**46**/40
— Geschwülste und tumoröse Dysplasien I/1./**3**/40
— Klumphand II/4./**53**/27
— Kontrakturen II/4./**53**/26
— Radiusdefekte, Behandlung II/4./**53**/9
— schmale Apertura piriformis II/2./**34**/77
— Veränderungen der Orbita II/3./**36**/1
— Verrenkung des Schultergelenkes II/4./**53**/20
— — der Speichenköpfchen II/4./**53**/23
— Windmühlenflügelfinger II/4./**53**/28
Angeborener Riesenwuchs bei den oberen Extremitäten I/4./**53**/39
— Schulterblatthochstand II/4./**53**/21
Angiektasien II/1./**20**/70
Angioarchitektonik normaler Gefäße I/2./**22**/5
Angiodysplasien, Klärung II/1./**20**/13
—, kongenitale II/1./**20**/15
Angiographie II/4./**58**/20
— der A. carotis externa I/2./**22**/5 II/1./**19**/3
— zur differentialdiagnostischen Klärung der Geschwülste I/2./**22**/5
—, vertebrale II/1./**20**/61
Angiokavernom, venöses II/1./**20**/70

Angiokeratom, pseudomelanotisches II/1./**20**/73
Angiokeratoma II/1./**20**/72
— corporis diffusum II/1./**20**/72
— Mibelli II/1./**20**/72
— scroti II/1./**20**/72
Angiom, blaues II/1./**20**/70
—, venöses II/1./**20**/70
—, venöses razemöses II/1./**20**/70
— -reste nach Strahlenbehandlung, Behandlung II/1./**20**/53
— -Syndrom, Klassifizierung II/1./**20**/15
Angioma arteriovenosum aneurysmaticum II/1./**20**/41
— capillare ectaticum II/1./**20**/41
— capillare et venosum calcificans II/1./**20**/41
— cirsoides II/1./**20**/30
— diffusa seu hypertrophica II/1./**20**/30
— fibromatosa II/1./**20**/35
— fissurales II/1./**20**/2
— neuro-myo-arteriale I/2./**22**/42
— plexiforme II/1./**20**/30
— planum II/1./**20**/5
— racemosum II/1./**20**/30
— racemosum seu cirsoides II/1./**20**/17
— racemosum venosum II/1./**20**/41
— senile II/1./**20**/71 II/1./**20**/72
— stellare II/1./**20**/24
— subcutaneum II/1./**20**/26
— tuberosum planum II/1./**20**/25
Angiomatose, osteolytische, der Extremitäten II/1./**20**/71
—, pharyngozervikale II/1./**20**/38
—, phlebektatische II/1./**20**/71
Angiomatosen I/1./**9**/41
Angiome II/1./**20**/1
—, frühkindliche, Therapie II/1./**17**/1
—, multiple II/1./**20**/72
—, Pas-Reaktion II/1./**20**/3
—, schmerzende I/2./**22**/42
Angiomyome nach Schumacher I/2./**22**/42
Angiomyoneurinom II/1./**20**/35
Angioneurom (Stellmach) I/2./**22**/42
Angio-Osteohypertrophisches Syndrom II/1./**20**/10
Angiopathien, dysplastische II/1./**20**/38
Angiosarkom II/1./**20**/9 II/1./**20**/44 II/1./**20**/46
Angulus venosus II/3./**40**/6
Anilinderivate I/1./**4**/9 I/1./**4**/10
Ankyloblepharon II/3./**36**/2 II/3./**36**/10
Ankylose, beidseitige, durch Trauma II/1./**13**/105
—, doppelseitige, Resektion beider Gelenksköpfe II/1./**13**/104
—, fibröse, und Achsenfehler nach Frakturen II/4./**54**/68
— des Kiefergelenkes
— -Operation, alloplastische Zwischeneinlagen II/2./**24**/21
— -operation, Kunststoffkappen II/2./**24**/18
Ankylose, angeborene, des Kiefergelenkes I/1./**12**/33
— beider Hüftgelenke I/4./**54**/144
Ankylosierung des Kiefergelenkes II/1./**13**/104
— des Sprunggelenkes, oberes II/4./**54**/172
Anlegespan nach Phemister Technik II/4./**54**/121
Anodic back electromotive force (ABE) I/2./**16**/2
Anomalie, angeborene, des Fehlens einer Brust II/3./**45**/12
—, Ebsteinsche I/1./**9**/39
Anomalien der Augenbrauen I/3./**36**/2
— des Gefäßsystems II/1./**20**/1
—, kongenitale, Verbreitung in der CSSR II/1./**7**/7
— der Nase und des Rachenraumes II/1./**3**/18
Anophthalmie II/1./**3**/16
Anorchismus II/4./**51**/78
Anosmie II/1./**12**/35
Anoxie II/1x/**21**/11
Ansammlung von Lymphe in kongenital mißgebildeten lymphatischem Gewebe I/2./**22**/61
Antagonisierung der Curarewirkung I/1./**5**/30
Antagonistenfunktion bei Fazialislähmungen, Dämpfung II/1./**21**/36
Anteriorer Brustlappen II/1./**13**/24
— —, Größe II/1./**13**/22
— —, oberer Größe II/1./**13**/22
Antethorakale Dermato-Ösophagoplastik II/3./**46**/89
— — - —, Komplikationen und deren Behebung II/3./**46**/89
— — - —, Rundstiellappenplastik II/3./**46**/85
— — - —, Stenose des Hautschlauches II/3./**46**/96
— Entero-Ösophagoplastiken II/3./**46**/86
— Gastro- — II/3./**46**/86
— Ösophagoplastik II/3./**46**/84
— —, Karzinome II/3./**46**/90
— — unter Verwendung eines Rundstiellappens, Darstellung II/3./**46**/95
Antethorakaler Ösophagus, Defektverschluß mit doppelt epithelisiertem Lappen II/3./**46**/96
— —, Ersatz, partieller, Darstellung II/3./**46**/98
— —, Strikturoperation, Darstellung II/3./**46**/98
Anthelix (Entwicklung) I/1./**10**/10
Anthropologische Auswertung der Gesichtsdefekte II/1./**7**/173
Anthropologie I/1./**2**/5
Antibiotika I/1./**2**/2 I/1./**3**/14 I/1./**5**/60 I/1./**6**/88 I/1./**6**/126 I/1./**6**/138 II/3./**36**/143
—, Verabreichung I/2./**12**/12
— -bedingte Proteinsynthesehemmung I/1./**6**/128
— -Einfluß bei experimenteller Wundheilung I/1./**6**/127
— -Konzentration im Wundfeld I/1./**6**/128
— und Proteinsynthese I/1./**6**/127

Anticholinesterasen I/1./**5**/29
Antiemetika I/1./**5**/16 I/1./**5**/64
Antiemetisch I/1./**5**/15
Antiexsudative Wirkung I/1./**6**/122
Antigen, homoioplastisches Transplantat I/2./**13**/8
— -Antikörperreaktion I/2./**12**/2 I/2./**17**/8 I/2./**17**/24
— - — nach Homoiotransplantationen, Verhinderung I/2./**17**/9
— -überladung I/2./**17**/13
— -verwandtschaft I/2./**17**/12
Antihistaminika I/1./**5**/57 I/1./**5**/64 I/2./**24**/39 II/2./**34**/107
Antikeloidwirkung der Hyaluronidase I/2./**21**/19
Antikoagulantien I/1./**4**/45 I/1./**6**/128 I/1./**6**/133
— -behandlung, Totalnekrose der Mamma II/3./**46**/15
— -Einfluß I/1./**6**/127
— -therapie II/4./**58**/18
Antikörper, die das Fremdtransplantat zugrunde richten II/2./**24**/29
— -bildung, Ausbleiben I/2./**13**/6
— - — des Empfängers, Blockade I/2./**17**/10
— -reaktion I/2./**13**/8
— -synthese in Plasmazellen I/1./**6**/44
Antikonvulsiva I/1./**5**/15
Antikusverpflanzung II/4./**54**/47
Antiluische Kur I/2./**22**/116
Antimongoloide Stellung der Augen II/1./**11**/5
Antineuralgika I/1./**5**/13
Antiphlogistika I/1./**6**/88 I/1./**6**/121 I/1./**6**/138
—, nichthormonelle I/1./**6**/121
—, Wundheilung I/1./**6**/121
— -einfluß auf die mechanischen Wundeigenschaften I/1./**6**/126
— -wirkungen, Beispiele für dosisabhängige konträre I/1./**6**/123
Antirheumatika I/1./**6**/121 I/1./**6**/126
—, Wundheilung I/1./**6**/121
Antisepsis I/1./**7**/3
Anti- und Asepsis I/1./**2**/1
Antiseptika I/1./**3**/14
Antitension lines I/2./**18—20**/14 II/3./**41**/9
Antitragus (Entwicklung) I/1./**10**/10
Antlitz, mimische Aktion I/2./**22**/2
Antrotomie II/1./**21**/8 II/1./**21**/18
Antrum, Geschwulstbildung I/2./**22**/202
— -Karzinome I/2./**22**/197
Anulus fibrosus II/4./**51**/1
Anus-Bereich, Verbrennungskontrakturen II/3./**48**/12
— -karzinom, Mortalität I/2./**22**/247
Anwendung, lokale, von löslichem Kollagen I/1./**6**/133
A. O.-Platte II/4./**54**/35
Aorta- und Nierenpräparat I/2./**17**/18
Aortenklappen, erkrankte, Ersatz I/2./**13**/13
Aortentransplantation I/2./**17**/14
— homoioplastische I/2./**13**/9
Apertase I/1./**4**/30
Apertognathie II/2./**26**/92
APERTsches Syndrom I/1./**9**/25 II/1./**3**/34 II/1./**13**/100
Apertura piriformis II/1./**7**/156
— —, angeborene schmale II/2./**34**/77
— —, Vertiefungen ohne Spaltbildungen II/1./**7**/42
— —, Verziehungen II/1./**7**/56
Aphonische Stimme II/3./**41**/50
Aplasia nasi I/1./**10**/12
— penis I/1./**10**/20
— vaginae I/2./**12**/135
Aplasie, ein- oder doppelseitige, der Brust, plastischer Ersatz II/3./**45**/12
— der Fibula II/4./**54**/12
—, gonadale II/4./**51**/72
— des Hodens I/1./**10**/20
— der Interphalangealgelenke I/1./**9**/34
— der Mamma II/3./**45**/7 II/4./**45**/14
— der Mamma durch Fehlen des M. pectoralis II/3./**44**/4
— einer Nasenhälfte, TIEFENTALsche Beschreibung II/1./**3**/18
— der linken Nase bei hydrozephalem Schädel und Mikrophthalmie II/1./**3**/18
— der Nase, totale II/1./**3**/16
— der Nebennieren I/1./**9**/25
— des Penis II/4./**51**/15
— der Prämaxilla II/1./**3**/11
Aplasien der Extremitätengelenke I/1./**9**/34
— der Nase II/1./**3**/15
— —, partielle II/1./**3**/18
Aponeurosen, Befestigung I/2./**12**/162
—, Kutisersatz I/2./**12**/162
Apparatur (Fräsen, Schleifen) I/2./**19**/1
Applikation von Eis I/2./**24**/15
— der Inhalationsnarkotika I/1./**5**/32
—, intravenöse, Gefahren I/1./**5**/67
Applikator I/2./**22**/68
Aqua destillata II/2./**30**/8
Arachnodaktylie I/1./**9**/41
Aralditzylinder II/4./**54**/133
Arasol II/3./**45**/38
Arbeitsgemeinschaft für Osteosynthesefragen I/2./**16**/6
Arbeitshand der Tischler II/4./**53**/29
Arbeitstherapie I/2./**24**/14
Arcus palato-glossus-Plastik (NEUNER) II/1./**8**/51
— — -pharyngicus-Plastik (NEUNER) II/1./**8**/47 II/1./**8**/49
Area buccalis media I/2./**22**/139
— infranasalis I/1./**10**/7
— mesobranchialis I/1./**10**/8
— nasalis I/1./**10**/5
— triangularis I/1./**10**/7

Areola, Ersatz II/3./**45**/11
—, Korrektur II/3./**45**/10
Arfonad I/1./**5**/51 II/2./**34**/11
Arginin I/1./**6**/17 I/1./**6**/122
Arhinenzephalie bei Hydrozephalie und Velumspalte II/1./**3**/10
— in Kombination mit schweren Gesichtsspalten II/1./**3**/10
— mit medianer Gaumenspalte I/1./**9**/21
— mit medianer Spalte der Lippe und des Gaumens II/1./**3**/11
Arhinenzephalie, Orbitaldistanz II/1./**3**/10
Arhinenzephalien II/1./**3**/9 II/1./**3**/34 I/1./**7**/69
Arhinia bilateralis I/1./**10**/12
Arhinie II/1./**3**/15 II/1./**3**/16
—, isolierte II/1./**3**/17
—, komplette II/1./**3**/17
Arm, akzessorische Skelettelemente II/4./**53**/20
—, Defektbildungen II/4./**53**/6
—, Doppel- und Mehrfachbildungen II/4./**53**/4
— und entgegengesetztes Bein, Riesenwuchsbildung II/4./**54**/70
—, Fehlstellungen II/4./**53**/135
—, Innervationsfelder I/1./**4**/98
—, Mißbildungen, angeborene, Versorgung II/4./**53**/2
—, plastische Versorgung und Funktionswiederherstellung erworbener Schäden II/4./**53**/41
—, degenerative Sehnenrupturen II/4./**53**/55
—, Total- und Teilverluste, Wiederherstellung II/4./**53**/138
—, Verbrennungskontrakturen II/4./**55**/9
— -heben, Verschiebung und Dehnung der Haut II/3./**46**/9
— -längen, ungleiche II/4./**53**/149
— -lappen I/2./**12**/70
— - — -bildung, Möglichkeiten II/2./**33**/82
— -verluste, Wiederherstellung II/4./**53**/138
— -verunstaltungen, plastische Operationen II/4./**53**/133
— - —. rekonstruktive Maßnahmen II/4./**53**/133
Arndt-Schulzesche Regel I/2./**14**/10 I/2./**14**/17
Arnika II/4./**58**/11
Arrosionsblutung, tödlich verlaufende II/3./**41**/28
—, tödliche, nach der Tracheotomie II/3./**41**/39
Arrosionsblutungen II/3./**41**/4
Arterenol I/1./**4**/23
Arteria axillaris lateralis II/3./**45**/6
— carotis communis II/3./**40**/5
— — externa II/3./**40**/5
— — — —, Angiographie II/1./**19**/3
— — —, Ligatur I/2./**22**/58 I/2./**22**/207
— — —, Kollateral-Kreislauf I/2./**22**/233
— dorsalis penis II/4./**51**/2
— facialis I/2./**22**/31
Arteria frenularis II/4./**51**/2
— labialis II/1./**7**/148
— — sup. in den Weichteilbrücken II/1./**7**/50
— mammaria interna II/3./**45**/6
— maxillaris interna, Dehnung I/2./**22**/197
— maxillaris interna, Unterbindung I/2./**34**/81
— occipitalis II/3./**40**/6
— palatina, Verletzung bei Durchtrennung des Flügelfortsatzes II/1./**13**/97
— pudenda ext. II/4./**51**/2
— — int. II/4./**51**/2
— temporalis II/3./**36**/74
— thorakoacromialis II/3./**45**/6
— vertebralis II/3./**40**/6
Arteriae palatinae, Schonung II/1./**9**/26
Arterie, Kunststoffprodukte zur Überbrückung I/2./**13**/13
Arterien, zuführende, Kaliberschwankungen I/2./**22**/5
— -ersatz, alloplastischer I/2./**14**/11
— -lappen II/1./**13**/16
— -mißbildungen jenseits der Ventilebene I/1./**9**/39
— -prothesen, homologe und alloplastische, Verhalten I/2./**14**/23
— -segmente, herznahe, Ersatz I/2./**14**/2
— -transplantat, homoioplastisches I/2./**13**/10
— -wandstücke, homoioplastische II/3./**46**/89
Arteriographie II/1./**20**/13 II/4./**58**/18
Arterioskleroseartige Innenschichtveränderungen bei künstlichen Arterienprothesen I/2./**17**/27
Artherosklerose und Wundheilung I/1./**6**/91
Arthritis rheumatica, Hüftarthroplastik II/4./**54**/134
—, rheumatoide I/1./**6**/90
Arthritisch deformierte Hände II/4./**53**/129
Arthrodese II/4./**54**/151
— des Ellenbogengelenkes mit Verriegelung durch Tibiaspan II/4./**53**/120
— des Ellenbogens, Technik II/4./**53**/119
— der Hüfte II/4./**54**/152
— —. Indikation II/4./**54**/156
— — nach Alloarthroplastik-Fehlergebnissen I/4./**54**/152
— —, Schnittführung II/4./**54**/158
— —, Vor- und Nachteile II/4./**54**/156
— des Karpo-Metakarpalgelenkes, Technik II/4./**53**/128
— des Kniegelenkes II/4./**54**/171
— der Schulter als Ersatz der Deltaschädigung II/4./**53**/80
— des Sprunggelenkes, oberen II/4./**54**/12 II/4./**54**/207
— des Sprunggelenkes, unterem, mit medialer Keilresektion II/4./**54**/67
— des Sternoklavikalurgelenkes II/4./**53**/112
—, subtalare, mit Keilosteotomie II/4./**54**/49
—, —, Technik II/4./**54**/173

Arthrodese des Talokalkanealgelenkes mit Keilosteotomie aus dem Bereich des CHOPARTschen Gelenkspaltes II/4./**54**/51
—, tibiofibulare II/4./**54**/207
—, vordere, zur Behandlung des Lähmungshackenfußes II/4./**54**/102
Arthrodesenagel II/4./**54**/116
Arthrogryposis multiplex congenita
I/4./**53**/26
II/4./**54**/68
Arthrorhise II/4./**54**/87
—, hintere II/4./**54**/100
—, —, Technik mit Tenodese der Strecksehnen II/4./**54**/100
— nach PUTTI II/4./**54**/94
— -Operation nach LAMBRINUDI II/4./**54**/99
Arthrolyse des Ellenbogengelenkes II/4./**53**/118
Arthropathia tabica II/4./**54**/193
— —, II/4./**54**/148
Arthroplastik, Fehlschläge II/4./**54**/137
— des Fingergrundgelenkes II/4./**53**/129
— —, Technik II/4./**53**/129
— des Handgelenkes II/4./**53**/127
—, Indikation, absolute II/4./**54**/148
— des Kniegelenkes II/4./**54**/163
— —, Indikationstellung II/4./**54**/163
— —, Technik II/4./**54**/164
—, Kutis-Deckung der neu gebildeten Gelenkfläche I/2./**12**/161
— des Radio-Ulnargelenkes, Technik II/4./**53**/125
— des Schultergelenkes II/4./**53**/113
— —, Technik II/4./**53**/114
Arthroplastiken des Kniegelenkes mit Nylonpfannen II/4./**54**/165
Arthrosen, Entstehung II/4./**54**/209
Arthrosis deformans mit Hüftarthroplastik II/4./**54**/134
Artikulationsgebiete I/2./**25**/5
Artikulationssystem I/2./**25**/5
Artikulationsverlagerung, zentripetale II/1./**9**/4
Aryknorpel, Beweglichkeit II/3./**41**/33
—, narbige Fixation II/3./**41**/34
Asepsis I/1./**7**/2 I/2./**12**/12 II/3./**45**/3
—, fehlerhafte I/2./**24**/4 I/2./**24**/12
Aseptische Knochennekrosen II/4./**53**/133
Ashed bone I/2./**12**/227
Asiaticosid I/2./**21**/18
Asparaginsäure I/1./**6**/16 I/1./**6**/17
Asphalin-Verfahren I/1./**3**/8
Asphyktisches Stadium I/1./**5**/20
Asphyxien bei alten Patienten I/1./**5**/60
Aspiration I/1./**5**/41 I/1./**5**/43
Aspirationspneumonien II/3./**41**/38
Assimilation für das neue Transplantat I/2./**13**/8
Ast, aufsteigender, Aufspaltung bei Osteotomien II/2./**26**/68
—, —, auslaufend, Schrägfraktur II/2./**22**/105
Ast, aufsteigender Bewertung der Eingriffe bei Progenie II/2./**26**/27
—, —, horizontale Osteotomien bei Progenie II/2./**26**/12
—, —, mangelhafte Adaption der Knochenflächen nach der Osteotomie II/2./**26**/24
—, —, operative Eingriffe bei Progenie II/2./**26**/11
—, —, Osteotomien mit breiten Kontaktflächen II/2./**26**/18
—, —, Osteotomien bei Progenie mit abgewandelter Knochenschnittführung II/2./**26**/14
—, —, sagittale Spaltung nach OBWEGESER
—, —, — — nach dem Vorgehen von OBWEGESER-DAL PONT II/2./**26**/21
—, —, schräge Osteotomie nach SCHUCHARDT II/2./**26**/18
—, —, S-förmige Osteotomie nach WASSMUND II/2./**26**/70
—, —, Therapie der Fraktur II/2./**22**/103
—, —, treppenförmige Osteotomie nach OBWEGESER-DAL PONT II/2./**26**/86
—, —, — — nach PERTHES-SCHLÖHSMANN II/2./**26**/18
—, —, umgekehrt L-förmige Osteotomie nach WASSMUND II/2./**26**/70
—, —, Verkürzung II/2./**26**/66
—, —, vertikale Osteotomie
nach CALDWELL und LETTERMAN II/2./**26**/15
nach CELESNIK II/2./**26**/100
—, —, zapfenförmige Osteotomie nach WASSMUND II/2./**26**/13
Asteleoplastik I/2./**12**/3
Astheniker I/2./**24**/4
—, vegetative I/2./**24**/6
—, X-Knie II/4./**54**/208
Asymmetrie des Gesichtes I/1./**2**/5 II/1./**9**/17 II/2./**26**/9
— des Gesichtes, Raffung des Periostes mit restlichen Masseterfasern II/1./**11**/13
— der Kinnregion II/2./**26**/91
—, Operationsmethoden II/1./**13**/106
— des Unterkiefers durch rechtsseitige Überentwicklung II/2./**26**/88
— einer Unterkieferseite II/1./**13**/106
— -Korrektur durch treppenförmige Osteotomie im Kieferkörper II/1./**13**/107
Asymmetrische Entwicklung des Unterkiefers II/2./**25**/21
— Wachstumsstörung infolge linksseitigen Funktionsausfalls der Kiefermuskulatur nach Poliomyelitis II/2./**25**/20
Asymmetrisches Ausrollen von Lippenrot I/2./**22**/29
— Gesicht II/2./**26**/86
Ataraktika I/1./**4**/49
Atarax I/1./**4**/49
Ataxia teleangiectatica II/1./**20**/12
Ataxie, FRIEDREICHsche II/4./**54**/58
Atelektase I/1./**5**/41

Atem-beutel I/1./**5**/35
— - — -kompression I/1./**5**/48
— -depression I/1./**5**/2 I/1./**5**/14 I/1./**5**/40 I/1./**5**/63 I/1./**5**/64 I/1./**5**/70 I/1./**5**/72
— -gymnastik I/2./**24**/14
— -hindernis II/2./**34**/90
— - — nach einer herkömmlichen Tracheotomie II/3./**41**/40
— -minutenvolumen, Kontrolle I/1./**5**/30
— - — bei Säuglingen I/1./**5**/34
— -stillstand I/1./**5**/23 I/1./**5**/29 I/1./**5**/40
— - —, akuter, Behandlung I/1./**5**/71
— -wege, Fehler bei der Freihaltung I/1./**5**/67
— - —, Freihaltung I/1./**5**/40
— - —, Verlegung I/1./**5**/43 II/2./**22**/20
— - —, Verlegung durch Obstruktion I/1./**5**/68
— -zentrum I/1./**5**/40
Athelia II/3./**46**/39
Atherome I/2./**22**/38 I/2./**22**/230
— des Halses II/1./**3**/51
Atherosklerose I/1./**6**/91
Atmung und Beatmung, Fehler I/1./**5**/70
Atmungs-funktion der Nase II 2./**33**/71
— -hindernisse bei Gesichtsverbrennungen II/1./**16**/16
— -organe beim Kleinkind I/1./**5**/58
— - — beim Säugling I/1./**5**/58
— - und Ernährungsschwierigkeiten, Retrognathie II/1./**11**/5
Atosil I/1./**4**/49 I/1./**5**/15 I/2./**22**/26 II/2./**28**/3 II/2./**34**/8
Atoxicocain I/1./**4**/9
ATP-Synthese I/1./**6**/24
Atresia coli I/1./**9**/43
Atresien und Stenosen von Larynx und Trachea II/3./**41**/4
Atrophie der Haarwurzel II/1./**5**/4
—, senile I/1./**5**/59
Atrophien der Wangenweichteile II/1./**13**/26
Atrophische Muskelwand, Festigung II/3/**46**/126
Atropin I/1./**4**/50 I/1./**5**/16 I/1./**5**/30 I/1./**5**/70 I/2./**22**/26 II/2./**34**/8
— -Test I/2./**12**/39
AT 10 I/1./**6**/111
Aufbauplastik kleiner Penisstümpfe II/4./**51**/86
Aufbauplastiken im Jochbein-Orbitalbereich II/1./**13**/110
— am Oberkiefer II/1./**13**/92
— der weiblichen Brust II/3./**46**/39
— — —, Kunststoffprothesen II/3./**46**/49
Aufbißschiene nach BÖTTGER II/1./**10**/4
— im Unterkiefer II/2./**26**/65
Aufgabe der plastischen Chirurgie im Rahmen der Tumorchirurgie I/2./**22**/1
Aufgabenstellung der plastischen Chirurgie I/1./**1**/2
Aufhängenähte II/2./**29**/13
Aufhänge- und Faltennähte der Zellfettfläche nach PANGMANN, II/2./**29**/12
Aufklärung über das zu erwartende Resultat II/2./**29**/7
— — den geplanten operativen Eingriff I/2./**24**/1
— — die Möglichkeiten eines Eingriffes zur Nasenkorrektur II/2./**34**/3
—, bei der Nasenkorrektur, ungenügende präoperative II/2./**34**/3
Aufklärungspflicht gegenüber der Patientin II/3./**45**/6
Aufnahme des Kranken in das Krankenhaus I/2./**24**/1
Aufrechterhaltung des Zellstoffwechsel-Minimums I/2./**12**/5
Aufrichtung der Peniskrümmung, Verfahren II/4./**51**/27
Aufrichtungsoperation nach BYARS II/4./**51**/41
— nach EDMUNDS II/4./**51**/39
Aufrichtungsosteotomie, intertrochantäre, zur Korrektur einer Epiphysendislokation (IMHÄUSER), Technik II/4./**54**/242
—, intertrochantäre, nach PAUWELS II/4./**54**/111 II/4./**54**/113 II/4./**54**/114
Aufrichtungsosteotomien, intertrochantäre II/4./**54**/241
Aufrichtungsplastiken nach BURIAN II/4./**51**/40
Aufsteppen von Spalthaut auf die nasale Wundfläche II/1./**9**/18
Augapfel, Ausweidung II/3./**36**/113
—, Dislokation II/3./**36**/144
—, plastische Stumpfbildung nach Entfernung II/3./**36**/106
— -bindehautbereich, Substanzdefekte II/3./**36**/102
Auge, Verätzungen I/3./**36**/102
—, Verbrennungen II/3./**36**/102
— künstliches, Geschichte II/3./**36**/155
— —, Modellierung II/3./**37**/3
Augen, antimongoloide Stellung II/1./**11**/5
— -borsalbe II/3./**36**/101
— -braue, Ersatz I/2./**12**/61 I/2./**12**/78 II/3./**36**/73
— - —, Ersatz, gestielte Lappen von der behaarten Kopfhaut II/1./**16**/31
— - —, Melanom I/2./**22**/219
— - —, Verbrennungen II/1./**16**/24 II/1./**16**/31
— -brauen II/1./**12**/19
— - —, Absinken II/2./**29**/15
— - —, Anomalien II 3. **36** 2
— - — -anteil, lateraler, Hebung II/2./28/16
— - — -ptose, Inzisionen zur Beseitigung nach CASTANARES II/1./**5**/15
— -drucktamponade II/2./**34**/107
— -epithese II/2./**31**/16
— - —, Herstellung II/3./**37**/2
— -höhle, Auskleidung I/2./**12**/135
— - —, Bruch des Fettgehaltes II/2./**29**/25
— - —, Defekte II/2./**30**/12
— - —, Einpflanzung einer Knorpelscheibe (nach SCHUCHARDT) II/3./**36**/123

Augen-höhle, Geschwülste II/1./**3**/41
— - —, zu kleine, Erweiterung II/3./**36**/131
— -lid, EingriffeII/3./**36**/2
— - —, Stellungsanomalien II/3./**36**/141
— - —, Verbrennungen II/1./**16**/24 II/1./**16**/31
— - — -plastiken, Komplikationen II/2./**29**/27
— -lider, Blutungen II/2./**22**/25
— - —, Schnittführung II/2./**29**/21
— -mißbildungen II/1./**7**/69
— -nähe, Bestrahlung II/1./**20**/57
— -prothese I/2./**12**/156
— -schäden bei Gesichtsverbrennungen II/1./**16**/16
— -schleimhaut, Ersatz I/2./**12**/156
— -senkrechte II/2./**26**/3
— -wimpern, Ersatz II/3./**36**/73
— - —, Ersatz mit Fixation durch Fadenschlinge nach LEXER II/3./**36**/73
Aureomycin I/2./**22**/200
Aurikularanhänge II/1./**3**/22
Aurikularanhang am Hals II/3./**41**/52
— —, plastisch-operatives Vorgehen II/3./**41**/51
Ausbildung eines eineiigen Zwillingspaares I/1./**9**/10
Ausdrucksmotorik, emotionelle, des Gesichtes II/1./**21**/1
Ausfädeln, selbständiges durch kurze Rückwärtsbewegung der Nadel I/1./**7**/17
Ausfallserscheinungen der Sprache und der Stimme I/2./**25**/1
Ausgangslage des zu Operierenden I/2./**24**/6
— des jeweils zu operierenden Kindes II/1./**7**/190
Auskleidung der inneren Nase I/2./**32**/18
Aussackungen der Jugularvenen II/1./**3**/53
Ausschaltung, plasmakologische, des Lymphsystems I/2./**13**/11
Außenbandriß am Sprunggelenk II/4./**54**/194
Außenknöchel-Ersatz durch einen autoplastischen Kortikalisspan II/4./**54**/12
— - — durch Sehne der M. fibularis brevis II/4./**54**/194
— - —, Technik II/4./**54**/12
Außennaht II/4./**53**/63
—, Technik II/4./**53**/63
Aussprache mit dem Kranken I/2./**22**/3
Aussprengungsfrakturen des Jochbeins II/2./**22**/24 II/2./**22**/30
— des Oberkiefers II/2./**22**/54
Austrocknung I/2./**12**/5 I/2./**12**/11
Austupfen der Wunden I/2./**24**/2
Ausweidung des Augapfels II/3./**36**/113
Auswirkung der Porengröße auf die Reaktion des ortsständigen Gewebes I/2./**14**/19
Auswischen der Wunden I/2./**24**/2
Ausziehdraht-naht, Technik der Reinsertion II/4./**53**/70
— -technik nach BUNNELL II/4./**53**/70
— -verfahren II/4./**53**/62
Auszugsnaht, subkutikulare I/2./**21**/14
Auto-Aggressivität I/2./**12**/22
Auto-Antikörper I/2./**12**/22
Auto-Homoio- und Alloplastiken I/2./**13**
Autoklav-Verfahren I/1./**3**/5
Autoknochenplastik, freie II/1./**12**/29
Autologe Mikro-Hauttransplantate kombiniert mit Hautprothesen I/2./**15**/7
Autonerventransplantat II/1./**21**/13
Autonerventransplantation II/2./**21**/20 II/2./**21**/22
— des Gesichtsnerves II/1./**21**/28
—, intratemporale II/1./**21**/21
Autonomisierung, Dauer II/3./**41**/14
— der Lappen II/3./**41**/12
— der Stiellappen II/3./**41**/14
— des Stirnlappens II/2./**33**/60
Autophagolysosomen I/1./**6**/9 I/1./**6**/24
Autoplastik I/2./**13**/2 I/2./**13**/3 II/3./**36**/142
— bei Knochenplastiken im Gesichtsbereich II/2./**24**/53 II/2./**24**/81
—, Vorzüge und Nachteile I/2./**24**/27
—, Regeneration II/2./**24**/3
— bei Unterkieferdefekten, Indikation II/2./**24**/42
Autoplastische Derma-Fettlappen, Transplantation II/3./**45**/36
— Knorpeltransplantation am Kniegelenk II/4./**54**/255
— Spananlagerung nach PHEMISTER
Autoplastischer Kortikalisspan zum Außenknöchel-Ersatz II/4./**54**/12
— Knochenspan, Transplantation im Kieferspalt- oder Gaumenspaltgebiet II/1./**6**/29
— Span, Entnahmestelle II/2./**24**/3
— — zum Fibula-Ersatz II/4./**54**/12
Autopolymerisat, Kunststoffschienen II/2./**24**/34
— -schienen II/2./**22**/81
Autopolymerisate I/2./**14**/23
—, Besonderheiten bei der Einbringung II/2./**14**/25
—, Einbringung I/2./**14**/25
—, Ergebnisse bei Schädeldefekten II/2./**24**/19
—, klebende I/2./**14**/26
— - — Indikationen für eine nahtlose Gewebevereinigung I/2./**14**/27
Autopolymerisation I/2./**14**/25
—, in vivo erfolgende, thermische Wärmeschäden I/2./**14**/26
Autotransplantat, Histo-Pathologie I/2./**17**/3 I/2./**17**/5
Autotransplantation I/2./**12**/2
— von Knochen I/2./**12**/221
Avertin I/1./**5**/18
Avitaminose I/1./**5**/12
— E I/1./**6**/120
Avulsio penis II/4./**51**/84
AYREsche T-Stück 5/34 I/1./**5**/34
Ayurveda I/1./**7**/1
Azeton-Zelluloid-Verband II/1./**7**/161 II/1./**7**/165
Azetylcholin I/1./**6**/7
Azidose I/1./**5**/11 I/1./**5**/55 I/1./**6**/5

Azidose, entzündliche I/1./**6**/6
—, metabolische I/1./**5**/11
—, primäre I/1./**6**/134 II/1./**7**/91
— als primäre entzündliche Alteration I/1./**6**/6
—, primäre Ursache I/1./**6**/5
—, sekundäre I/1./**6**/6 I/1./**6**/135
— der Wunde I/2./**24**/3

B

Bänder, SIMONARTsche I/1./**10**/25
— -riß, totaler, am Fuß II/4./**54**/194
— -schienen II/2./**22**/80
Bajonettfehlstellung der Hand II/4./**53**/23
Bajonettnadelhalter nach EISELSBERG-MATHIEU II/1./**7**/89
Bakelit I/2./**22**/178
Bakteriaemie, permanente I/2./**14**/22
Bakterien I/1./**6**/8
— -träger in den Operationsräumen I/2./**24**/2
Balanced-cross-dection II/2./**33**/91
„Ballooning" II/2./**34**/74
Bandausriß am Fuß II/4./**54**/194
Bandzerrung am Fuß II/4./**54**/194
Barbiturate I/1./**5**/15 I/1./**5**/18 I/1./**5**/64
—, ultrakurzwirkende I/1./**5**/62
Barbituratkurznarkose I/1./**5**/26
Barbituratlangnarkose I/1./**5**/8
BARDET-BIEDL-Syndrom I/1./**9**/24 I/1./**9**/27 II/4./**54**/2
Barock-Engel-Gesicht II/2./**26**/36
Basallamina I/1./**6**/79
Basaliom, Behandlung I/2./**22**/67
—, — nach MOHS I/2./**22**/67
—, lokale Behandlung mit Radium I/2./**22**/68
— des Nasenflügels II/2./**33**/53
—, Umschlag in ein echtes verhornendes Plattenepithelkarzinom I/2./**22**/71
Basaliome I/2./**22**/65
Basaliom-rezidiv I/2./**22**/69 I/2./**22**/70
— - — im Bereich der rechten Schläfe I/2./**22**/128
— -rezidive, Prognose I/2./**22**/71
Basalzell-karzinom, Mortalität I/2./**22**/246
— -membran, Bedeutung für die Permeabilität II/1./**6**/75
— -membranbildung I/1./**6**/78
— -Naht, dreieckförmige, zur Einziehung des Nasensteges II/2./**34**/49
— -zellengeschwülste I/2./**22**/76
— -zellenkarzinom nach KROMPECHER I/2./**22**/65
— -zellenkarzinome I/2./**22**/10 I/2./**22**/120
— - —, Mortalität I/2./**22**/246
— - —, prozentuale Verteilung des Befalls auf der Haut I/2./**22**/123
— - —, Statistik über Häufigkeit, Alter und Prädilektionsstellen I/2./**22**/121
Basisfraktur II/2./**22**/54
Basisprinzip bei der Prämedikation I/1./**5**/13
Basisschnitte I/2./**22**/34
Bauch, Rundstiellappen II/3./**41**/12
Bauch- und Brustplastiken II/3./**45**
— und Flanke, Verbrennungskontrakturen II/3./**48**/9
— -bereich, median gelegene Defekte, modifizierte Deckung nach DIEFFENBACH, Darstellung II/3./**46**/24
— -Blasen-Genitalspalte I/1./**11**/13 II/3./**44**/23
Bauchdecke, schlaffe II/3./**50**/2
—, —, Korrekturmöglichkeiten II/3./**50**/2
Bauchdeckenformfehler II/3./**50**/1
Bauchdeckenplastik nach BERSON II/3./**50**/8
— nach DUFOURMENTEL-MOULY II/3./**50**/6
— beim Fettbauch II/3./**50**/7
— nach GALTIER II/3./**50**/4
—, Querschnittsmethode II/3./**50**/9
Bauchhaut, Marsupialisation II/1./**13**/30
— -rundstiellappen zur Penoplastik II/4./**51**/86
Bauch-muskelparalysen II/3./**44**/21
— -muskulatur, Funktion II/3./**46**/121
— -plastiken II/3./**45**/1 II/3./**45**/40
— -Stiellappen II/3./**46**/12
Bauchwand, Funktionsänderung II/3./**46**/121
—, Operationen, wiederherstellende II/3./**46**/121
—, funktionelle Wiederherstellung II/3./**46**/124
—, Wiederherstellung II/3./**46**/124 II/3./**46**/130
—, seitliche, Stiellappen II/3./**46**/12
Bauchwandbrüche II/3./**46**/130
—, Deckung großer I/2./**12**/159
—, Epidermis-Kutislappen I/2./**12**/163
—, Einteilung II/3./**46**/74
—, kongenitale II/3./**46**/74
—, laterale, Kutitsplastik nach JAKABEFY II/3./**46**/136
—, postoperative, Hautreduktionsverfahren nach JAKABEFY, Darstellung II/3./**46**/133
—, —, Verschluß nach GRISSON, Darstellung II/3./**46**/125
—, —, Verschluß nach MAYO, Darstellung II/3./**46**/125
—, Verschluß nach LOEFFLER, Darstellung II/3./**46**/130
Bauchwanddefekt, seitlicher II/3./**44**/27
Bauchwanddefekte I/2./**15**/10 II/3./**44**/21
—, angeborene II/3./**44**/21
—, —, Deckung I/2./**15**/10
— mit verschiedenen Hernien und einer Skrotalspalte II/3./**44**/23
Bauchwand-ersatz unter freier Kutistransplantation, Darstellung II/3./**46**/128
— -festigung durch zwei Marlex-Netze nach USHER, Darstellung II/3./**46**/131
— -hautnekrose II/3./**46**/14
— -hernie als echte Eventeration II/3./**44**/25
— -hernien II/3./**44**/21
— -lappen als Hautersatz einer Seite des ganzen Unterarms I/2./**12**/67
— - —, kaudal gestielter, bei einer Narbenplastik der Hand I/2./**12**/68

Bauchwandmuskulatur, Funktion nach Nervendurchtrennung II/3./**46**/122
— - —, schräge, Hypoplasie II/3./**44**/21
— -reduktion nach JAKABEFY II/3./**46**/136
Bauchwandrekonstruktion II/3./**46**/121
—, alloplastisches Material II/3./**46**/131
—, Ersatzverfahren, autoplastisches II/3./**46**/125
—, Exzision überschüssiger Haut II/3./**46**/132
—, Implantationsverfahren, alloplastisches II/3./**46**/130
—, Nabelerhaltung oder -entfernung II/3./**46**/132
—, Tantalnetze II/3./**46**/132
—, Verschlußverfahren, lokale II/3./**46**/125
—, Vitaliumnetze II/3./**46**/132
Bauchwandschwächen, Verstärkung I/2./**14**/21
— -stiellappen als primäre Deckung eines verletzten Daumens I/2./**12**/69
Baycain I/1./**4**/8 I/1./**4**/12
— und Xylocain, Quaddelversuch I/1./**4**/12
BAYERsche Ringspannungstheorie I/1./**3**/9
Baytinal I/1./**5**/23
Bazillen, thermophile, Sporen I/1./**3**/3
— -sporen I/1./**3**/3
Beatmung, kontrollierte I/1./**5**/38 I/1./**5**/48
—, künstliche I/1./**5**/43
—, Mund-zu-Mund I/1./**5**/72
—, Mund-zu-Nase I/1./**5**/72
—, Technik I/1./**5**/48
Becherohr II/3./**38**/47
BECHTEREW-Ankylosen II/4./**54**/143
Beckenkammspan I/2./**22**/181
—, Schwierigkeiten bei der Entnahme II/2./**24**/9
Beckenosteotomie nach CHIARI II/4./**54**/28 II/4./**54**/29 II/4./**54**/30
— —, Operationstechnik II/4./**54**/29
—, Indikation II/4./**54**/27
— nach SALTER II/4./**54**/28 II/4./**54**/30 II/4./**54**/31
Beckenosteotomien II/4./**54**/27
Beckenspanentnahmen, Nachuntersuchungen II/2./**24**/10
Beckenübersichtsaufnahme nach LAUENSTEIN II/4./**54**/238
BECKERhose II/4./**54**/21
BECKsche Bohrung II/4./**53**/134 II/4./**53**/135 II/4./**54**/106 II/4./**54**/242 II/4./**54**/250
Bedeutung der Operationstechnik I/2./**12**/12
— der Prothesenform I/2./**14**/18
— des pH-Wertes für die Wirksamkeit lokalanästhetischer Lösungen I/1./**4**/29
— des Schmerzes I/1./**4**/1
Beeinflussung der weiblichen Brust durch hormonale Gaben II/3./**45**/14
Begriffsbestimmung des Konsonanten I/2./**25**/5
Behandlung des akuten Atemstillstands I/1./**5**/71
— des akuten Herzstillstands I/1./**5**/71
— mit Antibiotika, lokale I/2./**12**/34
Behandlung mit Antibiotika, parenterale I/2./**12**/34
— **der Gesichtsrunzeln** II/2./**22**
— **Konservative und operative von Gesichtsschädelfrakturen** II/2./**22**
—, —, Sicherung durch sekundäre Knochenplastik II/1./**7**/194
—, lokale, von Basaliomen mit Radium I/2./**22**/68
—, operative, der bestrahlungsbedingten Hautveränderungen II/3./**46**/11
—, orthodontische, vor der permanenten Dentition II/1./**7**/194
—, **phoniatrische im Rahmen der plastischen Chirurgie** I/2./**25**
—, radiologisch-chirurgische, von kavernösen Hämangionem I/2./**22**/52
—, sklerosierende I/2./**22**/52
— mit dem Spreizhöschen II/4./**54**/21
Behandlung, lokale, bei der Wundheilung I/1./**6**/132
Behandlungsbeginn der nicht-hormonellen Antiphlogistika I/1./**6**/122
Behandlungsplan I/2./**22**/7 I/2./**24**/13
Bein, (zu) langes, Verkürzung II/4./**54**/255
—, Verbrennungskontrakturen II/4./**55**/9
—, Verkürzungsosteotomie II/4./**54**/255
—, —, Druckosteosynthese II/4./**54**/257
—, Verlängerungsosteotomie II/4./**54**/255
—, Wachstumsanregung II/4./**54**/258
—, Wachstumsreduzierung II/4./**54**/259
—, Wachstumssteuerung II/4./**54**/258
—, Wachstumsstillstand II/4./**54**/259
Beinachsenabweichung, Operation zur Beseitigung II/4./**54**/209
Beinachsenabweichungen, konstitutionelle, Beurtseilung II/4./**54**/208
—, mehrfache, Operationen zur Behandlung II/4./**54**/225
—, traumatische II/4./**54**/207
Beindefektmißbildungen, schwere II/4./**54**/7
Beinlängen-differenzen II/4./**54**/255
— - — über 10 cm II/4./**54**/258
— -verkürzung II/4./**54**/256
Beinlappen I/2./**12**/73
Beinverbiegung, hochgradige, Behandlung II/4./**54**/225
Beinverkürzungen II/4./**54**/255
—, operative Behandlung II/4./**54**/255
Beinverlängerung II/4./**54**/257
Beinverunstaltungen, plastische Operationen II/4./**54**/207
—, rekonstruktive Maßnahmen II/4./**54**/207
Beine, Doppelmißbildung, Behandlungsverlauf II/4./**54**/2
—, O-Stellung bei Säuglingen II/4./**54**/208
—, phokomele, Ektromelie II/4./**54**/6
—, X-Stellung II/4./**54**/208

Beispiel für die ^{35}S-Sulfat-Inkorporationsratensenkung durch nichthormonelle Antiphlogistika I/1./**6**/123
Beispiele antiphlogistischer und prophlogistischer Wirkungen von Nebennierenrindenhormonen I/1./**6**/101
— des Einflusses der Ovarektomie I/1./**6**/108
— — von Vitamin A I/1./**6**/115
— — von Vitamin B 12 I/1./**6**/117
— — von Vitamin D sowie von Vitamin K I/1./**6**/121
— für den Einfluß verschiedener Pharmaka auf den Gesamtkollagengehalt I/1./**6**/125
— hormonaler Einflüsse auf die ^{35}S-Sulfat-Inkorporation von Rippenknorpel (Ratte) I/1./**6**/113
Belastungsversuche an elastischen Fasern I/1./**6**/71
Benadryl I/1./**5**/16
BENCE-JONES-Protein I/2./**22**/100
BENCE-JONESsche Eiweißkörper I/2./**22**/9
Benign capillary hyperplasia of infancy II/1./**20**/49
BENNETsche Fraktur II/4./**53**/138
Benzocain-Anwendung, Methämoglobinamie I/1./**4**/18
Benzodiazepinderivat I/1./**4**/49
Benzodioxan I/1./**5**/50
Benzoesäure I/1./**4**/7
— -derivat I/1./**4**/9
Bernacain I/1./**4**/9
BERNARD-HORNER-Syndrom II/1./**20**/11
BERNDORFER-Syndrom II/1./**3**/58 II/1./**7**/67
Berylliumröhre, Weichstrahlverfahren I/2./**22**/68
Besenreiservarizen I/2./**19**/9
Bestrahlung, Formen II/1./**20**/57
—, Ganz-Körper I/2/**13**/11
— junger Hämangiomträger I/2./**22**/51
— mit luftgekühlter (aircooled) Ultraviolettstrahlung II/1./**20**/21
— im Operationsgebiet I/2./**22**/19
— und plastische Versorgung I/2./**22**/31
—, Wachstumsschädigungen II/1./**20**/56
—, Zahnschmelzdefekt I/2./**22**/13
Bestrahlungen I/1./**6**/132
bestrahlungsbedingte Hautdefekte II/3./**46**/10
— Hautveränderungen, operative Behandlung II/3./**46**/11
— Störungen der Wundheilung I/1./**6**/132
Bestrahlungsdermatitiden, Haut nach I/2./**24**/7
Bestrahlungsexperimente am Unterkiefer II/1./**17**/17
Bestrahlungsfeld, Problematik metallischer Elemente II/2./**24**/16
Beta-Azetyl-Glukosaminidas I/1./**6**/14
— -Bestrahlung bei Hämangiomen II/1./**20**/59
— -Glukuronidase I/1./**6**/14
— -Rezeptorenblocker I/1./**4**/28
— -propiolakton I/1./**12**/211
— -tron I/2./**22**/9 I/2./**22**/138
Betäubung, örtliche I/1./**4**/2
—, —, im entzündeten Gewebe I/1./**4**/40
—, —, zur Pharyngoplastik I/1./**4**/79
Beteiligung des Kopfbereiches bei Unfällen II/2./**22**/2
Betel I/2./**22**/4
BETTEXsche Stanze II/1./**3**/12
Betriebs- oder Arbeitsunfall II/2./**22**/6
Beugesehne, Reinsertion nach BUNNELL II/4./**53**/71
—, Z-förmige Verlängerung im Unterarmbereich I/1./**4**/107
Beugesehnendurchtrennungen im Bereiche des Handbandes II/4./**53**/67
— von der Handfalte bis zu den Fingerendgliedern II/4./**53**/68
— in der Hohlhand II/4./**53**/68
Beurteilung einer elektrochirurgisch durchgeführten Probeexzision I/2./**22**/7
—, zytologische I/2./**22**/5
Beweglichkeit, abnorme, Prüfung II/2./**22**/14
— der Aryknorpel II/3./**41**/33
Bewegung, frühzeitige, des Kranken I/2./**24**/14
Bewegungseinschränkungen der Gelenke II/2./**22**/75
Bewertung und Indikation der Operationen beim unterentwickelten Untergesicht und überentwickelten Mittelgesicht II/2./**26**/84
Beziehungen der Menschen, psycho-somatische I/1./**2**/2
Biadiazobenzonin I/2./**17**/12
Biceps-femoris-Lappen II/3./**46**/110
Bidernome II/1./**3**/43 II/3./**44**/28
Bienenwachs II/2./**30**/15
Bilaterale Defekte der Mamma II/3./**46**/40
Bilateraler Sattel-Lappen II/3./**46**/110
Bildung der verschiedenen Laute (Vokale und Konsonanten) II/1./**9**/3
Biloped-Flap II/3./**46**/110
Biloped flap method II/1./**13**/9
Bindegewebe, Einfluß der Hypophysektomie sowie von Hormonzusätzen I/1./**6**/96
—, herdförmiger Ersatz von Knochengewebe I/2./**22**/98
—, O_2-Verbrauchs-Steigerung bei Entzündung und Regeneration I/1./**6**/55
—, Progesteron- und Testosteron-Einfluß I/1./**6**/109
—, Wasserretention I/1./**6**/6
Bindegewebs-alterung I/1./**6**/82
— -erkrankungen I/1./**6**/91
— - — und Wundheilung I/1./**6**/89
— -extrakte I/1./**6**/133
— -forschung I/1./**6**/1
— -grundsubstanz, Proteoglykane I/1./**6**/10
— -hyperplasien, herdförmige, Reduzierung I/2./**22**/20
— -kapsel um Allenthese I/2./**14**/9
— -Katabolismus I/1./**6**/13
— - —, Additionsphänomen I/1./**6**/90
— -schonung bei der Operation I/2./**24**/7

Bindegewebs-schwäche II/4./**58**/2
— -stoffwechsel, Testektomie-Einfluß I/1./**6**/107
— - —, Einfluß von Vitamin K I/1./**6**/121
— -stück, Herausschneiden zur Verschmälerung bei Komellahypertrophie II/2./**34**/46
— -zellen, Schema des zeitlichen Ablaufes kataboler und anaboler Prozesse I/1./**6**/50
— - —, Stoffwechselschema I/1./**6**/50
Bindehaut, wuchernde, Schutzwall II/3./**36**/102
— -bereich, plastische Operationen II/3./**36**/89
— -brücke II/3./**36**/106
— -deckung II/3./**36**/106
— -gefleckt, Kolloidalentartung II/2./**29**/2
— -geschwülste II/3./**36**/89
— -plastik nach TEALE II/3./**36**/99
— -sack, Schrumpfung II/3./**36**/128
— -schnitt II/3./**36**/90
— -schürze II/3./**36**/106
— -verschiebung bei der Operation des Symblepharon posterius II/3./**36**/98
Bindenverbände I/1./**8**/2
Binoculus I/1./**8**/2 I/1./**8**/3
Biologische Einheilung I/2./**12**/1
— Exzision II/3./**46**/13
Biologische Grundlagen der Alloplastik I/2./**14**
— Halbwertszeit des Kollagen I/1./**6**/61
— Wertigkeit I/2./**22**/31
Biologisches Alter I/1./**5**/59
Biomechanische Konstellation von Fraktur und Allenthese I/2./**14**/15
— **Prinzipien bei der Metallverwendung am Knochen** I/2./**16**
Biopsie melanotischer Tumore I/2./**22**/221
Biß, lutschoffener, mit langer Oberlippe II/2./**26**/7
—, —, mit Spitzfront II/2./**26**/96
—, —, unechter, echter, offener II/2./**26**/92
—, offener II/1./**13**/102 II/1./**20**/77
—, —, Konturkorrekturen II/2./**26**/104
—, —, Operationsmethoden II/1./**13**/102 II/2./**26**/93 II/2./**26**/106
—, —, operative Eingriffe am Oberkiefer II/2./**26**/93
—, —, operative Eingriffe am Unterkiefer II/2./**26**/99
—, —, nach Ostektomie im Kiefer-Körper II/2./**26**/36
—, —, bei Progenie II/2./**26**/46
—, —, SCHUCHARDTsche Operation II/2./**26**/97
—, —, Ursache II/1./**13**/103 II/2./**26**/102
—, tiefer, Korrektur des tiefen Bisses bei der Prognathieoperation II/2./**26**/56
—, —, bei Prognathie II/2./**26**/53
—, —, bei Spitzfront II/2./**26**/7
Biß-anomalien, Profilentstellungen II/2./**24**/55
— -verletzungen der Nasenspitzen- und -flügelregion II/1./**13**/63
— -wunden I/2./**24**/17
Bizeps, Abriß an der Tuberositas radii II/4./**53**/57
— -lähmung II/4./**53**/82
— -plastik II/4./**53**/83
Bizeps-sehne, Riß II/4./**53**/56
— - —, lange, Riß II/4./**53**/58
— -sehnenriß, distaler II/4./**53**/58
Blase, Dysplasien I/1./**9**/24
Blasen-ektopien I/1./**9**/24
— -naht, Versiegelung I/2./**14**/28
— -spalten, Regenerationsmöglichkeiten I/1./**11**/17
Blastem I/2./**22**/89
Blastome des retikulohistiozytären Systems I/2./**22**/215
Blastomere I/1./**10**/3
Blaukobalt II/1./**20**/19
Bleiplattennaht I/1./**7**/18
Blepharochalasis II/2./**29**/21 II/3./**36**/36
— -Operation II/3./**36**/36
Blepharophimose II/3./**36**/2
Blepharoplastik II/1./**12**/17
Blepharorrhaphie II/3./**36**/11
Block, neuromuskulärer I/1./**5**/27
Blockade, mesenchymale II/2./**24**/31
Blockaden, WISCHNEWSKIsche I/2./**24**/11
Blockierung nach VERDAN II/4./**53**/63
Blockierungsnaht nach VERDAN II/4./**53**/64 II/4./**53**/70
BLOUNTsche Platte II/4./**54**/35
Blow-out-fracture II/2./**22**/51
Blue-dome-Zyste II/3./**46**/42
Blüteplastik nach ERTL, Schädeldachersatz I/1./**4**/55 I/2./**12**/231
Blutbefund mit Blutungs- und Gerinnungszeit I/2./**24**/7
Blutcholesterin, Erhöhung I/2./**22**/110
Blutdrucksenkung, künstliche I/1./**5**/50
Blutdrucksteigerung durch Adrenalin I/1./**4**/21
Blutende Mamma II/3./**46**/42
Bluteiweißspiegel I/2./**12**/8
Blutergüsse, Resorption I/2./**12**/124
Bluterkrankungen I/1./**6**/89
— und Wundheilung I/1./**6**/89
Blutflüssigkeit, Austritt I/1./**6**/4
—, Exsudation I/1./**6**/58
Blutgefäße, Einwachsen in ein Knochentransplantat I/2./**12**/223
—, Regeneration I/1./**6**/74
Blutgefäßgeschwülste II/1./**20**/2 II/1./**20**/24
Blutgerinnung I/1./**6**/134
—, normale, Abweichung II/2./**28**/2
Blutgerinnungszeit I/2./**12**/11
Blutige, offene Behandlung der Nasenfrakturen II/2./**34**/87
— Hüftreposition II/4./**54**/203
Blutkapillaren I/1./**6**/76
Blutlosigkeit des Lappens I/2./**24**/16
Blutschwämme I/2./**22**/25 II/1./**20**/24
—, Erscheinungsformen II/1./**20**/25
—, spontane Verödung I/2./**22**/25
Blutsenkungsgeschwindigkeit, stark beschleunigte I/2./**22**/100
Blutserumeiweißbild, intraangiomatöses, Verschiebung II/1./**20**/41

Blutstillung I/2./**12**/13
—, Eiswasser I/2./**12**/13
— durch Elektrokoagulation I/2./**24**/5
—, Replantation des Zahnes I/2./**22**/58
— mittels Streichhölzer I/2./**22**/60
—, sorgfältige I/2./**24**/5
Blutstillungsschwierigkeiten I/2./**12**/124
Blutströmung, Verlangsamung I/2./**24**/11 II/4./**58**/7
Bluttransfusion I/1./**5**/9 I/1./**5**/13 I/2./**13**/9
Blutung I/1./**6**/3
— aus der A. ophthalmica I/2./**22**/203
—, intrakranielle II/2./**22**/17
—, parenchymatöse, Stillung I/2./**12**/13
—, spritzende, nach der Extraktion II/1./**19**/2
Blutungen, diffuse parenchymatöse I/2./**24**/3
— und ihre Folgen I/2./**24**/5
—, intrakanalikuläre II/1./**21**/14
— in der Kopfschwarte I/1./**4**/55
—, Lippenklemme I/1./**4**/3
—, postoperative II/1./**7**/190
—, rezidivierende, aus der Gingiva II/1./**19**/2
— im 2. oder 3. Monat II/1./**7**/35
Blutungsneigung I/1./**6**/89 I/1./**6**/121 II/1./**20**/41
Blutungsschock I/1./**5**/7
Blutungszeit II/2./**28**/2
Blutverlust I/1./**5**/7
Blutverluste bei Lippen-Gaumenspaltenoperationen II/1./**7**/191
Blutversorgung der frei transplantierten Haut I/2./**12**/23
— bei Hypospadien II/4./**51**/3
—, Körperoberflächen mit guter und verhältnismäßig schlechter I/2./**12**/37
—, Versuche zur Verbesserung I/2./**12**/39
— des Wundgebietes I/1./**6**/92
— der Wundränder und des Wundbodens I/2./**12**/32
Blutsverwandtenehen I/1./**9**/29
Blutzellen, kernhaltige, Gefäßaustritt I/1./**6**/5
Blutzirkulation I/2./**12**/5
Blutzysten am Hals II/1./**3**/51
BOCKENHEIMERsche Methode II/2./**33**/22
BÖHLER-Nagel II/4./**54**/111
Bösartige Neubildungen, Überwiegen des weiblichen Geschlechts I/2./**22**/245
BÖWE-Maschine I/1./**3**/21
Bogenapparaturen, festsitzende, zur kieferorthopädischen Behandlung bei Lippen-Kiefer-Gaumen-Spalten II/1./**6**/24
Bogenplastik, IMREsche II/3./**36**/42 II/3./**36**/54
— nach IMRE bei einer Paladonplastik II/3./**36**/152
—, Kombination mit Paladonplastik nach WALSER II/3./**36**/151
— bei Lidabriß II/3./**36**/53
Bogenschnitt unterhalb der Kinnregion II/3./**40**/23
Bogenverschiebung zur Beseitigung eines Narbenektropiums am Unterlid II/3./**36**/43
—, Ersatz eines ganzen Unterlides II/3./**36**/52
— zur Hebung des inneren Lidwinkels II/3./**36**/55
BOGOMOLOVsches Serum II/3./**46**/12
Bohrdrahtosteosynthese II/1./**1**/20
—, Schema II/1./**1**/25
Bohrkopf, Funktionseinheit I/2./**16**/10
Bohrung, BECKsche II/4./**53**/134 II/4./**53**/135 II/4./**54**/242 II/4./**54**/250
Bolzung, extraartikuläre, mit Tibiaspänen II/4./**54**/112
—, intraossale, mit Nagelung II/4./**54**/111
—, intraartikuläre, einer Schenkelhalspseudarthrose mit Tibiaspan II/4./**54**/114
Bolzungsarhtrodese des Daumens II/4./**53**/89
— nach LANGE II/4./**53**/13
Bone-chip als Konservenknochen II/2./**24**/15
Bone-chips I/2./**12**/236 II/1./**13**/115
BONNEVIE-ULLRICH-Syndrom I/1./**3**/54 II/1./**7**/67
BOOSTER-Effekt II/1./**7**/37
Borcoplex II/4./**53**/118
BOTALLI I/1./**9**/41
Botryoides Rhabdomysarkom II/1./**3**/47
Botulismustoxin I/1./**5**/28
Bougierung der Trachea II/3./**41**/46
Bow-back-operation II/2./**26**/11
BOWENsche Erkrankung I/2./**19**/8
BOYDsche Doppelspanplastik II/4./**54**/19
Boxernase II/2./**34**/94
—, Korrektur II/2./**34**/34
Boxerwelpen, Cheilognathoschisis II/1./**7**/18
Brachydaktylie I/1./**10**/23 II/4./**53**/17
Brachymetapodie I/1./**9**/31
—, verschiedene Erbtypen von I/1./**9**/32
Brachyphalangie I/1./**9**/30 I/1./**10**/23 II/4./**53**/17
—, Erbformen I/1./**9**/30
Bradosol II/2./**29**/8
Bradykardie I/1./**5**/30
—, extreme I/1./**5**/7
Bradykinin I/1./**6**/7 I/1./**6**/45
Branchiogene Mißbildungen II/3./**40**/16
Branchiostyl I/1./**10**/8
Brandblasen II/1./**16**/4
BRANDESsche Operation II/4./**54**/64 II/4./**54**/232
Brandwunden I/2./**13**/9
Brauenersatz II/3./**36**/74
Braunüle I/1./**5**/39
Brechreiz I/1./**5**/16
Breitgriff II/4./**53**/142
Breitnase II/1./**8**/6 II/2./**34**/21
—, knorpelige II/2./**34**/66
—, Korrektur II/1./**8**/6 II/1./**8**/8
—, traumatische II/2./**25**/12
Brenzkatechin I/1./**4**/21
— -aethanolmethylamin I/1./**4**/21
Brenztraubensäure I/1./**6**/24

Brevitas urethrae II/4./**51**/26
Briefmarkentechnik bei der Verpflanzung an Granulationsflächen I/1./**4**/110 I/2./**12**/117
Brille nach Nasenplastik II/2./**34**/107
Brillenhaematom II/2./**22**/17 II/2./**22**/25
Bronchialkarzinom, Mortalität I/2./**22**/246
Bronchioplastik II/3./**41**/1
Bronchokonstriktion I/1./**5**/30
Bronchospasmus 5/70 I/1./**5**/70
Bronchuskarzinom I/2./**22**/248 I/2./**22**/249
BROWNsche Modifikation der Methode von LEXER-GENSOUL zur Verlängerung der Kolumella II/2./**33**/11
Bruch des Fettgehaltes der Augenhöhle II/2./**29**/25
— Bruch des Jochbogens, Röntgenbild II/2./**22**/23
— -heilung, verzögerte II/2./**22**/75
— -linien am Unterkiefer II/2./**22**/74
— -lokalisation II/3./**46**/123
— -pforte, Beschaffenheit II/3./**46**/123
Bruchpforten I/2./**14**/21
— -festigung unter Verwendung einer Dermislamelle nach REHN II/3./**46**/127
Bruchspalt, Infektion II/2./**22**/74
— -ostitis II/2./**22**/74
— -zahn, Extraktion II/2./**22**/75
Bruchstelle, Freilegung II/2./**22**/85
Brückengips I/1./**8**/15
Brückenkallusbildung bei kompletten Unterarmfrakturen II/4./**53**/123
Brückenkeloide I/2./**21**/16
Brückenkonstruktion, Zahnbogenformung II/1./**8**/30
Brückenlappen I/2./**12**/61 I/2./**12**/66
— von der Brust II/3./**41**/11 II/3./**41**/16
— aus dem Brust- und Halsgebiet zur totalen Nasenrekonstruktion II/2./**33**/90
— nach KLAPP I/2./**12**/73
—, pektoraler, nach GILLIES zur totalen Nasenersatzplastik II/2./**33**/90
— in Rundstielform aus der Unterlippenschleimhaut als Lippenrotersatz II/1./**13**/39
—, superziliarer, für die Nasenflügelrekonstruktion II/2./**33**/40 II/2./**33**/44
—, Unterfütterung mit einem Rundstiellappen I/2./**12**/142
— -plastik II/1./**7**/3 II/1./**7**/181
— - —, Darstellung II/1./**7**/133
— - — nach TEALE II/3./**36**/101
— -technik, Forderungen I/2./**22**/33
Brückenplastik nach GOLIANIZKI-PAUWELS II/4./**54**/18
Brüste, Vergrößerung II/4./**51**/78
BRUSHFIELD-WYATTS-Syndrom II/1./**20**/10
Brust, angeborene Anomalie des Fehlens einer B. II/3./**45**/12
—, Brückenlappen II/3./**41**/16
—, Defektzustände II/3./**46**/39
—, ganze, kongenitales Fehlen II/3./**46**/39
—, Gefäßversorgung II/3./**45**/5
Brust, geschwulstartiges Wachstum II/3./**44**/3
—, gesunde, Darstellung der Verwendung zur Defektdeckung und zum Brustersatz nach BURIAN II/3./**46**/67
—, —, Verwendung zum Mammaersatz II/3./**46**/66
—, (extrem) große II/3./**45**/3
—, (zu) große, Beseitigung II/3./**45**/2
—, hypertrophische II/3./**45**/15
—, Hypoplasie II/3./**46**/41
—, — -behandlung mit Östrogenen II/3./**46**/41
—, hypoplastische II/3./**45**/15
—, Implantation von Kunststoffen I/2./**24**/12
—, (zu) kleine, Vergrößerung II/3./**45**/33
—, Nekrose II/3./**46**/13
—, plastischer Ersatz bei ein- oder doppelseitiger Aplasie II/3./**45**/12
—, ptotische, Befestigung mit Faszienstreifen I/2./**12**/187
—, rechte, Radioulkus nach Mammaaputation und Bestrahlung II/3./**46**/33
—, schlaffe, asthenische II/3./**45**/14
—, überdimensional große, Operation II/3./**45**/28
—, Verlust durch eine Operation II/3./**45**/12
—, Verstümmelung II/3./**45**/1
—, weibliche, Aufbauplastiken II/3./**46**/39
—, —, Aufbauplastik, Kunststoffprothese II/3./**46**/49
—, —, Beeinflussung durch hormonale Gaben II/3./**45**/14
—, —, Deformitäten II/3./**45**/14
—, —, homoio-plastische Implantate zur Vergrößerung oder zum Ersatz II/3./**45**/14
—, —, Implantation von Prothesen zur Vergrößerung I/2./**14**/6
—, —, Korrektur der Hypertrophie II/3./**45**/16 II/3./**45**/33
—, —, Nachbehandlung nach plastischen Operationen II/3./**45**/37
—, —, Schönheitsideal II/3./**45**/1
—, —, Voraussetzungen und Vorbedingungen der Korrektur II/3./**45**/2
Brust-beinspalten II/3./**44**/7 II/3./**44**/8
— -defekte, angeborene II/3./**46**/39
Brustdrüse, kongenitales Fehlen II/3./**46**/39
—, neue, normalgebaute, Schaffung II/3./**45**/12
—, Vergrößerung I/2./**13**/13
Brustdrüsen-Bereich, Narbenkontrakturen II/3./**48**/8
— -körper, partielle Nektrosen II/3./**45**/5
Brustersatz nach BURIAN, Darstellung der Verwendung der gesunden Brust zur Defektdeckung und zum Brustersatz II/3./**46**/67
— nach Mammaamputation, inauguriertes Verfahren nach GILLIES II/3./**46**/58
Brusthautlappen II/1./**13**/22
— zur Deckung von Defekten der Halshaut II/1./**17**/40
Brustkorbdeformierungen, erbliche I/1./**9**/23

Brustlappen anteriorer II/1./**13**/24
—, —, Größe II/1./**13**/22
—, —, oberer, Größe II/1./**13**/22
—, beiderseitiger oder horizontaler II/1./**17**/40
—, kontralaterale, mit partieller Teilung der Mamma II/3./**46**/12
Brust-muskulatur, Unterentwicklung II/3./**46**/74
— -plastik, Keloidbildung II/3./**45**/5
— -**plastiken** I/1./**4**/92 II/3./**45**
— -verkleinerung, Technik II/3./**45**/2
— -vorwölbung, Ersatz, primärer, nach Mammektomie, Darstellung II/3./**46**/57
Brustwand, knöcherne, Defekte II/3./**44**/5
—, —, Lückendeckung II/3./**46**/78
—, Lücken II/3./**46**/82
—, Tunnel II/3./**41**/46
—, vordere, Röngtenulzera II/3./**46**/38
—, —, Verschiebe- und Rotationslappen II/3./**46**/20
— -bruchbehandlung, Verwendung von Dermis II/3./**46**/80
— -bruch, lokale Verschlußverfahren II/3./**46**/77
Brustwandbrüche II/3./**46**/74
—, Behandlung II/3./**46**/77
—, Klinik und Pathogenese II/3./**46**/74
—, Verfahren unter Verwendung der freien Transplantation II/3./**46**/79
Brustwanddefekt II/3./**44**/5
—, vorderer, Deckung nach Lothan II/3./**46**/25
Brustwandhernie, traumatische, Verschluß mit Dermis nach Zoltan II/3./**46**/81
—, Verschluß durch verschiedene Methoden, Darstellung II/3./**46**/79
Brustwandhernien, pathologische II/3./**46**/75
—, traumatische II/3./**46**/75
Brustwand-spalten, laterale II/3./**46**/74
— - —, mediane II/3./**46**/74
— -tumor, durchgehender, Beseitigung, Darstellung II/3./**46**/83
Brustwarze, Ersatz II/3./**45**/11
—, — nach Birkenfeld II/3./**45**/10
—, kongenitales Fehlen II/3./**46**/39
—, Verlust durch eine Nektrose nach einer kosmetischen Operation II/3./**45**/10
—, weibliche, Fehlen II/3./**46**/68
Brustwarzen, Fehlen II/3./**45**/7
—, überzählige II/3./**44**/5
—, Überzähligkeit II/3./**45**/7
Brustwarzenbrust II/3./**46**/41
Brustwarzenersatz nach Berson II/3./**46**/70
Bucksche Faszie II/4./**51**/1
Buckytherapie II/1./**20**/58
Büffelhorn zur Schädelplastik II/1./**1**/32
Bündelnagelung nach Hackethal II/4./**54**/107
Büstenhalter II/3./**45**/1
—, prothetischer II/3./**45**/12
Bulbus, Absinken I/2./**12**/212 II/2./**22**/51
—, —, mit Auftreten von Doppelbildern II/1 /**12**/18
Bulbus, Dermoide II/3./**36**/2
—, Operation bei Dislokation II/3./**36**/144
—, Verlagerung I/2./**22**/192
— -anhebung II/1./**13**/110
Bunnel-Lappen I/2./**21**/16
Buried implants II/3./**36**/108
Burowsche Entlastungsdreiecke I/2./**22**/31 II/2./**33**/57 II/3./**41**/9
Bursitis achillea II/4./**54**/82
Butanilicain I/1./**4**/8 I/1./**4**/12 I/1./**4**/13 I/1./**4**/43
Butazolidin II/4./**58**/11 II/4./**58**/18 II/4./**58**/19
Butazone I/1./**6**/121 I/1./**6**/122
Buttonhole-deformation II/4/**55**/12
Butyl-Zyano-Akrylat, klinische Anwendung I/2./**18—20**/7
— -Kleber II/1./**3**/22
— -Wundklebstoffe II/1./**5**/2
— -Kleber, Anwendung bei einer rechtsseitigen Lippen-Kiefer-Plastik II/1./**7**/154
Bza-Kleber II/1./**7**/153

C

Caesium, radioaktives, bei Hämangiomen II/1./**20**/60
Café au lait-Flecken I/2./**22**/99
Calcium II/3./**45**/38
Canalis retromolaris intermedius I/1./**4**/33
— — lateralis I/1./**4**/33
— — medialis I/1./**4**/33
Cancellous chip grafts I/2./**12**/236
Candidiasis II/1./**17**/28
Cannonsche Notfallsfunktion I/1./**4**/23
Capillary stain II/1./**20**/5
Capistrum duplex I/1./**8**/3 I/1./**8**/4
— simplex I/1./**8**/3
Capitulum humeri, Nekrose II/4./**53**/133
Caput fibulae, Osteoklastom II/4./**54**/127
— obstipum musculare II/3./**40**/8
Carbocain I/1./**4**/8 I/1./**4**/13
Carcinoma in lupo II/1./**15**/1
— in situ I/2./**22**/116
— terebrans I/2./**22**/121
Cardiazol II/2./**34**/8
Castor-Öl I/2./**21**/4
Caterpillar flap II/1./**13**/79
Ca-Todesfälle nach dem Primärsitz, Durchschnittsalter I/2./**22**/256
Cauda helicis (Entwicklung) I/1./**10**/10
Cavakatheter I/1./**5**/39
^{14}C-Azetat I/1./**6**/48
Cellon, Strahlenabsorption unter verschiedenen Bedingungen I/2./**22**/177
Cellona-Binde I/1./**8**/13
— -Gipsverbände bei Gesichtsverletzung I/1./**8**/13
Cellules claires I/2./**22**/222
Celocurin I/1./**5**/28
Cenatpuder I/2./**21**/24

Cetain I/1./**4**/9
^{14}C-Glukose I/1./**6**/48
Chalon, epidermales I/1./**6**/78
Chalone I/1./**6**/83
CHAOUL-Kontaktbestrahlung II/1./**20**/58
CHAOULsche Bestrahlung I/2./**22**/68
CHAOULsche Nahbestrahlung I/2./**21**/21 I/2./**22**/66
Cheilo-gnato-palato schisis I/1./**10**/12
Cheilitis abrasiva praecancerosa I/2./**22**/112
Cheilognathoschisis bei einem Boxerwelpen II/1./**7**/18
Cheiloplastik II/1./**12**/19
—, Zeitpunkt II/1./**6**/3
Cheiloschisis I/1./**10**/10
Chele-Krebsschere I/2./**21**/1
Chemical carcinogenesis I/2./**14**/3
Chemische Desinfektionsmittel I/1./**3**/3 I/1./**3**/14
Chemisch-toxische Wirkung I/1./**4**/43
Chemoosteosynthese II/4./**53**/94
Chemotaxis I/2./**12**/6 I/2./**12**/24
Chemotherapeutika I/1./**3**/14
Chemotherapie I/1./**2**/2 I/1./**3**/1 I/2./**22**/238
— II/2./**24**/37
—, Indikation I/2./**22**/240
Chess board graft I/2./**12**/117
Chi-Naht I/1./**7**/2
Chinin-Urethan-Lösung II/1./**20**/54
Chirurgen, „unglückliche", Mangelnde Sterilität I/1./**3**/20
Chirurgie, aesthetische, der Extremitäten, unteren II/4./**54**/255
—, —, der Mamma II/3./**45**/14
—, —, **der Nase** I/2./**34**
—, —, **des Halses** II/3./**43**
—, —, **im Stammbereich** II/3./**50**
—, allgemeine des Halses II/3./**40**/7
—, konservierter Knochentransplantate, Anwendung II/2./**24**/12
—, konstruktive I/1./**1**/2
—, —, der Orbita II/3./**36**/1
—, — der unteren Extremitäten II/4./**54**/1
—, —, konstruktive und rekonstruktive, der oberen Extremitäten II/4./**53**/1
—, — und rekonstruktive, des Halsbereiches II/3./**40**/1
— der Lippen-Kiefer-Gaumenspalte II/2./**34**/97
—, plastische Diathermie I/2./**24**/3
—, —, Geschichte I/1./**1**/3 I/2./**22**/1
—, —, Grundlagen I/1./**1**/3
—, —, des Halses, besondere Untersuchungsmethoden II/3./**41**/5
—, —, —, geschichtliche Vorbemerkung II/3./**41**/1
—, —, Nachbehandlung I/2./**24**/1
—, — und rekonstruktive, des Halses (Teil II) II/3./**41**/1
—, —, des Schluckschlauches, Vermeidung lebensgefährlicher Komplikationen II/3./**41**/21
—, —, Wundsetzung I/1./**6**/138
Chirurgie, rekonstruktive I/1./**1**/2 I/1./**1**/3
—, —, **der Fazialislähmungen** II/1./**21**,
—, —, **der Orbita** II/3./**36**
—, —, **der unteren Extremitäten** II/4./**54**
—, —, **des Gesichts** II/1./**12**/1 II/1./**13**
—, —, **des Hirnschädels** II/1./**1**
—, —, **des Stammes** I/2./**22**
— des Schluckschlauches II/3./**41**/20
—, Spezielle, Plastische I/1./**1**/3
Chirurgische Anatomie der äußeren Nase II/2./**32**/8
— — der inneren Nase II/2./**32**/16
Chirurgisch-klinische Embryopathologie I/1./**11**
Chirurgisch-medikamentöse Umwandlung zum weiblichen Geschlecht II/4./**51**/15
Choanen, primitive I/1./**10**/5
Chloasma I/2./**19**/9
Chlor I/1./**5**/55
— -äthyl I/1./**5**/21 I/1./**5**/64
— -äthyl, Verdampfungskanister I/1./**5**/35
— -akne I/2./**19**/7
Chloralhydrat I/1./**5**/18
Chlorambucil I/2./**21**/18
Chloroform I/1./**5**/17
Chloromen II/1./**3**/41
Chlorophyllin I/2./**21**/24
Chlorpromazin I/1./**5**/15
— -gruppe I/1./**4**/49
Chlorzink II/3./**40**/17
— -schnellätzung I/2./**22**/125
Cholesteatom II/1./**21**/10
Cholesteatome II/2./**34**/108
Cholesterinindizierte Gaumenspalten bei Ratten II/1./**7**/34
Chondroblasten I/1./**6**/47
Chondroitin I/1./**6**/14
— -4-Sulfatpeptid I/1./**6**/49
Chondrojet-Technik nach DEKLEINE I/2./**12**/216
Chondrome I/2./**22**/89 I/2./**22**/94 II/2./**26**/87 II/4./**53**/108 II/4./**54**/125
—, solitäre I/2./**22**/94
Chondromyxofibrom am Schienbeinkopf II/4./**54**/129
Chondromyxome I/2./**22**/94
Chondromyxosarkom I/2./**22**/215
Chondroplastisches Sarkom I/2./**22**/215
Chondroradionekrosen II/3./**46**/10
Chondrosarkom I/2./**22**/214 II/4./**54**/125
— der Maxilla I/2./**22**/203
CHOPARTgelenksversteifung II/4./**54**/174
Chorda, histologisches Bild II/4./**51**/6
— tympani, Läsion, zur Mandibularanästhesie I/1./**4**/45
Chordektomie II/3./**46**/118
Choriongonadotropin II/4./**51**/80
Choristom retinalen Ursprungs I/2./**22**/84
Chrochet II/1./**7**/88
Chrom I/1./**7**/7
Chromatin-Test II/4./**51**/70
Chrom-Kobalt-Molybdän-Verbindung I/2./**22**/177

Chrom-Nickel-Stahl I/2./**14**/13
Chromosom, DNS-Struktur I/1./**6**/59
Chromosomale Abweichungen I/1./**9**/18
Chromosomen, Genort I/1./**9**/15
— -aberrationen I/1./**9**/17
— -anomalien I/1./**9**/17
Cialit-konservierter Knochenspan II/2./**24**/25
Circumferential wiring II/2./**22**/87 II/2./**22**/91 II/2./**24**/35
Citanest I/1./**4**/15
Cito-Eunarcon I/1./**5**/23
Clauden II/2./**28**/2 II/3./**36**/7 II/3./**36**/112 II/3./**36**/118 II/3./**36**/148 II/3./**40**/17
— -pulver II/2./**28**/2
Clavi I/2./**19**/8
Cleft Palate National Registry II/1./**7**/78
Clostridium hytolyticum I/2./**12**/35
Coalitio calcaneonavicularis II/4./**54**/67
— talonavicularis II/4./**54**/67
COBB-Syndrom II/1./**20**/38
Cocain II/2./**34**/9
„Cocktail lytique" II/2./**34**/8
Colacina-Verfahren II/2./**29**/3
Colchizin-Jontophorese I/2./**22**/239
Collum-Karzinom, Mortalität I/2./**22**/246
— mandibulae, Durchtrennung nach WASSMUND II/2./**26**/99
COLONNA-Plastik II/4./**54**/152
— - —, Technik II/4./**54**/154
— -Trochanterplastik II/4./**54**/154
Columella, Schnittführung zur Abwärtsverlagerung durch Rotationsläppchen aus der Lippe II/1./8/19
— -Verlängerung II/1./8/20
COMAAS II/2./**33**/69
Combination-operation I/2./**22**/156
Commando-operation I/2./**22**/156
Commotio cerebri II/2./**22**/18
„Composite graft" der Ohrmuschelvorderseite II/2./**34**/22
Composite graft, 15minütige Aufbewahrung in Amnionflüssigkeit II/2./**33**/4
— — -Methode, erweiterte nach CONVERSE II/2./**33**/54
— — mit retroaurikulärem Hautlappen II/2./**33**/54
— —, Philtrumplastik II/1./**7**/152
— —, stufenförmige Entnahme II/2./**33**/5
„Composite grafts" aus dem Ohr II/2./**34**/73
Composite grafts, Entnahmegebiete II/2./**33**/5
— — zur Kolumellarekonstruktion II/2./**33**/20
— — bei Nasendefekten II/2./**33**/3
— — als Nasenflügelinnenauskleidung II/2./**33**/37
— — für Nasenflügel- und -spitzenrekonstruktion II/2./**33**/51
— — für die Nasenspitzenrekonstruktion II/2./**33**/52
— — in der rekonstruktiven Chirurgie der Nase II/1./**13**/83
— — in Verbindung mit Stirnlappen II/2./**33**/37
Composite grafts, Operations- und Verbandstechnik II/2./**33**/4
— —, Vorteile II/1./**13**/83
— -operation I/2./**22**/156
Compound nevus I/2./**22**/222
Compressio cerebri II/2./**22**/18
Compressorium mammae duplex I/1./8/6
CONRADI-HÜNERMANN-Syndrom II/1./**7**/67
Contergan I/1./**9**/13 I/1./**10**/25 II/1./**7**/33
Contractubex compositum I/2./**21**/18
Contusio cerebri II/2./**22**/18
COOMBS-Test II/1./**20**/41
CO_2-Partialdruck I/1./**5**/71
Copolymere II/2./**30**/11
CORACHAN-Läppchen II/4./**53**/50
— -transplantat II/4./**53**/44
Corbasil I/1./**4**/25
—, Indikationen I/1./**4**/25
—, Schilddrüsenschwellungen I/1./**4**/25
—, Toxizitätsverhältnisse I/1./**4**/26
Cor-Cetain I/1./**4**/9
Cornecain I/1./**4**/80
Corpus cavernosum urethrae I/1./**10**/18
— ut., Mortalität des Karzinoms I/2./**22**/246
Cortikoide I/1./**5**/70
Cortikosteronacetat I/2./**21**/18
Cortisol, 6/103, Einfluß I/1./**6**/103
Cortison I/2./**12**/9 I/2./**13**/6 I/2./**13**/7 I/2./**13**/11 I/2./**17**/11 I/2./**17**/13 I/2./**21**/6 I/2./**21**/7 I/2./**21**/19 I/2./**21**/20 II/1./**7**/33 II/2./**34**/107
— -dauerbehandlung II/4./**54**/248
— -Derivate II/1./**21**/11
— -derivate zur Ödemprophylaxe I/2./**22**/28
— -Fibroblastenhemmung I/2./**17**/7
Cortison-Wirkung, dosisabhängige I/1./**6**/103
Cotton-Pellet-Granulom I/1./**6**/104
— — -Test I/1./**6**/110
Couvertmethode I/2./**14**/28
Covatix I/1./**4**/49
Cover denture I/1./**6**/28 II/1./**6**/30 II/1./**10**/1
—, Darstellung II/1./**7**/198
— -Prothetik II/1./**7**/197
Coxa vara congenita II/4./**54**/36
— — — nach PAUWELS, Operation II/4./**54**/38
Cranium bifidum II/1./**1**/2
Creeping substitution I/2./**12**/222
Crico-Hyoidopexie II/3./**41**/32
Crimping I/2./**17**/25
CRONINsche Silastic-Prothese 4/92 I/1./**4**/92
— Silastic Mammary Prosthesis II/3./**45**/36
Cross-fingerflap II/4./**53**/48 II/4./**53**/53
Cross finger flap plasty I/2./**12**/73
Cross-hatching II/2./**34**/66
Cross-leg-flap II/4./**57**/6 II/4./**57**/31
Cross leg flap plasty I/2./**12**/73
CROUZONsche Syndrom II/1./**13**/100
Crurischisis II/4./**54**/78
Crush-Syndrome I/1./**5**/7 I/1./**5**/57
Crus varum rechts nach Schienbeinosteomyelitis im Säuglingsalter II/4./**54**/218

C^{14}-Serin I/1./**6**/48
Cubitus valgus II/4./**53**/136
Cubitus varus II/4./**53**/136
— — nach Oberarmfraktur II/4./**53**/136
Cumarin-Präparate, Hautnekrosen II/3./**46**/14
Cuparthroplastik II/4./**54**/140
Cup ear II/3./**38**/47
Cupidus-bow-Korrektur II/1./**8**/23
Cupplastik II/4./**54**/139
Curare I/1./**5**/26 I/1./**5**/28 I/1./**5**/29
Curarin I/1./**5**/28
CURIEtherapie II/1./**20**/59
CURLING-Geschwüre II/1./**16**/9
CURTIN-Verfahren I/2./**19**/2
CUSHING-Patienten I/1./**6**/94
— -Syndrom II/1./**20**/38 II/4./**54**/248
Cycloform I/1./**4**/7
Cyclophosphamide II/1./**7**/34
Cyrpon I/1./**4**/49
Cysteamin I/1./**6**/132
Cystein II/1./**17**/4

D

Dacron I/2./**14**/15 I/2./**14**/22 I/2./**17**/19 I/2./**17**/29 I/2./**22**/178 II/3./**38**/6 II/3./**41**/45
— -Fäden I/1./**7**/7
— -Filz, Bindegewebskapsel um I/2./**14**/20
— -filzimplantation I/2./**15**/3 I/2./**15**/4
— -Gefäßprothese I/2./**17**/20
— -Prothese I/2./**14**/14 I/2./**15**/10
Dämpfung der vegetativen Reagibilität I/1./**5**/13 I/1./**5**/15
Dakryozystorhinostomie nach TOTI II/3./**36**/82
Dammbereich, Röntgenschädigung II/3./**46**/28
—, Verbrennungen II/3./**46**/30
Dampfdesinfektion I/1./**3**/12
Dampfdesinfektionsapparat I/1./**3**/12
Dampftemperatur 3/4 I/1./**3**/4
Darm-atonie I/1./**5**/12
— -karzinom, Mortalität I/2./**22**/247
— -keime, gramnegative I/1./**3**/3
— -mißbildungen, Zusammentreffen mit anderen körperlichen Mißbildungen I/1./**9**/42
— -naht I/1./**7**/2
— -rohr, Entwicklung I/1./**10**/5
Darstellung der älteren Schnittführungen bei Oberkieferresektionen I/2./**22**/193
— der Bestandteile der Kapillarwand I/1./**6**/76
— der Beziehungen zwischen Grundsubstanzsynthese, -abbau und -gesamtgehalt I/1./**6**/57
— — der Peniskrümmung zur Urethrallänge II/4./**51**/5
— der GILLIESschen Schnittführung I/2./**22**/137
— der günstigsten Phonationsübung I/2./**25**/14
— des lingualen Lymphabflußgebietes I/2./**22**/159
— des N. facialis I/2./**22**/93
— einer Neck-dissection I/2./**22**/232
— des pharyngealen Lymphabflußgebietes I/2./**22**/159
Darstellung des Verfahrens nach ESTLANDER I/2./**22**/136
— einer versenkten intrakutanen Naht I/2./**18**—**20**/4
DARWINsches Spitzohr II/3./**38**/55
Datenverarbeitung II/1./**7**/74
Datenverarbeitungssystem II/1./**7**/75
Dauerersatz, Kunststoffe I/2./**14**/2
Daumen, Bolzungsarthrodese, Technik II/4./**53**/89
—, Deviation II/4./**53**/18
—, dreigliedriger I/1./**9**/29 II/4./**53**/16
—, Hyperextensibilität I/1./**9**/33
—, Phalangisierung nach HILGENFELDT II/4./**53**/146
—, Umstellungsostetomie II/4./**53**/128
—, Verdoppelung I/1./**9**/27
— -ballen-Kleinfingerballenlappen, Technik II/4./**53**/53
— -beugekontraktur II/4./**53**/20
— - —, angeborene II/4./**53**/19
— -beugesehne, lange, Riß II/4./**53**/60
— -bildung durch Phalangisierung des Metakarpus I II/4./**53**/146
— -defekte, Formen II/4./**53**/12
— -ersatz mit dem Mittelfinger II/4./**53**/147
— - —, operativer II/4./**53**/144
— - — mit dem Zeigefinger II/4./**53**/147
— -grundgliedverlängerung II/4./**53**/145
— -opposition II/4./**53**/88
— -plastik nach HILGENFELDT II/4./**53**/148
— -rekonstruktion II/4./**53**/145
— - — durch Finger- bzw. Metakarpalauswechslung II/4./**53**/145
— - — durch Fingerumstellung II/4./**53**/145
— - —, Phalangisation des 1. Metakarpale II/4./**53**/147
— - — durch Rundstiellappen II/4./**53**/147
— - — durch Schwenkdaumen II/4./**53**/147
— - — durch Spalthandbildung II/4./**53**/145
— -schlottergelenk II/4./**53**/91
— -strahl, Teilverlust II/4./**53**/145
— -strahldefekte II/4./**53**/12
— -strecksehne, lange, Riß II/4./**53**/60
— -verlust II/4./**53**/144
— -wiederherstellung nach LITTLER, MATTHEWS II/4./**53**/13
— -wiederherstellungen II/4./**53**/144
Débridement II/3./**46**/115
Decamethonium I/1./**5**/28 I/1./**5**/29
Decetan I/1./**4**/49
Deckbiß II/2./**26**/109
—, chirurgische Behandlung II/2./**26**/110
—, Kinnkorrektur II/2./**26**/112
—, Kortikotomie II/2./**26**/112
—, Operationsmethoden II/2./**26**/110
Deckprothesen II/1./**10**/2
Deckung angeborener Haut- bzw. Bauchwanddefekten I/2./**15**/10
— der ausgeräumten Orbita nach BERGMANN-LEXER II/1./**12**/19

Deckung von Defekten an der Hand I/2./**12**/70
— — durch Knochenspäne, vorgepflanzte II/1./**13**/113
— — durch Knochentransplantate freie II/1./**13**/113
— eines Defektes nach Oberkieferkarzinom, das bis an die Alveolarfortsätze heranreichte I/2./**22**/190
— eines frontalwärts liegenden Nasendefektes II/2./**33**/58
— eines Hautdefektes an der Fingerbeugeseite mit einem seitlichem Fingerlappen II/4./**53**/46
— des Mundbodendefekts I/2./**22**/163
— eines Nasenflügeldefektes nach SANVENERO-ROSSELLI II/2./**33**/28
— Nasenrücken-Defektes II/2./**33**/59
— eines Nasenspitzendefektes nach SMITH II/2./**33**/26 II/2./**33**/27
— eines nicht perforierenden Nasenflügeldefektes II/2./**33**/31
— eines perforierenden Defektes der seitlichen Nasenwand II/2./**33**/58
— — Nasendefektes nach ZOLTÁN II/2./**33**/62
— — Nasenwanddefektes II/2./**33**/65
— — Nasenwurzeldefektes II/2./**33**/61
—, primäre, beim malignen Melanom I/2./**22**/225
—, primärplastische, auch bei größeren Defekten I/2./**22**/125
— eines Schädelknochendefektes II/1./**1**/32
— der Sekundärdefekte I/2./**22**/34
—, temporäre, durch Spaltlappen II/3./**46**/37
— eines Wangendefektes I/2./**22**/141
— der Wundoberflächen nach Verbrennungen II/1./**16**/10
Deckweiß II/2./**30**/8
De curtorum chirurgia per insitionem II/2./**33**/47
Décollement, Hand und Unterarm II/4./**53**/41
Defectus fibulae I/1./**10**/24
— radii I/1./**10**/23
— tibiae I/1./**10**/24
— ulnae I/1./**10**/23
Defekt der Brustwand II/3./**44**/5
—, Hautverlagerung I/2./**22**/30
—, am Lidwinkel, inneren, Ersatz II/3./**36**/48
— des Lidwinkels, inneren, Ersatz nach MAKKENSEN II/3./**36**/50
— am Nasenabhang, Verschiebelappen zur Deckung II/2./**33**/56
— nach der Oberkieferresektion, doppelseitigen I/2./**22**/203
— des Oberlides, Ersatz aus dem Unterlid nach CUTLER II/3./**36**/70
— —, nasaler, Ersatz II/3./**36**/51
—, oraler Verschluß mit Hilfe des Stirnlappens I/2./**22**/164
— der Orbita und des Oberkiefers, ausgedehnter, Lid- und Paladonplsatik II/3./**36**/152
— des Unterlides, Ersatz durch Verpflanzung von Ohrknorpel II/3./**36**/70
— -bildungen des Armes II/4./**53**/6
— - — des Mittelgesichts I/2./**22**/205
Defekt-deckung durch Knochenspäne, vorgepflanzte II/1./**13**/113
— - — durch Knochentransplantate, freie II/1./**13**/113
— - — am Lidwinkel, äußeren II/3./**36**/48
— - —, Mammaverwendung II/3./**46**/30
— -fraktur, Plattenverschraubung zur Fixierung der Stümpfe II/2./**22**/85
— -heilung, primär angiogene in der Hunde-Diaphyse, Prüfung I/2./**16**/5
— -prothese, Aufgabe II/2./**31**/4
— - —, zweigeteilte II/2./**31**/13
— -prothesen II/1./**10**/7
— - —, Herstellung II/2./**31**/16
Defektprothetische Versorgung frontaler Gesichtsdefekte II/2./**31**/12
Defektpseudarthrose des Radius II/4./**53**/104
— des Unterarmes II/4./**53**/102
Defektpseudarthrosen der Mittelhand II/4./**53**/107
— am Oberarm II/4./**53**/97
— im Oberschenkelschaftbereich II/4./**54**/115
— des Schenkelhalses II/4./**54**/112
Defekt-umgebung, unmittelbare, Nahlappen II/1./**13**/9
— -umgebung, weitere, Nahlappen II/1./**13**/16
— -verletzungen des Ductus parotidicus II/1./**13**/2
— -verschluß der Haut durch Y-Plastik I/2./**22**/30
— -verschluß nach radikaler Mammaamputation durch Lokallappenverfahren II/3./**46**/7
— -zustände der Brust II/3./**46**/39
Defekte, angeborene, der Brust II/3./**46**/39
— im Bauchbereich, modifizierte Deckung nach DIEFFENBACH, Darstellung II/3./**46**/24
—, bilaterale, der Mamma II/3./**46**/40
— der Brustwand knöchernen II/3./**44**/5
— des Daumens, Formen II/4./**53**/12
— der Elle II/4./**53**/7
— am Hals, Auflegen von Spalthaut II/3./**40**/16
— der Halshaut, Deckung mittels Brusthautlappen II/1./**17**/40
— des harten Gaumens, Versorgung II/1./**13**/119
—, kreisförmige, Deckung mittels Lappenverschiebung II/1./**17**/33
—, kriegsbedingte I/1./**1**/3
— des Larynx, plastische und rekonstruktive Eingriffe II/3./**41**/33
— des Larynx, bei denen Stellung und Funktion beeinträchtigt sind, plastische Versorgung II/3./**41**/15
— der Lippenhaut II/1./**13**/42
—, der Mamma II/3./**46**/41
—, partielle, der Mamma II/3./**46**/41
— des Mesopharynx, plastische Versorgung II/3./**41**/18
— des Nasenrückens und der seitlichen Nasenwand II/1./**13**/65
— der Nasenspitze und Nasenflügel II/1./**13**/78
— des Pharynx, Versorgung II/3./**41**/19

Defekte des Rumpfes II/3./**44**/1
— der Speiche II/4./**53**/8
— der Stimm- und Taschenbänder, plastische Versorgung II/3./**41**/34
— des Thorax und der Rippen II/3./**44**/5
— der Ulna II/4./**53**/7
—, unfallbedingte I/1./**1**/3
— der Unterlippe II/1./**13**/50
— der Wangenschicht, mittleren II/1./**13**/26
— der Wirbel II/3./**44**/13
—, zirkuläre, des Hypopharynx II/3./**41**/23
Definition des Schmerzes I/1./**4**/1
Deformierung, angeborene, Transformation II/1./**7**/1
—, Übersicht der im Gesicht auftretenden Deformierungen II/2./**27**/7
Deformierungen des Nasenskelettes II/2./**25**/9
Deformität, MADELUNGsche I/1./**9**/29 II/4./**53**/23
—, SPRENGELsche II/4./**53**/21
Deformitäten der Enten-Schnabel-Sattel-Nase II/2./**34**/91
— der weiblichen Brust II/3./**45**/14
Degeneration, ZENKERsche II/3./**46**/105
DEGESCH-Kreislaufverfahren I/1./**3**/9
Dehiszenzen II/1./**21**/8
Dehiszenzrate I/2./**14**/27
Dehnschrauben, orthodontische, bei Gaumenplatten II/2./**22**/61
Dehnung, digitale II/1./**9**/2
—, forzierte II/1./**6**/23
Dehnungslappen I/2./**12**/51
— zur Deckung von Hautdefekten des Nasenrückens und der Nasenspitze II/1./**13**/66
— aus dem Submental-Submandibularbereich II/1./**13**/20
— aus der Submental-Submandibualregion zur Deckung von Hautdefekten der Unterlippe und der kaudalen Wangenpartien II/1./**13**/45
Dehydration I/**5**/55
Dehydrobenzperidol I/1./**5**/22 I/2./**22**/26
Dehydrogenasen I/1./**6**/40 I/1./**6**/42 I/1./**6**/46 I/1./**6**/47
Dekapitationsplastik II/4./**54**/152
Dekompensation I/1./**5**/8
Dekompression des N. facialis II/1./**21**/10 II/1./**21**/12 II/1./**21**/17 II/1./**21**/18 II/1./**21**/21
Dekortikationsmethode II/2./**34**/69 II/2./**34**/109
—, Darstellung der Flügelknorpel II/2./**34**/70
—, Schnittführung II/2./**34**/13
Dekubitus, Anästhesievorbereitung II/3./**46**/115
—, Ätiologie II/3./**46**/105
—, Behandlung, lokale antibiotische II/3./**46**/117
—, —, operative, Einzelheiten II/3./**46**/114
—, Geschwürsexzision II/3./**46**/118
—, Immobilisierung II/3./**46**/120
—, Komplikationen II/3./**46**/107
—, —, postoperative II/3./**46**/120
Dekubitus, Nachbehandlung II/3./**46**/121
—, Nekrose II/3./**46**/121
—, Pathologie II/3./**46**/106
—, Prophylaxe II/3./**46**/108
—, Spasmusbekämpfung II/3./**46**/117
—, Teilnekrosen II/3./**46**/121
—, Therapie II/3./**46**/109
—, Verband und Immobilisierung II/3./**46**/120
—, Verteilung innerhalb der Körperregionen II/3./**46**/105
— -behandlung II/3./**46**/104 II/3./**46**/109
— - —, Indikation II/3./**46**/115
Delaminations-Entoderm I/1./**10**/5
Delay I/2./**12**/39 II/3./**41**/42
Delitionen I/1./**9**/18
Dellenbildung oberhalb der Ferse II/4./**54**/82
Deltamuskellähmung II/4./**53**/79
Deltaschädigung, Arthrodese der Schulter als Ersatz II/4./**53**/80
Deltopektorallappen II/1./**13**/7 II/1./**13**/22 II/1./**13**/24 II/3./**41**/10
Demarkationen, lymphozytäre I/2./**17**/10
Demerol II/2./**29**/8
Denkerfalten, senkrechte, Korrektur II/2./**28**/16
DENKERsche Operation I/2./**22**/215
Dentale Wachstamponaden II/2./**34**/88
Depilationen, elektrische II/4./**51**/78
Depolarisationsblock I/1./**5**/28
Dermafett I/2./**22**/182
Derma-Fettlappen, autoplastische, Transplantation II/3./**45**/36
Dermal-attachment I/2./**12**/93
Dermal-Fett-Transplantat, Einpflanzung I/2./**12**/176
— - — - —, Entnahme I/2./**12**/175
Dermatape I/2./**12**/118
Dermatitis I/2./**14**/24
—, exfoliative, nach Drahtzerklage I/2./**14**/24
Dermatofibroma lenticulare II/1./**20**/72
Dermatom von BROWN II/3./**36**/69
— nach CASTROVIEJO II/1./**13**/4
—, elektrisches, von BROWN I/2./**12**/110
—, —, von GOSSET I/2./**12**/110
—, —, von MELOY I/2./**12**/110
— mit größerer Trommel, „gigantisches" I/2./**12**/110
—, PADGETT-HOODsche I/2./**12**/109
— von SCHUCHARDT II/3./**36**/69 II/3./**36**/134
— -Briefmarken nach GABARRO II/4./**53**/44
— -lappen I/2./**12**/100 II/4./**53**/44
Dermatome I/2./**12**/109 I/2./**22**/34
Dermatomyositis I/1./**6**/89 I/1./**6**/90
Dermato-Ösophagoplastik, antethorakale II/3./**46**/89
— - —, —, Komplikationen und deren Behebung II/3./**46**/89
— - —, —, Rundstiellappenplastik II/3./**46**/85
— - —, —, Stenose des Hautschlauches II/3./**46**/96

Dermis zum Verschluß einer traumatischen Brustwandhernie nach ZOLTAN II/3./**46**/81
— -fettlappen, gestielter, Transplantation unter die Kopfschwarte zur Ausfüllung eines toten Raumens II/1./**1**/40
— -fettplastik als Voroperation zur Schädelplastik II/1./**1**/39
— -lamelle II/3./**46**/128
— - — zur Bruchpfortenfestigung nach REHN II/3./**46**/127
— -Streifenplastik nach LEZIUS, Darstellung II/3./**46**/129
— -transplantat I/2./**12**/160 II/3./**46**/83 II/3./**46**/126
— -Transplantat zum Ausgleich der Sattelnase, Einlegen II/2./**34**/39
— - —, umgekehrte Einpflanzung II/3./**46**/38
— -unterlappung II/1./**5**/3
— -verwendung zur Brustwandbruchbehandlung II/3./**46**/80
Dermoid I/2./**22**/38 II/3./**40**/22
— unter der Zungenmuskulatur II/3./**40**/24
— -zyste, intrakranielle II/1./**1**/7
— - — an der Nase II/1./**3**/45
— - — der sakrokokzygären Region II/3./**46**/98
— - —, sublinguale I/2./**22**/39
— -Zysten I/2./**22**/38 II/1./**1**/3 II/1./**3**/41
— - —, kongenitale mediane, Entstehung II/3./**46**/100
— - —, an der Nasenwurzel II/1./**3**/46
— - —, operative Behandlung II/1./**3**/46
Dermoide des Bulbus II/3./**36**/2
—, dysontogenetische I/2./**22**/5
—, epibulbäre II/1./**7**/69
— des Halses II/3./**40**/23
Dermopan I/2./**18—20**/21
Desaggregation I/1./**6**/11
Desamination, Glukosebildung I/2./**12**/9
Descensus des Hodens I/1./**10**/18
Descensus testis, Störungen II/4./**51**/79
— testis, unvollständige, Ätiologie II/4./**51**/8
Desinfektion I/1./**3**/2 I/1./**3**/12
—, Ausbügeln I/1./**3**/13
— durch Auskochen I/1./**3**/12
— von Betten I/1./**3**/1
—, Formalin-Dampf- I/1./**3**/13
—, innere I/1./**3**/1
— **und Sterilisation** I/1./**3**
— durch trockene Hitze I/1./**3**/13
—, vorbeugende I/1./**3**/17
Desinfektionsmittel I/1./**3**/14
—, chemische I/1./**3**/3 I/1./**3**/14
— gegen Viren I/1./**3**/17
Desinfektionsordnung I/1./**3**/15
Desinfektionsverfahren, thermische I/1./**3**/12
Desinfizierende Chemischreinigung der Bettdecken I/1./**3**/17
DESMARRESsche Lidhalter II/3./**36**/90 II/3./**36**/125
Desmogener Schiefhals II/3./**40**/16
Desmosin I/1./**6**/71
Desmosomen I/1./**6**/79
— -zahl I/1./**6**/78
Desoxyribonukleasen I/1./**6**/25
Desoxyribonukleinsäure I/2./**12**/9 I/2./**12**/10
Destruktion, schwere I/2./**12**/124
Deutsche Gesellschaft für Plastische und Wiederherstellungschirurgie I/1./**1**/3
Deviation des Daumens II/4./**53**/18
— des doigts en coup de vent II/4./**53**/28
—, extreme II/2./**34**/92
— der Nase II/2./**34**/85
—, ulnare, der Finger II/4./**53**/130
Devitalisierung I/2./**17**/9 I/2./**17**/15
Dextran I/1./**5**/9 II/1./**20**/54
DG 6 (Antiseptikum II/2./**29**/8
Diabetes I/1./**6**/112 I/2./**12**/9
Diabetes II/4./**54**/248
— -patienten, Sekundärheilungen von Wunden I/1./**6**/113
— insipidus I/2./**22**/110
Diabetiker, Wundheilung I/1./**6**/113
Diabetische Hyperglykämien I/1./**6**/112
Diadem des Schädelknochens II/1./**13**/101
— nach TESSIER II/1./**13**/102
Diäthyläther I/1./**5**/21
Diagnose einer fibrösen Knochendysplasie I/2./**22**/99
— -sicherung durch Melanogen-Analyse I/2./**22**/222
Diagnostik der Geschwülste I/2./**22**/2
Diagramm für Gesichtsproportionen II/2./**32**/7
Dialyse, extrakorporale I/1./**5**/11
Diamin II/2./**30**/11
Diamond excision I/2./**11—20**/15 II/3./**41**/9
Dianabol I/2./**22**/28
Diaphorasen I/1./**6**/40 I/1./**6**/47 I/1./**6**/46
Diaphragma oris I/2./**22**/39
Diathermie II/1./**17**/29
— bei der freien Transplantation I/2./**12**/13
— der plastischen Chirurgie I/2./**24**/3
— -Nadel, Einführung in das Hämangiom II/1./**20**/53
Diathèse fibroblastique I/2./**21**/4
Diced cartilage I/2./**12**/216
Dickenwachstum, vermehrtes II/4./**54**/70
DIEFFENBACH-WEBER-Schnitt I/2./**22**/195
Differentialdiagnose des frühen Lippenkarzinoms bzw. ausgedehnter Leukoplakien I/2./**22**/129
— zwischen Lymphangiom und Elephantiasis lymphangiectatica II/3./**44**/19
Diffusionsstörungen I/1./**5**/71
Digitalis I/1./**5**/16
Digitoxin I/1./**6**/129
Digitus quintus, Operation nach HOHMANN II/4./**54**/65
— —, — nach NIEDERECKER II/4./**54**/65
— — superductus, Operation nach HOHMANN II/4./**54**/66
— — —, —, nach NIEDERECKER II/4./**54**/66

Digitus quintus, varus II/4./**54**/236
— — — superductus I/1./**4**/106 II/4./**54**/230
— — — — et infraductus II/4./**54**/64
Dihydroergosterin I/1./**6**/111
Dijozol II/3./**36**/7
Dikarbonsäure II/2./**30**/11
Dimethyl amino-propyl phenothiazin I/1./**5**/15
— -polysiloxane II/2./28/17 II/3./**46**/49
Diolen I/2./**17**/19
Diphallus II/4./**51**/16
Diphterie der Haut II/3./**46**/13
Diploefibrome II/1./**1**/7
Dish face II/1./**13**/92
Dish-face nach Trauma in der Kindheit II/1./**13**/94
— - — -deformity II/2./**25**/15
Diskussion (BERNDORFER-GABKA) über die Versorgung fetaler Gesichtsspalten II/1./**3**/5
Dislocatio ad axim II/2./**22**/12
— ad latus II/2./**22**/12
— ad longitudinem II/2./**22**/12
— ad peripheriam II/2./**22**/12
Dislokation des Augapfels II/3./**36**/144
— des Bulbus, Operation II/3./**36**/144
—, myogene II/2./**22**/12
—, traumatische II/2./**22**/12
Dislokationsformen, unregelmäßige II/2./**22**/12
Disposition II/1./**7**/19
— zu Keloiden II/1./**7**/147
Dissekat, Entfernung am Kniegelenk II/4./**54**/252
—, extraartikuläre Nagelung am Kniegelenk II/4./**54**/253
Distalbiß mit Rücklage des Unterkiefers II/2./**26**/66
Distales Radio-Ulnargelenk, Schäden II/4./**53**/123
— — - —, Teilverrenkungen II/4./**53**/125
Distraktionsapparat zur Verlängerungsosteotomie am Oberschenkel (BERTRAND) II/4./**54**/264
Distraktionsgerät II/4./**54**/257
— zur Verlängerung des Oberschenkels nach BERTRAND-ALCIVAR II/4./**54**/267
Divergenz-Winkel I/2./**12**/46 I/2./**12**/47
Divertikel, MECKELsches I/1./**9**/43
— der Urethra II/4./**51**/24
Divinyläther I/1./**5**/21
DNS, Heterochromatisierung I/1./**6**/83
— -Gehalt als Parameter für biochemische Enzymbestimmungen I/1./**6**/32
— -Struktur des entsprechenden Chromosoms I/1./**6**/59
— - und RNS-Synthese I/1./**6**/27 I/1./**6**/121
— -Synthese, Hemmung durch Heparin I/1./**6**/128
— -Synthesephase I/1./**6**/74
DOCA I/1./**6**/95
Doggennase I/1./**10**/12 II/1./**3**/28 II/1./**7**/146
—, hochgradige Korrektur II/1./**3**/31
Doggennase, Korrektur einer mittelgradigen Doggennase mit starkem Hypertelorismus II/1./**3**/30
Dokumentation der äußeren Nase II/2./**34**/1
Dolantin I/1./**4**/48 I/1./**5**/14 I/1./**5**/21 I/2./**22**/26 I/2./**24**/10 II/2./**34**/8
—, Prämedikation I/1./**4**/48
Dolsin I/2./**24**/10
Dominal forte I/1./**4**/48
Dominanz I/1./**9**/15
Dondren II/3./**45**/34
DONNAN-Überdruck I/1./**6**/11
Donorsehnen I/2./**12**/198
Donorstelle, Denervation I/2./**12**/39
Doppel-bilder I/2./**22**/192 II/1./**13**/110 II/2./**22**/25 II/2./**22**/55 II/3./**36**/97
— -bildungen der unteren Extremität II/4./**54**/2
— -daumen, Behandlung II/4./**53**/6
— -fersenplastik nach Erfrierung II/4./**57**/19 II/4./**57**/20
— -gewindebolzen nach ANDREESEN II/4./**54**/168
— -gewindebolzen nach SCHÜRCH II/4./**54**/168
— -gliedmaßen II/4./**54**/2
— -hand II/4./**53**/4
— -kinn II/2./**29**/19 II/3./**43**/7
— - —, hypertrophes, Korrektur II/3./**43**/8
— -klemme, NEUNERsche II/2./**22**/33
— -lappenbildung I/2./**22**/144
— -lappenplastik nach ZIMANY und OSBORNE II/3./**46**/114
— -lippen-Deformierungen, Korrektur II/1./**7**/149
— -mißbildung der Beine, Behandlungsverlauf II/4./**54**/2
— - —, parasitäre II/1./**3**/54
— -nagelung II/4./**54**/111
— -nase II/1./**3**/28
— - —, vollständige, mit vier vollständigen Nasenlöchern II/1./**3**/28
— -nasen, Korrektur II/1./**3**/30
— -spanplastik nach BOYD II/4./**54**/19
— -spanverpflanzung mit Spongiosaplastik II/4./**54**/18
Doppelt epithelisierte Flachlappen II/1./**13**/30
— — Hautlappen II/3./**46**/96
— epithelisierter Lappen zum Defektverschluß am antethorakalen Ösophagus II/3./**46**/96
Doppeltsehen I/2./**12**/212
Dorsal dislozierte Oberkieferfrakturen bei unbezahnten Unterkiefer II/2./**22**/91
Dorsale Massetertranposition bei Retrognathien mit und ohne Glossoptose II/1./**11**/7
Dosierungsfehler bei der Narkose I/1./**5**/63
Double-Arthrodese II/4./**54**/97
DOWLINGsche Methode II/1./**20**/53
DOWN-Krankheit I/1./**11**/6
DOWN-Syndrom I/1./**9**/18 I/1./**9**/38 I/1./**9**/41
DOWsches Zeichen II/4./**58**/15

Draht-aufhängung des Oberkiefers am Infraorbitalrand oder am Processus temporalis II/2./**22**/64
— -bögen aus rostsicherem Stahl II/2./**26**/23
— -extension bei veralteter Jochbogen-Impressionsfraktur II/2./**22**/28
— -Kunststoffschiene, SCHUCHARDTsche II/2./**24**/34
— -Kunststoffschienen nach WIRTH, NEUNER, SCHRUDDE II/2./**26**/65
— -ligaturen, fortlaufende **22**/77
— -naht bei ästhetischen Operationen im Mund- und Kieferbereich II/2./**26**/24
— - — und Plattenverschraubung, intraossäre II/2./**22**/84
— -ösenverband, fortlaufender, nach HAUPTMEYER, modifiziert nach NEUNER II/2./**22**/78
— -schienen II/2./**24**/34
— -schienenverbände, Vor- und Nachteile II/2./**22**/79
— -schlingenverbände vom Jochbein zur Nasenwurzel II/2./**22**/57
— -umschlingung bei ästhetischen Operationen im Mund- und Kieferbereich II/2./**26**/24
— - — des Jochbeins II/2./**22**/30
— - — des Unterkiefers II/2./**22**/80
— -umschlingungen bei Faszienplastiken II/1./**21**/35
Drainageverfahren I/2./**18—20**/2
Drehlappen, lippenrotgestielte I/2./**22**/134
— -bildungen im Gesicht I/2./**22**/36
— -plastik II/3./**36**/39 II/3./**36**/57
Drehosteotomie nach LAUENSTEIN II/4./**53**/144
Dreibeiniges Kind II/4./**54**/2
Dreieck, BUROWsches II/2./**41**/9
—, weiches II/2./**34**/65 II/2./**34**/81
Dreiecksknorpel II/2./**32**/17 II/2./**32**/26
—, Operationen II/1./8/10
Dreiecksschnitt bei der Kolobomoperation II/3./**36**/32
Dreiecksverschiebung, volare, TRANQUILLI-LEALI II/4./**53**/53
Dreigliedriger Daumen II/4./**53**/16
Dreilamellennagel, Anreiz der Revaskularisierung bei der operativen Behandlung von jugendlichen Hüftkopfnekrosen II/4./**54**/247
Dreiphasenmethode zur Anwendung einer Lokalanästhesie I//1.**4**/51
Dropping II/2./**34**/83
Drosophila melanogaster II/1./**7**/25
—, Untersuchungen II/1./**7**/33
Druck beim Schluckakt II/3./**41**/20
— -abspreiz-Arthrodese, Hüftgelenk II/4./**54**/157
— -anästhesie I/1./**4**/3
— -geschwür, Deckungsverfahren von SPIRA und HARDY II/3./**46**/119
— - —, Entstehungsstadien II/3./**46**/106
— - —, Extirpationsverfahren von TULENKO II/3./**46**/119
Druck-geschwüre, sakrale, Behandlung durch Extirpation und Defektdeckung II/3./**46**/111
— - —, trochantäre, Exzision und Defektdekkung II/3./**46**/117
— -osteosynthese II/2./**22**/85
— - — nach M. E. MÜLLER II/4./**54**/115
—-— zur Pseudarthrosenbehandlung II/4./**53**/94
— - — bei der Verkürzungsosteotomie II/4./**54**/257
— -platte der AG für Osteosyntheseforschung II/4./**54**/121
— -ulkus I/2./**12**/76
— -verband, einfacher I/2./**12**/119
— - —, mit den lang belassenen Fadenenden der Nähte I/2./**12**/119
— -welle beim Schluckakt, Ablauf II/3./**41**/20
Drüsen, große orofasziale, Lymphabflußgebiet I/2./**22**/130
— -veränderungen durch die Strahlentherapie I/2./**22**/15
Dualblock I/1./**5**/29 I/1./**5**/30
DUBREUILH Melanome I/2./**22**/221
Ducti paraurethrales II/4./**51**/22
Ductus arteriosus, offener I/1./**9**/41
— branchialis I/1./**10**/9
— cervicalis I/1./**10**/9
— nasolacrimalis I/1./**10**/8
— parotidicus, Defektverletzungen II/1./**13**/2
— stenoianus, Durchtrennung II/1./**12**/40
— thyreoglossus I/1./**10**/9 II/3./**40**/16
— thoracicus II/3./**40**/6
— —, Verletzungen im Venenwinkel II/3./**41**/18
— — -Verletzungen II/3./**41**/4
— thymopharyngicus II/3./**40**/20
Dünndarm, Hämangiome II/1./**20**/39
DUFOURMENTEL-Lappen II/3./**38**/47
Duldung (= Aufnahme) I/2./**17**/10 I/2./**17**/15
Duplikatur des Gehörganges II/3./**41**/52
DUPUYTREN-Sehne II/1./**1**/10
DUPUYTRENsche Kontraktur I/1./**4**/102 I/1./**6**/120 I/1./**9**/34 II/3./**50**/15 II/4./**53**/29
— —, Faszienektomie II/4./**53**/30
— —, Faszienotomie II/4./**53**/29
— —, Operation nach v. SEEMEN-LEXER II/4./**53**/31
— —, operative Beseitigung II/4./**53**/46
Dur-Aluminium II/2./**34**/42
Dura, lyophilisierte, Transplantation I/1./**15**/8
Durabolin I/2./**22**/28 I/2./**22**/240
Duraplastik II/1./**1**/40
—, Wert in bezug auf die Kranioplastik II/1./**1**/41
Duratransplantat, homoioplastisches, kältekonserviertes II/1./**1**/41
DURAN-REYNALscher Spreading-Effekt I/2./**21**/18
Durchflechtungsnaht nach HOHMANN/PULVERTAFT II/4./**53**/70
Durchschnittsohr, Maße II/3./**38**/3
Durchtrennung der gesamten Halsweichteile zwischen Zungenbein und Kehlkopf II/3./**41**/32

Durchtrennung der Pars fundiformis des M. cricopharyngeus II/3./**41**/21
Durelastbinde I/1./**8**/2
Dynamic ligament II/4./**54**/189
Dysceratosis follicularis I/2./**22**/114
Dyschondroplasie II/1./**20**/42 II/4./**53**/40
Dysdiadochokinese II/1./**20**/11
Dysencephalia splanchoocystica I/1./**9**/27 II/4./**54**/2
Dysgnathie durch Disposition und postoperative Auswirkungen der Lippenplastik II/1./**7**/172
— bei nicht integriertem Zwischenkiefer II/1./**7**/122
— -entstehung, ätiologischer Faktor II/1./**7**/174
Dysgnathien II/1./**10**/1
Dyskeratosen I/2./**19**/8
Dysmelie-Mißbildungssyndrom I/1./**9**/13 I/1./**9**/29 I/1./**10**/25
Dysmorphia mandibulofacialis II/3./**36**/1
Dysostose, enchondrale II/3./**53**/40 II/4./**54**/225 II/4./**54**/248
Dysostosis acro-facialis II/1./**3**/40
— cleido-cranialis II/3./**36**/1 II/4./**53**/23
— cranio-facialis II/3./**36**/1
— mandibularis 10/15 I/1./**10**/15 II/1./**11**/1
— mandibulo-facialis I/1./**10**/15 II/1./**3**/48 II/3./**36**/1
Dysplasia linguo-facialis II/1./**3**/34 II/1./**3**/40
Dysplasie, fibröse, maligne Entartung I/2./**22**/99
—, —, sarkomatöse Entartung I/2./**22**/99
—, —, des Schädels II/1./**1**/7
—, gonadale, mit vergrößertem Phallus II/4./**51**/72
—, Indikation der operativen Behandlung II/1./**11**/4
—, mandibulo-faziale II/1./**11**/1
— -Korrektur durch Vorpflanzung eines Rippenspans II/1./**13**/114
Dysplasien II/1./**3**/23
— und die Beteiligung von Muskeln II/1./**11**/1
—, einzelne, Muskelplastiken II/2./**11**/7
—, tumoröse, und angeborene Geschwülste II/1./**3**/40
Dysplastische Angiopathien II/1./**20**/38
Dysplastische Faktoren II/1./**7**/28
Dysraphie-Syndrom II/1./**7**/67
Dystrophia adiposogenitalis I/1./**9**/24 II/3./**50**/3
Dystopie, kaudale, des Hyoids I/1./**11**/5

E

Eastman 910 I/2./**14**/25
Ebenmaß des Körpers I/1./**1**/1
EBSTEINsche Anomalie I/1./**9**/39
Ectopia cordis II/3./**44**/7
Ectropium senile II/3./**36**/28
— ex vacuo II/3./**36**/31
Effortil II/2./**34**/8
EHRLICH-Test I/2./**22**/222
Eichel, angeborene Mißbildungen II/4./**51**/13
EICHER-Endoprothese II/4./**54**/146
Eierstock, funktionstüchtiger II/1./**7**/29
Eigenblut-Antibiotika-Thrombin-Gemisch, Füllung des Zystenraumes II/2./**24**/51
Eigenknochenüberlegenheit II/2./**24**/14
Eigenspanverpflanzung als Schienbeinersatz II/4./**54**/10
Einblutung I/1./**6**/134
Einbohren der 2—2,5 mm starken KIRSCHNER-drähte II/2./**22**/86
Eingriff, endonasaler I/1./**4**/59
Eingriffe bei defekten des Gesichtsskelettes II/1./**13**/111
— — am Oberkiefer II/1./**13**/117
— — an Orbita und Stirn II/1./**13**/120
— — am Unterkiefer II/1./**13**/112
— an den Lippen II/1./**13**/33
—, plastisch-chirurgische, Indikationen I/1./**2**
—, plastische und rekonstruktive, am Hals, Anlage der Stiellappen II/3./**41**/13
—, — —, bei Erkrankungen und Defekten am Hals mit Eröffnung der Luft- und Speisewege einschließlich der Stenosen und Atresien II/3./**41**/18
— bis in die obere Thoraxapertur II/3./**41**/4
— an der Thoraxapertur, oberen, bei bestrahlten Fällen II/3./**41**/14
— an der Trachea II/3./**41**/39
Einheilung I/2./**17**/1
— in ein bestrahltes Gebiet II/3./**41**/14
—, biologische I/2./**12**/1
Einheilungsphase, kritische I/2./**17**/2
Einlegeprothesen II/3./**36**/155
Einlegespantechnik mit Resektion des Pseudarthrosengewebes II/4./**54**/106
Einmal-Injektionsspritzen I/1./**5**/40
Einmalkanülen I/1./**5**/40
Einpflanzung von formalisiertem Kalbsknorpel II/3./**36**/108
— einer Knorpelscheibe in die Augenhöhle (nach SCHUCHARDT) II/3./**36**/123
Einpfropfung nach BRAUN I/2./**12**/129
Einspritzung von Paraffin II/3./**46**/47
Einstellungsarthrodese, Hüftgelenk II/4./**54**/157
Einweg-Instrumentarium I/1./**3**/18
Einwirkung, teratogene Zeit I/1./**10**/4
Einwirkungen, mechanische I/1./**10**/4
—, physikalische und allgemeine I/2./**22**/4
—, thermische I/1./**10**/4
Einzeit-Hochdosis-Therapie I/2./**22**/241
Einzelzahn-Knochensegmente, Mobilisierung II/1./**7**/152
Eis, Applikation I/2./**24**/15
— -bergtumore I/2./**22**/90
— -wasser zur Blutstillung I/2./**12**/13
Eiterung, retrotympanale II/1./**21**/10
Eiweiß-aufnahme, mangelnde I/1./**6**/87
— -denaturation I/1./**3**/14
— -haushalt I/1./**5**/12

Eiweiß-individualität I/2./**17**/15
— -körper I/1./**2**/3
— - —, Artfremdheit I/2./**17**/1
— - —, fremde Einschleichung I/2./**17**/13
— -mangel I/1./**5**/55 I/1./**6**/87
— - — und Wundheilung I/1./**6**/87
— -struktur der einzelnen Zelle I/2./**13**/6
— -zerfallserscheinung, lokale I/2./**12**/9
Eizelle I/1./**10**/1
—, befruchtete Entwicklungsrichtung I/1./**10**/3
Ekblepharon II/3./**37**/1
Ekgonin I/1./**4**/7
Ektopia vesicae I/1./**10**/19
Ektoprothesen II/3./**36**/124 II/3./**36**/155 II/3./**37**/1
Ektrodaktylie I/1./**10**/23
Ektromelie II/4./**53**/7
—, phokomele, beider Beine II/4./**54**/6
Ektropion II/2./**29**/24
— nach einer Verbrennung der Wange II/1./**16**/34
Ektropium I/2./**22**/28 II/3./**36**/28 II/3./**36**/66
— der Unterlippenschleimhaut II/1./**13**/43
— -operation nach KUHNT-SZYMANOWSKI II/3./**36**/30
— - — nach SATTLER II/3./**36**/29
Ekzeme I/2./**22**/139
—, intertriginöse, in der submammären Falte II/3./**45**/15
Elastin I/1./**6**/70 I/1./**6**/71
Elastische Werkstoffe II/2./**30**/7
Elastomukase I/1./**6**/22 I/1./**6**/71
Elastoplast-Verband I/1./**8**/7
Elastoproteinase I/1./**6**/22 I/1./**6**/71
Elektrizität, statische I/1./**5**/67
Elektro-Chirurgie, Einführung I/2./**22**/194
— -collergol I/2./**13**/6
— -keratotom I/2./**12**/158
— -koagulation II/1./**20**/53
— - — Blutstillung I/2./**24**/5
— - — der Hypophyse I/2./**22**/22
— -massagesonde I/2./**25**/13
— -myographie II/1./**21**/12
— -nekrose, lokale Infektionsgefährdung in der Umgebung der E. II/1./**4**/1
— -nekrosen der Kopfschwarte II/1./**4**/1
— - —, Primärbehandlung II/1./**4**/2
— - — am Schädel, Behandlung II/1./**4**/1
— -therapie bei Fazialisparese II/1./**21**/31
Elektrothermische Verletzungen, des Schädels, zerebrale Ausfallerscheinungen II/1./**4**/9
Elektro-tomie I/2./**22**/124
— -verbrennungen im Bereich des Schädels, Fernlappenplastiken II/1./**4**/4
— - — des Schädels, Knochendefekt II/1./**4**/6
— - — am Schädel, lokale Verschiebelappenplastiken II/1./**4**/2
— - —, Sekundärversorgung II/1./**4**/2
Elektrolyt-substitution I/1./**5**/56
— -verlust I/1./**5**/7
Elektronen-mikroskop I/1./**2**/6
— -schleuder I/2./**22**/68
Elementarfibrillen, kollagene I/1./**6**/61
Elemente, hämatogene rundkernige, Transformation I/1./**6**/34
—, lymphoide I/1./**6**/34
—, metallische im Bestrahlungsfeld, Problematik II/2./**24**/16
Elephantiasis congenita hereditaria II/4./**54**/71
— der Lider II/3./**36**/2
— lymphangiectatica congenita II/3./**44**/17
Elfenbein I/2./**17**/16 II/2./**34**/42
— -Implantat II/2./**24**/19
Ellbogen-arthrodese, Technik II/4./**53**/119
— -arthrolyse II/4./**53**/118
— - —, Technik II/4./**53**/118
— -gelenk II/4./**53**/117
— - —, Narben II/4./**53**/42
— - — -endoprothese II/4./**53**/118
— - — -plastik II/4./**53**/118 II/4./**53**/119
— - — - —, Technik II/4,/**53**/118
— gelenks-arthrodese mit Verriegelung durch Tibiaspan II/4./**53**/120
— - — -verrenkungen II/4./**53**/121
— - — - —, habituelle II/4./**53**/120
— - — - —, veraltete II/4./**53**/120
— -schlottergelenk II/4./**53**/119
— - —, Faszienplastik II/4./**53**/120
— -versteifung II/4./**53**/118
Elle, habituelle Subluxation II/4./**53**/24
—, Defekte II/4./**53**/7
— und Speiche, Verschmelzung II/4./**53**/12
—, Verdoppelung II/4./**53**/4
ELLIS VAN CREFELD — Syndrom I/1./**9**/27 II/4./**53**/26 II/4./**54**/2
Elpimed I/2./**22**/240
ELSCHNIG-Syndrom II/1./**7**/67
Email radifere II/1./**20**/59
Embolie II/1./**20**/54
Embryoen, Beeinflussung durch ionisierende Strahlen I/1./**9**/12
Embryonalzeit, Epidermolyse II/3./**44**/10
Embryopathia diabetica I/1./**9**/9
Embryopathien I/1./**9**/3 II/1./**7**/34
Embryopathologie, chirurgisch-klinische I/1./**11**
—, Prinzip der chirurgisch-klinischen I/1./**11**/25
—, Grundsätze chirurgisch-klinischer und ihre Bedeutung bei den Operationen angeborener Mißbildungen I/1./**11**/1
Emdabol I/2./**22**/240
Emigration I/1./**6**/4
Empfängerorganismus, Einfluß der Transplantation II/2./**24**/29
Empfangsstelle, schlechter Wundboden I/2./**12**/124
Empfindungen, Sitz, hintere Zentralwindung I/1./**4**/1
Enchondrale Dysostosen II/4./**53**/40 II/4./**54**/225 II/4./**54**/248

End-gelenk, Fixation mit zwei gekreuzten KIRSCHNERdrähten II/4./**53**/71
— -organe, sensible, Ausschaltung I/1./**4**/3
— -zu-End-Anastomose nach Querresektion der Trachea II/3./**41**/41
Endo-Elektronentherapie bei Hämangiomen II/1./**20**/59
Endo-bronchiale Intubation I/1./**5**/70
— -gen genbedingt I/1./**9**/7
— -kranielle Komplikationsmöglichkeiten II/2./**34**/88
— -nasaler Eingriff I/1./**4**/59
Endo-prothese nach EICHER II/4./**54**/146
— - — für das Ellbogengelenk II/4./**53**/118
— - — für das Knie, Wachsmodell II/4./**54**/166
— - — am Kniegelenk, Konstruktion II/4./**54**/164
— - — nach LANGE und RETTIG II/4./**54**/144 II/4./**54**/146
— - — nach MATCHETT BROWN II/4./**54**/147
— - — als Mondbeinersatz, Technik II/4./**53**/135
— - — nach MOORE II/4./**54**/143 II/4./**54**/145 II/4./**54**/147
— - — für die Patella II/4./**54**/171
— - — aus Plexiglas für das Kniegelenk II/4./**54**/165
— - — als Radiusköpfchenersatz II/4./**53**/123
— - — aus Vitallium für die Patella II/4./**54**/170
— -prothesen II/3./**36**/155 II/4./**53**/133 II/4./**54**/112 II/4./**54**/131
— - — aus Chrom-Nickel-Titanlegierung II/1./**13**/113
— - — bei Kniegelenksoperationen II/4./**54**/164
— - — des Oberarmkopfes II/4./**53**/113
— - —, Versagen, rekonstruktive Operationen II/4./**54**/151
— - — aus Vitallium für das Knie II/4./**54**/165
— - — -austausch II/4./**54**/152 II/4./**54**/154
— - — -modell für das Knie nach SHIERS II/4./**54**/166
— - — - — für das Knie nach YOUNG II/4./**54**/166
— - — -Operation am Knie, Indikation II/4./**54**/167
— - — - — — nach YOUNG, Technik II/4./**54**/167
— -skopie II/3./**41**/6
— -tenon I/2./**12**/192
— -thelkleidung, Gefrierschaden II/1./**20**/20
— -thelschwellung und -desquamation I/2./**22**/12
— -these, primäre, Verzicht II/2./**24**/17
Endotracheale Intubationsnarkose II/1./**7**/90
Endo-trachealtubus, Befestigung I/1./**5**/37
— -zytose I/1./**6**/24 I/1./**6**/26 I/1./**6**/42
— - — der Makrophagen im Wundfeld I/1./**6**/43
Endoxan I/1./**6**/102 I/1./**6**/103 I/1./**6**/131 I/2./**22**/103 I/2./**22**/240
Enophthalmus II/1./**13**/110 II/2./**25**/7
Entartung, maligne, der fibrösen Dysplasie I/2./**22**/99
—, —, bei Zungenleukoplakie I/2./**22**/115
Entbindungsalter und Mißbildung I/1./**10**/15
Enten-knochen, Verpflanzungen II/2./**34**/1
— -schnabelnase II/2./**32**/14 II/2./**32**/32 II/2./**34**/94
— -Schnabel-Sattel-Nase, Deformitäten II/2./**34**/91
Entero-Ösophagoplastiken, antethorakale II/3./**46**/86
Entfernung eines Transplantates beim Auftreten einer Infektion II/1./**1**/43
— traumatischer Hauttätowierungen im Gesicht mit der Sandpapiermethode II/1./**5**/2
Entflechtungsoperation an der Fußinnenseite II/4./**54**/45
Entkeimung I/1./**3**/2
Entladungsvorgang, elektrischer, mit Austausch von K und Na Ionen durch Grenzmembran I/1./**4**/28
Entlastungs-dreiecke, BUROWsche II/2./**33**/57
— -inzisionen II/1./**16**/2
— -trepanation nach Schädelhirntraumen II/1./**1**/5
Entmischung I/1./**6**/10
Entnahme von Rippentransplantaten II/1./**1**/12
— -flächen für Hauttransplantate II/1./**16**/12
— -gebiete für composite grafts II/2./**33**/5
— -ort für den osteoplastischen Ersatz II/1./**12**/29
— -stelle des autoplastischen Spanes II/2./**24**/3
— - —, Behandlung, geschlossene I/2./**12**/121
— - —, Behandlung, offene I/2./**12**/122
— - —, Infektion der Wundfläche I/2./**12**/122
— - —, Versorgung I/2./**12**/43
— -stellen von Ohrmuscheltransplantaten II/2./**33**/52
Entropium II/3./**36**/23 II/3./**36**/97
— spastium II/3./**36**/23
— -operation nach IMRE II/3./**36**/23
— - — nach WESSELY II/3./**36**/23
Entseuchung I/1./**3**/2
Entspannungsoperation der Kopfhaut II/2./**28**/12
Entspannungsschnitte, parallele I/2./**22**/30
Entstellungen I/1./**1**/1
Entwicklung einiger Organanlagen, raumzeitlicher Ablauf I/1./**9**/5
—, pathologisch-pränatale, Zeitpunkt I/1./**9**/1
—, postembryonale, Bedeutung der I/1./**11**/2
Entwicklungsstörungen, radiogene, am Skelett I/2./**22**/14
— im Nasenwachstum II/2./**34**/2
— im prosenzephalen Bereich II/1./**7**/68
— im spinokaudalen Bereich II/1./**7**/68
— durch Temperaturschwankungen I/1./**9**/11

Entwicklungstermin, teratogenetischer der Hypospadie II/4./**51**/5
Entzündung I/2./**17**/1
—, **posttraumatische und Wundheilung**
—, — I/1./**6**
—, —, Einfluß des Pankreas I/1./**6**/112
—, —, Einfluß des Thymus I/1./**6**/114
—, —, früheste Veränderung I/1./**6**/8
—, —, Grundvorgänge I/1./**6**/1
—, —, katabole Phase I/1./**6**/5
—, —, Konzentrationserhöhung von Vitamin C I/1./**6**/119
—, —, Regulation und Beeinflussung I/1./**6**/82
—, seröse I/2./**24**/4
— an den Stichkanälen I/2./**24**/6
Entzündungs-beginn I/1./**6**/4
— -erscheinungen, initiale I/2./**17**/6
— -mediatoren I/1./**6**/7 I/1./**6**/8
— -reaktion nach Inkorporierung eines Fremdkörpers I/2./**14**/8
— -symptome, klassische Darstellung I/1./**6**/7
Entzug fester Nahrung II/1./**7**/37
Enukleation, Stumpfbildung II/3./**36**/107 II/3./**36**/113
—, Stumpfbildung, plastische II/3./**36**/114
— zystischer Gebilde I/2./**22**/38
Enzephalo-Meningozele II/1./**1**/2
Enzephalomyelomeningozele II/2./**24**/75
Enzephalozele II/1./**1**/2 II/1./**3**/7
Enzephalozelindikation zur Operation II/1./**1**/3
—, Operation nach INGRAHAM und MATSON II/1./**1**/3
—, orbitale II/1./**1**/3
—, synzipitale, Operation nach GABKA II/2./**24**/78
Enzephalozele Versorgung der Knochenlücke durch ein Tantalnetz oder durch Knochentransplantate II/1./**1**/4
Enzym, proteolytisches, Anwendung II/3./**43**/11
— -aktivitäten, kollagenolytische, Hemmung I/1./**6**/122
— -behandlung II/3./**46**/117
— -eiweißsynthese I/1./**6**/43
— -synthesen I/1./**6**/29
Eosinophiles Granulom II/1./**1**/5
Ephedrin II/2./**34**/8
Epheliden I/2./**19**/9
Ephynal I/2./**21**/18
Epibulbäre Dermoide II/1./**7**/69
Epidemiologie der Strahlenschäden II/1./**17**/22
Epidermis-Kutis-Lappen I/2./**12**/100
— - — - — bei Bauchwandbrüchen I/2./**12**/163
— -lappen, THIERSCHsche II/3./**36**/66 II/3./**36**/69 II/3./**36**/126
— -transplantate I/2./**22**/34 II/3./**36**/68
Epidermoide I/2./**22**/38 II/1./**19**/4
Epidermoidzyste, Genese I/2./**22**/40
Epidermoidzysten I/2./**22**/38 II/1./**1**/5
— im Mundbereich II/1./**3**/48
Epidermolyse in der Embryonalzeit II/3./**44**/10
Epidermolysis bullosa II/1./**7**/191
— — hereditaria I/2./**22**/112
— congenita generalisata II/1./**7**/90
Epidon II/2./**30**/11
Epidural-anästhesie I/1./**4**/116
— - —, Technik I/1./**4**/116
— -raum, schematische Darstellung I/1./**4**/117
Epiglottiskarzinom, Mortalität I/2./**22**/246
Epignathus II/1./**3**/3 II/1./**3**/54
—, Mißbildung und Teratom II/1./**3**/48
—, Rezidiv in Form eines Tumors II/1./**3**/3
Epikanthus II/1./**3**/10 II/3./**36**/2 II/3./**36**/34
— -operation nach VERWEY II/3./**36**/35
— - — nach v. AMMON II/3./**36**/**35**
Epikraniotomie II/2./**28**/12 II/2./**28**/13 II/2./**28**/14
Epilation II/1./**17**/5
—, chirurgische II/3./**46**/19
— vor dem Verschluß des Kehlkopfes II/3./**41**/36
Epilepsie und Schädelplastik II/1./**1**/41
Epinephrin I/1./**4**/21
Epiphysen-dislokation, intertrochantäre Aufrichtungsosteotomie zur Korrektur (IMHÄUSER), Technik II/4./**54**/242
— -entwicklung, Störungen, obere Extremitäten II/4./**53**/16
— -klammern nach THOMAS II/4./**54**/210
— -klammerung II/4./**54**/73 II/4./**54**/259
— - — nach BLOUNT II/4./**54**/209
— - — am Femurkondylus II/4./**54**/259
— - —, temporäre, nach BLOUNT II/4./**54**/259
— -nähe, kindliche Knochenverletzungen II/4./**54**/209
Epiphysenschädigung bei Strahlenbehandlung II/1./**20**/57
Epiphysiodese II/4./**54**/259
—, definitive II/1./**20**/18
— der distalen Oberschenkelepiphyse II/4./**54**/73
—, permanente, nach PHEMISTER II/4./**54**/259
—, temporäre II/1./**20**/18 II/4./**54**/212 II/4./**54**/259
—, —, nach BLOUNT II/4./**54**/209
— -klammern nach DE PALMA II/4./**54**/210
Epiphysiolysis capitis femoris II/4./**54**/236
Epispadia glandularis II/4./**51**/60
— penilis II/4./**51**/60
— penopubica II/4./**51**/61
Epispadie II/4./**51**/4 II/4./**51**/60
—, Ätiologie II/4./**51**/8
—, Ätiopathologie II/4./**51**/63
—, Glans II/4./**51**/61
—, Häufigkeit I/1./**10**/20 II/4./**51**/61
—, Hautmantel des Gliedes II/4./**51**/61
—, Inkontinenz, Beseitigung II/4./**51**/68
—, Komplikationen II/4./**51**/69
—, männliche, Klassifikation II/4./**51**/60

Epispadie, männliche, klinisches Bild II/4./**51**/61
—, Operationstechnik II/4./**51**/62
—, Operationstermin II/4./**51**/62
—, Penis II/4./**51**/61
—, Penisaufrichtung II/4./**51**/64
—, Prostata II/4./**51**/62
—, pubische Knochen II/4./**51**/61
—, Skrotum II/4./**51**/61
—, Therapie II/4./**51**/62
—, Typen II/4./**51**/60
—, Urethralmündung II/4./**51**/61
—, Urethroplastik II/4./**51**/65
— -Hypospadie I/1./**10**/19 I/1./**11**/18
— -operation nach THIERSCH II/4./**51**/63
Epitenon I/2./**12**/193
Epithel, Fehlleistung I/2./**22**/98
— -aussaat I/2./**12**/128
— -defekte, am Aryknorpel, plastische Versorgung II/3./**41**/34
— - — Kommissur, an der hinteren II/3./**41**/34
— - — an der Kommissur, vorderen, plastische Versorgung II/3./**41**/33
— -ersatz durch Kutis-Stückchen nach NICOLÉTIS und MOREL FATIO I/2./**12**/131
— - — -Verfahren I/2./**12**/98 I/2./**12**/125
— - — -verfahren, insuläres I/2./**12**/125 I/2./**12**/126
— - — - —, lamelläres I/2./**12**/125 I/2./**12**/130
Epitheliom, knotiges I/2./**22**/65
Epithelioma intermêdiaire I/2./**22**/66
— pavimenteux metatypique mixte I/2./**22**/148
— planum cicatricans I/2./**22**/65
Epithelisierte, doppelt —, Lappen II/1./**13**/30
—, Hautlappen, doppelt — II/3./**46**/96
Epithelisierter Lappen, doppelt —, zum Defektverschluß am antethorakalem Ösephagus II/3./**46**/96
Epithelisierung, gestörte, Vitamin-A-Behandlung I/1./6/114
— des Wundfeldes unter dem Schorf I/1./6/136
Epithel-körperveränderung I/2./**22**/99
— -Lappen I/2./**12**/126
— -Lappen, Entnahme II/3./**36**/133
— -leiste, MALASSEZsche I/2./**22**/47
— -mauer II/1./**7**/42
— - —, Zysten II/1./**7**/42
— -Proliferation, Zytostatikahemmung I/1./**6**/130
Epitheloidzellen I/1./**6**/30
Epithel-regeneration I/1./**6**/77
— -reste, MALASSEZsche I/2./**22**/168
— -schichtung, Differenzierung I/1./**6**/137
— -transplantation I/2./**12**/97
— -verband mit einem Spalthauttransplantat II/2./**33**/67
— -zelle, Beweglichkeit der I/1./**6**/77
— -zysten, Adsorption I/2./**12**/160
Epithese I/2./**22**/205 II/1./**16**/30 II/3./**36**/124 II/3./**36**/155
—, Aufsetzen auf die Oberkieferresektionsprothese II/2./**30**/18
Epithese, Einklemmen II/2./**30**/25
—, Farbgebung II/2./**30**/16
—, Fertigstellung II/2./**30**/16
—, Fixierung auf einem Metallzapfen II/2./**30**/25
—, Fixierung am Patienten II/2./**30**/16
—, Indikation II/2./**30**/3
—, Modellierung II/2./**30**/14
—, orbitale, Fixierung durch ein Brillengestell II/3./**37**/1
—, —, Indikation II/3./**37**/1
—, —, Modellierung II/3./**37**/4
—, technischer Arbeitsgang zur Herstellung II/2./**30**/12
—, Wachsanprobe II/2./**30**/15
Epithesen, Anzahl der in sechs Jahren mit Epithesen versorgten Patienten II/3./**37**/1
—, Verankerung an einem Brillengestell II/2./**30**/18
— -fixierung durch Ankleben mit Mastixlösung II/2./**30**/18
— -material II/2./**30**/6
— - —, Untersuchungen II/3./**46**/54
— -materialien, Forderungen II/2./**30**/6
Epithetik II/1./**15**/3
— **des Gesichtes** II/2./**30**
— **der Nase** II/2./**35**
— **des Ohres** II/3./**39**
— **der Orbita** II/3./**36**/158 II/3./**37**
—, versicherungsrechtliches Problem II/2./**30**/27
Epontol I/1./**4**/43 II/2./**29**/8
— -narkose II/3./**36**/112
Epulitidem, rezidivierende I/2./**22**/112
Erbkrankheiten, monogene II/1./**7**/22
Erblichkeit, bewußte, Index II/1./**7**/25
— morphologisch schwerer Genitalmißbildungen I/1./**9**/23
—, Nachweis I/1./**9**/6
— bei Spaltbildungen des Gesichts II/1./**7**/24
Erblindung nach Lokalanästhesie I/1./**4**/45
Erbmasse, größere Bedeutung für die Mißbildungsentstehung I/1./**9**/8
Erbprognose II/1./**7**/23 II/1./**7**/40
Erdbazillen I/1./**3**/2
Erdbeer-Angiom II/1./**20**/26
Erektibilität des neuen Gliedes (Silastic) II/4./**51**/86
Erfordernishochdruck I/1./**5**/6
Ergastoplasma I/1./**6**/42 I/1./**6**/47 I/1./**6**/49
— -bläschen I/1./**6**/61
Erkrankung, BOWENsche I/2./**19**/7
Erkrankungen, allgemeine, und Strahleninsult II/1./**17**/4
—, chirurgische, nicht akute, Operationstermine II/1./**7**/85
—, hämatologische, und Wundheilung I/1./**6**/89
— und Wundheilung I/1./**6**/87
Ermüdungsbrüche II/2./**24**/9
Ernährung durch Diffusion I/2./**12**/5 I/2./**12**/23

Ernährung, mißgebildeter Kinder I/2./**24**/17
— des Verletzten oder operierten Kranken I/2./**24**/13
Ernährungs-brücke zwischen Transplantat und Empfängergewebe I/2./**17**/3
— -krise in der ersten Phase I/2./**17**/5
— -störungen II/2./**33**/58
— -zustand I/2./**12**/8
ERNSTsche Entlastungsschnitte, Darstellung II/1./**7**/135
— Methode II/1./**9**/17
— Schnittführung II/1./**7**/134
Erregbarkeit, faradische II/1./**21**/17
Erregungsabläufe im ergotropen System I/1./**5**/15
Erregungsablauf (Narkose) I/1./**5**/27
Ersatz durch aktivierte Konservenknochen II/2./**24**/20
— der Brustwarze und der Areola II/3./**45**/11
— der Fußgelenke II/4./**54**/172
— des Kniegelenkes II/4./**54**/10
— der Kreuzbänder II/4./**54**/164
—, partieller, des antethorakalen Ösophagus, Darstellung II/3./**46**/98
—, plastischer, bei Aplasie der Brust II/3./**45**/12
—, —, des Kniegelenkes II/4./**54**/162
—, —, nach Mammaamputation II/3./**45**/12
—, —, der Patellahinterwand II/4./**54**/170
—, —, eines Risses am Lig. patellae II/4./**54**/81
—, primär-elastischer, Überlebenschance II/2./**24**/5
— der Thoraxwanddefekte II/3./**46**/73
— des Warzenhofes nach BERSON II/3./**45**/11
— -funktion I/2./**17**/1
— -operation mit Muskelverpflanzungen II/4./**53**/77
— -operationen, ältere, Indikation und Technik II/1./**21**/32
— - — der Mamma II/3./**46**/43
— -plastik der Mamma, Verwendung der vorhandenen Gewebeteile II/3./**46**/46
— - —, subtotale und totale, der Nase II/2./**33**/69
— - —, sub- und totale, der Nase, Lappen aus dem Oberarm II/2./**33**/82
— - —, — - — —, —, Rekonstruktion durch Fernlappen II/2./**33**/80
— - —, — - — —, —, Rekonstruktion durch Stirnlappen II/2./**33**/70
— - —, — - — —, —, Rundstiellappen von Hals, Brust und Bauch II/2./**33**/83 II/2./**33**/84 II/2./**33**/85
Erste Hilfe bei akutem Herz-Kreislaufstillstand I/1./**5**/75
„Erster Bogen"-Syndrom I/1./**10**/15
Erster Fingerstrahl, Fehlstellungen II/4./**53**/138
— —, Kontrakturen II/4./**53**/128
Erstickungstod II/1./**20**/32
Erwachsene, Gaumenspaltsprache II/1./**7**/186
Erwachsener, Oberschenkelverlängerung II/4./**54**/264
Erythema solare, Erysipel II/2./**33**/85
Erythematodes I/2./**22**/114
—, Restherde I/2./**19**/8
Erytheme I/2./**22**/139
Erythromycin II/3./**46**/50
Erythroplasie I/2./**22**/112
Erythrozyten I/1./**5**/5
Escofedal II/2./**29**/8
E 605 I/1./**5**/27 I/1./**5**/28
Eserin I/1./**5**/27 I/1./**5**/28
ESMARCHscher Handgriff I/1./**5**/41 I/1./**5**/68 I/1./**5**/72
ESSERsche Wangenrotation I/1./**4**/88 I/2./**12**/135 I/2./**22**/29
Ester mit aliphatischen Alkoholen der Akrylsäure I/2./**14**/25
Esthetic units I/2./18—**20**/18
ESTLANDER-NEUBER-ABBEsche Plastik II/1./**20**/64 II/1,/**7**/155
Etage, obere naso-maxilläre I/2./**22**/185
—, — naso-orale I/2./**22**/185
—, untere naso-maxilläre I/2./**22**/185
—, — naso-orale I/2./**22**/185
Etappenkeilgipse nach KITE II/4./**54**/43
Etheron II/3./**45**/34 II/3./**46**/49
Ethicon-Schwämme II/3./**46**/55
Ethmozephalie II/1./**3**/9 II/1./**3**/11
Etruskische Zahnärzte II/2./**22**/3
Eucaine A und B I/1./**4**/7
Eukolloidalität, Störung der I/1./**6**/6
Eunarcon I/1./**5**/18 I/1./**5**/23
Eunuchoidismus I/1./**9**/24 II/4./**54**/70
Eupaverin I/1./**5**/70
Euphyllin I/1./**5**/70
Euprogan I/2./**24**/10
Eutonie, neurozirkulatorische II/4./**58**/9
Eversion des Tränenpünktchens II/3./**36**/37
— der Unterlippe II/1./**16**/38
Eversionsmethode II/2./**34**/56
Evipan I/1./**5**/18 I/1./**5**/23
— -narkose II/3./**36**/112
Eviszeration, Stumpfbildung II/3./**36**/107
—, plastische Stumpfbildung II/3./**36**/113
EWING-Knochensarkom I/2./**22**/10
— -Sarkom I/2./**22**/211 II/1./**19**/4
— -Sarkom im Unterkieferbereich I/2./**22**/212
Excision and dissection in continuity I/2./**22**/175
Exenteratio bulbi II/2./**23**/8
— orbitae I/2./**22**/200 I/2./**22**/202 I/2./**22**/205
— —, schematische Darstellung I/2./**22**/202
Exfoliation I/2./**12**/125
Exfoliative Dermatitis nach Drahtzerklage I/2./**14**/24
Exitus nach Probeexzision II/1./**19**/19
— nach Zahnextraktion II/1./**19**/16
Exogen: nicht genbedingt I/1./**9**/7
Exogene Faktoren I/1./**10**/4 I/2./**22**/3
Exogenese der Mißbildungsentstehung I/1./**9**/17
Exophthalmus II/1./**1**/5 II/1./**3**/10
—, einseitiger I/2./**22**/110 II/1./**1**/3
— pulsans II/2./**22**/17

Exophthalmus, pulsierender II/1./**1**/5
Exostose, Abmeißelung der Exostose mit medialer Kapselraffung (SCHEDE), Technik II/4./**54**/235
Exostosen, multiple I/2./**22**/214
Experiment als ein chirurgischer Eingriff I/1./**11**/12
Explantationen I/2./**13**/3
Explosion im Operationssaal I/1./**5**/66
Expressivität I/1./**10**/2
Exsikkation I/2./**12**/4 I/2./**12**/5
Exspiratorisches Pfeifen II/2./**32**/22
Exsudation I/1./**6**/4
— von Blutflüssigkeit I/1./**6**/58
Extension, direkte, des Oberkiefers mit durch die Wange geführten Drähten II/2./**22**/68
—, indirekte, des Oberkiefers mit intra-extraoralem Bügelsystem II/2./**22**/67
Extensionsstrebe II/2./**22**/108
—, modifizierte, zur Reposition von Oberkieferfrakturen bei unbezahnten Unterkiefer II/2./**22**/93
—, vertikale II/2./**22**/68
—, WASSMUNDsche II/1./**19**/101
Extensionsvorrichtung, intermaxilläre II/2./**22**/68
External pin fixation II/2./**26**/84
Extirpation der Vagina II/4./**51**/76
Extraartikuläre Bolzung mit Tibiaspänen II/4./**54**/112
Extraktion des Bruchspaltzahnes II/2./**22**/75
—, spritzende Nachblutung II/1./**19**/2
—, der Weisheitszähne, beider unterer II/2./**27**/16
Extraorale Kinnvorverschiebeplastik nach HOFER II/2./**26**/78
— Metallbügel zur Fixierung der Platten bei präoperativer Behandlung der Lippen-Kiefer-Gaumen-Spalten II/1./**6**/5
— Schraubenschienenversorgung von Gesichtsschädelfrakturen II/2./**22**/88
— Verbände, funktionelle II/2./**22**/84
Extraoraler Schraubenschienenverband II/2./**23**/2
Extraorales Splintverfahren nach RUETENICK II/2./**22**/5
Extrapleurale Ösophagusplastik II/3./**46**/87
Extremität, Hypertrophie II/1./**20**/18
—, Systemmißbildungen der oberen I/1./**10**/23
—, untere, Amelie II/4./**54**/6
—, —, Defektmißbildung II/4./**54**/7
—, —, Doppelbildungen II/4./**54**/2
—, —, Doppelmißbildungen, Behandlungsverlauf II/4./**54**/2
—, —, Ektromelie II/4./**54**/6
—, —, Falschgelenke II/4./**54**/104
—, —, gutartige Tumoren II/4./**54**/125
—, —, Hautulzeration, chronische II/4./**54**/79
—, —, Knochendefekte II/4./**54**/105
—, —, Knochendefekte durch Tumoren II/4./**54**/124
Extremität, untere, Peromelie II/4./**54**/6
—, —, phokomele Ektromelie II/4./**54**/6
—, —, Phokomelie II/4./**54**/6
—, —, Pseudarthrosen II/4./**54**/105
—, —, Pseudarthrosenbehandlung, Übersicht II/4./**54**/105
—, —, Röhrenknochenfehlbildung II/4./**54**/4
—, —, Schäden, Funktionswiederherstellung II/4./**54**/79
—, —, —, plastische Versorgung II/4./**54**/79
—, —, Schmerzausschaltung I/1./**4**/105
—, —, Tumoren, gutartige II/4./**54**/125
—, —, Varizen II/4./**54**/79
—, —, Versorgung I/1./**4**/106
—, —, —, frühzeitige protetische II/4./**54**/8
—, —, Weichteilspätschäden II/4./**54**/79
Extremitäten, Entwicklung I/1./**10**/21
—, Mißbildungen I/1./**9**/25
—, **obere,** ästhetische Chirurgie II/4./**53**/149
—, —, angeborener umschriebener Riesenwuchs II/4./**53**/39
—, —, Epiphysenentwicklung, Störungen II/4./**53**/16
—, —, Gelenksstörungen, Versorgung II/4./**53**/111
—, —, Knochendefekte II/4./**53**/92
—, —, Knochen-Gewebslücken II/4./**53**/92
—, —, **konstruktive und rekonstruktive Chirurgie** II/4./**53**
—, —, Muskelverpflanzungen, Möglichkeiten II/4./**53**/84
—, —, primär-spastische Venensperre II/4./**58**/4
—, —, Pseudarthrose II/4./**53**/93
—, —, Pseudarthrosenbehandlung II/4./**53**/93
—, —, ringförmige Furchen (amniotische Einschnürungen) II/4./**53**/38
—, —, Sensibilitätsstörungen II/4./**53**/92
—, —, spastische und schlaffe Muskellähmungen II/4./**53**/76
—, —, Überschußformen II/4./**53**/16
—, —, Wiederherstellungsoperation bei irreparablen Nervenverletzungen und Lähmungszuständen II/4./**53**/77
—, OBERSTsche Methode I/1./**4**/20
—, osteolytische Angiomatose II/1./**20**/71
—, Systemmißbildungen der unteren I/1./**10**/24
—, Transplantation I/2./**13**/11
—, **untere,** ästhetische Chirurgie II/4./**54**/255
—, —, Bewegung II/4./**54**/1
—, —, Diplopodie II/4./**54**/2
—, —, Fortschreiten II/4./**54**/1
—, —, Knochentumore, maligne II/4./**54**/131
—, —, Knochenzysten II/4./**54**/128
—, —, **konstruktive und rekonstruktive Chirurgie** II/4./**54**
—, —, Mehrfachosteotomien II/4./**54**/225
—, —, Mißbildungen, angeborene, Versorgung II/4./**54**/2
—, —, Polydaktylie II/4./**54**/2
—, —, Polymelie II/4./**54**/2

Extremitäten, untere, Stabilität /II4./**54**/1
—, —, Statik II/4./**54**/1
—, —, Tumoren, semimaligne II/4./**54**/130
—, —, Varizenbehandlung II/4./**58**/1
— -abschnitte, Vergrößerungen und Verkleinerungen I/1./**9**/36
— -gelenk, Kontraktur II/4./**54**/68
— -gelenke, Aplasien I/1./**9**/34
— -lappen, gekreuzte, Variationen I/2./**12**/72
— -lappenplastik, gekreuzte I/2./**12**/73
— -mißbildung, kausale Genese I/1./**10**/25
— -**Verbrennungen** II/4./**55**
Extubation I/1./**5**/47
Exulzeration, ischämische, infolge kongenitaler arteriovenöser Mikrokommunikationen II/1./**20**/18
Exzision, akute und Hauttransplantation II/1./**16**/2
—, biologische II/3./**46**/13
—, chemochirurgische I/2./**22**/67
— der Dermoizyste, Defekt II/1./**3**/46
—, Kutan- und Subkutan-, im Nasolabialbereich II/1./**21**/37
— des Lippenhämangioms mit Hilfe der ESTLANDER-NEUBER-ABBEschen Plastik II/1./**20**/65
—, multiple sukzessive I/2./**12**/45 II/3./**46**/19
— und Naht II/3./**46**/15
—, schichtweise, bei ausgedehnten Hämangiomen der Lippen II/1./**20**/64
—, sukzessive, multiple I/2./**12**/45 II/3./**46**/19
— des tätowierten Hautbezirkes II/3./**46**/6
Exisionen, multiple Methode II/1./**4**/6
Exzitation I/1./**5**/13
Exzitationsstadium I/1./**5**/20

F

Face-lifting II/2./**26**/36 II/2./**28**/2
Face planing I/2./**19**/6
Fadenoperation nach GAILLARD II/3./**36**/23
Fächerplastik, doppelseitige I/2./**22**/131
—, —, nach GILLIES I/2./**22**/131 und 134
Fahnenplastik nach ISELIN bei Klinodaktylie II/4./**53**/19
Faktoren, exogene I/1./**10**/4 I/2./**22**/3
—, genetische I/1./**10**/1
—, mütterliche I/1./**10**/14
— der präoperativen Furcht I/1./**5**/25
—, teratogene I/1./**10**/4
Fallhand II/4./**53**/83
Falloppischer Kanal II/1./**21**/4 II/1./**21**/13
FALLOTsche Tetrade I/1./**9**/41
— Trilogie I/1./**9**/39
Falschgelenke an der unteren Extremität II/4./**54**/104
Falten, Denker-, Wut- II/2./**28**/16
—, glabellare, Korrektur II/1./**5**/13
— im Narbenbereich beim Lachen II/1./**7**/99
—, quere, frontale, Korrektur II/1./**5**/16
— -beseitigung durch Injektionen II/1./**5**/12
Falten-bildung II/2./**29**/2
— - — an den Lidern II/2./**29**/21
— - — am Oberlid II/2./**29**/22
— - — der Stirn II/2./**29**/15
— -bildungen des Halses II/2./**29**/21
— - — in den Transplantaten II/3./**48**/1
— -linien der Haut I/2./**18—20**/11 II/3./**41**/7
— - —, Verlaufsrichtungen I/2./**18—20**/11
Familien- und Eigenanamnese von hasenscharten- und wolfsrachenkranken Kindern I/1./**9**/19
— -forschung I/1./**9**/14 II/1./**7**/28
— -geschichte I/1./**9**/17
FANCONI-Anämie II/4./**54**/248
Farbabweichungen (Haut) I/2./**12**/30
Farbe der Feuermale II/1./**20**/7
Farb-gebung der Epithese II/2./**30**/16
— -meßtafel II/2./**30**/16
Fascia colli profunda sive praevertebralis II/3./**40**/3
— — superficialis II/3./**40**/3
— lata, Transplantat als Ersatz für einen Riß am Lig. patellae II/4./**54**/81
— superficialis, Aufhängen oder Falten II/2./**29**/13
Faserelastin I/1./**6**/73
Fasern, elastische, Verhalten I/2./**12**/25
Faserverlauf, topographischer, im Fazialisstamm II/1./**21**/9
Faszie, BUCKsche II/4./**51**/1
—, Entnahme I/2./**12**/188
—, frei transplantierte, zur Überbrückung von Achillessehnendefekten II/4./**54**/83
—, freie Transplantation II/3./**46**/83
—, konservierte, Verwendung I/2./**12**/182
Faszien-aufhängung I/1./**4**/88 II/1./**21**/35
— -fesselung einer Sternoklavikulargelenksluxation II/4./**53**/112
— -Fettgewebslappen, gestielte, Interposition II/4./**54**/134
— -implantation bei Ptosisoperation nach WIENER II/3./**36**/18
— -lamelle II/3./**46**/126
— - —, Bildung nach FROMME, Darstellung II/3./**46**/127
— -naht I/1./**7**/20
— -plastik nach BANKART II/4./**53**/112
— - — nach BUNNEL, SPEED II/4./**53**/112
— - — bei Ellbogenschlottergelenk II/4./**53**/120
— -plastiken II/1./**21**/35
— - —, Drahtumschlingungen II/1./**21**/35
— -streifen II/3./**46**/128
— - — aus der Fascia lata, „offene" Entnahme I/2./**12**/189
— - —, lebendige Naht I/2./**12**/187
— -transplantate II/3./**46**/126
— - —, Gefriertrocknung I/2./**12**/183
— - — bei Gelenkoperationen I/2./**12**/184
— - —, Lyophylisation I/2./**12**/183
— - — bei Muskeloperationen I/2./**12**/184

Faszien-transplantate bei Operationen am Nervensystem I/2./**12**/186
— - — zur Schließung von Bruchpforten I/2./**12**/186
— - —, Tiefkühlung I/2./**12**/183
— -transplantation I/2./**12**/180
— - —, Biologie I/2./**12**/181
— - —, Indikationen I/2./**12**/183
— -zügelplastik, neurotisierende I/1./**4**/88
Fazialadaptionstechnik bei der Anastomisierung der Nervenstümpfe II/1./**21**/25
Fazialersatzverfahren I/1./**4**/88
Fazialis-äste, Läsion II/2./**29**/15
— -Akzessorius-Pfropfung II/1./**21**/33
— -anastomisierung in der Peripherie, Regenerationszeit II/1./**21**/28
— -anastomose, indirekte II/1./**21**/26
— -aufzweigungen II/1./**21**/7
— -bahnen, supranukleäre II/1./**21**/4
— -chirurgie, extratemporale Indikationen und Technik II/1./**21**/22
— - —, intratemporale, Indikationen und Technik II/1./**21**/9
Fazialischirurgische Maßnahmen II/1./**21**/16
Fazialis-faser, Frühnaht eines durchtrennten Ausführungsganges II/1./**12**/2
— -Hypoglossus-Pfropfung II/1./**21**/33
— -kern II/1./**21**/4
— -krampf II/1./**12**/39
— -lähmung, bleibende, Therapie II/1./**12**/37
—, — ischämische, konservative Behandlung II/1./**21**/11
— - — bei Otitis media, chronischer II/1./**21**/10
— - —, rheumatische (BELLsche Lähmung) II/1./**21**/10
— - —, Stirnfaltenbeseitigung II/1./**5**/18
Fazialislähmungen, Chirurgie II/1./**21** I/2./**22**/94
— - —, Dämpfung der Antagonistenfunktion II/1./**21**/36
— - —, geburtstraumatische II/1./**21**/17
— - —, iatrogene II/1./**21**/16
— - —, post- und intraoperative II/1./**21**/16
— - —, Ursachen II/1./**21**/29
— -läsion I/2./**22**/87 II/1./**21**/1
— -nervennaht und Fazialisnerventransplantation II/1./**12**/37
— -neuron, peripheres II/1./**21**/1 II/1./**21**/24
— -operationen II/1./**21**/1 II/1./**21**/10
— -parese I/2./**22**/3 II/1./**12**/37 II/3./**36**/11 II/3./**36**/28
— - —, Gesichtsmassagen und Elektrotherapie II/1./**21**/31
— - —, Lähmung, völlige II/1./**21**/31
— - —, Nachbehandlung, Probleme II/1./**21**/31
— -paresen nach Lokalanästhesie I/1./**4**/45
— -plastik, intrakranielle-extratemporale, nach NORMAN DOTT II/1./**21**/29
— -stamm, topographischer Faserverlauf II/1./**21**/9
Fazialislähmungen-System ,Anatomie II/1./**21**/3
— - —, Anatomie und Physiologie II/1./**21**/1
— - —, supranukleärer Verlauf II/1./**21**/3
— -verlauf, Anomalien II/1./**21**/8
Federosteosynthese nach MAATZ II/4./**54**/107
Federschraube nach MAATZ II/4./**53**/98
FEGELER-Syndrom II/1./**20**/11
Fehlbildungen, angeborene, der Brust II/3./**46**/40
— in Kombination mit Hämangiomen I/2./**22**/60
Fehldiagnosen I/2./**19**/11
Fehlschläge nach Hüftendothesenoperationen II/4./**54**/151
Fehlstellung von Fuß und Bein II/4./**54**/207
Feingriff II/4./**53**/142
Fekalfistel beim Röntgenulkus II/3./**46**/27
Feminisierung II/4./**51**/72
—, testikuläre, Syndrom II/4./**51**/72
Femur recurvatum II/4./**54**/216
Femurende, koxales, Fehlstellungsbeseitigung II/4./**54**/32
—, koxales, brauner Tumor II/4./**54**/126
—, —, Defektüberbrückung II/4./**54**/132
—, —, Knochenzysten II/4./**54**/130
—, —, Riesenzellgeschwulst II/4./**54**/131
—, proximales, Hirtenstab I/2./**22**/99
—, —, Resektion II/4./**54**/152
Femur-epiphyse, proximale, aseptisch-anämischer Infarkt im Knochenkern II/4./**54**/244
— -exartikulation mit Umkipp-Plastik des Unterschenkels II/4./**54**/131
— -frakturen, transkondyläre, abgescherte Fragmente II/4./**54**/116
— -kondylen-Pseudarthrosen II/4./**54**/115
— -kondylus, Epiphysenklammerung II/4./**54**/259
— -kopf, Teilanfrischung II/4./**54**/157
— -meta- und -epiphyse, proximale, Teilnekrose II/4./**54**/236
— -osteotomie, Z-förmige II/4./**54**/257
— -resektion, partielle II/4./**54**/130
— -schaftsresektion mit Umkipp-Plastik des Unterschenkels II/4./**54**/130
— -verlängerung II/4./**54**/257
Fenamsäure I/1./**6**/121
Fenergan II/2./**29**/8
Fensterung eines Gipsverbandes, Hilfsmittel I/1./**8**/16
Fentanyl I/2./**22**/26
Ferment-aktivierung, unterschiedliche, bei verschiedenem chemischen Aufbau der Phlogistika I/1./**6**/30
— -blockierungstheorie I/1./**5**/20
— -nachweise, histochemische, im Wund-Granulationsgewebe I/1./**6**/29
Fernlappen zur Kolumellarekonstruktion II/2./**33**/17
— für Nasenflügel- und -spitzenrekonstruktion II/2./**33**/45

Fernlappen für Nasenwand- und -rückenrekonstruktion II/2./**33**/64
— bei sub- und totaler Ersatzplastik der Nase II/2./**33**/80
— -plastik, Beeinträchtigung der Schultergelenkfunktion durch Fixationsverbände II/2./**33**/51
— - — bei Nasendefekt II/2./**33**/2
— -plastiken II/3./**46**/30
— - —, direkte I/2./**12**/36 I/2./**12**/63
— - — bei Hämangiomen II/1./**20**/62
— - — zur Lippenrekonstruktion II/1./**13**/60
— - — zur Nasenspitzenflügel-Rekonstruktion II/1./**13**/90
Fernplastik II/4./**53**/48 II/4./**53**/52
Fernröntgenbild II/2./**26**/1
Ferntransplantat vom Beckenkamm zum Kinnaufbau nach CONVERSE II/2./**26**/82
Ferrum sesqui-chloratum-Lösung II/1./**20**/54
Ferse, Dellenbildung II/4./**54**/82
Fersen, erfrierungsgeschädigte II/4./**57**/19
— -Doppel-Plastik nach Erfrierung II/4./**57**/19 II/4./**57**/20
— -plastik, Doppelplastiken II/4./**57**/19
— - —, doppelte, großer Gipsverband mit Bügelsystem I/1./**8**/18
— - — nach Erfrierung II/4./**57**/1
— - —, Gipsschienenverband II/4./**57**/7
— - —, Gipsverband II/4./**57**/5
— - —, —, Darstellung II/4./**57**/12 II/4./**57**/13
— - —, Hautlappendurchtrennung nach Einheilung II/4./**57**/17
— - —, LANGsche I/1./**4**/110
— - —, Nachbehandlung II/4./**57**/22
— - —, Operationstechnik II/4./**57**/11
— - —, Spätresultate II/4./**57**/25
— - —, Weichteillappen, Schnittführungsdarstellung II/4./**57**/13
— **-plastiken** II/4./**57**
I/1./**4**/110 I/1./**4**/112 II/4./**57**/4
— - —, Indikation II/4./**57**/3
— - —, Komplikationen II/4./**57**/21
— - —, Kontraindikation II/4./**57**/3
— - —, Operationsmethode II/4./**57**/4
Ferrichlorid-Reaktion I/2./**22**/222
Festigung des knorpeligen Nasengewölbes durch Spaneinlagen II/2./**34**/76
Fetopathien I/1./**9**/3
Fett I/2./**22**/182 II/1./**9**/19
—, transplantiertes, Schwund II/3./**45**/35
— -ansammlungen, endokrin bedingte II/3./**45**/4
— -bauch II/3./**45**/40 II/3./**50**/3 II/3./**50**/7
— - —, Bauchdeckenplastik II/3./**50**/7
— - —, harter, kugeliger II/3./**45**/40
— - —, Korrektur II/3./**45**/40
— - —, Korrekturmöglichkeiten II/3./**50**/7
— , — schlaffer II/3./**45**/40
— -formen, Einteilung II/3./**45**/40
— -bruch, orbitaler II/2./**29**/24
— - —, —, als außerpalpebraler Fehler II/2./**29**/25
Fett-gewebe, homoioplastisches, Implantation II/3./**45**/37
— - —, Homoiotransplantation I/2./**12**/171
— - —, Rundstiellappenplastik zur gestielten Verpflanzung I/2./**12**/179
— - —, Stiellappenplastik I/2./**12**/178
— - —, Tangieren II/2./**29**/11
— - —, transplantiertes I/2./**17**/7 I/2./**24**/15
— - —, Verpflanzung in Stiellappenform I/2./**12**/178
— - — -transplantat I/2./**13**/4
Fettgewebstransplantation I/2./**12**/168
—, Biologie I/2./**12**/169
—, freie, zur Vergrößerung bzw. Wiederherstellung der Mamma II/3./**46**/45
—, Operationstechnik I/2./**12**/174
Fett-hals, MADELUNGscher II/3./**40**/25
— -implantation zur plastischen Stumpfbildung II/3./**36**/114
— -kreme mit Lanolingehalt II/2./**29**/5
— -lappenplastik II/3./**36**/73
— -naht I/1./**7**/19
— -polster, submentaler, Entfernung von intraoral im Zuge der knöchernen Kinnkorrektur mit gleichzeitiger Operation des „Offenen Biß" II/1./**8**/40
— -schürzen II/3./**45**/40
Fettransplantat zur Hohlraumausfüllung I/2./**12**/172
— in der Ophthalmologie I/2./**12**/172
Fettransplantate zur Interposition I/2./**12**/172
—, Revaskularisationsprozeß I/2./**12**/170
— bei Unterentwicklung (Hypoplasie) weiblicher Brüste I/2./**12**/172
Fettransplantation zur Behebung erworbener deformierender Konturfehler I/2./**12**/171
—, Indikationen I/2./**12**/171
—, Nachbehandlung I/2./**24**/15
Feuermale I/2./**22**/50 II/1./**20**/5
—, Farbe II/1./**20**/7
Fibrilloblasten I/1./**6**/60
Fibringerüst I/1./**6**/3
Fibrin-Präzipitationsfähigkeit I/2./**12**/23
Fibrinolysehemmer I/1./**6**/3
Fibrinolysokinasen I/1./**6**/3
Fibrinolytische Aktivität, Steigerung II/1./**20**/39
Fibroblasten I/1./**6**/41 I/1./**6**/46
—, aktive, Umwandlungen I/1./**6**/35
—, Herkunft I/1./**6**/33
—, Mitochondriengehalt I/1./**6**/47
— -Wucherungen I/2./**17**/6
Fibroepitheliome I/2./**22**/36
Fibrolysin I/2./**21**/17
Fibroma durum I/2./**21**/1
Fibromatose der Lendengegend als Meningozele II/3./**44**/17
Fibrome I/2./**22**/43
—, ossifizierende I/2./**22**/45 I/2./**22**/95
Fibrosarkom I/2./**22**/214

Fibrosarkom, spindelzelliges, dichtzellig aufgebautes I/2./**22**/214
Fibrosarkome durch implantierte Millipore-Scheiben I/2./**14**/5
Fibrospunschwamm II/3./**36**/129 II/3./**36**/114
Fibro-teleangiektatisches Rhinophym II/2./**34**/15
Fibrozyt I/1./**6**/47
Fibula, Fehlwuchskorrektur bei totaler Tibiaaplasie II/4./**54**/9
—, Hypoplasie I/1./**9**/29
— -Aplasie II/4./**54**/12
— -Einpflanzung zur Tibiaaplasiebehandlung II/4./**54**/10
— -epiphyse, Verpflanzung, Verfahren STARR-RIORDAN II/4./**53**/10
— -Ersatz durch autoplastischen Span II/4./**54**/12
— -fraktur, Sperrwirkung II/4./**54**/117
— -gabelung II/4./**54**/9
— -resektions-Osteotomie II/4./**54**/118
Fibularis-lähmung II/4./**54**/104
— -sehnenluxation, habituelle II/4./**54**/88
— - —, habituelle Operation II/4./**54**/89
Ficortril I/2./**21**/20
Film als impermeabler Fremdkörper I/2./**14**/18
Filmgesicht II/2./**28**/15
Filtration, keimfreie I/1./**3**/7
Filz I/2./**14**/19 I/2./**22**/**68**
Finger, Haupttastgebiete II/4./**53**/54
—, Opferung II/4./**53**/37
—, (4) radiale und (4) ulnare, bei Spiegelhand II/4./**53**/4
—, Schnittführung zur Beseitigung eines amniotischen Schnürringes II/4./**53**/39
—, ulnare Deviation II/4./**53**/130
—, unrettbar verletzte oder verstümmelte, Hautentnahme II/4./**53**/48
—, Verdoppelung I/1./**10**/23
—, Windmühlenfügelstellung II/4./**53**/28
— -anästhesie, Injektionspunkte zur Technik I/1./**4**/99
— - — nach OBERST I/1./**4**/100
— -aufstockungen mit Metakarpalteilen II/4./**53**/144
— -auswechselung nach HILGENFELDT II/4./**53**/144
— - bzw. Metakarpalauswechslung zur Daumenrekonstruktion II/4./**53**/145
— -beugeersatz, PERTHESplastik II/4./**53**/91
— -beuger, tiefer, Ausfall II/4./**53**/68
— -beugesehnen, Zerreißung II/4./**53**/60
— -beugeseite, Deckung eines Hautdefektes mit einem seitlichen Fingerlappen II/4./**53**/46
— -endgelenkkontrakturen II/4./**53**/130
— -faszienplastik, Technik II/4./**53**/133
— -fehlstellungen II/4./**53**/138
— -gelenke II/4./**53**/127
— -gelenkluxationen, veraltete II/4./**53**/133
— -grundgelenk, Arthroplastik II/4./**53**/129
— -grundgelenke II—V, Streck- und Überstreckkontrakturen, Behandlung II/4./**53**/130
Finger -grundgelenkkontrakturen II/4./**53**/129
— -grundgelenksarthroplastik, Technik II/4./**53**/129
— -knöchelpolster II/4./**53**/29
— -kommissur II/4./**53**/49
— - kontrakturen, Behandlung II/4./**53**/127
— - — bei Polyarthritis II/4./**53**/130
— -kuppe, Wiederherstellung II/4./**53**/53
— -kuppenplastik nach BUNNELL I/2./**12**/69
— -lappen nach BUNNELL II/4./**53**/46
— - —, —, Technik nach TEMPEST II/4./**53**/47 II/4./**53**/53
— - —, seitlicher, zur Deckung eines Hautdefektes an der Fingerbeugeseite II/4./**53**/46
— - — -plastik, gekreuzte I/1./**4**/101 I/2./**12**/71
— - — -plastiken 4/100 I/1./**4**/100
— -mißbildung, komplexe I/1./**9**/31
— -mittelgelenkkontrakturen II/4./**53**/130
— -nagelersatz II/4./**53**/150
— -nagelverlust II/4./**53**/150
— -pseudarthrosen II/4./**53**/107
— -schlottergelenke II/4./**53**/131
— -strahl, erster, Fehlstellungen II/4./**53**/138
— -strahlen I/1./**10**/22
— streckerlähmung II/4./**53**/83
— -thenarlappen II/4./**53**/53
— -umstellung zur Daumenrekonstruktion II/4./**53**/145
— -verbände I/1./**8**/10
— -verletzungen, Nachbehandlung I/2./**24**/17
— -verlust als Ursache von Handverschmälerung II/4./**53**/150
— -verluste, Wiederherstellung II/4./**53**/141
Fingered graft II/3./**46**/129
Fingered-graft-Verfahren nach GALLIE und LE MESURIER, Darstellung II/3./**46**/130
Finsenlichtbestrahlung II/1./**15**/2
Fistel, arteriovenöse II/1./**20**/12 II/4./**54**/255
—, —, Folgen II/1./**20**/14
—, urethrale I/1./**10**/20
— -bildung arteriovenöse, mit arteriitischen Charakter II/1./**20**/15
— - — an der Nasenwurzel II/1./**3**/45
— -bildungen durch den aus dem Ösophagus kommenden Schleim II/3./**46**/90
— -gang, Lage zu dem Fazialisstamm II/3./**41**/51
Fisteln, präaurikuläre II/3./**38**/55
— am Speiseröhrenmund II/3./**41**/31
Fistula auris congenita I/1./**10**/13
— colli congenita II/1./**3**/50
— sacro-coccygea I/1./**9**/21
Fixateur externe I/2./**16**/15
Fixation des freien Knochentransplantats im Defekt der Mandibula II/1./**12**/30
— der rekonstruierten Larynxwände ans Zungenbein II/3./**41**/35
Fixationsverbände bei Fernlappenplastiken, Beeinträchtigung der Schultergelenkfunktion II/2./**33**/51
Fixationsverband, vorzeitige Entfernung II/2./**33**/51

Fixiermaske I/1./**8**/11
Fixierung der Epithese am Patienten II/2./**30**/16
Flachlappen, akromiopektoraler, zur Wangendefektdeckung II/1./**13**/25
—, doppelt epithelisierter II/1./**13**/30 II/1./**17**/46
—, gestielte, bei Verbrennungen II/1./**16**/28
— mit kranial, im Retroaurikularbereich gelegener Basis II/1./**13**/24
— -plastik nach LOTHAN II/3./**46**/36
— -verwendung zur Wangenplastik II/1./**13**/30
Flachstiellappen II/3./**46**/32
— -plastik I/2./**12**/78
Flanke und Bauch, Verbrennungskontrakturen II/3./**48**/9
Flankenlappen II/1./**13**/33
„Flap" I/2./**12**/3
Flaxedil I/1./**5**/28
Flechten, keratotische I/2./**21**/114
Flecken II/2./**29**/2
Fledermausohren (Prominent ears) II/3./**38**/48
Fleischfarbe = Eisenoxyd II/1./**20**/19
Flexiderm II/3./**30**/11 II/3./**36**/157
Flötenschnabelfrakturen II/2./**22**/87
Flügelfell II/4./**53**/42
—, angeborenes II/4./**54**/76
— des Halses II/1./**3**/55
Flügel-gaumengrube, Anästhesie II/2./**34**/10
— -knorpel II/2./**32**/14
— - — Darstellung nach der Dekortikationsmethode II/2./**34**/70
— - —, spaltseitiger, Abflachung II/1./**7**/156
— - — -arm, medialer II/2./**34**/66
— - — -schenkel, lateraler, Versteifung II/2./**34**/76
Flüssigkeits-austausch I/2./**12**/4
— -szintillationsspektrometer I/1./**6**/38
— - — Impulsratenmessungen I/1./**6**/37
Flüstergeräusch, Tonhöhe I/2./**25**/3
Flüstervokal, Tonhöhe I/2./**25**/4
Flughaut, angeborene II/4./**54**/76
— -bildungen II/4./**54**/68
Fluor I/2./**17**/22
Fluoreszenz von Hirntumoren I/2./**22**/8
— -Test I/2./**12**/38 I/2./**22**/8
— -Tumordiagnostik I/2./**22**/8
Fluorosit II/4./**54**/148
Fluothan II/2./**34**/11
FÖLLING-Syndrom II/1./**7**/67
Folgezustände, radiotherapeutische II/1./**17**/1
Folien I/2./**14**/18
Follikel-stimulierendes Hormon (FSH) I/1./**6**/95 I/1./**6**/107
Follikularzyste des Zahnes I/2./**22**/48
Foramen caecum I/1./**10**/9
— rotundum, Richtungsbestimmung zur orbitalen Punktion I/1./**4**/66
Fork-flap-Methodik II/1./**7**/158
Form und Lage des Velums beim Anlauten II/1./**10**/7
Formaldehyd I/1./**5**/66
Formalgenese I/1./**10**/12
— bei Extremitätenmißbildungen I/1./**10**/22
— bei Geschlechtsorganmißbildungen I/1./**10**/19
— der Gesichtsspalten, schrägen II/1./**3**/26
Formalin I/1./**3**/16
— -Dampf-Desinfektion I/1./**3**/13
— -glyzerinlösung II/2./**30**/8
— -lösung II/2./**30**/8
Formanalyse bei Nasenplastiken II/2./**32**/37
— des Idealgesichtes II/2./**32**/3
Formschönheit des menschlichen Körpers I/1./**1**/3
Formveränderungen des Gesichts, Eingriffe II/1./**13**/91
Fortisan I/2./**14**/15
Fortral I/1./**4**/48 I/2./**22**/26
Forzierte Wundnaht II/3./**46**/7
Fräse, Ästhetik der Narbenbildung nach Anwendung I/2./**19**/5
— nach SCHREUS, Handstück I/2./**19**/2
— —, selbstkühlende I/2./**19**/2
Fräsen und Schleifen I/2./**19**
— hochtouriges I/2./**19**/1
— in der Nähe von Körperöffnungen I/2./**19**/4
— und Schleifen II/2./**34**/109
Fräskörper I/2./**19**/3
Frästherapie I/2./**18—20**/9
Fraktur, biomechanische Konstellation I/2./**14**/15
—, schädelbasisentfernte II/2./**22**/19
—, schädelbasis-nahegelegene II/2./**22**/19
— der vorderen Kieferhöhlenwandung II/2/**22**/50
Frakturen, Ankylose und Achsenfehler II/4./**54**/68
— im aufsteigenden Unterkieferast II/2./**22**/103
—, Geschlecht und Lokalisation II/2./**22**/8
— des Gesichtsschädels, Ursachen, Häufigkeit und Lokalisation II/2./**22**/6
— des Hirnschädels II/2./**22**/15
— des Jochbogens, Symptomatik und Diagnostik II/2./**22**/23
— —, Therapie II/2./**22**/26
— der Kieferhöhlenwand II/2./**22**/50
— der Kieferhöhlenwandung, Therapie II/2./**22**/57
— am Kieferwinkel, Therapie II/2./**22**/102
— des Oberkiefers, medizin-historisch II/2./**22**/4
— des Proc. articularis, Therapie II/2./**22**/104
— des Processus muscularis, Therapie II/2./**22**/110
— der Schädelbasis II/2./**22**/15
— des Schädeldaches II/2./**22**/15
— im Schädel-Kiefer-Gesichtsbereich, Statistik II/2./**22**/7
— durch Schlägereien, Kriminalität u. ä. II/2./**22**/7
— des Unterkiefermittelstückes II/2./**22**/20
—, im Kindesalter II/1./**1**/5
— des zahnlosen Kiefers, Therapie II/2./**22**/101

Frakturen, innerhalb der Zahnreihe mit Kontinuitätsdurchtrennung, Therapie II/2./**22**/98
—, hinter der Zahnreihe liegend, auch bei mangelhafter Bezahnung, Therapie II/2./**22**/100
Fraktur-behandlung, funktionelle II/2./**22**/79
— - —, immobilisierende II/2./**22**/77
— - — mit Metallimplantaten I/2./**16**/3
— -formen II/2./**22**/8
— -heilung, klassisches Schema I/2./**16**/4
— - —, Komplikationen II/2./**22**/74
— -krankheit I/2./**16**/3
— -lokalisation an der Schädelbasis in der vorderen, mittleren und hinteren Schädelgrube II/2./**22**/16
— -Neigung I/1./**22**/105
— -ruhigstellung und äußere Reposition nach Roger-Andersen II/1./**12**/4
— -versorgung, Verwendung von Platten II/2./**22**/62
— -verteilung II/2./**22**/8
Franceschetti-Syndrom II/1./**11**/1
Frankfurter Horizontale II/2./**27**/2 II/2./**27**/3
Frauenhaare I/1./**7**/7
Freer-Killiansche Methode II/2./**34**/91
Frei transplantierte Haut, ästhetisches Ergebnis I/2./**12**/30
— — —, Blutversorgung I/2./**12**/23
— — —, Farbe I/2./**12**/30
— — —, offene Behandlung I/2./**12**/121
— — —, Reinnervation I/2./**12**/28
— — —, Schrumpfung I/2./**12**/26
— — —, Widerstandsfähigkeit I 2. **12**/26
Freie autogene Nerventransplantation II/1./**21**/20 II/1./**21**/26
— Hauttransplantate zum Lippenersatz II/1./**13**/43
— — zum Nasendefektersatz II/2./**33**/66
— — für Nasenwand- und -rückenrekonstruktion II/2./**33**/66
— — postoperative Unterkühlung II/2./**33**/4 II/2./**33**/**6**
— — zur Wangendefektdeckung II/1./**13**/8
— — für Weichteildefekte der Nase II/1./**13**/65
— Hauttransplantation I/2./**12**/97 II/3./**36**/65 II/3./**46**/32 II/3./**46**/102
— —, Indikation II/3./**46**/35
— —, bei Hämangiomen II/1./**20**/62
— —, Inkorporationsvorgänge II/2./**33**/3
— —, Nachbehandlung I/2./**24**/14
— —, bei Nasendefekten II/2./**33**/3
— — zur Nasen-Wangen-Lidhautdefekt-Versorgung II/2./**33**/68
— — nach Wolfe-Krause II/3./**36**/66
— Hautübertragung, Technik II/4./**53**/50
— Kalottenautoplastik, Kranioplastik II/1./**1**/19
— Korium-Fettverpflanzung zum Mammaersatz II/3./**46**/59
— Mamillentransplantation bei subtotaler Amputation der Brust II/3./**45**/33
Freie Nerventransplantation II/1./**21**/10
— Spalthauttransplantate zur plastischen Rekonstruktion des Hypopharynx II/3./**41**/22
— —, Rekonstruktion des Mesopharynx II/3./**41**/20
— — zur Stirnhautlappen-Unterfütterung II/1./**13**/30
— Transplantate, Degenerationsprozeß I/2./**12**/6
— —, Vorrichtung zum Verbinden I/2./**12**/118
— Transplantation zum Brustwandbruchverschluß II/3./**46**/79
— —, Diathermie I/2./**12**/13
— — von Faszie II/3./**46**/83
— — der Fettgewebe zur Vergrößerung bzw. Wiederherstellung der Mamma II/3./**46**/45
— — bei Gesichts-Naevi II/1./**20**/22
— — haartragender Haut nach Vallis II/1./**5**/10
— — der Haut bei Hämangiomen II/1./**20**/62
— — der Haut, Indikation II/3./**46**/35
— — von Korium-Fett zur Mammavergrößerung II/3./**46**/43
— — der Mamille bei Mammaplastik nach Berson II/3./**45**/28
— — der Mamillen II/3./**45**/2
— — des Naevus II/1./**20**/9
— — von Spalthautlappen I/2./**12**/98
— — der Vollhaut I/2./**12**/98
— — kleiner Vollhautzylinder mit haartragender Haut II/1./**5**/11
— — der Warze II/3./**45**/7 II/3./**45**/28
— Transplantationen der Haut I/2./**12**/97 II/3./**36**/65 II/3./**46**/32 II/3./**46**/102
— Verpflanzung eines Stückes der kleinen Schamlippe anstelle der Mamille II/3./**46**/69
Freies Sehnentransplantat II/4./**53**/67
— Transplantat zur Achillessehnendefekt-Überbrückung II/4./**54**/87
— — zum Augenbrauenersatz II/1./**16**/32
Fremdheit, spezifische des Homoiotransplantates I/2./**17**/10
Fremdknochentransplantation, Übersicht zur Biologie II/2./**24**/28
Fremdknochentransplantationen II/2./**24**/11
Fremdkörper, glatte, impermeable I/2./**14**/18
— im Gewebe I/2./**24**/5
— impermeabler, Grenzfläche I/2./**14**/7
—, implantierte, Kanzerogenese I/2./**14**/4
—, —, mesenchymale Reaktion I/2./**14**/22
—, —, Sensibilisierung des Organismus I/2./**14**/24
—, (metallische) I/2./**13**/13
—, schädigender, freiwirkendes Fett I/2./**12**/13
—, weiche und elastische I/2./**14**/17
Fremdkörperbedingte Infektion nach Implantation von Mammaendoprothesen II/3./**46**/52
Fremdkörper-granulom, Keloid als besonderer Typ eines Fremd-Körpergranuloms I/2./**21**/11
— -implantate, Frage einer durch Fremdkörperimplantate induzierten späteren Krebsbildung II/2./**33**/91

Fremdkörper-reaktion II/3./**46**/48
— - —, allgemeine I/2./**14**/8
—, —, lokale, formbedingte Unterschiede I/2./**14**/18
— -sarkom I/2./**14**/2 I/2./**14**/4 I/2./**14**/6 II/2./**24**/19
— - — beim Menschen I/2./**14**/8
— - —, Entstehungsort I/2./**14**/6
— - —, Latenzzeit I/2./**14**/6
Fremdserum, Injektion II/1./**7**/37
Fremdspan, unbefriedigende biologische Lebenserwartung im ersatzschwachen Lager II/2./**24**/22
Fremdtransplantate, Anwendung unter Berücksichtigung der Konservierungsmethode II/2./**24**/13
— in Kontakt mit Eigenperiost I/2./**12**/226
Fremdtransplantation, Versagen, Hauptgründe II/2./**24**/30
Fremdtransplantatzerstörung durch Antikörper II/2./**24**/29
Frenulum, angeborenes, zu kurzes II/4./**51**/12
— tectolabiale, Persistenz II/1./**3**/34
Freon I/2./**19**/2
— -Bespritzung II/1./**20**/20
Friedreichsche Ataxie II/4./**54**/58 II/4./**54**/95
Friessche Mundwinkelerweiterung I/2./**22**/135 I/2./**22**/136
Friktivae II/1./**9**/4
Frische gespaltene autoplastische Rippen, Transplantation II/1./**1**/11
Frischzellenübertragung I/2./**17**/14
Frontal-ast des N. facialis, Durchtrennung II/2./**29**/16
— -durchtrennung des Haaransatzes II/1./**5**/6
— -muskel Behandlung II/2./**29**/17
Fronto-basale Verletzungen II/2./**34**/85
Frontzähne während ihres Durchbruches, Stellungskorrektur II/1./**6**/20
—, Unsichtbarkeit II/2./**26**/92
Früh-Dekompression II/1./**21**/13
— -erythem II/1./**17**/5
— -geborene, L-K-G-Spalten, Häufigkeit II/1./**7**/14
— -kranioplastik II/1./**1**/41
— -lähmung II/1./**21**/15
— -naht eines durchtrennten Ausführungsganges der Parotis, Fazialis- und Trigeminusnervenfasern II/1./**12**/2
— -pfannendachplastik II/4./**54**/26
— -thrombose, Neo-Intima I/2./**14**/11
— -transplantation von Lippenschleimhaut bei ausgedehnten frischen Verletzungen und Verätzungen der Lid- und Augapfelbindehaut II/3./**36**/103
Frühzeitige Bewegung des Kranken I/2./**24**/14
FSH (Follikel-Stimulierendes Hormon) I/1./**6**/95 I/1./**6**/107
Fucidine-Gaze II/3./**46**/115 II/3./**46**/117
5-Jahresheilung I/2./**22**/243
— - — der malignen Melanome I/2./**22**/227
5-Jahresheilung für Osteo-, Chondro- und Fibrosarkome I/2./**22**/215
Fürsorge, nachgehende II/1./**7**/79
Fugenklammerung II/4./**54**/209
Funda nasi I/1./**8**/13
Fungicidin II/1./**17**/28
Funikolysis II/4./**51**/80
Funktionelle und ästhetisehc Rehabilitation nach Thumor-Operationen im Kiefer-Gesichtsbereich II/2./**23**
Funktionelle und ästhetische Behandlung der Varizen im Bereich der unteren Extremitäten II/4./**58**
Funktionsausfälle bei Sehnendurchtrennungen II/4./**53**/60
Funktionskieferorthopädische Apparate II/2./**24**/34 II/2./**24**/35
— Maßnahmen II/2./**23**/2
Funktionswiederherstellung von unteren Extremitätenschäden II/4./**54**/79
Furchen, ringförmige, im Bereich der oberen Extremitäten (amniotische Einschnürungen) II/4./**53**/38
Furchungsteilung I/1./**10**/3
Furunkulosen II/3./**46**/13
Fuß, Bänderriß, totaler II/4./**54**/194
—, Bandausriß II/4./**54**/194
—, Bandzerrung II/4./**54**/194
—, Fehlstellung II/4./**54**/207
—, Lähmungsrestzustände, Wiederherstellungsoperationen II/4./**54**/89
—, Lokalanästhesie I/1./**4**/107
—, Querschnittanästhesie I/1./**4**/108
—, rechter, Riesenwuchs des 2. und 3. Strahles II/4./**54**/72
—, Spalthautlappendeckung von Granulationsflächen I/2./**12**/103
—, Strecksehnenverletzungen II/4./**54**/87
—, Verbrennungen II/4./**55**/9
—, Verbrennungskontrakturen II/4./**55**/13
— -abweichungen II/4./**54**/227
— -arthrodese-Arthrohise-Operation nach Lambrinudi II/4./**54**/87
— -Arthrohise II/4./**54**/97
— -ballspiel als Ursache für Achillessehnenverletzungen II/4./**54**/81
— -ballspieler, Schambeinsyndrom II/4./**54**/79
— -bereich, Luxation, habituelle II/4./**54**/202
— -gelenke, Instabilität II/4./**54**/194
— - —, versteifende Operationen II/4./**54**/173
— -gelenksersatz II/4./**54**/172
— -gelenkoperationen, versteifende II/4./**54**/173
— -innenseite, Entflechtungsoperation II/4./**54**/45
— -muskulatur, Funktionsstörung durch Hohlfuß II/4./**54**/58
— -strahl, Verdoppelung oder Verdreifachung II/4./**54**/4
— -strahlen, Riesenwuchsbevorzugung, Reihenfolge II/4./**54**/71
— -verrenkungen, gewohnheitsmäßige II/4./**54**/195

Fuß -verunstaltungen, plastische Operationen II/4./**54**/207
— - —, rekonstruktive Maßnahmen II/4./**54**/207
— - wurzelknochen, Doppelbildungen II/4./**54**/4
— - —, Synostosen II/4./**54**/67
— - —, —, angeborene II/4./**54**/67

G

GABKA'sche Lippenplastik II/1./**7**/94
Gabelklammer von ZUELZER II/4./**53**/98
Gabellappen, primärer, zum Lippenverschluß II/1./**7**/114
— -plastik II/1./8/20
— - — nach MILLARD II/1./**7**/157
Gabelungs-operation nach v. BAYER-LORENZ, Technik II/4./**54**/35 II/4./**54**/36
— -osteotomie von v. BAYER-LORENZ II/4./**54**/35
Galamin I/1./**5**/28
Galea aponeurotica, Spannungszustand II/1./**5**/4
— -Haut, äußere, sensible Versorgung I/1./**4**/52
— -plastik I/2./**22**/69 I/2./**22**/70
— -rotationslappenplastik I/2./**22**/128
Galektomie (STRELI) II/1./**5**/6
Galeotomie, Ergebnisse II/1./**5**/8
—, frontale, nach PONTEN II/1./**5**/5
—, —, nach WEGENER II/1./**5**/5
— nach PONTEN II/1./**5**/5
Gallenextrakte I/2./**21**/17
Gallium 72 I/2./**22**/8
GALLOWAYsche Operation II/2./**34**/97 II/2./**34**/99
Gametopathien I/1./**9**/3
Gammaglobine I/2./**17**/12 II/1./**16**/8
Gang, MÜLLERscher I/1./**10**/16
—, WOLFFscher I/1./**10**/15
Ganglienblocker I/1./**5**/51 II/2./**24**/30
Ganglion cervicale superius II/3./**40**/6
— GASSERI I/1./**4**/67
— pterygo-palatinum II/2./**34**/10
—, Punktion des GASSERI-Verfahren nach HÄRTEL I/1./**4**/68
— sphenopalatinum mit seinen Zweigen, Oberflächenanästhesie I/1./**4**/59
Ganglions sous-digastriques I/2./**22**/229
Ganglioplegisch I/1./**5**/15
Gas-austausch I/1./**5**/5
— -brand, Todesfälle nach Novocaininjektion I/1./**4**/46
— - — -bazillen I/1./**3**/2
— - — -infektion durch fehlerhafte Lokalanästhesie I/1./**4**/46
— - — -sporen I/1./**3**/3
— -dosierung I/1./**5**/66
— -sterilisation I/1./**3**/8 I/1./**5**/66 II/2./**34**/37
Gastrointestinale Ulzera nach Verbrennungen II/1./**16**/9
Gastrointestinales Hämangiom II/1./**20**/39
Gastro-Ösophagoplastiken, antethorakale II/3./**46**/86
— -Ösophagostomie II/3./**46**/87
Gastroschisis I/2./**15**/10
Gaumen, harter II/2./**32**/22
—, —, Defektbildungen II/2./**25**/14
—, —, frische Verwundungen II/1./**12**/25
—, —, Restdefekte II/1./**7**/159
—, —, Restspalte II/1./**7**/193
—, —, submuköse Spalten II/1./**7**/43
—, hoher I/1./**9**/38
—, primärer I/1./**10**/5
—, —, Spalten, Spätergebnisse II/1./**7**/180
—, —, Push-back-Wiederherstellung II/1./**7**/139
—, sekundärer, Spalten, Spätergebnisse II/1./**7**/181
—, Übergang vom weichen zum harten, Restlöcher II/1./**7**/164
—, Wachstumsminderung durch Abheben der Gaumenbedeckung und Durchtrennen des Gefäßnervenbündels II/1./**7**/133
—, weicher, Muskeln II/1./**9**/11
Muskulatur II/1./**9**/6
—, —, Restlöcher II/1./**7**/165
—, —, Verstärkung der Muskelplatte I/2./**25**/13
— - und Alveolarfortsatzdefekt, Verschluß durch Stiellappen aus der Oberlippeninnenseite nach DELORME II/1./**12**/27
— -beinresektion, subtotale I/2./**22**/188
— -bereich, Osteoplastik II/1./**7**/129
— -dach, hängendes, bei Oberkieferprothese I/2./**22**/160
— - —, Schleimhautperiostverschiebungen, Folgen II/1./**7**/2
— -defekt, Verschluß durch Wangenstiellappen nach THIERSCH II/1./**12**/26
— -defekte, angeborene, Mesopharynxkonstruktion II/1./**7**/134
— - —, posttraumatische oder spät-luische II/1./**12**/25
— - —, sekundärplastischer Verschluß I/2./**22**/188
— - —, Versorgung II/1./**13**/119
— -defektverschluß nach GABKA II/1./**7**/**164**
— -epignathie II/1./**7**/63
— - und Gesichtsspalte, doppelseitige schräge II/1./**3**/23
— - — —, — —, mit amniotischen Abschnürungen und einer Teilinsertion der Nabelschnur II/1./**3**/24
— -heber II/1./**9**/6
— - und Kieferentwicklung, Einfluß des Operationsalters und der Operationsmethode II/1./**7**/86
— -löcher, Verschluß II/1./**7**/158
— -nahterweiterung II/1./**6**/22
— -nahtsprengung II/1./**7**/194
— -nekrose, plötzliches Auftreten I/1./**4**/44
— -nekrosen I/1./**4**/13
— -perforationen, Lappenführung zum Verschluß II/1./**8**/43
— -plastik II/1./**7**/130
— - —, ältere und modernere, Nasenresonanzraum, Darstellung II/1./**7**/132

Gaumen-plastik nach DORRANCE mit Darstellung der Push-back-Operation II/1./**7**/137
— - —, Durchführung, Lagerungsbedingungen II/1./**7**/88
—, —, bei einseitigen und doppelseitigen Spalten, Darstellung II/1./**7**/145
— - —, Forderungen I/2./**25**/11
— - — nach HALLE/ERNST II/1./**9**/14 II/1./**9**/16
— - — und Mittelgesichtsentstellung II/1./**7**/83
— - —, Operationstermin II/1./**7**/83
— - — und normale Umgangssprache II/1./**7**/83
— - —, vorzeitige II/1./**7**/131
— - — nach WARDILL-KILNER-PEET, Darstellung II/1./**7**/135
— - — nach WIDMAIER II/1./**7**/136
— - — — Darstellung II/1./**7**/137
— - —, Zeitpunkt II/1./**7**/83
— - —, Ziel II/1./**7**/83
— - —, zweiphasige II/1./**7**/174
— -plastiken, Nahtdehiszensen, Häufigkeit und Ursachen II/1./**7**/182
— - —, Selbstausgleich von Gebißanomalien II/1./**7**/195
— -platten I/1./**10**/6
— - — mit eingebauten orthodontischen Dehnschrauben II/2./**22**/61
— -restlöcher und größere Gaumendefekte, Verschluß II/1./**7**/158
— -schleimhaut, Tunnelierung nach AXHAUSEN II/2./**26**/52
— -schleimhautkarzinome, isolierte, einschließlich der Malignome des weichen Gaumens I/2./**22**/186
— -Schlundwandnaht, direkte, nach PASSAVANT II/1./**9**/22
— -schutzplatten II/1./**7**/165
— -segel, Funktionsausfall I/2./**25**/7
— - —, Klangcharakter I/2./**25**/7
— - —, Klimmzüge I/2./**25**/16
— - —, Kontraktion mit gleichzeitiger Hebung I/2./**25**/11
— - —, Lähmung I/2./**25**/8
— - —, subvelare, intervelare und supravelare II/1./**10**/8
— - — -elektrosonde I/2./**25**/15
— - — -handsonde I/2./**25**/14
— - — -massagesonde I/2./**25**/15
— - — -sonde I/2./**25**/13
— -spalte, Ausbildung, induzierender Einfluß durch Spaltung der Lippe II/1./**7**/58
— - —, embryonale I/1./**10**/6
— - —, Entstehung II/1./**7**/46
— - — und Gliomatose II/1./**7**/45
— - — und isolierte Velumspalte, Anatomie II/1./**7**/53
— - —, knöcherne Verriegelung II/1./**8**/43
— - —, morphologische Veränderungen nach der SCHWECKENDIEKschen Operation II/1./**7**/142
— - —, okkulte II/1./**7**/57
— - —, Reparation II/1./**7**/66
Gaumen-spalte, Schnuller für die präoperative Behandlung II/1./**6**/4
— - —, submuköse II/1./**7**/57
— -spalten I/1./**9**/19
— - —, breite, präoperative Orthodontie II/1./**6**/14
— - —, Entwicklung II/1./**7**/51
— - —, formale Genese II/1./**7**/43
— - —, Häufigkeit anamnestischer Erhebungen von familiären Fällen II/1./**7**/23
— - —, Island-flap Methode zur Versorgung I/2./**12**/61
— - —, isolierte II/1./**7**/61 II/1./**7**/69
— - —, kieferorthopädische Behandlung II/1./**6**/14
— - —, mediane II/1./**7**/62
— - —, Mikroformen II/1./**7**/43
— - —, morphologische Untersuchungen II/1./**7**/51
— - — bei Pferden II/1./**7**/17
— - — bei Tieren II/1./**7**/17
— - —, Tonsillektomie II/1./**7**/189
— - — -bildung, induzierender Einfluß von L-K-Spalten II/1./**7**/43
— - — -form, Einfluß der Lippenplastik II/1./**7**/179
— - — -operation, Mißerfolge II/1./**7**/182
— - — -operationen, Ergebnisse II/1./**7**/182
— - — - —, Ergebnisse über die sprachliche Entwicklung II/1./**7**/185
— - — - —, Oberkieferentwicklung II/1./**7**/192
— - — -sprache II/1./**7**/131
— -spaltoperation nach SCHWECKENDIEK II/1./**7**/141 II/1./**7**/193
— -spaltoperationen, sprachfunktionelles Ergebnis II/1./**9**/2
— -spaltränder, Anregung des Wachstums II/1./**6**/15
— -spaltsprache, Beurteilung II/1./**7**/187
— - — bei Erwachsenen II/1./**7**/186
— -spaltträger, Sprache, objektive Auswertungen II/1./**7**/188
— -spanner II/1./**9**/6
— -verschluß, einzeitiger, durch Stiellappenplastik, Darstellung II/1./**7**/133
— - — mit gleichzeitiger primärer Osteoplastik II/1./**7**/129
— - —, Verfahren II/1./**7**/130
GAVELLO Plastik II/3./**38**/38
Gazekompresse I/1./**8**/1
Gebißanomalien nach Gaumenplastiken, Selbstausgleich II/1./**7**/195
Gebißfedern II/2./**31**/12
Gebrösel-Technik I/2./**12**/236
Geburtennummereinfluß auf die Entstehung von Spaltbildungen des Gesichts II/1./**7**/11
Geburtsasymmetrie des Gesichtes II/3./**40**/8
Gefäß, Protektion durch Transpositionslappen II/3./**41**/17
Gefäße mit glatten Muskelzellen, Entstehung I/1./**6**/74

Gefäße, Hineinwachsen I/2./**12**/6
—, palatinale, posteriore Verschiebung II/1./**7**/139
—, tumoreigene I/2./**22**/5
—, zerebrale, Thrombosen II/1./**4**/9
Gefäß-anomalien mit Riesenwachstum II/4./**54**/71
— - —, verschiedene II/1./**20**/70
— -austritt kernhaltiger Blutzellen I/1./**6**/5
— -bank I/2./**17**/24
— -dysplasien II/1./**20**/2
— -ersatz, prothetischer, Indikationsstellung I/2./**13**/14
— -fehlbildungen, kongenitale II/1./**20**/2
— -hyper- und -dysplasien, umschriebener Riesenwuchs II/1./**20**/11
— -lumina, offene, Unterbindung bei Amputationen I/1./**7**/2
— -mißbildung der Kopfschwarte II/1./**1**/3
— -naht, Technik II/3./**46**/89
— -nervenstrang des Halses II/3./**40**/5
— -paralyse I/2./**24**/3
— -proliferation, Fortsetzung der I/1./**6**/135
— -schädigungen I/2./**24**/3 II/4./**58**/7
— -spasmus II/1./**21**/10
— -spinnen II/1./**20**/71
— - — in der Gravidität bei Leberkranken II/1./**20**/71
— -system, Anomalien II/1./**20**/1
— - —, Entwicklung II/1./**20**/2
— - —, Strahlenschäden I/2./**22**/12
— -therapie, moderne II/3./**36**/103
— -versorgung der Brust II/3./**45**/5
— - — der Nase, äußeren II/2./**32**/15
— - — der Nase, inneren II/2./**32**/19
— - — des N. facialis II/1./**21**/6
— -wand-bindegewebe, Proliferationstendenz I/1./**6**/35
— - — -einengungen 6/92 I/1./**6**/92
— - — -muskelzellen, glatte I/1./**6**/47
— - — -permeabilität, Prüfungen I/1./**6**/75
— - — - —, Veränderung II/1./**20**/41
— - — -schädigung II/4./**58**/17
— - — -verbreiterungen I/1./**6**/92
— - — -verletzungen I/1./**6**/74
— - — -wundheilung 6/47 I/1./**6**/47
Gefrierschäden der Endothelkleidung II/1./**20**/20
Gefriertrocknung, lyophile II/2./**24**/12
Gefriertrocknungsmethode II/2./**34**/37
Gehapparat nach Röck II/4./**54**/123
Gehirn, Gewicht II/1./**3**/12
—, Minderdurchblutung I/1./**5**/51
— -entwicklung II/1./**3**/12
— -gewicht bei Schiefhaltung des Kopfes II/3./**40**/10
— -nerven II/1./**12**/34
Gehörgang, Duplikatur II/3./**41**/52
Gehörverbessernde Operation II/3./**38**/5
Gelatine sicca II/2./**30**/8
— -epithese II/3./**39**/7
— -gemisch II/2./**30**/7 II/3./**36**/156 II/3./**36**/157
Gelatine-Glyzerin-Gemisch II/2./**30**/7 II/2./**30**/8
— -nase, Gießform II/2./**35**/4
Gelb = Eisenoxyd II/1./**20**/19
Gelenk (Kiefer), Bewegungseinschränkung II/2./**22**/75
—, operative Eingriffe bei Progenie II/2./**26**/11
Gelenke (Knie), Kutis-Ersatz der Seitenbänder I/2./**12**/161
—, luxierende, Kutis-Stützung I/2./**12**/161
Gelenk-aplasie (Hüfte) II/4./**53**/26
— -bänderersatz, mit Unterhauttransplantaten, Eignung II/4./**54**/181
— -dysplasien I/1./**9**/26
— -fläche, Kutis-Deckung der neu gebildeten bei Arthoplastiken I/2./**12**/161
— -flächen, tibiale, Rekonstruktion nach Schienbeinkopfbrüchen II/4./**54**/167
— -fortsatz (Unterkiefer), Plastik in seinem Bereich II/1./**12**/32
— -frakturen bei zahnlosem oder wenig bezahntem Unterkiefer II/2./**22**/91
— -hals, Osteotomien bei Progenie unterhalb des f. II/2./**26**/16
— -halsfraktur, hohe, mit noch vorhandenem Kontakt der Fragmente, Therapie II/2./**22**/106
— -halsfraktur, hohe, mit Kontaktverlust der Fragmente, Therapie II/2./**22**/107
— -höhle, eröffnete (Kiefer) II/2./**26**/107
— -kapsel (Hüfte), Erhaltung oder Ausrottung II/4./**54**/149
— - —, Fibrose (Finger) II/4./**55**/12
— - — -nekrosen durch Verbrennung II/4./**55**/8
— - — -verletzungen II/4./**54**/178
— -knorpel, Überlastung II/4./**54**/159
— - — -verpflanzungen II/4./**54**/134
— -maus II/4./**54**/252
— - — -krankheit am Knie II/4./**54**/251
— -operationen, Faszientransplantate I/2./**12**/184
— -pfannennekrosen II/4./**54**/141
Gelenkschonende Operationen II/4./**54**/48
Gelenkstarre, generalisierte II/4./**53**/26
Gelenksankylose II/2./**222**/76
Gelenks-beugeseiten, Verbrennungen, sekundärgeheilte II/4./**55**/10
— -beweglichkeit der Hüfte, Erhaltung, Nachoperationen II/4./**54**/154
— -störungen der oberen Extremitäten, Versorgung II/4./**53**/111
— -transplantationen II/4./**54**/134
Gelenkverpflanzungen, Mißerfolge II/4./**54**/162
Gelfoam II/3./**46**/120
Gellonette II/2./**29**/26
Gel-Sol-Wechsel I/1./**6**/11
Gemmangiom II/1./**20**/46
Genarrangement II/1./**7**/21
Genese, epitheliale, der Mischtumore I/2./**22**/89
Genetische Information II/1./**7**/19
— Information, Störung I/2./**22**/4
Gengruppe I/1./**6**/59

Genital, Indikation kosmetischer Eingriffe II/4./**51**/90
—, männliches, Entwicklungszustand am Ende des zweiten Monats II/4./**51**/4
—, —, bei einem 53 mm langen menschlichen Embryo II/4./**51**/4
Genitale, äußere männliche, Konstruktion II/4./**51**/75
— — —, Verbrennungen II/3./**48**/4 II/3./**48**/10
—, — —, Verletzungen II/4./**51**/81
—, — weibliche, Konstruktion II/4./**51**/74
—, weibliche, Verbrennungskontrakturen II/3./**48**/11
Genitalmißbildungen, Erblichkeit morphologisch schwerer I/1./**9**/23
Genloci I/1./**9**/15
Genmanifestierung I/1./**9**/8
—, Wesen I/1./**9**/18
Genmutation I/1./**11**/6
Genokopien I/1./**9**/5 I/1./**9**/17
Genort in bestimmten Chromosomen I/1./**9**/15
Genu recurvatum II/4./**54**/216
— —, angeborenes II/4./**54**/41
— —, angeborenes einseitiges II/4./**54**/223
— — -Operation, Technik II/4./**54**/217
— —, Operationstechnik (Lexer) II/4./**54**/222
— —, traumatisches, nach Tibiakopfbruch II/4./**54**/224
Geradlinige Schnittführungen bei Lippenspalten II/1./**7**/149
Gerinnung I/1./**6**/3
Gerinnungs-kontrolle II/4./**58**/20
— -neigung, vermehrte II/4./**58**/17
— -thrombus II/4./**58**/17
— -zeit II/2./**28**/2
Germania-Plast I/1./**8**/7
Gersunysches Verfahren, Modifikation I/2./**22**/143
Gesäß-anästhesie, Schema der abriegelnden Blockaden I/1./**4**/113
— -fett-Plastik II/3./**50**/12
— -formfehler II/3./**50**/1
— -haut als Sohlenhautersatz II/4./**57**/6
Gesamtgehaltsbestimmungen der Zwischensubstanzbestandteile I/1./**6**/56
Gesamthydroxyprolinausscheidung im Urin I/1./**6**/64
Geschichte des Auges, künstlichen II/3./**36**/155
— der Kieferbruchbehandlung II/2./**22**/2
— des Knochenersatzes im Gesichtsbereich II/2./**24**/1
— der Nasenplastik II/2./**33**/69
— der Otoplastik II/3./**38**/1
Geschlecht, chromosomales II/4./**51**/70
—, hormonales II/4./**51**/71
—, männliches, Symbol II/1./**7**/72
—, psychologisches II/4./**51**/77
—, weibliches, Überwiegen von bösartigen Neubildungen I/2./**22**/245
Geschlechtliche Mission II/4./**51**/72
— Persönlichkeit II/4./**51**/72
Geschlechts-änderung in den weiblichen Typ II/4./**51**/73
— -apparat, Ätiologie und Pathogenese der Mißbildungen II/4./**51**/4
— - —, äußerer, Morphologie II/4./**51**/70
— - —, Anomalien, psychische Probleme bei Patienten II/4./**51**/14
— - —, männlicher, angeborene Mißbildungen II/4./**51**/4
— - —, männlicher, kosmetische Defekte II/4./**51**/88
— -bestimmung, genetische I/1./**9**/23
— - —, gonadale II/4./**51**/70
— - —, psychische, Kriterien II/4./**51**/72
— -determinierung, psychische Faktoren beider II/4./**51**/71
— -hormone, männliche I/1./**6**/104
— - —, weibliche I/1./**6**/107
— - —, weibliche Wirkungsunterschiede I/1./**6**/107
— -merkmale bei den verschiedenen Hypospadieformen II/4./**51**/35
— -organe, äußere, Entwicklung I/1./**10**/17
— - —, Entwicklung I/1./**10**/15
— - —, innere, Morphologie II/4./**51**/71
— - —, männliche Entwicklung I/1./**10**/19
— - —, weibliche äußere, Virilisierung I/1./**10**/21
— -unterschiede der Strahlensensibilität II/1./**17**/4
— -verhältnis der Kinder der beruflich Röntgengeschädigten I/1./**9**/13
— - — des Zungenkrebses I/2./**22**/145
— -verkehr, Umfang des Penis II/4./**51**/15
— -wahl, endgültige II/4./**51**/73
— -zugehörigkeit, psychische Kriterien II/4./**51**/76
Geschmacksinn, aufgehobener I/1./**4**/45
Geschwülste der Augenhöhle II/1./**3**/41
—, bösartige, nach ionisierender Bestrahlung II/1./**20**/57
—, Diagnostik I/2./**22**/2
— des Halses II/3./**40**/23
— im Kieferbereich, intravital-angiographische Untersuchungen I/2./**22**/5
— der Mundhöhle II/1./**3**/47
— des Nasen-Rachen-Raumes II/1./**3**/43
— der Ohrspeicheldrüse, Verteilung II/1./**21**/24
— des Schädelknochen II/1./**1**/5
—, zylindromatöse I/2./**22**/75
Geschwulst, dysontogenetische I/2./**22**/72
—, —, expansiv und destruktiv wachsendes I/2./**22**/72
Geschwülste, gutartige und bösartige im Gesichtsbereich unter plastisch-chirurgischer Sicht I/2./**22**
— in funktionell hochwertigen Regionen I/2./**22**/2
—, keloidartige, in der Lendengegend II/3./**44**/14
—, präkanzeröse, der Mamma II/3./**46**/41
—, primäre karzinoide, in der Sakralgegend II/3./**44**/34

Geschwulst, teratoide, maligne Entartung II/3./**44**/34
Geschwulstartiges Wachstum der Brüste II/3./**44**/3
Geschwulstentfernung, Schnittführung, Allgemeines I/2./**22**/28
Gesetze zur Verhütung erbkranken Nachswuchses II/1./**7**/1
Gesicht, Abformung II/2./**30**/12
—, **Ästhetische Chirurgie** II/2./**28**
—, Asymmetrie II/1./**9**/17 II/2./**26**/9 II/2./**26**/86
—, emotionelle Ausdrucksmotorik II/1./**21**/1
—, Entfernung traumatischer Hauttätowierungen mit der Sandpapiermethode II/1./**5**/2
—, **Epithetik** II/2./**30**
—, Geburtsasymmetrie II/3./**40**/8
—, Gewebedefekte I/2./**22**/2
—, Gipsabdrücke II/2./**34**/25
—, Harmonie, Störung der II/2./**26**/1
—, Hautveränderungen II/2./**29**/4
—, mimische Falten I/2./**22**/28
—, Mittelwertprofil (Durchschnittsgesicht) II/2./**26**/3
—, Morphologie II/2./**27**/3
—, Proportionen und Winkel II/2./**32**/3
—, **Rekonstruktive Chirurgie** II/1./**12** II/1./**13**
—, schematische Aufteilung II/2./**32**/7
—, Schnittführung unter Schonung des N. facialis I/2./**22**/35
—, Symmetrie I/1./**2**/5
—, Übersicht der auftretenden Deformierungen II/2./**27**/7
—, verbrennungsgeschädigtes, Rekonstruktion von Deformitäten II/1./**16**/15
—, Verschiebung II/1./**21**/12
— -Kiefer-Bereich, Behandlung der Hämangiome II/1./**20**/54
Gesichtsästhetische Eingriffe, Entwicklung und Prognose II/2./**29**/27
Gesichts-anatomie menschlicher Föten mit unoperierten einseitigen L-K-G-Spalten II/1./**7**/47
— - — normaler menschlicher Föten II/1./**7**/47
— -bereich, Besonderheiten bei Schnittführung, Wundversorgung und Narbenkorrektur I/2./18—**20**/10
— - —, Knochenersatzes, Geschichte II/2./**24**/1
Gesichtsbereich, Knochenplastiken II/2./**24**
— - —, —, Auswahl des Implantationsmaterials II/2./**24**/38
— - —, —, Autoplastik II/2./**24**/53, II/2./**24**/81
— - —, —, klinischer Teil II/2./**24**/32
— - —, —, Komplikationen II/2./**24**/80
— - —, —, Prophylaxe und Therapie banaler Infektionen II/2./**24**/38
— - —, Lokalanästhesie bei plastischen Operationen I/1./**4**/82
— - —, **Seltene Mißbildungen** II/1./**3**
— - —, Standardverfahren einer umfangreichen Lokalanästhesie I/1./**4**/84
Gesichts-bereich, unterer, Meloplastik durch Umkipplappen nach ISRAEL-V. HACKER II/1./**12**/23
— - —, Verbrennungen II/1./**16**/15
—- defekt, Ätiologie II/2./**30**/2
— -defekte, anthropologische Auswertung II/1./**7**/173
— - —, frontale, defektprothetische Versorgung II/2./**31**/12
— -deformierungen, Diagnostik II/2./**27**/3
— -falten, Möglichkeiten der Kausaltherapie II/2./**28**/10
— -formveränderungen, Eingriffe II/1./**13**/91
— -frakturen, allgemeine Diagnostik II/2./**22**/13
— -entstellung nach Unterkiefer-Kontinuitätsresektion II/2./**24**/42
— -entwicklung I/1./**10**/5 II/1./**7**/41
— - und Gaumenspalte, doppelseitige schräge II/1./**3**/23
— - — —, — —, mit amniotischen Abschnürungen und einer Teilinsertion der Nabelschnur II/1./**3**/24
— -glättung I/2./**19**/6
— -hälfte, linke, Rankenneurom II/1./**3**/42
— - —, rechte, Hämangiome I/1./**4**/87
— - —, —, Kombinationsmißbildung II/1./**3**/17
— -Halsspannung I/1./**4**/82
— -harmonie II/2./**34**/44
— -haut, äußere, sensible Versorgung I/1./**4**/52
— - —, chirurgische Behandlung der Erschlaffung und Runzeln II/2./**29**/6
— - —, Tumor I/2./**22**/121
— - — -Spannung II/2./**28**/2
— -hemiatrophie, Kutis-Einpflanzung I/2./**12**/163
— -Hypertrophie II/1./**20**/77
— -kartographie II/2./**27**/3
— - und Kieferverletzungen II/1./**12**/1
— -knochen mit einseitiger Gaumenspalte, pränatale Entwicklung II/1./**7**/48
Gesichtsknochen, plastische Versorgung von Zertrümmerungen, Defektbildungen und Wachstumstörungen II/2./**25**
— - —, rekonstruktive Chirurgie II/1./**13**/91
— -kontur, äußere, Wiederherstellungsmaterial II/1./**13**/112
— -lähmung II/1./**21**/1 II/1./**21**/2
— -mangel, kompletter II/1./**3**/16
— -massagen und Elektrotherapie bei Fazialisparese II/1./**21**/31
— -Meridian II/2./**27**/3
— -Naevi, freie Transplantation II/1./**20**/22
— -Naevi-Kombinationsmethode II/1./**20**/22
— -narben, Wertigkeit II/1./**7**/1
— -Nasenspalten, mediane II/1./**13**/100
— -nerven, Autonerventransplantation II/1./**21**/28
— - —, intralabyrinthäre Wiederherstellung nach WILLIAM HOUSE II/1./**21**/29
— - —, Verlauf und Astfolge II/1./**21**/5

Gesichts-nerven, in der Ohrspeicheldrüse, Verlauf II/1./**21**/6
— - —, Wiederaufbau II/1./**21**/27
— -operationen, plastische, Rechtsfragen II/2./**34**/3
— -organe, Verletzung II/1./**12**/34
— -proportionen II/2./**32**/7
— -rhytidektomie II/2./**29**/9
— - — nach McIndoe und Joseph II/2./**29**/9
— **-runzeln, Behandlung** II/2./**29**
— **-schädel, Knochenhämangiome** II/1./**19**
— - —, Pneumatisation I/2./**22**/200
— - — -defekte II/1./**13**/111
— -schädelfrakturen, allgemeine Therapie II/2./**22**/19
— - —, Behandlung: Komplikationen und Mitverletzungen von Nachbarorganen II/2./**22**/15
— - —, extraorale Schrauben-Schienenversorgung II/2./**22**/88
Gesichts-schädel-frakturen, Konservative und operative Behandlung II/2./**22**
— - —, Osteotomien II/1./**13**/91
— - —, Refraktierungen II/1./**13**/91
— - —, Störungen von seiten des Zentralnervensystems II/2./**22**/18
— - —, Ursachen, Häufigkeit und Lokalisation der Frakturen II/2./**22**/6
— - —, Weichteilversorgung
— - —, Zeitpunkt der Behandlung II/2./**22**/21
— -schäden bei Verbrennungen, Behandlung II/1./**16**/15
— -segmente II/2./**27**/3
— -sinn I/2./**22**/4
— -skelett, Eingriffe II/1./**13**/91
— - —, prozentuale Verteilung der Frakturen II/2./**22**/10
— - —, Wachstumsschäden, strahlenbedingte II/1./**17**/1
— - — -defekte, Eingriffe II/1./**13**/111
— -skoliose II/3./**40**/15
— - — bei Schiefhals II/3./**40**/9
Gesichts-spaltbildungen, Anästhesie und Operationen unter besonderen Umständen II/1./**7**/90
— - —, Ergebnisse II/1./**7**/178
— - —, frühkieferorthopädische Behandlung II/1./**7**/81
— - —, Komplikationen II/1./**7**/189
— - —, Meldepflicht II/1./**7**/4
— - —, Mortalität II/1./**7**/189
— - —, Nomenklatur II/1./**7**/68
— - —, Nomenklaturvorschlag, computergerechter II/1./**7**/74
— - —, Nomenklatur, moderne II/1./**7**/71
— - —, **Versorgung** II/1./**7**
— - —, Versorgung, Operationsalter II/1./**7**/82
— - —, Zustandekommen, anamnestische Zusammenstellung der möglicherweise ätiologischen Faktoren II/1./**7**/19
Gesichtsspalte, schräge I/1./**10**/8 II/1./**3**/23 II/1./**7**/66 II/1./**7**/69
—, —, typische Formen II/1./**3**/23
Gesichtsspalten I/1./**9**/21 II/1./**3**/21
—, Ätiologie II/1./**7**/17
—, —, seltene Schäden II/1./**7**/39
—, angeborene, Behandlungsziel II/1./**7**/79
—, Erscheinungsformen II/1./**7**/55
—, fetale, Diskussion (Berndorfer-Gabka) über die Versorgung II/1./**3**/5
—, Formalgenese I/1./**10**/10
—, Häufigkeit II/1./**7**/5
— häufig vorkommende II/1./**7**/55
—, Morphologie II/1./**7**/47
—, quere I/1./**10**/12 II/1./**3**/21 II/1./**7**/66 II/1./**7**/69
—, —, Versorgung II/1./**7**/145
—, schräge, Entstehungstheorie II/1./**3**/24
—, schräge, Formalgenese II/1./**3**/26
—, —, plastische Versorgung II/1./**3**/27
—, —, Versorgung II/1./**7**/146
—, schwere, Kombination mit einer Arhinenzephalie II/1./**3**/10
—, seltene II/1./**7**/63
—, —, Pathologie und Therapie II/1./**3**/21
—, —, Versorgung II/1./**7**/145
—, Syndromformen II/1./**7**/67
— -zyste II/1./**3**/48
Gesichtsspaltoperationen, Mortalität, Senkung II/1./**7**/191
Gesichtsspannung nach Aufricht II/3./**43**/9
—, Nachbehandlung II/2./**28**/8
—, Operationsvorbereitung II/2./**28**/2
Gesichts-spannungen II/2./**28**
— -symetrie, Wiederherstellung II/1./**13**/26
— -tumoren, gehäufte Rate I/2./**22**/4
— -typ, kaukasisch-mitteleuropäischer II/2./**34**/95
— -verbrennungen, Atmungshindernisse II/1./**16**/16
— - —, Augenschäden II/1./**16**/16
— - —, chirurgische Spätbehandlung II/1./**16**/28
— - —, intermediäre Hautdeckung II/1./**16**/18
— - —, primäre Behandlung II/1./**16**/16
— -verletzungen, tiefe, Versorgung des N. facialis II/1./**21**/28
— -wachstumszonen, Schädigung II/2./**25**/21
— -weichteile, Korrekturplastiken II/1./**21**/36
— - —, rekonstruktive Chirurgie II/1./**13**/1
— -wülste I/1./**10**/35
Gestielte Hautinselverpflanzung nach Moberg-Littler II/4./**53**/54
— Hautplastik, Technik II/4./**53**/52
— Lippenrot-Schleimhautlappen II/1./**13**/37
Gestielter Hautlappen für partielle Höhlenplastik II/3./**36**/131
— Lappen vom anderen Bein II/4./**55**/14
Gewalteinwirkung, direkte schwerste auf den N. facialis II/1./**21**/16
Gewebe, embryonales, als Transplantationsmaterial I/2./**17**/16
—, Fremdkörper im I/2./**24**/5
—, Kunststoffimplantat, Wirkung II/3./**46**/48
—, retikulo-endotheliales I/2./**24**/3

Gewebe, Sauerstoffspannung I/2./**22**/12
—, Sauerstoffversorgung I/1./**5**/5
—, Schädigung durch unvorsichtige Behandlung I/2./**24**/2
—, Strahlensensibilität I/2./**22**/12
—, überpflanztes, Resorption I/2./**17**/1
—, —, Substitution I/2./**17**/1
—, umgebendes, elektrolytische Vorgänge zwischen Allenthese und umgebenden Gewebe I/2./**14**/16
—, verpflanztes, Substitution I/2./**12**/4 I/2./**13**/3
— -antigene I/2./**17**/8
— -auflagerungen im Glabellagebiet II/2./**34**/78
— -defekte im Gesicht I/2./**22**/2
— -halbwerttiefe II/1./**17**/2
— -hypoxie I/2./**22**/12
— -partie, vom Tumor zerstörte, rekonstruktiver Wiederaufbau I/2./**22**/1
— -reaktion, lokale, bei der Allaplastik I/2./**14**/17
— -Spezifitäts-Theorie I/2./**12**/209
— -vereinigung, nahtlose, mit „klebenden" Autopolymerisaten, Indikationen I/2./**14**/27
— -verpflanzungen zum Ausgleich von Sattelnasen II/2./**34**/1
— -verstärkung I/2./**14**/22
— -verträglichkeit des Metallimplantat I/2./**16**/2
Gewebliche Vereinigung zwischen alloplastischen Implantat und Implantatlager I/2./**14**/15
Gewebs-azidose I/1./**5**/8 I/1./**6**/4 I/1./**6**/5
— -druck-senkende Maßnahmen zur Verbesserung der Überlebenschancen von Hautlappen II/3./**41**/13
— -einsparung, schlecht verstandene I/2./**12**/33
— -freundlichkeit I/1./**2**/6
— -lücken im Knochen der oberen Extremitäten, Versorgung II/4./**53**/92
— -mastzellen I/1./**6**/41 I/1./**6**/45
—-neubildung von embryonaler Anlage II/1./**3**/41
— -pH, Normalisierung I/1./**6**/32
— -schäden, radiogene, Nahlappenplastik als Ersatz II/1./**17**/33
Gewebsschädigende Wirkung eines Kombinationsanästhetikums I/1./**4**/35
Gewebschalone I/1./**6**/78
Gewebs-schichtdicke I/2./**17**/3
— -schnittchromatografie I/1./**6**/12
— -schonung I/2./**12**/12
— -therapie II/2./**28**/12
— -thromboplastin I/1./**6**/3
— -transplantationen I/2./**24**/4
— - —, Grundlagen I/2./**12**/1
— -unverträglichkeit I/1./**4**/13
— -veränderungen der Haut im Laufe eines Menschenlebens II/3./**43**/9
— -verdichtung I/2./**22**/3
— -verluste nach operativer Entfernung maligner Tumoren II/2./**35**/1
— -vermehrung I/2./**22**/3
Gewichtsextensionen II/1./**13**/101 II/2./**22**/69
Gießform für eine Gelatinenase II/2./**35**/4
Giftigkeitssteigerung I/1./**4**/21
GIGLI-Nadel I/2./**22**/196
— -Säge I/2./**22**/154
GILBERT-LEREBOULLET-Syndrom II/1./**20**/12
GILLIES-sche Schnittführung (Oberlippentumoren I/2./**22**/137
— -sche Fächerplastik I/2./**22**/131
— -scher Visierlappen der Stirn, Modifikation nach SCHUCHARDT II/2./**33**/74
— -sches Verfahren (Mundschleimhautersatz) I/2./**12**/135
Gingicainspray II/3./**40**/18
Gingiva, rezidivierende Blutungen II/1./**19**/2
Gips I/2./**22**/68
— -abdrücke des Gesichtrs II/2./**34**/25
— -bett I/1./**8**/16
— -bügelverbände I/1./**8**/14
— -hülse, abnehmbare I/1./**8**/17
— -Kopfhaube, ungenauer Halt II/1./**13**/101
— -masken II/2./**34**/2
— - — des Patienten II/2./**34**/78
— -modelle, Studium II/2./**26**/2
— -schiene I/1./**8**/14
— -verbände I/1./**8**/13 II/2./**34**/106
— -verband großer mit Bügelsystem nach doppelter Fersenplastik I/1./**8**/18
— - —, Hilfsmittel zur Fensterung I/1./**8**/16
— - — am Rumpf I/1./**8**/18
— - oder Zelluloidkrawatten mit Überkorrektion der Fehlhaltung des Kopfes II/3./**40**/9
Gitterung, Modellierung der Spitzenknorpel II/2./**34**/67
Glabellar- und Stirnfalten, Behandlung II/1./**5**/13
Glandula sublingualis, Karzinome I/2./**22**/162
Glans penis, Spaltung I/1./**11**/19
— phalli I/1./**10**/18
—, Teilamputation nach Phimoseoperation II/4./**51**/11
—, Überschuß der Vorhaut II/4./**51**/90
Glaskugeln, Implantation II/3./**36**/108
Glatzen bei Kastraten II/2./**28**/14
— -bildung II/1./**5**/4
Glied, männliches, Aufrichtungsop. II/4./**51**/39
—, Bildung I/1./**10**/18
—, Entstehung der Krümmung II/4./**51**/7
—, Hypoplasie, Behandlung II/4./**51**/14
Gliederkettentheorie II/4./**54**/90
Gliederung, terminologische der Ontogenese I/1./**9**/4
—, —, der Pathogenese I/1./**9**/4
Gliedmaßen, Hämangiome II/1./**20**/32
—, Hypoplasie, kongenitale II/4./**54**/13
—, Mehrfachbildungen II/4./**53**/4
— -achsenabweichungen II/4./**53**/150
— -anlage I/1./**10**/22
— -bildungsstörungen, Häufung II/4./**53**/2
— -defekte, angeborene, Häufung II/4./**54**/6
— -deformitäten, Einteilungsprinzip II/4./**53**/2

Gliedmaßen-deformitäten, Einteilungsprinzip von W. MÜLLER / WERTHEMANN II/4./**53**/3
— -mißbildungen, numerische Schwankungen II/4./**53**/4
— -verbildungen, phokomele, bei den Angehörigen einer brasilianischen Familie I/1./**9**/28
Glioma nasi II/1./**3**/44
Gliomatose und Gaumenspalte II/1./**7**/45
Gliome II/1./**20**/42 II/3./**36**/122
GLISSONsche Schlinge II/3./**40**/15
Glomangiom II/1./**20**/35
Glome neuromyoarterielle II/1./**20**/35
Glomerulonephritis I/1./**6**/92
Glomus coccygeum I/2./**22**/42
— -tumor an der Zunge I/2./**22**/41
— -tumore I/2./**22**/230 II/1./**20**/35
— -tumoren, schmerzlose II/1./**20**/37
Glossektomie, partielle I/2./**22**/162
—, partielle, mit Resektion der Mundbodenhälfte I/2./**22**/150
—, partielle, mit Resektion des Mundbodens und des Unterkiefers I/2./**22**/150 I/2./**22**/156
—, —, mit temporärer Durchtrennung der Mandibula I/2./**22**/150 I/2./**22**/151
—, —, mit temporärer Durchtrennung der Mandibula in der Mittellinie I/2./**22**/154
—, totale I/2./**22**/160
Glossitis interstitialis luica I/2./**22**/114
Glossoptose ohne Retrognathie, Transposition des M. geniohyoideus in die Zunge II/1./**11**/11
Glottis, Rekonstruktion bei größeren Defekten im Bereich der Stimm- und Taschenbänder II/3./**41**/34
Glottisches Ödem I/1./**5**/68
Glottisödem mit Atemnot und Lufthunger I/2./**22**/12
— nach der Intubation I/1./**5**/59
Glukagon I/1./**6**/113
Glukokortikoide I/1./**5**/10 I/1./**6**/98 I/2./**12**/10
—, Hemmung der Kollagen-Biosynthese I/1./**6**/98
—, Hemmung der unmittelbaren Wundfolgen I/1./**6**/97
—, Langzeitbehandlung, Resistenzminderung des Organismus gegenüber Infektionen I/1./**6**/99
Glukokortikoiden, Einfluß von I/1./**6**/97
Glukokortikoid-bedingte Proteinsynthesehemmung I/1./**6**/97
— -ausschüttung I/1./**6**/94
— -dosierung, klinisch übliche I/1./**6**/98
Glukosebildung durch Desamination I/2./**12**/9
Glutäalgegend, Meningozyste II/3./**44**/29
Glutäaltumor II/3./**44**/28
Glutäen, kleine, Lähmung II/4./**54**/92
Glutäuslähmung, komplette II/4./**54**/93
Glutaminsäure I/1./**6**/16 I/1./**6**/17
Glutathion I/2./**21**/24
Glykogen I/1./**6**/78
— -anhäufung I/2./**12**/22
Glykogen-degeneration I/2./**12**/22
— -gehalt I/2./**12**/22 I/2./**22**/114
Glykolyse I/1./**6**/23
—, anaerobe I/1./**6**/6 I/1./**6**/24
—, —, Hypoxie-bedingte Umschaltung des Wundfeldes I/1./**6**/135
Glykoproteid-Synthese, elektronenoptisch-autoradiografische Befunde zur Morphologie I/1./**6**/**49**
Glykosaminoglykane I/1./**6**/49
Glykosidasen I/1./**6**/46
—, Wirkungsmechanismus I/1./**6**/14
Glyzerin II/2./**30**/7 II/3./**36**/157
— -Wassermischung II/2./**30**/8
Glyzin I/1./**6**/16
Gnathischer Rückbiß II/2./**26**/49
GÖRRESsche Hohlfuß-Operation II/4./**54**/59 II/4./**54**/60
Gold I/1./**6**/126
Goldpellets, radioaktive, Einlagerung I/2./**22**/160
Gold-Seeds bei Hämangiomen II/1./**20**/59
GOLGI-apparat I/1./**6**/8
— -feld I/1./**6**/41 I/1./**6**/49
GOLIANITZKI-PAUWELSsche Brückenplastik II/4./**54**/18
Gonadale Aplasie II/4./**51**/72
— Dysplasie mit vergrößertem Phallus II/4./**51**/72
Gonarthropathie, tabische II/4./**54**/194
Gonokokken I/1./**3**/2
GORHAMsche Krankheit II/1./**20**/41
Gosserez I/2./**22**/125
„Graft" I/2./**12**/3
Graft of intermediate thickness I/2./**12**/100
Graft-versus-host-reaction I/2./**17**/11
GRAMnegative Darmkeime I/1./**3**/3
Granulation, überschießende I/2./**19**/5
Granulationsfläche, bakterielle Besiedlung I/2./**12**/34
—, Briefmarkentechnik bei der Verpflanzung I/1./**4**/110 I/2./**12**/117
—, feuchte Behandlung I/2./**12**/34
Granulationsflächen I/2./**12**/34
— am Fuß, Spalthautlappendeckung I/2./**12**/103
Granulationsgewebe, Nachbestrahlung I/1./**6**/132
—, überschießendes I/1./**6**/136
Granulationsgewebsentwicklung bei der Knochenbruchheilung I/1./**6**/132
Granulom, Eosinophiles II/1./**1**/5
—, WEGNERsches I/2./**22**/192
Granuloma pediculatum I/2./**22**/224
— teleangiektaticus II/1./**20**/72
Granulozyten I/1./**6**/40
—, proteolytische Fähigkeit I/1./**6**/23
—, reife, Oxydo-Reduktasen-Enzymgehalt I/1./**6**/40
— -chalonen I/1./**6**/78
GRAUHAN-Syndrom II/1./**7**/67
Grazilisverpflanzung nach LANZ II/4./**54**/197

„Greffe" I/2./**12**/3
Greffe dermo-épidermique I/2./**12**/100
— épidermique I/2./**12**/126
Greifhand, Bildung II/4./**54**/144
— -plastik II/4./**53**/144
Greifzange nach KRUKENBERG II/4./**53**/140 II/4./**53**/141
Grenzfläche eines impermeablen Fremdkörpers I/2./**14**/7
Grenzflächen-naevi I/2./**22**/221 I/2./**22**/222
— -nävus, Entwicklung auf ein malignes Melanom I/2./**22**/224
— -reaktion des Transplantates II/2./**24**/38
Grenz-membran, elektrischer Entladungsvorgang mit Austausch von K^+- und Na^+- Ionen I/1./**4**/28
— -stränge, lumbale, Novocainblockade I/2./**12**/39
— -strahlen I/2./**22**/51
— - — -therapie nach BUCKY I/2./**21**/21
— -strang des Sympathikus II/3./**40**/6
Griffschachtel-plastik II/4./**54**/83
— -plastik nach M. LANGE II/4./**54**/85 II/4 /**54**/86
— -technik II/4./**53**/58
Grobgriff II/4./**53**/142
GROSSsche Kollagenase I/1./**6**/20
Großzehe, Pronationskontraktur II/4./**54**/228
—, X-Abweichung im Grundgelenk II/4./**54**/228
Großzehen, Schnürfurchenentfernung, Schnittführung II/4./**54**/76
—, dreigliedrige I/1./**9**/29
— -grundgelenk, Kunstharzendoprothese II/4./**54**/232
— -grundglied, THIEMANNsche aseptische Nekrose II/4./**54**/236
— -grundphalanx, $^2/_3$ Resektion und Lappenplastik (BRANDES-MAYO), Technik II/4./**54**/233
Grube, LENZsche I/1./**4**/60
Grün = Chromoxyd II/1./**20**/19
Grundeigenschaften der Vokale I/2./**25**/4
Grundlagen der Profilplastik II/2./**27** I/1./**1**/3
Grundsätze chirurgisch-klinischer Embryopathologie und ihre Bedeutung bei den Operationen angeborener Mißbildungen I/1./**11**
— einer Rehabilitation I/2./**24**/14
Grundsubstanz-Entmischung I/1./**6**/11
— - —, Nachweis der primären I/1./**6**/13
— -katobolismus I/1./**6**/10
— -synthese I/1./**6**/48
—, —, Darstellung der Beziehungen zwischen Grundsubstanzsynthese, -abbau und -gesamtgehalt I/1./**6**/57
— - — bei der Knochenbruchheilung I/1./**6**/53
— - — bei Schnittwunden I/1./**6**/52
— - —, Start und Verlauf I/1./**6**/54
— - —, Verlauf I/1./**6**/54
— - — bei der Wundheilung I/1./**6**/51
— -Zusammensetzung I/1./**6**/10
Grundtonstärke I/2./**25**/4
Grundvokale, indogermanische I/2./**25**/3
GUEDELtubus I/1./**5**/68
GUERIN-STERN-Syndrom II/1./**7**/67
Gürtelband der Griechen II/3./**45**/1
Gummi arabicum II/2./**30**/8
— -handschuhe, Talkumpuder I/2./**12**/14
— -lösung II/2./**30**/8
— -strümpfe II/4./**58**/10
Gußkappenschiene im Ober- und Unterkiefer II/2./**22**/80
Gußschienen, kauflächenfreie, mit Haifischzähnen zur Durchführung intermaxillärer Immobilisation II/2./**22**/81
Gutartige und bösartige Geschwülste im Gesichtsbereich aus plastisch-chirurgischer Sicht I/2./**22**
Gutartige Knochentumoren, untere Extremitäten II/4./**54**/125
Gynäkomastie I/1./**9**/25 II/3./**44**/1 II/3./**45**/37
— bei einem jungen Mann II/3./**44**/2

H

Haaransatz II/2./**26**/2
—, Messung nach PONTEN II/1./**5**/9
— -tangente II/2./**27**/3
Haarausfall II/1./**5**/3 II/1./**5**/4
—, Behebung, Operationsmethoden II/1./**5**/4
Haar-follikel, Variabilität der Distribution längs der Raphe scroti II/4./**51**/34
— -schwund, unästhetischer II/2./**29**/9
— -wachstum I/2./**12**/30
— -wurzel, Atrophie II/1./**5**/4
Habituelle Fibularissehnenluxation II/4./**54**/88
— —, Operation II/4./**54**/89
— Luxation im Fußbereich II/4./**54**/202
— — der Tibiofibulargelenke II/4./**54**/201
— Patellarluxation II/4./**54**/195
— —, Ätiologie II/4./**54**/196
— —, angeborene II/4./**54**/196
— —, Behandlung II/4./**54**/196
— Peroneussehnenluxation II/4./**54**/88
— Schulterluxation II/4./**53**/114
— —, Beseitigung, Operationstechnik II/4./**53**/115
— — nach hinten II/4./**53**/116
— —, Operation nach EDEN-HYBINETTE II/4./**53**/117
— —, Operationsverfahren II/4./**53**/115
— Schulterverrenkung, Ätiologie II/4./**53**/115
— Sehnenluxationen II/4./**54**/88
— Verrenkungen des Ellbogengelenkes II/4./**53**/120
Hackenfuß, angeborener II/4./**54**/67
—, Entstehung II/4./**54**/95
—, kindlicher, Sehnenverpflanzung II/4./**54**/101
— -operation nach v. MURALT II/4./**54**/103
Haemaccel I/1./**6**/129
Hämagglutination, lokale intrakapilläre I/2./**21**/9
Hämangio-Ameloblastome II/1./**19**/5
— -endotheliom II/1./**20**/44 II/1./**20**/45 II/1./**20**/46
Haemangio-endothelioma benigna infantum II/1./**20**/26

Hämangio-kavernom, entartetes I/2./**22**/58
— -Lymphangiome des Halses bei Säuglingen I/2./**22**/61
— -lymphangiom II/1./**20**/77
— -papillome II/1./**19**/5
— -peritheliom II/1./**20**/44
— -perizytom II/1./**20**/44 II/1./**20**/45
Hämangiom, arterielles II/1./**20**/30
—, Behandlung mit Caesium II/1./**20**/60
—, Beta-Bestrahlung II/1./**20**/59
—, Biopsie II/1./**19**/4
—, Caesium, radioaktives, zur Behandlung II/1./**20**/60
—, Endo-, Plesio-Elektronentherapie II/1./**20**/59
—, Einführung einer Diathermie-Nadel II/1./**20**/53
—, enossales I/2./**22**/58
—, Entwicklung und Vergrößerung I/2./**22**/25
—, Fernlappenplastik II/1./**20**/62
—, fissurales I/2./**22**/139
—, gastrointestinales II/1./**20**/39
—, kavernöses, radiologisch-chirurgische Behandlung I/2./**22**/52
—, kavernöses, Umwandlung in ein Angiosarkom I/2./**22**/57
—, gesteigerter Thrombozytenverbrauch II/1./**20**/40
— des Jochbeins II/1./**19**/19
—, kavernöses II/1./**20**/27
— im Kinnbereich, Strahlennekrose I/2./**22**/52
—, Kombination mit anderen Fehlbildungen I/2./**22**/60
—, Lokalisation im Gesichtsschädel II/1./**19**/9
—, Lokalisationseigentümlichkeiten II/1./**20**/30
—, malignes I/2./**22**/54 II/1./**20**/30 II/1./**20**/44
—, mentale, Strahlennekrose I/2./**22**/53
— des Nasenbeins II/1./**19**/19
— der Parotis I/2./**22**/53
— im Parotisbereich I/2./**22**/51
—, peripher gesteigerter Thrombozytenverbrauch II/1./**20**/40
—, planotuberöses II/1./**20**/25
—, Radium-Moulagebehandlung II/1./**20**/56 II/1./**20**/59
—, Radium-Spickmethode II/1./**20**/59
— der rechten Gesichtshälfte I/1./**4**/87
—, Regressionsfähigkeit II/1./**20**/48
— im retroperitonealem Raum II/1./**20**/39
—, Röntgen-Kontakt-Bestrahlung II/1./**20**/56 II/1./**20**/57 II/1./**20**/58
—, Röntgen-Nahbestrahlung II/1./**20**/56 II/1./**20**/57 II/1./**20**/58
— des Skelettes II/1./**20**/41
—, Sklerosierung I/2./**22**/53
—, Spontanregression II/1./**20**/47
—, Sr^{90}-Dermaplatten II/1./**20**/59
—, Strahlenbehandlung II/1./**20**/55
—, Strahlendosis, minimale II/1./**20**/58
—, subglottisches II/1./**20**/38
Hämangiom, subkutanes II/1./**20**/27
—, Tätowierung I/2./**22**/58
—, Thorium-X II/1./**20**/60
— als Thrombozytenreservoir II/1./**20**/40
—, tödliche Blutung II/1./**20**/60
—, tubero-nodöses II/1./**20**/26
—, vaginales II/1./**20**/43
—, verminderte Thrombozytenbildung II/1./**20**/40
—, Wachsen II/1./**20**/50
—, Wirkung der ionisierenden Strahlen II/1./**19**/7
Haemangioma capillare II/1./**20**/5
— hypertrophica II/1./**20**/26
— monstruosus thrombopaenicus II/1./**20**/39
— simplex II/1./**20**/5
— tubeosum, Indikation der Kryotherapie II/1./**20**/52
Haemangiomata II/1./**20**/24
Hämangiomatosis braquial osteolitica II/1./**20**/71
—, kutaneoviszerale, Herzdekompensation II/1./**20**/39
Hämangiome I/2./**19**/9 I/2./**22**/50 I/2./**22**/230 II/1./**3**/41 II/1./**3**/49 II/1./**17**/9 II/3./**40**/27 II/3./**41**/15 II/4./**53**/108 II/4./**54**/255
—, Behandlung II/1./**20**/47
—, Behandlungsformen II/1./**20**/51
—, diffuse II/1./**19**/4
— des Dünndarmes II/1./**20**/39
—, Entstehung II/1./**20**/1
—, kavernöse, Spontanheilung bei Kindern I/2./**22**/54
— des Gesicht-Kiefer-Bereichs, Behandlung II/1./**20**/54
— des Gesichtsskelettes, Alters- und Geschlechtsverteilung II/1./**19**/8
— —, Art und Häufigkeit chirurgischer Behandlungsverfahren II/1./**19**/13
— der Gliedmaßen II/1./**20**/32
—, größere, Operationen in Hypotension II/1./**20**/62
— des Hirnschädels II/1./**20**/41
— und Hormone II/1./**20**/42
—, involutile und nicht-involutile Formen II/1./**20**/4
—, Klassifizierung II/1./**20**/1
— der Knochen II/1./**19**/1
— der Lippen II/1./**20**/64
— —, Exzision mit Hilfe der ESTLANDER-NEUBER-ABBEschen Plastik II/1./**20**/65
— —, Exzision, schichtweise II/1./**20**/64
—, Lokalisation in den Gesichtsknochen II/1./**19**/9
Hämangiome-Lymphangiome II/1./**20**
— der Mandibula II/1./**20**/41
— während der Menstruation II/1./**20**/42
— an der Nasenspitze II/1./**20**/30
— der Niere II/1./**20**/39
— des Oberkiefers, Leitsymptom II/1./**19**/2
—, Operation in Hypotensie und Hypothermie II/1./**20**/62

Hämangiome, operative Behandlung II/1./**20**/60
— der Orbita II/1./**20**/31
—, ossäre II/1./**19**/1
—, planotuberöse, tuberöse (tubero-nodöse) und tiefsitzende kavernöse II/1./**20**/25
— während der Schwangerschaft II/1./**20**/43
— vom soap-bubble-Röntgentyp II/1./**19**/4
—, Strahlentherapie I/2./**22**/50
—, Thalidomid-kapilläre II/1./**20**/3
Hämangiom-bestrahlung, Mammahypoplasien II/1./**20**/57
— -Kombinationen, oberflächliche und tiefe II/1./**20**/37
Hämatom, epidurales II/2./**22**/18
— infiziertes, II/2./**29**/14
— zwischen Plastik und Defekt II/4./**57**/22
Hämatome unter dem Transplantat I/2./**12**/113 I/2./**12**/124
Hämatom-bildung nach Mammendoprothese nach Mastektomie II/3./**46**/53
— -bildungen im Wundgebiet I/1./**6**/3
Hämophilie I/2./**12**/11 I/2./**24**/7 II/2./28/2 II/4./**54**/248
— A II/1./**7**/191
Hämodynamik I/1./**5**/5
Hämorrhagischer Schock 5/7 I/1./**5**/7 I/1./**5**/8
Hämostyptika II/2./**34**/14 II/2./**34**/107
Hände, Säuberung I/2./**24**/2
— -desinfektion I/1./**3**/1 I/1./**3**/18
— - — chirurgische I/1./**3**/20
Hängebauch, Korrektur II/3./**45**/40
Hängefuß II/4./**54**/96
Hängehüften-Operation II/4./**54**/160 II/4./**54**/162
— - —, Kombination mit der intertrochantären Osteotomie II/4./**54**/162
— - — nach Voss II/4./**54**/249
Häßlichkeit II/2./**27**/3
Häufigkeit intravasaler Injektionen I/1./**4**/38
— der Lippenkarzinome I/2./**22**/129
— der Ober- und Unterkieferkarzinome I/2./**22**/164
— der pleomorphen Adenome I/2./**22**/87
— der Polydaktylie I/1./**9**/26
— des Zystadenolymphoms I/2./**22**/86
HAGEMANNsche Krankheit II/4./**53**/133
Hair Extracted from an Ulcer II/3./**46**/99
Haken, TRÉLATscher II/1./**7**/88
—, VEAUscher II/1./**7**/88 II/1./**7**/89
Halbantigene I/2./**14**/24
Halbseiten-exartikulation des Unterkiefers I/2./**22**/175
— -lymphangiome II/3./**40**/27
— -resektion des einen Oberkiefers mit Exenteratio orbitae I/2./**22**/205
HALL-Fräse II/1./**1**/10
Hallux rigidus II/4./**54**/233 II/4./**54**/236
— valgus I/1./**4**/106 II/4./**54**/227
— —, Indikationen II/4./**54**/233
Hallux valgus Operation nach BRANDES, Technik II/4./**54**/234
— — —, Hautschnitte II/4./**54**/232
— — — nach HUETER II/4./**54**/65
— —, Operations-Übersicht II/4./**54**/230
— —, Operationsziel II/4./**54**/230
— — bei Spreizfuß, Röntgenbild II/4./**54**/229
— varus congenitus I/1./**9**/29
Halogenzyane I/1./**4**/2
Halothan I/1./**5**/22 I/1./**5**/60 I/1./**5**/64 I/1./**5**/70 II/1./**7**/90 II/2./**34**/11
—, Lebertoxität I/1./**5**/65
—, Verdampfungskanister I/1./**5**/35
— -narkose I/1./**5**/24
— -verdampfer I/1./**5**/24
Hals, aesthetische Chirurgie II/3./**43**
—, allgemeine Chirurgie II/3./**40**/7
—, Anatomie II/3./**40**/2
—, Atherom II/1./**3**/51
—, Aurikularanhänge II/3./**41**/52
—, Blutzysten II/1./**3**/51
—, Dermoide II/3./**40**/23
—, Faltenbildung II/2./**29**/21
—, Flügelfell II/1./**3**/55
—, Gefäßnervenstrang II/3./**40**/5
—, Geschwülste II/3./**40**/23
—, Indikationen, funktionelle, bei Schäden und Defekten II/3./**41**/3
—, — kosmetische II/3./**41**/3
—, — zu den plastischen und rekonstruktiven Eingriffen II/3./**41**/3
—, Lipome II/3./**40**/25
—, Lokalanästhesie II/3./**40**/7
— des Metatarsus I, trapezförmige Osteotomie und Muskelverpflanzungen (HOHMANN), Technik II/4./**54**/235
—, Narbenkontrakturen II/3./**40**/16
—, Nischenbildung beim Wundverschluß I/2./**18—20**/17
—, **plastische Chirurgie,** besondere Untersuchungsmethoden II/3./**41**/5
—, — **und rekonstruktive Chirurgie (Teil I)** II/3/**40**
—, — **und rekonstruktive Chirurgie (Teil II)** II/3./**41**
—, Eingriffe bei Erkrankungen und Defekten II/3./**41**/18
—, — — — — — ohne Eröffnung der Luft- und Speisewege II/3./**41**/7
—, Protektion der großen Gefäße im bestrahlten Gebiet II/3./**41**/15
—, Schnittführung zur Korrektur der seitlichen Hautfalten nach MENNIG II/1./**3**/56
—, Stiellappenanlage II/3./**41**/13
—, Strahlenbehandlung bei Mestastasen I/2./**22**/139
—, Teratome II/3./**40**/23
—, Transpositionslappenanlage II/3./**41**/14
—, Tumorchirurgie II/3./**41**/4
—, Verbrennungen II/1./**16**/15 II/1./**16**/26 II/1./**16**/40

Hals-bereich, Besonderheiten bei Schnittführung, Wundversorgung und Narbenkorrektur I/2./**18—20**/10
— - —, **konstruktive und rekonstruktive Chirurgie** II/3./**40**
— - —, Lokalanästhesie I/2./**4**/91
— - —, Lokalanästhesie bei plastischen Operationen I/1./**4**/88
— - —, oberer, Strahlennekrose I/1./**4**/90
— - —, plastische Maßnahmen bei ampullären Venektasien II/3./**41**/18
— - —, — Versorgung von Hautdefekten durch Lappenplastiken II/3./**41**/10
— - —, Schnittführungen II/3./**40**/1
— - —, **seltene Mißbildungen** II/1./**3**
— —, — Mißbildungen und angeborene Tumore II/1./**3**/50
— - —, Verbrennungen II/3./**41**/15
— -defekte, große, Auflegen von Spalthaut II/3./**40**/16
— -dreieck, seitliches oberes II/3./**40**/4
— -fistel, laterale, Stufenschnitt zur Entfernung II/3./**40**/21
— - —, —, Umstülpung in den Mundraum II/3./**40**/21
— - —, Vererbung I/1./**10**/15
— -fisteln I/1./**4**/88 II/3./**41**/51
— - —, dentogene II/3./**40**/22
— - —, inkomplette II/3./**40**/17
— - —, komplette II/3./**40**/17
— - —, laterale, die mit dem Ohr in Verbindung stehen (zerviko-aurikuläre Fisteln), plastisch-operatives Vorgehen II/3./**41**/51
— - —, mediane I/1./**10**/13 II/3./**40**/16
— - —, —, Operation II/3./**40**/18
— - —, mittlere II/3./**40**/16
— - —, seitliche I/1./**10**/13 II/3./**40**/19
— - —, —, Operation II/3./**40**/20
— - —, Sondierung II/3./**40**/17
— - —, Verlauf II/3./**40**/20
— -gefäße, große, Protektion durch Lappenplastiken II/3./**41**/16
— -haut, Deckung von Defekten mittels Brusthautlappen II/1./**17**/40
— - —, submentale, für einen transversalen Rundstiellappen II/2./**33**/46
— -hautlappen II/1./**13**/18
— - — nach Conley II/1./**13**/23
— - — zur intraoralen Defektdeckung II/1./**13**/7
— - —, posteriorer, Größe II/1./**13**/21
— - — als Wangenschleimhautersatz II/1./**13**/6
— - — -bildung zum Wangenschleimhautersatz bei gleichzeitiger Neck dissection II/1./**13**/8
— -hautrotation II/1./**17**/34
— -karzinom, Mortalität I/2./**22**/246
— -kieferwinkel II/2./**29**/19
— -kiemenfistel II/1./**3**/50
— - oder Kiemengangsfistel I/1./**4**/88
— -kontur, Eindellung II/3./**40**/12
— -längsnarben, Z-Plastik zur Korrektur II/3./**41**/43
Hals-lappen II/1./**13**/21
— - — nach Gersuny I/2./**22**/144
— - — bei Hautdefekten, Verarbeitung II/3./**41**/15
— - — -bildungen für die plastischen und rekonstruktiven Eingriffe II/3./**41**/10
— -lymphangiome II/3./**44**/17
— -organe, Darstellung der Lagebeziehungen II/3./**40**/5
— -partie, Strahlenschäden II/3./**41**/17
— -pterygium, operative Korrektur nach Grob II/1./**3**/57
— -raffung, isolierte, Operationstechnik II/3./**43**/1
— - —, Lokalanästhesie I/1./**4**/86
— -region, Darstellung mit den sich bei schematischer Aufteilung ergebenden verschiedenen Dreiecken II/3./**40**/4
— - —, lymphographische Kontrollen I/2./**22**/5
— -spalte, mediane II/1./**7**/66
— -spalten II/1./**7**/69
— -speiseröhre, Querresektion II/3./**41**/29
— - und Wangen-Halsraffung II/3./**43**/8
— -weichteile, Durchtrennung zwischen Zungenbein und Kehlkopf II/3./**41**/32
— -zysten, mediane II/1./**7**/69 II/3./**40**/19
— - —, —, Operation II/3./**40**/19
— - —, seitliche II/3./**40**/22
— - —, —, Operation II/3./**40**/22
Hamamelis II/4./**58**/11
Hammerzehen II/4./**54**/62
— -deformität im Zehenglied, Operation nach Gocht II/4./**54**/63
— -Operation nach Hohmann II/4./**54**/62
Hamulus pterygoideus II/1./**7**/55
Hand, arthritisch deformierte II/4./**53**/129
—, Bajonettfehlstellung II/4./**53**/23
—, Binnenstrahlen, Verdoppelung II/4./**53**/5
—, Breitgriff II/4./**53**/142
—, Décollement II/4./**53**/41
—, elementare II/4./**53**/2
—, Ersatzgriffe II/4./**53**/143
—, Fehlstellungen II/4./**53**/135
—, Feingriff II/4./**53**/142
— der Fensterputzer II/4./**53**/29
—, Frischverletzungen, Versorgung II/4./**53**/143
—, gestielter Hautlappen II/4./**53**/46
—, Grobgriff II/4./**53**/142
- — und Handwurzel, Strecksehnendurchtrennungen II/4./**53**/73
—, Hautverletzung, frische II/4./**53**/43
—, Inzisionen, zweckmäßige II/4./**53**/44
—, lokale Verschiebelappen II/4./**53**/46
—, Mißbildung einzelner Teile I/1./**10**/23
—, Mißbildungen, angeborene, Versorgung II/4./**53**/2
—, motorische II/4./**53**/2
—, Ninhydrintest II/4./**53**/142
—, Operationen bei Mißbildungen aufgrund von Störungen der primitiven Weichteilplatte II/4./**53**/32

Hand, polyarthritisch deformierte, Therapie II/4./**53**/127
—, rechte, Riesenwuchs des 2. und 3. Strahles II/4./**54**/72
—, Schlüsselgriff II/4./**53**/142
—, seelische II/4./**53**/2
—, Sehnenchirurgie II/4./**53**/65
—, Sehnenrupturen, degenerative II/4./**53**/60
—, sensible II/4./**53**/2
—, Spitzgriff II/4./**53**/142
—, Total- und Teilverluste, Wiederherstellung II/4./**53**/138
—, veraltete Hautschäden und Narben II/4./**53**/43
—, Verbrennungen II/4./**55**/6
—, Verbrennungskontrakturen II/4./**55**/10
—, verletzte, relative Ruhe I/2./**24**/17
—, Versorgung angeborener Mißbildungen II/4./**53**/2
— -Bereich, Beugesehnendurchtrennungen II/4./**53**/67
— -beugerverlagerung von STEINDLER II/4./**53**/82
— -bildung, krebs- oder hummerscherenartige II/4./**53**/37
— -defekte, Deckung I/2./**12**/70
— -falte bis Fingerendglieder, Beugesehnendurchtrennungen II/4./**53**/68
— - und Fingerverletzungen I/2./**24**/17
— -fläche, Sensibilität II/4./**55**/1
— -funktion, Rekonstruktion II/4./**53**/141
— -gelenk II/4./**53**/127
— - —, Arthroplastik II/4./**53**/127
— -platte, primitive Form II/4./**53**/34
— -region, Niemandsland II/4./**53**/68
— -schmerz junger Mädchen II/4./**53**/24
— -schuhe, Tragen I/2./**24**/2
— -sonde, Lage- und Druckrichtungen bei Phonationsübungen I/2./**25**/14
— -streckerlähmung II/4./**53**/83
— -streckerverlagerung zum Ersatz des M. biceps II/4./**53**/83
— -stummelreste II/4./**53**/141
— -verletzungen, Nachbehandlung I/2./**24**/17
— -verluste, Wiederherstellung II/4./**53**/138
— -verschmälerung durch Fingerverlust II/4./**53**/150
— -verunstaltungen, plastische Operationen II/4./**53**/133
— —, rekonstruktive Maßnahmen II/4./**53**/133
— -wurzelknochen, Synostosen II/4./**53**/26
— -wurzelnekrosen II/4./**53**/134
HAND-SCHÜLLER-CHRISTIANsche Krankheit I/2./**22**/107 II/1./**3**/44 II/2./**24**/8
Hanffasern I/1./**7**/7
HANHART-Syndrom I/1./**9**/29 II/1./**7**/67
Hansaplast-Schnellverband I/1./**8**/7
Hantelkeloid II/3./**48**/9
Haptene I/2./**14**/24
Harn-blase I/1./**10**/16
— -blasenkarzinom, Mortalität I/2./**22**/247
Harn-infiltration II/4./**51**/1
— - und Geschlechtsorgane, Mißbildungen I/1./**9**/23
— -lassen im Stehen II/4./**51**/37
— -röhre, Durchtrennung II/4./**51**/81
— - —, Neubildung II/4./**51**/39
— - —, — in zwei Sitzungen II/4./**51**/46
— - —, Pseudodivertikel II/4./**51**/24
— - —, Verdoppelungen, angeborene II/4./**51**/23
— - —, Verletzungen II/4./**51**/81
— -röhrenmündung, äußere, Verletzungen nach Phimoseoperation II/4./**51**/11
— -stoffderivate I/2./**21**/18
— -wegabnormität II/3./**44**/21
— -wege, Mißbildungen I/1./**9**/24
— - —, Tumore I/2./**22**/249
Hartfilter I/1./**3**/7
Hasenscharte, Ursprung des Wortes II/1./**7**/64
Hasenscharten I/1./**9**/19 I/1./**10**/10 II/1./**7**/1 II/4./**54**/68
— und Wolfsrachen, Schadensmöglichkeiten zur Entstehung II/1./**7**/39
— -narbe, Tarnung II/1./**7**/98
— -nase II/1./**7**/156
— - —, doppelseitige, Kolumellaverlängerung II/2./**33**/20
— - —, Formen II/1./**7**/157
— - —, Kolumellaverlängerung II/2./**33**/11
— - —, Korrektur II/2./**34**/71
— -operation, Narben, histologische Untersuchungen II/1./**7**/148
— -profil II/1./**7**/131
— - —, pseudoprogenes II/2./**24**/55
— -zysten II/1./**7**/42
Hauptgen I/1./**9**/15
Hauptquelle der histiogenen Zellen I/1./**6**/35
Haupttastgebiete der Finger II/4./**53**/54
Haut, Abschleifen II/2./**29**/5
—, alternde, chirurgische Methoden zur Behandlung II/2./**29**/6
—, behaarte, Verpflanzung in den neugebildeten Speiseweg II/3./**41**/27
—, bestrahlte, histopathologische Veränderungen II/1./**17**/13
— nach Bestrahlungsdermatitiden I/2./**24**/7
—, Dicke I/2./**12**/106
—, Diphtherie II/3./**46**/13
—, Erschlaffung II/2./**28**/1
—, **ersatz, alloplastischer** I/2./**15**
—, Faltenlinien I/2./**18—20**/11 II/3./**41**/7
—, frei transplantierte, lymphatische Zirkulation I/2./**12**/25
—, frei transplantierte, Widerstandsfähigkeit I/2./**12**/26
—, Gewebsveränderungen im Laufe eines Menschenlebens II/3./**43**/9
—, haartragende, freie Transplantation nach VALLIS II/1./**5**/10
—, Hypertrophie II/2./**29**/2
—, kindliche, Malignome nach Bestrahlung II/1./**20**/57

Haut, konservierte, Transplantation I/2./**12**/133
—, kosmetische und dermatologische Methoden zur Behandlung alternder Haut II/2./**29**/4
—, der Luft ausgesetzte, Melaningehalt II/2./**29**/3
—, milchkaffeefarbene Pigmentflecke I/2./**22**/98
— des Oberschenkels, Innervationsgebiete I/1./**4**/107
— hinter dem Ohr II/3./**36**/66
—, präsenile Degeneration II/2./**29**/4
—, prozentuale Verteilung des Befalls durch Basalzellenkarzinome I/2./**22**/123
—, Säuremantel I/1./**3**/19
— von der Schamlippe, Transplantation II/3./**45**/8
— als Schleimhautersatz II/2./**33**/62
—, Schnittführung unter Berücksichtigung der Spannungsverhältnisse I/2./**18—20**/10 II/3./**41**/7
—, senile, Behandlung II/2./**29**/3
—, Spannungslinien I/2./**18—20**/2 II/3./**41**/7
—, Strahlenwirkung II/1./**17**/5
—, transplantierte, Faltenbildung I/2./**12**/30
—, —, Schweißdrüsenfunktion I/2./**12**/25
—, trockene II/2./**29**/2
—, Verschiebung und Dehnung beim Armheben II/3./**46**/9
—, Wundsetzung bei alten Menschen I/1./**6**/86
—, — an verschiedenen Körperstellen I/1./**6**/84
— -anästhesie, Schema der abriegelnden Blockaden I/1./**4**/113
— -Aufbewahrungsverfahren, verschiedene I/2./**12**/134
— -bank I/2./**13**/12
— -bezirk, tätowierter, Exzision II/3./**46**/6
Haut-defekt an der Fingerbeugeseite, Deckung mit einem seitlichen Fingerlappen II/4./**53**/46
— - — am Oberarm, Rumpfstiellappen zum Ersatz I/2./**12**/66
— - — an der Ohrmuschel II/2./**34**/72
— - —, runder, Deckung nach HADJISTAMOFF, Darstellung II/3./**46**/22
— -defekte, angeborene, Deckung I/2./**15**/10
— - —, bestrahlungsbedingte II/3./**46**/10
— - — nach drittgradigen Verbrennungen II/1./**13**/8
— - —, Einteilung II/3./**46**/1
— - —, Entstehung II/3./**46**/1
— - — am Hals, plastische Versorgung durch Lappenplastiken II/3./**41**/10
— - — —, Verarbeitung der Lappen II/3./**41**/15
— - —, kongenitale I/2./**12**/31
— - — nach Malignomentfernung II/3./**46**/6
— - — nach Mammaamputationen II/3./**46**/6
— - — an der Nasolabialfalte I/2./**22**/31
— - —, oberflächliche, ohne Beeinträchtigung der Halseingeweide, plastische Versorgung II/3./**41**/15
— - —, durch Operation verursachte I/2./**12**/33
Haut-defekte, operative II/3./**46**/1
— - —, runde, lokaler Verschluß, Verfahren II/3./**46**/20
— - —, segmentäre, am Rumpf, Deckung nach PICK, Darstellung II/3./**46**/23
— - —, thorakale, Deckung durch Rundstiellappenplastik II/3./**46**/34
— - —, traumatische I/2./**12**/32 II/3./**46**/1
— - — im Wangenbereich II/1./**13**/7
— -defektdeckung des Nasenrückens und der Nasenspitze II/1./**13**/66
— - — der Nasenspitze II/1./**13**/78 II/1./**13**/79
— - — der Unterlippe und der kaudalen Wangenpartien II/1./**13**/45
— -desinfektion I/1./**3**/18 I/2./**24**/2
— -emphyseme II/2./**34**/80
— -entnahme von unrettbar verletzten oder verstümmelten Fingern II/4./**53**/48
— - — -apparate II/3./**36**/69
Haut-ersatz, alloplastischer I/2./**15**
— - — der Handrücken nach Entfernung von verbrennungsbedingten Narben I/2./**12**/103
— - —, lokaler, der Mamma mit freier Korium-Fettverpflanzung II/3./**46**/59
— - —, plastischer, bei Kindern, Spätergebnisse II/4./**53**/49
— - — am Rumpf II/3./**46**/1
— - — —, Methoden II/3./**46**/15
— — auf synthetischer Basis I/2./**15**/1
— — des Unterlids I/2./**12**/100
— - — -Verfahren I/2./**12**/98 I/2./**12**/99
— - — -verfahren, lokale, drei Variationen von SCHRUDDE, Darstellung II/3./**46**/22
— - — - —, Schnittführung I/2./**12**/99
Haut-erythem I/1./**5**/30
— -faltenrelief nach LANGER I/2./**22**/29
— -faltenverziehung I/2./**22**/30
— -farbe, tägliche, Anpassung II/2./**30**/10
— -flachlappen, doppelt epithelisierter I/2./**22**/141
— -Heteroplastik, Überlebensdauer II/2./**24**/31
— -innervation des Rumpfes und der Arme I/1./**4**/97
— -insel nach DAVIS II/4./**53**/44
— - —, neurovaskuläre II/4./**53**/92
— - — -verpflanzung, gestielte, nach MOBERG-LITTLER II/4./**53**/54
— -karzinom am inneren Lidwinkel I/1./**4**/81
— - —, Mortalität I/2./**22**/246
— -karzinome I/2./**22**/120
— -Knorpeltransplantat, dreischichtiges aus der Koncha der Ohrmuschel II/2./**33**/53
— -Knorpel-Transplantate, Spendergebiet zur Rekonstruktion des Nasenflügels II/1./**16**/35
— -Knorpeltransplantation aus der Ohrmuschel II/2./**33**/3
— -konservierungsverfahren, bestes I/2./**12**/134
— -korrekturen an den Nasenflügeln II/2./**34**/71
Haut-lappen, doppelt epithelisierte II/3./**46**/96
— - —, gestielte, an der Hand II/4./**53**/46

Haut-lappen, gestielte, aus der Nasolabialregion zum Lippenrotersatz II/1./**13**/41
— - —, gestielter, für Augenhöhlenplastik II/3./**36**/131
— - —, Gewebsdruck-senkende Maßnahmen zur Verbesserung der Überlebenschancen II/3./**41**/13
— - —, große ungestielte, Transplantation I/2./**12**/104
— - — aus dem Halsbereich II/1./**13**/18
— - —, neurovaskuläre II/4./**55**/13
— - —, —, Verpflanzung II/4./**53**/92 II/4./**53**/148 II/4./**53**/149 II/4./**53**/150
— - —, —, gestielte II/4./**53**/149
— - —, plane II/4./**53**/52
— - —, Störungen des venösen Abflusses II/3./**41**/12
— - —-durchblutungsstörung II/4./**57**/21
— - —-plastiken zur Wangendefektdeckung II/1./**13**/5
— -naevi, melanotische I/2./**22**/221
— - —, —, anatomisch-klinische Studien I/2./**22**/221
Haut-naht I/1./**7**/18 I/1./**7**/19
— -narben I/1./**6**/75
— -nekrose II/2./**29**/13
— -nekrosen durch chirurgische Infektionen II/3./**46**/13
— - — durch Cumarin-Präparate II/3./**46**/14
— - — iatrogener Herkunft II/3./**46**/14
— - — durch innere Krankheiten II/3./**46**/14
— - — mit Ulnazerfall I/1./**4**/102 II/4./**53**/101
— - — verschiedener Herkunft II/3./**46**/13
— -plastik bei dem anderen Paarling I/1./**9**/26
— - —, gestielte II/4./**57**/2
— - —, —, Technik II/4./**53**/52
— - —, Planimetrie und Stereometrie I/2./**22**/35
— - —, Reinnervation II/4./**57**/24
— -prothese, erfolgversprechende, Bedingungen I/2./**15**/1
— -prothesen I/2./**15**/1
— - —, alloplastische tierexperimentelle Untersuchung I/2./**15**/1
— - —, klinische Erfahrungen I/2./**15**/8
— - —, Kombination mit Hauttransplantaten I/2./**15**/11
— - —, Kollagenprothesen I/2./**15**/6
— - —, Struktur I/2./**15**/2
— -relief, am Rumpf, Verlauf nach Langer II/3./**46**/17
— -schäden, veraltete, und Narben der Hand II/4./**53**/43
— -schneideinstrumente II/4./**53**/44
— - —, einfache I/2./**12**/109 I/2./**12**/111
— -schnitte zur Hallux valgus-Operation II/4./**54**/232
— -schürze II/3./**45**/40
— -sensibilitätsstörung I/2./**22**/3
— -spanner II/3./**36**/134
Haut-spreizer nach Csapody II/3./**36**/135
— - —, Versenkung in die Wundhöhle II/3./**36**/136
— -Subkutislappen aus der Nasolabialregion II/1./**13**/59
— -tätowierungen, traumatische, im Gesicht, Entfernung mit der Sandpapiermethode II/1./**5**/2
Haut-transplantat I/1./**8**/11
— - —, Einpflanzung I/2./**12**/112
— - —, Entnahme I/2./**12**/109
— - —, freies, zum Nasendefektersatz II/2./**33**/66
— - —, gespaltenes I/2./**12**/100
— - —, Konservierung I/2./**12**/133
— - —, Nachbehandlung I/2./**12**/124
— - —, Versorgung der Entnahmestelle I/2./**12**/121
Haut-transplantate, freie Entnahmeflächen II/1./**16**/12
— - —, —, zum Lippenersatz II/1./**13**/43
— - —, —, für Nasenwand- und -rückenrekonstruktion II/2./**33**/66
— - —, —, postoperative Unterkühlung II/2./**33**/4 II/2./**33**/6
— - —, —, zur Wangendefektdeckung II/1./**13**/8
— - —, —, für Weichteildefekte der Nase II/1./**13**/65
— - — in Kombination mit Hautprothesen I/2./**15**/11
— -transplantation und akute Exzision II/1./**16**/2
— - —, Biologie I/2./**12**/21
— - —, freie I/2./**22**/34 I/2./**24**/14 II/3./**36**/65 II/3./**46**/32 II/3./**46**/106
— - —, —, Indikation II/3./**46**/35
— - —, —, Inkorporationsvorgänge II/2./**33**/3
— - —, —, Nachbehandlung I/2./**24**/14
— - —, —, bei Nasendefekten II/2./**33**/3
— - —, —, zur Nasen-Wangen-Lidhautdefekt-Versorgung II/2./**33**/68
— - —, —, nach Wolfe-Krause II/3./**36**/66
— - — zum Schleimhautersatz, Anwendung I/2./**12**/135
— - —, Techniken II/4./**53**/44
— - —, Wahl der Operationsmethode I/2./**12**/31
— -transplantationen I/1./**8**/10 I/2./**12**/20 I/2./**12**/97
Haut-tumore II/3./**41**/15
— -tunnelung II/2./**30**/26
— -übertragung, freie, Technik II/4./**53**/50
— -veränderungen, bestrahlungsbedingte, operative Behandlung II/3./**46**/11
— - — im Gesicht II/2./**29**/4
— - — mit steigender Strahlendosis II/1./**17**/5
— -verlagerung zum Defekt I/2./**22**/30
— -verletzung, frische, der Hand II/4./**53**/43

Haut-verletzungen, schwere, Folgezustände II/4./**54**/79
— -vernarbungen, Schiefstellung des Kopfes II/3./**40**/16
— -verpflanzung, Thrombophlebitiden I/12./**24**/11
— - — nach Wolfe-Krause II/3./**36**/66
— -verschiebung nach Burow II/3./**36**/42
— - — nach Celsus II/3./**36**/42
— - — nach Dieffenbach II/3./**36**/42
— - — nach Knapp II/3./**36**/42
— - —, seitliche, nach Imre, Ersatz eines Unterlidteiles II/3./**36**/56
— -verschluß durch Kombination von atraumatischer Nahttechnik und Steri-Strips I/2./**18—20**/5
— - — lediglich mit Steri-Strips (Gesichtswunden) I/2./**18—20**/4
— - — — — - — (Stammwunden) I/2./**18—20**/4
— -wundheilung I/1./**6**/36
— -wundklammern I/1./**7**/2
Hebung und Abstützung der Weichteilnase II/2./**33**/90
— des lateralen Augenbrauenanteiles II/2./**28**/16
Hedonal I/**5**/18
Heftpflaster, Überempfindlichkeit gegen I/1./**8**/7
— -stützverband am Ende der Nasenplastik II/2./**34**/105
Heilquote, höchste (Geschwülste) I/2./**22**/245
Heilung I/2./**17**/1
—, biologische I/2./**12**/224
Heilungsprozeß, metabolische Aktivität I/2./**12**/8
Heilungsvorgang, feingeweblicher Aufbau unter mechanisch ruhigen Bedingungen (Dauerstabilität) I/2./**16**/21
Heißluftverfahren I/1./**3**/5
Helix (Entwicklung) I/1./**10**/10
Hellwagsches Vokaldreieck I/2./**25**/3
Hemiatrophia progressiva faciei II/1./**13**/26
Hemiplegie, spastische II/3./**40**/15
Hemitransfixionsschnitt II/2./**34**/24
— im Septum membranaceum II/2./**34**/11
Hemmungsmißbildungen II/1./**3**/29
Henkellappen II/4./**53**/52
Heparin I/1./**6**/3 I/1./**6**/128 I/2./**21**/18 II/4./**58**/19
—, Hemmung der DNS- und RNS-Synthese I/1./**6**/128
Heparinhaltige Salben I/2./**21**/18
Heparin-Histaminaten I/1./**6**/41
Hepatitis, Inokulation II/1./**20**/20
Heraufschrumpfen des Larynx an das Zungenbein II/3./**41**/15
Herbstscharniere II/2./**26**/83
Herde, Ausräumung osteomylitischer, Kutisgewebe zur autoplastischen Plombierung I/2./**12**/162
Herderkrankungen bei Spaltträgern II/1./**7**/195
Herdförmiger Ersatz von Knochengewebe durch Bindegewebe I/2./**22**/98
Hereditärer background II/1./**7**/19
Hermaphroditismus I/1./**10**/20 I/1./**10**/21
—, Einteilung II/4./**51**/72
— femininus I/1./**9**/24
—, Klassifikation II/4./**51**/72
— masculinus externus I/1./**9**/24
Hernia femoralis II/3./**46**/122
— inguinalis II/3./**46**/122
— umbilicalis II/3./**46**/122
Hernien von Narben II/3./**46**/122
—, verschiedene, und Skrotalspalte bei Bauchwanddefekten II/3./**44**/23
Herniengröße II/3./**46**/123
Hernienumgebung II/3./**46**/123
Herz, Mißbildung aufgrund abnormaler Anlage I/1./**9**/39
—, Transplantation I/2./**13**/11
— -chirurgie, Kunststoffmaterial I/2./**17**/28
— -dekompensation bei kutaneoviszeraler Hämangiomatosis II/1./**20**/39
— -entwicklung, normale und pathol. (Übersicht) I/1./**9**/40
— -fehler, angeborene I/1./**9**/38 II/4./**54**/68
— -insuffizienz I/1./**5**/5
— -klappen, Implantation I/2./**13**/11
— - — -ersatz I/2./**14**/2
— - — -kugelprothese I/2./**14**/12
— - — -prothesen I/2./**14**/21
— -kreislaufmittel I/1./**6**/129
— -kreislaufstillstand, akuter, Erste Hilfe I/1./**5**/75
— -Kreislaufsystem (allgemeine Anästhesie) I/1./**5**/5
— -massage I/1./**5**/74
— -mißbildungen I/1./**9**/21 I/1./**9**/38
— - —, Erbveranlagung bei bestimmten I/1./**9**/42
— -rhythmusstörungen, antirhytmische Eigenschaft I/1./**4**/11
— -stillstand I/1./**5**/74
— - —, akuter I/1./**5**/65
— - —, akuter, Behandlung I/1./**5**/71
— -tamponade I/1./**5**/7
— -versagen nach Verbrennungen II/1./**16**/9
— -zeitvolumen, Verkleinerung I/1./**5**/8
Hespidon II/2./**28**/2
Heterochromatisierung der DNS I/1./**6**/83
— des Zellkernes I/1./**6**/82
Heterogenie I/1./**9**/16 I/1./**9**/17 I/1./**9**/20
Heterolaterale „Satellitenganglien" I/2./**22**/229
Heterophagolysomen I/1./**6**/9 I/1./**6**/24
Heteroplastik I/2./**13**/3 I/2./**13**/12 I/2./**17**/15
Heteroplastisches Material zur Kallusanregung im Pseudarthrosengebiet II/4./**54**/106
— Schiffchenspan II/4./**54**/124
Heterotransplantation I/2./**12**/2
— von Karzinomgewebe unter Kortisoneinfluß II/2./**24**/31

Heterotransplantation des Knochens I/2./**12**/228
— des Knorpelgewebes I/2./**12**/211
— drüsiger Organe I/2./**13**/12
Heterozygote bei sog. Rezessivität I/1./**9**/16
Hexamethonium I/1./**5**/51
Hexennaht I/1./**7**/18
Hexokinaseaktivität I/2./**22**/114
Hexosamin I/1./**6**/58
— -gehalt im Wundfeld I/1./**6**/88
Heyadaktylie I/1./**9**/27
„H 5" (Händedesinfektionsmittel) I/1./**3**/16
HILDMANNsche Kullenschliffsäge II/2./**34**/19
Hilfslinien für die Form-Analyse bei Eingriffen im Nasenbereich II/2./**32**/4 II/2./**32**/6
Hilfsmittel zur Fensterung eines Gipsverbandes I/1./8/16
HILGENFELDT-daumen II/4./**53**/145
Hinged grafts I/2./**12**/206
HIPPOKRATIS I/1./8/4
Hirn-ödem I/1./**4**/45
— -**schädel,** Fraktur II/2./**22**/15
— - — einschließlich der Galea, Lokalanästhesie I/1./**4**/51
— - —, Hämangiome II/1./**20**/41
— - —, knöcherner, Allgemeines über die Wiederherstellung von Defekten II/1./**1**/9
— - —, —, **konstruktive und rekonstruktive Chirurgie** II/1./1
— - —, rekonstruktive Chirurgie II/1./**1**/5
— -tumore, Fluoreszenz I/2./**22**/8
— -zyste II/1./**3**/20
Hirschgeweihverband II/2./**22**/64
Hirtenstab im Bereich des proximalen Femurendes I/2./**22**/99
Hirudoidsalbe II/3./**45**/38
Histamin I/1./**5**/16 I/1./**6**/7 I/1./**6**/45
Histaminasebehandlung I/2./**21**/24
Histamin-ausschüttung I/1./**5**/30
— -bildung I/2./**12**/10
Histamininhibitorisch I/1./**5**/15
Histamin-Iontophorese I/2./**12**/39
— -Test I/2./**12**/39
Histidindekarboxylase I/1./**6**/45
Histiozyten I/1./**6**/33 I/1./**6**/41 I/1./**6**/42
Histoacryl I/2./**14**/25 II/1./**7**/153
Histo-Pathologie des Autotransplantates I/2./**17**/3 I/2./**17**/5
Histopathologische Befunde bei Alloplastiken I/2./**17**/24
— Veränderungen an der bestrahlten Haut II/1./**17**/13
— — am bestrahlten Knochen II/1./**17**/16
Historischer Überblick, alloplastische Mammavergrößerung II/3./**46**/47
Hochvoltgeräte, Aufkommen der modernen I/2./**22**/9
Hoden, Aplasie I/1./**10**/20
—, Biopsien II/4./**51**/80
—, Fertilität II/4./**51**/80
—, Kontusion II/4./**51**/88
Hoden, künstliche aus Silastik, Implantation II/4./**51**/76
—, Mißbildung I/1./**10**/20
—, Mißbildungen, angeborene II/4./**51**/78
—, retinierte, biologische Wertigkeit II/4./**51**/79
—, —, bösartige Entartung II/4./**51**/80
—, —, Hormonbehandlung II/4./**51**/80
—, retraktile II/4./**51**/79
—, traumatische Dislokation II/4./**51**/88
—, Verletzungen II/4./**51**/87
—, Verlust II/4./**51**/88
— -dystopie I/1./**9**/25
— -Ektopien II/4./**51**/79
— -mißbildungen, angeborene, Ätiologie II/4./**51**/8
— -nekrose II/4./**51**/88
— -verlagerung in oberflächliche Unterhauttaschen II/4./**51**/85
— -zwitter I/1./**9**/24
Höcker-langnase, Korrektur II/2./**34**/79
— -nase, Korrektur II/1./8/6 II/1./8/9
— -nasen II/2./**34**/15
— -schiefnasen II/2./**34**/100
Höhlenosteome I/2./**22**/99
Höhlenplastik (Orbita) II/3./**36**/124
— nach CSAPODY II/3./**36**/135
—, einfache, nach SCHUCHARDT II/3./**36**/139
—, Indikationen II/3./**36**/124
—, Instrumentarium II/3./**36**/125
—, komplizierte, nach SCHUCHARDT II/3./**36**/141
— nach MAY-ESSER II/3./**36**/132
—, partielle II/3./**36**/127
—, —, mit gestieltem Hautlappen II/3./**36**/131
— mittels Rundstiellappen II/3./**36**/139
— — — nach SCHUCHARDT II/3./**36**/140
—, totale II/3./**36**/132
—, Transplantationsmaterial II/3./**36**/125
Höhrfähigkeit, Störung II/1./**9**/1
VAN DER HOEVE-Syndrom II/1./**7**/67
HOFFMANNsche Keilexzision II/3./**36**/77
Hohlfräse zur Entnahme größerer Knochenzylinder II/4./**54**/250
Hohlfuß II/4./**54**/57
— als Funktionsstörung der Fuß- und Unterschenkelmuskulatur II/4./**54**/58
—, idiopathischer II/4./**54**/58
—, Knochenoperation II/4./**54**/59
—, Weichteiloperation II/4./**54**/58
— -Operation nach GÖRRES II/4./**54**/59 II/4./**54**/60
— - — — Schema II/4./**54**/60
— - —, -Technik II/4./**54**/60
Hohlhand, Beugesehnendurchtrennungen II/4./**53**/68
Hohlnadel, durchbohrte, hypodermatische Einspritzung I /1./**4**/4
Hohlraum oberhalb der Klavikula II/3./**41**/17
Hohlwarze, operative Beseitigung nach SELLHEIM II/3./**45**/8
HOHMANN-Hebel II/4./**54**/263
HOHMANNsche Mittelgelenksresektion II/4./**54**/59

HOLMGRENsches Vorgehen I/2./**22**/195
Holoprosenzephalie, lobäre II/1./**3**/12
—, semilobäre II/1./**3**/11
—, totale II/1./**3**/11
HOLTERsystem II/1./**3**/9
HOLTHUSENeffekt I/2./**22**/21
Holz I/2./**17**/6
Hominith (Epithesenmaterial) II/2./**30**/6
Homöostase I/1./**5**/2 I/1./**5**/32 I/1./**5**/56
Homoiohormone I/2./**13**/8
Homoioplastik I/2./**13**/3 I/2/**13**/4
—, Methode von CAMPBELL und BASSETT II/1./**1**/29
Homoioplastische Arterienwandstücke II/3./**46**/89
— Implantate zur Vergrößerung oder zum Ersatz der weiblichen Brust II/3./**45**/14
— Späne II/4./**54**/16
Homoioplastisches Fettgewebe, Implantation II/3./**45**/37
— Material zur Kallusanregung im Pseudarthrosengebiet II/4./**54**/106
Homoiotransplantat, Anheilen I/2./**13**/7
—, Haltbarkeit I/2./**13**/5
—, Spezifische Fremdheit I/2./**17**/10
Homoiotransplantate, pathologische Anatomie I/2./**17**/7
Homoiotransplantation I/2./**12**/2
— einzelner Gewebe I/2./**13**/9
— von Fettgewebe I/2./**12**/171
—, Gelingen I/2./**13**/5
— des Knochens I/2./**12**/221 I/2./**12**/226
— des Knorpels I/2./**12**/209
— des Knorpelgewebes I/2./**12**/208
Homoiotransplantationen des Hüftgelenkes II/4./**54**/134
— nach Verbrennungen II/1./**16**/13
Homosexualität II/4./**51**/77
Homozygote bei sog. Dominanz I/1./**9**/16
Honeycomb-effect II/1./**19**/3
Hormon, Follikel-stimulierendes (FSH) I/1./**6**/95 I/1./**6**/107
—, somatotropes I/1./**6**/94
—, thyreotropes I/1./**6**/95 I/1./**6**/111
Hormonale Gaben zur Beeinflussung der weiblichen Brust II/3./**45**/14
— Substitutionstherapie II/4./**51**/88
Hormone I/1./**6**/92 I/2./**12**/9
—, anabole II/4./**54**/145
— und Hämangiome II/1./**20**/42
— und Wundheilung I/1./**6**/93
Hormon-behandlung II/4./**51**/76
— - — beim hypoplastischen Penis II/4./**51**/14
— - — mit Oestrogenen II/4./**51**/75
— -therapie I/2./**22**/238
— -gaben, therapeutische I/2./**12**/9
— -zusätze, Einfluß auf die Bindegewebe I/1./**6**/96
HORNERscher Symptomkomplex II/1./**20**/37
Hornhaut-erkrankungen mit Substanzdefekten II/3./**36**/106
Hornhaut-transplantat I/2./**17**/2
— -transplantation I/2./**13**/5
— -verletzungen II/3./**36**/106
Hospitalismus I/2./**12**/12 II/1./**7**/192
—, infektiöser I/1./**3**/1 I/1./**3**/17
Hostacain I/1./**4**/8 I/1./**4**/12 I/1./**4**/13 I/1./**4**/43 I/2./**22**/15
— -Gaumennekrosen I/1./**4**/44
— -Spezial I/1./**4**/13 I/1./**4**/43
Hostacortin-„H" II/3./**50**/**16**
Hostaflon TF I/2./**14**/14 I/2./**17**/22
H^3-Thymidin-Autoradiogramme I/1./**6**/36 I/1./**6**/73
Hüftabduktionsarthrodese II/4./**54**/153
Hüftalloarthroplastik nach MOORE, Technik II/4./**54**/149
Hüftalloplastik mit JUDET-Endoprothesen II/4./**54**/140
— mit Kopf-Hals-Endoprothese II/4./**54**/141
— mit Mulde II/4./**54**/138
Hüftankylose, doppelseitige II/4./**54**/137
Hüftarthrodese II/4./**54**/152
— nach Alloarthroplastik-Fehlergebnisse II/4./**54**/152
—, Indikationen II/4./**54**/156
—, Schnittführung II/4./**54**/158
—, Vor- und Nachteile II/4./**54**/156
Hüftarthroplastik bei Arthritis rheumatica II/4./**54**/134
— bei Arthrosis deformans II/4./**54**/134
Hüftbeuger, Lähmungen II/4./**54**/90
Hüftendoprothese mit Pfannenprothese II/4./**54**/148
Hüftendoprothesen, Verwendung, Sammelstatistik II/4./**54**/145
— -Modelle II/4./**54**/145
— -operation, Hautschnitt nach BRAKETT II/4./**54**/150
— - —, Instrumentarium II/4./**54**/142
— -operationen, Fehlschläge II/4./**54**/151
Hüftgelenk, aseptische Nekrosen an der Gelenkoberfläche II/4./**54**/251
—, Druckabspreiz-Arthrodese II/4./**54**/157
—, Einstellungsarthrodese II/4./**54**/157
—, Homoiotransplantation II/4./**54**/134
— und Kniegelenk, Innervation I/1./**4**/107
—, Kombinationsarthrodese II/4./**54**/157
—, Nagelungsarthrodese II/4./**54**/157
—, plastischer Ersatz II/4./**54**/133
—, Verriegelungsarthrodese II/4./**54**/158
Hüftgelenke, wackelsteife, mit Beugekontrakturen II/4./**54**/148
Hüftgelenkfreilegung II/4./**54**/204
Hüftgelenks-anatomie, Wiederherstellung II/4./**54**/32
— -ankylosen II/4./**54**/144
— -arthrodese II/4./**54**/204
— - —, intraartikuläre II/4./**54**/157
— -beweglichkeit, Erhaltungs-Nachoperationen II/4./**54**/154

Hüftgelenks-dysplasie I/1./**9**/15 I/1./**9**/27 I/1./**9**/32
— - —, angeborene I/1./**9**/26
— - —, Erbveranlagung für die I/1./**9**/33
— - — -eröffnung mit dem Schnitt nach SMITH-PETERSEN II/4./**54**/23
— -plastik, Dauerresultate II/4./**54**/135
— -reposition, axialer Zugang im Kindesalter nach LUDLOFF II/4./**54**/24
— -verrenkung I/1./**9**/32
— - —, angeborene II/4./**54**/20
— - —, —, offene Reposition II/4./**54**/21
— - —, pathologisch-anatomische Veränderungen II/4./**54**/20
— -verrenkungen, veraltete II/4./**54**/202
Hüftgürtel, Innervation I/1./**4**/107
Hüfthalsmetallprothese II/4./**54**/142
Hüftknochenspan, Entnahme II/2./**34**/40
Hüftkopf, abgescherter und gekippter, Korrektur II/4./**54**/241
—, Spontannekrose II/4./**54**/241
— -erkrankung, PERTHESsche II/4./**54**/251
— -lösung, jugendliche II/4./**54**/236
— - —, —, Behandlungs-Schema II/4./**54**/242
— - —, —, Einpflanzung eines Spongioazylinders zur Behandlung II/4./**54**/246
— - —, —, Gleitvorgang II/4./**54**/238
— - —, —, Therapie II/4./**54**/240
— -nekrose II/4./**54**/112 II/4./**54**/204 II/4./**54**/247
— - —, aseptische, im Erwachsenenalter II/4./**54**/147
— - —, Behandlung II/4./**54**/248
— - —, idiopathische II/4./**54**/247
— - —, —, Alkoholabusus II/4./**54**/249
— - —, —, Pathogenese II/4./**54**/248
— - —, ischämische, Gefahr II/4./**54**/202
— - —, jugendliche, Behandlung II/4./**54**/243 II/4./**54**/244
— - —, —, operative Behandlung, Anreiz der Revaskularisierung durch einen Dreilamellennagel II/4./**54**/247
— - —, —, — —, Bohrung mit KIRSCHNER-drähten II/4./**54**/247
— - —, lokalisierte idiopathische, Revaskularisation II/4./**54**/250
— - —, traumatische II/4./**54**/244 II/4./**54**/248
— -resektion II/4./**54**/136 II/4./**54**/206
Hüftlähmung, poliomyelitische II/4./**54**/89
Hüftluxation, angeborene II/4./**54**/19
—, —, Behandlung im Alter von 4—8 Jahren II/4./**54**/32
—, —, — im Erwachsenenalter II/4./**54**/33
—, —, — im Kindesalter II/4./**54**/20
—, —, offene Einrenkung, Technik beim Kleinkind II/4./**54**/23
—, —, operative Reposition II/4./**54**/24
—, —, Pathogenese II/4./**54**/20
—, veraltete II/4./**54**/33 II/4./**54**/204
Hüftmetaphyse, Abscherung II/4./**54**/238
—. Kippstadium II/4./**54**/238
Hüftmetaphyse, Lockerungsstadium II/4./**54**/238
Hüftmuskulatur, gelähmte, Rekonstruktion II/4./**54**/90
—, Lähmungen II/4./**54**/89
Hüftoperationen, versteifende II/4./**54**/155
Hüftpfanne, Formung mit Kugelfräsen II/4./**54**/135
— aus Teflon II/4./**54**/148
—, Teilanfrischung II/4./**54**/157
—, Vitalliummulden II/4./**54**/139
Hüftpfannenendoprothese nach URIST II/4./**54**/139
Hüftplastik mit autologen Interpositionen II/4./**54**/133
— nach LEXER, Technik II/4./**54**/135
Hüftplastische Operationen II/4./**54**/143
Hüftprothesenoperation, Versagen, funktionserhaltende Behandlung II/4./**54**/154
Hüftstrecker, Lähmung II/4./**54**/91
Hüftverrenkung II/4./**53**/27
—, angeborene, Behandlung im Erwachsenenalter II/4./**54**/33
Hüftversteifung II/4./**54**/204
—, Kontraindikation II/4./**54**/156
HUETER-MAYOsche Operation II/4./**54**/232
HUETERsche Hallus-valgus-Operation II/4./**54**/65
HULTENsche Minusvariante II/4./**53**/8
— Plusvariante II/4./**53**/124
Human Kidney Transplant Conference I/2./**13**/11 I/2./**17**/11
Humanalbumin II/2./**34**/8
Humangenetik II/1./**3**/1
Humeruskondylus, radialer, Pseudarthrose II/4./**53**/97
Hund, Kunststoffaorta I/2./**17**/21
Hunde, Lippen- und Gaumenspalten II/1./**7**/17
— -knochen II/1./**1**/32
— -ohren II/4./**51**/90
Hunger I/1./**6**/87
— und Eiweißmangel I/1./**6**/87
— und Wundheilung I/1./**6**/87
— -ödeme I/1./**6**/88
— -zustände I/1./**6**/119 I/2./**24**/16
Hyalinartige Substanz, Entstehung I/2./**22**/78
Hyalinbildung I/2./**22**/78
Hyaluronidase I/1./**4**/24 I/1./**4**/30 I/1./**4**/50 I/1./**4**/78 I/1./**4**/109 I/1./**6**/14 I/2./**17**/7 II/2./**34**/10 II/2./**34**/14 II/2./**34**/107 II/3./**43**/11 II/3./**46**/120
—, Antikeloidwirkung I/2./**21**/9
—, Anwendung bzw. Beimischung I/1./**4**/30
—, Bildung I/2./**12**/10
—, Zweistufeninjektion I/1./**4**/50
Hyaluronsäure I/1./**6**/14 I/1./**6**/83
—, schwefelfreie I/1./**6**/3
— -bildung I/2./**17**/6
— -Hyaluronidase-Haushalt, Keloid-Entstehung als lokaltoxische Relationsstörung I/2./**21**/9
Hyamin-Auflösung I/1./**6**/39

Hydergin I/1./**4**/22 I/1./**5**/5 I/1./**5**/12 I/1./**5**/16 I/1./**5**/32 I/1./**5**/51 I/1./**5**/57
Hydramnion II/3./**44**/12
Hydrastis II/4./**58**/11
Hydratzellulose I/2./**22**/178
Hydrocele colli II/1./**3**/51
Hydrokolloid II/2./**30**/14
Hydrokolpos I/1./**10**/19
Hydrolasen I/1./**6**/31 I/1./**6**/40 I/1./**6**/42
Hydrolytische Spaltung I/1./**5**/29
Hydroxylysin I/1./**6**/59
Hydroxyprolin I/1./**6**/16 I/1./**6**/59 I/1./**6**/64 I/2./**17**/6
Hydrozele I/1./**9**/20
Hydrozephale Kinder I/1./**11**/5
Hydrozephalie I/1./**9**/21
Hydrozephalus I/1./**11**/11 II/1./**3**/8
— und Velumspalte, Arhinenzephalie II/1./**3**/10
— und verschiedenartige Gesichtsspalten, Mißbildungskombination II/1./**3**/25
Hygiene I/1./**3**/1
Hygroma colli II/1./**20**/77 II/3./**44**/17
— — cysticum congenicum II/1./**3**/52
— — — — — II/1./**3**/51
Hygrome II/3./**40**/27 II/3./**44**/18
—, Ätiologie II/3./**44**/18
—, Ursprung II/3./**44**/18
Hymotrypsin II/2./**34**/8
Hyoid, kaudale Dystopie II/1./**11**/5
—, Transposition des Platysmas bei Aplasie II/1./**11**/14
Hyperadipositas II/3./**45**/40
Hyperextensibilität des Daumens I/1./**9**/33
Hyperfunktion der fetalen Nebenniere I/1./**10**/21
Hyperglukämien, diabetische I/1./**6**/112
Hyperhydrose II/3./**44**/14
Hyperkeratosen I/2./**22**/139 II/1./**20**/65
—, zottige I/2./**22**/116
Hypermastie I/1./**9**/25
Hyperparathyroidismus I/1./**6**/112
Hyperpigmentierung II/4./**55**/11
Hyperplasie des Kiefergelenkes II/2./**26**/87
—, lipomatöse I/2./**22**/5
Hyperrhinolalia I/2./**25**/8
Hyperteleorismus II/1./**3**/29 II/1./**3**/31 II/1./**7**/69 II/1./**7**/146 II/1./**8**/32 II/1./**13**/100
—, Behebung II/1./**8**/32
Hypertensin I/1./**5**/11
Hyperthelie I/1./**9**/25
Hyperthyreose, experimentelle I/1./**6**/110
— und Keloidentstehung I/2./**21**/6
Hyperthyreosen I/1./**5**/16 I/1./**6**/110
Hypertrichose II/3./**44**/14
— der Lendengegend II/3./**44**/16
Hypertrichosen in sogenannten Schwanzbildungen II/3./**44**/13
Hypertrophe Narben I/2./**24**/6 II/2./**28**/2
Hypertrophie der Extremität II/1./**20**/18
— der Haut II/2./**29**/2
— — an den Lidern II/2./**29**/21
Hypertrophie, kompensatorische, des Unterkiefers II/1./**8**/32
— des Schädels II/1./**1**/7
— der weiblichen Brust, Korrektur II/3./**45**/16
Hypertrophische Narbe, Zustandekommen II/3./**46**/17
— Tonsillen I/2./**25**/8
Hypertrophisch-seborrhoeisches Rhinophym II/2./**34**/108
Hypnonarkose I/1./**5**/24 I/1./**5**/25
—, Gefahren I/1./**5**/65
—, Versagerquote I/1./**5**/25
Hypnose I/1./**5**/25
Hypnotika I/1./**5**/2
Hypodermatische Einspritzung mittels durchbohrter Hohlnadeln I/1./**4**/4
Hypogonadismus II/4./**54**/68
Hypokastanum II/4./**58**/11
Hypopharynx-Bereich, Defekt-Versorgung, plastische II/3./**41**/20
— -, Ösophagusmund- und zervikaler Ösophagus-Bereich, Resektion von stenosierenden Narben als Vorbereitung zur plastischen Rekonstruktion II/3./**41**/22
—, operative Maßnahmen zur Verminderung des Schluckdruckes als Voraussetzung für die plastischen Eingriffe II/3./**41**/20
—, Rekonstruktion durch freie Spalthauttransplantate II/3./**41**/22
—, — durch Transpositionslappen II/3./**41**/23
—, Verschluß I/1./**5**/41
—, Wanddefekte (Narbenstenosen, Verletzungen, Tumoren) II/3./**41**/23
—, zirkuläre Defekte II/3./**41**/23
—, — — (Verätzungsatresien, Abriß, Tumoren) II/3./**41**/23
Hypophyse I/1./**6**/93
—, Eingriffe I/2./**22**/22
—, Elektro-koagulation I/2./**22**/22
Hypophysektomie I/1./**6**/95
— sowie Hormonzusätze, Einfluß auf die Bindegewebe I/1./**6**/96
—, Schmerzbefreiung I/2./**22**/24
Hypophysenausschaltung I/2./**22**/21 I/2./**22**/238
—, transethmoidale Indikation I/2./**22**/24
—, transethmoidale, durch strahlende Substanzen I/2./**22**/22
Hypophysenhormon I/1./**6**/94
Hypophysenpunktion, perkutane, zur Elektrokoagulation I/2./**22**/22
Hypophysin I/1./**5**/57
Hypoplasie II/1./**20**/15
— der Bauchwandmuskulatur, schrägen II/3./**44**/21
— der Brust II/3./**46**/41
— —, Behandlung mit Östrogenen II/3./**46**/41
— der Fibula I/1./**9**/29
— des männlichen Gliedes, Behandlung II/4./**51**/14
— des Kleinfingers I/1./**9**/29

Hypoplasie, kongenitale II/3./**46**/41
—, —, der Gliedmaßen II/4./**54**/13
— der Tibia I/1./**9**/29
— der Ulna I/1./**9**/29
— des Unterkiefers II/1./**11**/2
Hypoplasien des Kleinfingers I/1./**9**/29
Hypoplastische Anlage der Speiche II/4./**53**/8
— Mamma, Vergrößerung mittels gestielter Korium-Fettlappen aus der unteren Hälfte der Mamma II/3./**46**/46
Hypoproteinämie I/1./**5**/12 I/2./**12**/8
Hypoproteinämischer Schock I/1./**5**/7
Hypoprothrombinämie I/1./**6**/121
Hyporhinolalia I/2./**25**/8
Hypospadia peniscrotalis I/1./**9**/24
Hypospadiasis I/1./**10**/19
Hypospadie I/1./**9**/23 II/4./**51**/4 II/4./**51**/27
—, Ätiologie II/4./**51**/57
—, Alter der Mutter II/4./**51**/58
—, Anastomosierung (bzw. Fistelverschluß) nach Farkas II/4./**51**/48
—, Aufrichtungsplastiken II/4./**51**/39
—, balanitische II/4./**51**/28
—, Behandlung I/2./**12**/133
— Blutversorgung, veränderte II/4./**51**/3
— dritten Grades II/4./**51**/72
—, Eichel II/4./**51**/30
—, Eichelformen II/4./**51**/30
—, Einführung einer elastischen Naht II/4./**51**/47
—, Eingriffsplanung II/4./**51**/38
—, Erbprognose II/4./**51**/59
—, Forderungen der chirurgischen Behandlung II/4./**51**/39
—, Geschlechtsbestimmung II/4./**51**/36
—. Geschlechts- und Körpermerkmale bei den verschiedenen Hypospadieformen II/4./**51**/35
—, glanduläre II/4./**51**/89
—, Häufigkeit I/1./**10**/20 II/4./**51**/28
—, — der Begleitanomalien des äußeren Genitals II/4./**51**/29
—, — der begleitenden Mißbildungen in fernliegenden Körperteilen II/4./**51**/29
—, — der Peniskrümmungen bei den verschiedenen Hypospadieformen II/4./**51**/33
—, juxtaglanduläre II/4./**51**/28
—, Kinderlosigkeit, Ursachen II/4./**51**/37
—, Klassifikation II/4./**51**/28
—, Klinik und Diagnostik II/4./**51**/30
—, Konstitution II/4./**51**/35
—, Mikroformen II/4./**51**/21 II/4./**51**/25 II/4./**51**/59
—, Operationstermin II/4./**51**/36
—, Penisentwicklung II/4./**51**/31
—, Penisgröße II/4./**51**/31
—, Peniskrümmungen II/4./**51**/32
—, Penislänge im Kindesalter Operierter II/4./**51**/32
—, saisonmäßiges Vorkommen II/4./**51**/58
— sine Hypospadia II/4./**51**/7 II/4./**51**/26
—, Skrotum II/4./**51**/34
Hypospadie, Skrotum-anomalien bei den verschiedenen Hypospadieformen II/4./**51**/34
—, somatische Konstitution der Patienten II/4./**51**/35
—, teratogenetischer Entwicklungstermin II/4./**51**/5
—, Therapie II/4./**51**/36
— und die Intersexualität II/4./**51**/76
—, Untersuchungen im Kindesalter Operierter II/4./**51**/37
—, Urethroplastiken II/4./**51**/41
—, —, Ergebnisse verschiedener II/4./**51**/36
—, ventrale Peniskrümmung II/4./**51**/32
—, Versorgung, Wahl der Methode II/4./**51**/38
—, Vorhaut und Hautmantel des Gliedes II/4./**51**/33
Hypothermie II/1./**20**/62
—, künstliche I/1./**5**/11
— am Stiellappen, lokale I/2./**12**/39
Hypotonie, konstitutionelle I/1./**5**/6
—, innersekretorisch bedingte I/1./**5**/6
Hypotrophie der weiblichen Brust, Korrektur II/3./**45**/33
Hypovitaminosen I/1./**6**/116
Hypovolaemie I/1./**5**/7 I/1./**5**/16 I/1./**5**/64
Hypovolaemischer Schock I/1./**5**/7
Hypoxämie-Hyperkapnie I/1./**5**/64
Hypoxie I/1./**5**/71
— -bedingte Umschaltung des Wundfeldes auf anaerobe Glykolyse I/1./**6**/135
— -Hyperkapnie I/1./**5**/8
Hystiozytom II/1./**20**/72

I

Idealform der Nase II/2./**32**/3
Idealgesicht, Formanalyse II/2./**32**/3
Idiopathic precocious puberty II/3./**44**/2
Idiopathische Hüftkopfnekrose II/4./**54**/247
Idiotie, mongoloide I/1./**9**/18 II/3./**36**/2
Igelit II/2./**30**/10
IG-Farben-Werke II/2./**30**/10
Iliokostalis-Plastik zum Ersatz des M. glutaeus maximus II/4./**54**/92
Iliothorakopagus II/1./**3**/60
Illigsche Lochprothese II/3./**36**/102
Illig-Schale II/3./**36**/97
Imbretil I/1./**5**/28 I/1./**5**/29
Imhäuser-Osteotomie II/4./**54**/241
Imissio penis II/4./**51**/62
Immediat-prothese, chirurgische, Fixierung nach Oberkieferresektion mit zwei Drahtumschlingungen II/2./**31**/3
— -prothesen II/2./**23**/2 II/2./**23**/7 II/2./**31**/2
Immobilisation I/2./**12**/74
—, Dauer II/2./**24**/37 II/2./**26**/24
—, intermaxilläre, kauflächenfreie Gußschienen II/2./**22**/81
Immobilisierende Verbände, Nachteile II/2./**22**/77
Immobilisierung I/2./**12**/65 I/2./**12**/14

Immobilisierung, intermaxilläre, medizinhistorisch II/2./**22**/4
Immunbiologische Reaktion I/2./**14**/2
Immunblockade, akzidentelle I/2./**13**/11
Immunisierungsversuche I/2./**13**/7
Immunität, systematische, lokale Manifestation I/2./**13**/8
Immunogenität des Katguts I/2./**18**/—**20**/5
Immunoglomerulonephritis I/2./**6**/92
Immunreaktion, humorale I/2./**17**/11
Impfnarben II/2./**28**/2
Implantat, Definition I/2./**12**/1
—, alloplastisches, gewebliche Vereinigung mit dem Implantatlager I/2./**14**/15
—, elektrochemische Vorgänge zwischen Implantat und Implantatlager I/2./**14**/17
— und Implantatlager, biochemische Einflüsse und deren Ausschaltung I/2./**14**/15
—, indifferentes, inertes Verhalten I/2./**17**/19
—, perforierte Implantationsnaht zur Fixierung II/2./**34**/49
—, Resorption II/2./**24**/83
—, Überleben II/2./**24**/3
—, Wirtsorganismus, Verhältnis II/2./**24**/28
—, zellige Reaktion I/2./**17**/6
Implantate, homoio-plastische, zur Vergrößerung oder zum Ersatz der weiblichen Brust II/3./**45**/14
—, kombinierte II/2./**24**/21
— bei der korrektiven Nasenchirurgie II/2./**32**/33
—, metallische, Fixation I/2./**14**/15
— für die Nasenplastik II/2./**34**/35
—, poröse I/2./**14**/6
—, schwammartig durchlöcherte II/3./**36**/109
—, unvollständig eingebettete II/3./**36**/109
—, vollständig eingebettete II/3./**36**/108
Implantat-lager, Auswirkung einer bakteriellen Infektion I/2./**14**/22
—, bakterielle Infektionen, verminderte lokale Abwehrmöglichkeit I/2./**14**/2
— - —, elektrochemische Vorgänge zwischen Implantat und Implantatlager I/2./**14**/17
— - —, gewebliche Vereinigung mit dem alloplastischen Implantat I/2./**14**/15
— - —, Infektion bei der Alloplastik I/2./**14**/1
— - —, lokale Entzündung I/2./**14**/1
— -verrutschen nach Mastektomie II/3./**46**/53
Implantation alloplastischer Materialien bei der Mammaplastik II/3./**45**/34
—, enorale II/2./**24**/50
— von Fett zur plastischen Stumpfbildung (Orbita) II/3./**36**/114
— von Glaskugeln II/3./**36**/108
— von Herzklappen I/2./**13**/11
— homoioplastischen Fettgewebes II/3./**45**/37
— von Ivalonschwamm, septische Krankheitsbilder I/2./**15**/9
—, Karzinombildungsgefahr II/3./**46**/55
— eines Kieler Span, Röntgenaufnahmen 2 Wochen und 9 Monate danach II/2./**33**/92
Implantation von körpereigenem Material II/1./**9**/19
— von künstlichen Hoden aus Silastik II/4./**51**/76
— von Kunststoffen II/2./**27**/9
— — in die Brust I/2./**24**/12
— von Kunststoffplatten und -spangen in die Trachea II/3./**41**/47
— eines Kunststoffröhrchens in den obliterierten Tränennasenkanal II/3./**36**/85
—, kurzfristige, unbelebter Werkstücke I/2./**14**/17
— (Spät-) einer Paladonplombe II/3./**36**/122
— von Plexiglas I/2./**14**/22
— einer Plombe in die ausgeweidete Sklerahülle II/3./**36**/113
—, Polyesterergüsse I/2./**13**/13
— von Prothesen zur Vergrößerung der weiblichen Brust I/2./**14**/6
—, von Prothesen bei Mammahypoplasie, Frage der Tumorentstehung I/2./**17**/31
— von Stützmaterialien bei der sub- und totalen Nasenersatzplastik II/2./**33**/70
— eines Supramidröhrchens nach Scharf zur Rekanalisation des Tränennasenkanals II/3./**36**/87
—, tempörare, eines auspolymerisierten Methakrylatstückes I/2./**22**/177
—, Traunersche retrokondyläre, von Knorpel II/2./**26**/86
— unbelebter Werkstoffe, Voraussetzungen I/2./**14**/11
— — —, spezielle Voraussetzungen I/2./**14**/12
Implantations-material, für Knochenplastiken im Gesichtsbereich II/2./**24**/38
— - —, organisches, für die Nasenplastik II/2./**34**/23
— - — bei Stirndefekten, homoioplastischer Knorpel II/2./**25**/3
— - —, zweckmäßiges II/2./**33**/90
— -materialien, anorganische, zur Nasenplastik II/2./**34**/39 II/2./**34**/42
— - —, unterschiedliche, Zusammenfassung der klinisch bedeutsamen Charakteristika II/2./**24**/26
— -naht, perforierte, zur Fixierung eines Implantates II/2./**34**/49
— -zwecke, geeignete Kunststoffe I/2./**14**/14
Implantierter Kunststoff, Eigenschaften II/3./**46**/48
Impressionsfrakturen, alte, des Schädels II/1./**1**/8
Impulsratenmessungen im Flüssigkeitsszintillationsspektrometer I/1./**6**/37
Imresche Bogenplastik II/3./**36**/42 II/3./**36**/54
Imuran I/2./**13**/11 I/2./**17**/11
Inactin I/1./**5**/23
Inaktivierung I/1./**3**/2
Inaktivitätsatrophie II/4./**54**/255
Incisura interglobularia I/1./**10**/7
Inborn errors of metabolism II/1./**3**/4

Index der bewußten Erblichkeit II/1./**7**/25
—, therapeutischer I/1./**4**/9
Indifferentes, inertes Verhalten des Implantates I/2./**17**/19
Indigocarmin II/3./**40**/18
Indikation der plastisch-chirurgischen Eingriffe I/1./**2**
— zur Autoplastik bei Unterkieferdefekten II/2./**24**/42
— der extraoralen Verschraubung in der Kieferchirurgie II/2./**22**/91
— für eine festsitzende Brücke bei Lippen-Kiefer-Gaumen-Spalten II/1./**6**/31
— zur Kranioplastik II/1./**1**/8
— zu einer Mammaplastik II/3./**45**/3
— der operativen Behandlung der wichtigsten Dysplasien II/1./**11**/4
— zur plastischen Stumpfbildung II/3./**36**/111
— der präoperativen kieferorthopädischen Behandlung bei doppelseitigen Kiefer- und Kiefer-Gaumen-Spalten II/1./**6**/10
— für die Progeniebehandlung II/2./**26**/10
— zur sprachverbessernden Operation II/1./**9**/12
Indikationen zur Oberschenkel-Kopf-Hals-Endoprothesenoperation II/4./**54**/148
— für eine nahtlose Gewebevereinigung mit „klebenden" Autopolymerisaten I/2./**14**/27
— zu den plastischen und rekonstruktiven Eingriffen am Hals II/3./**41**/3
— für die Rhytidektomie II/2./**29**/6
Indische Methode I/2./**18—20**/18 II/2./**33**/31
— — mit Stützgerüst II/2./**33**/70
Individualität I/1./**2**/5
—, geistige I/1./**2**/5
Individualitäts-faktor II/2./**24**/11
— -theorie I/2./**13**/5
Individuelle Korrektur in der plastischen Chirurgie II/2./**27**/1
Indogermanische Grundvokale I/2./**25**/3
Indometazin I/1./**6**/121 I/1./**6**/122
Induktion, Knochenbildung I/2./**12**/222
Induktoren II/2./**24**/3
Induratio penis plastica I/2./**22**/20 II/2./**28**/2 II/3./**50**/15
Induration I/2./**22**/3
Infarkt, aseptisch-anämischer, im Knochenkern der proximalen Femurepiphyse II/4./**54**/244
Infektion I/1./**2**/2 I/1./**7**/7 I/1./**10**/4 I/2./**24**/2
—, Bekämpfung der aerogenen I/1./**3**/20
—, fremdkörperbedingte, nach Implantation von Mammaendoprothesen II/3./**46**/52
— des Implantatlagers bei der Alloplastik I/2./**14**/1
—, kranioplastische II/1./**1**/42
—, lokale Resistenz I/2./**24**/4
—, Wirkung I/2./**24**/4
Infektionen aerogene, Verhütung I/1./**3**/18
—, banale, Prophylaxe und Therapie bei Knochenplastiken im Gesichtsbereich II/2./**24**/38
—, Resistenzminderung des Organismus bei Langzeitbehandlung mit Glukokortikoiden I/1./**6**/99
Infektions-gefährdung, lokale, in der Umgebung der Elektronekrose II/1./**4**/10
— -krankheiten II/1./**7**/35
— - — während der Schwangerschaft II/1./**7**/35
— -resistenz des Knochenbankmaterials II/2./**24**/51
Infektketten, Durchbrechung I/1./**3**/1
Infiltration der Grenzzone mit Trenimon I/2./**22**/140
—, subgaleale I/1./**4**/55
Infiltrationsanästhesie I/1./**5**/76
— im Lippenbereich
— im Nasenwurzelbereich I/1./**4**/58
— bei der Rhinoplastik II/2./**34**/10 II/2./**34**/9
Information, genetische II/1./**7**/19
—, —, Störung I/2./**22**/4
Informationserfassung II/1./**7**/75
Infraorbitalanästhesie, extraorale Technik I/1./**4**/61
Infraorbitalpunkte, Leitungsanästhesie I/1./**4**/58
Infraorbitalrand und Orbitaboden, Rekonstruktion mit Bulbushebung II/1./**13**/120
Infrastruktur der Nase II/2./**34**/69
Infusion, intraarterielle, Methotrexat I/2./**22**/159
—, intravenöse, Technik I/1./**5**/38
—, Überdosierung I/1./**6**/129
Infusionen I/1./**6**/129
Infusions-therapie I/1./**5**/2 I/1./**5**/55
— -thrombophlebitiden II/4./**58**/6
— -venen, Freilegung II/1./**16**/2
Inhaftierter, Rückbildung der Keimdrüsenfunktion I/1./**9**/10
Inhalationsnarkosen I/2./**22**/27
Inhalationsnarkotika, Applikation I/2./**5**/32
Injektion von anästhesierenden Stoffen in das Unterhautgewebe I/1./**4**/4
— von Fremdserum II/1./**7**/37
—, intraarterielle I/1./**5**/23 I/1./**5**/39
—, intrakeloidale I/2./**21**/20
— von Knochenbrei II/2./**24**/4 II/2./**34**/35
—, mechanisch-traumatische Einwirkung I/1./**4**/43
—, paravenöse I/1./**5**/39
— von großen Mengen Silicon-Lösung II/3./**45**/14
— von Silikonlösung II/3./**45**/34
— von sklerosierenden Flüssigkeiten, Behandlung II/1./**20**/54 II/3./**40**/17
Injektionen, Faltenbeseitigung II/1./**5**/12
—, intravasale, Häufigkeit I/1./**4**/38
— von Knorpelbrei II/2./**24**/4 II/2./**34**/35 II/2./**34**/39
Injektions-behandlung, sklerosierende II/1./**2**/53
— - — mit Verödungsmittel I/2./**22**/65
— -punkt des N. mentalis I/1./**4**/69
— -punkte für die Leitungsanästhesie im Schädelbereich I/1./**4**/53
— - — zur Lokalanästhesie nach Lenz I/1./**4**/60
— - — — zum Verschluß einer einseitigen Lippenspalte I/1./4./77

Injektions-behandlung zur Technik der Fingeranästhesien I/1./**4**/99
— - — zur Unterbrechung der Sensibilität des N. trigeminus I/1./**4**/70
— -schäden nach versehentlicher intraarterieller II/3./**46**/14
— -technik von PELS-LEUSDEN I/2./**12**/128
Inkompatibilität, immunologische I/2./**17**/10
Inkompetenz, palatopharyngeale II/1./**9**/13
Inkontinenz, Korrektur II/4./**51**/68
— -beseitigung nach BURKHOLDER und WILLIAMS II/4./**51**/69
— - — nach GROSS und CRESSON II/4./**51**/68
Inkorporationsvorgänge bei einer freien Hauttransplantation II/2./**33**/3
Inlayostektomie II/2./**2**/32
— nach TOMAN II/2./**26**/33
— nach TOMAN und NEUNER II/2./**26**/46
Inlay-Prothese II/2./**34**/78
— -Transplantation II/1./**21**/21
Innenknöchel-pseudarthrose, Konsolidierung nach Verschraubung II/4./**54**/124
— --Pseudarthrosen II/4./**54**/123
Innenrotation der Wangen nach ROSENTHAL II/1./**7**/111
— — — — — II/1./**7**/94 II/1./**7**/107
— — — — —, Darstellung II/1./**7**/108
Innere Desinfektion I/1./**3**/1
Innersekretorisch bedingte Hypotonie I/1./**5**/6
Innersekretorische Einflüsse und Strahleninsult II/1./**17**/3
Innervation des Hüftgelenks und Kniegelenks I/1./**4**/107
— des Hüftgürtels I/1./**4**/107
— der Nase, äußeren II/2./**32**/16
— der Nase, inneren II/2./**32**/19
— der Nasenscheidewand und medialen Innenfläche der Nase I/1./**4**/58
— des Stammes I/1./**4**/96
— im THIERSCH-Lappen I/2./**12**/29
— des Unterschenkels I/1./**4**/107
—, vegetative I/2./**24**/3
Innervations-defekte I/2./**17**/7
— -felder am Arm I/1./**4**/98
— -gebiet des N. trigeminus I/1./**4**/64
Inokulation einer Hepatitis II/1./**20**/20
Insellappen I/2./**12**/56
— nach LITTLER II/4./**53**/92
— — MILLARD II/1./**7**/138
— zur Nasenwanddefektdeckung II/2./**33**/58
— aus der Nasolabialregion, Deckung eines nicht perforierenden Nasenflügeldefektes II/2./**33**/31
— mit neurovaskulärem Stiel als Ersatz der Tastempfindung I/2./**12**/61
— aus der Stirn zur Deckung eines partiellen Nasendefektes II/2./**33**/63
— aus der Wange II/2./**33**/63
— -plastik von MONKS II/2./**33**/57
— -verfahren nach MILLARD, Darstellung II/1./**7**/138
Insellappen-verfahren Technik II/1./**7**/136
Inspiratorischer Sog II/2./**34**/74
Instabilität der Osteosynthese II/4./**54**/114
Instrumentarium I/1./**5**/44
—, ärztliches, Sterilisation I/1./**3**/18
Instrumente I/1./**7**/3
— für plastische Lidoperationen II/3/**36**/5
Insuffizienz, velo-pharyngeale II/1./**9**/4 II/1./**9**/13 II/3./**41**/50
Insuffiziente CO_2-Bindung I/1./**5**/37
Insulin I/1./**6**/112 II/3./**46**/115
— -gabe bei Nichtdiabetikern I/1./**6**/113
Integrated implants II/3./**36**/108 II/3/**36**/109
Intensivtherapie I/1./**5**/11
Interdentale Kunststoff- und Metalldorne II/2./**22**/82
— Metalldorne II/2./**22**/61
Interimsknoten bei fortlaufender Naht I/1./**7**/16
Interkostalarterien II/3./**45**/6
Interkostalbrüche II/3./**46**/74
Interkurrent auftretendes Nasenbluten I/2./**22**/192
Intermarginalnaht II/3./**36**/33
Intermaxilläre Extensionsvorrichtung II/2./**22**/68
— Immobilisierung, medizinhistorisch II/2./**22**/4
— Verschnürung, Ruhigstellung der Schienen II/2./**24**/34
Intermediäre Hautdeckung bei Gesichtsverbrennungen II/1./**16**/18
Intermediate graft II/1./**17**/32
International Confederation of Plastic Surgery I/1./**1**/3
Interphalangeal-aplasie, erbliche I/1./**9**/34
— -gelenke, Aplasie I/1./**9**/34
— - —, Typentafel, verschiedenen Formen von Aplasie I/1./**9**/35
Interposition gestielter Faszien-Fettgewebslappen II/4./**54**/134
— — Muskellappen II/4./**54**/134
— von Kutislappen II/4./**54**/134
Intersexualität I/1./**10**/21 II/4./**51**/70
— und Hypospadien II/4./**51**/76
— in plastisch-chirurgischer Sicht II/4./**51**/70
Interstitielle Radiumspickung bei kavernösen Lymphangiomen II/1./**20**/78
Intertrochantäre Aufrichtungsosteotomie zur Korrektur einer Epiphysendislokation (IMHÄUSER), Technik II/4./**54**/242
— — nach PAUWELS II/4./**54**/111 II/4./**54**/113 II/4./**54**/114
— Aufrichtungsosteotomien II/4./**54**/241
— Osteotomie, Kombination mit der Hängehüften-Operation II/4./**54**/162
— —, valgisierende, Technik II/4./**54**/160
— —, varisierende, Technik II/4./**54**/160
— Umstellungsosteotomie II/4./**54**/204
— Verschiebeostetotomie mit Kombinationsarthrodese II/4./**54**/157
— — nach PUTTI-MCMURRAY II/4./**45**/113

Intoxikation I/1./**5**/8
Intraangiomatöse Thrombozytopenie II/1./**20**/40
Intraartikuläre Bolzung einer Schenkelhalspseudarthrose mit Tibiaspan II/4./**54**/114
— Hüftgelenksarthrodese II/4./**54**/157
Intrakranielle-extratemporale Fazialisplastik nach NORMAN DOTT II/1./**21**/29
Intrakartilaginärer Nasenflügelrandschnitt II/2./**34**/24
— Schnitt II/2./**34**/12
Intrakranielle Blutungen II/2./**22**/17
— Dermoidzysten II/1./**1**/7
Intrakutannaht I/1./**7**/18 I/1./**7**/19
Intralabyrinthäre Wiederherstellung des Gesichtsnerven nach WILLIAM HOUSE II/1./**21**/29
Intraneurale Narbenbildung II/1./**21**/10
Intraokuläre Tumore II/3./**36**/111
Intraorale funktionelle Verbände (zahnärztl. Fixationsmethoden) II/2./**22**/79
Intraossäre Drahtnaht und Plattenverschraubung II/2./**22**/84
Intraossale Bolzung mit Nagelung II/4./**54**/111
Intrapleurale Ösophagusplastik II/3./**46**/87
Intratemporale Fazialischirurgie, Indikationen und Technik II/1./**21**/9
Intrathorakale Ösophagusplastik II/3./**46**/84 II/3./**46**/87 II/3./**46**/88
Intrauterin verheilte quere Spalte II/1./**3**/22
Intrauterine Reparation II/1./**3**/7
Intravital-angiographische Untersuchungen bei Geschwülsten im Kieferbereich I/2./**22**/5
Intubation, blinde, transnasale I/1./**5**/48
—, endotracheale I/1./**5**/42
—, —, Entwicklung I/1./**5**/42
—, —, Geschichte I/2./**22**/193
—, —, Indikation I/1./**5**/43
—, —, Komplikationen I/1./**5**/68
—, —, Kontraindikation I/1./**5**/44
—, —, Sonderformen I/1./**5**/47
—, —, Technik I/1./**5**/44
—, —, Vor- und Nachteile I/1./**5**/43
—, falsche I/1./**5**/69
—, Glottisödem I/1./**5**/59
—, Kontraindikation II/1./**7**/192
—, Larynxgranulome als Spätkomplikation I/1./**5**/68
—, nasale I/2./**22**/27
—, nasotracheale I/1./**5**/47
— in den Ösophagus I/1./**5**/69
Intubationsnarkose I/2./**22**/27 I/2./**24**/9 II/1./**7**/90
—, endotracheale I/1./**4**/43 II/1./**7**/90
—, Impulse durch die Oberkieferresektion I/2./**22**/193
Invaginationstechnik zur besseren Fixierung des Nasensteges II/2./**34**/56
Inzisionen, äußere, mit Hautexzisionen am Nasenflügel II/2./**34**/14
— an der Nasenwurzel II/2./**34**/14
—, seitliche, am Nasengewölbe II/2./**34**/14
— zur Stirnfaltenbeseitigung II/1./**5**/15
Inzisionen, zweckmäßige, an der Hand II/4./**53**/44
Inzisionsmöglichkeiten bei der Nasenplastik II/2./**34**/11
Inzisivalanästhesie I/1./**4**/74
Inzucht, Einfluß auf die Häufigkeit von Spaltbildungen II/1./**7**/13
Ionisation I/2./**22**/4
Ionisierende Strahlung, gutartige Erkrankungen II/1./**17**/24
— —, Knochenzelluntergang als direkte Schädigung II/1./**17**/17
— — des Kosmos I/2./**22**/4
— —, wachstumshemmende Wirkung II/1./**17**/8
— Strahlungsarten, Folgezustände nach Anwendung II/1./**17**/1
Irgamidsalbe II/3./**36**/101
Irgapyrin I/1./**5**/13
Irisprolaps, Perforation II/3./**36**/106
Irreversibilität I/1./**5**/8
Irreversibler Schock I/1./**5**/9
Ischämie II/1./**21**/10
Ischämische Exulzeration infolge kongenitaler arteriovenöser Mikrokommunikationen II/1./**20**/18
— Hüftkopfnekrose II/4./**54**/202
Ischiadikus-anästhesie I/1./**4**/113
— -Dekubitus II/3./**46**/117
— -geschwür, Operation nach GRIFFITH, Darstellung II/3./**46**/118
Island flap II/1./**7**/165
Island-flap-Methode II/1./**7**/164
— - — - — zur Versorgung von Gaumenspalten I/2./**12**/61
— - — -push-back-Verfahren II/1./**7**/136
— - — -Verfahren nach MILLARD, Darstellung II/1./**7**/138
Isodesmosin I/1./**6**/71
Isohydrie der Lösungen I/1./**4**/29
Isotope I/2./**22**/8
Isotransplantation I/2./**12**/2
Italienische Methode I/2./**12**/70 I/2./18—**20**/18
— — zur Kolumellarekonstruktion II/2./**33**/17 II/2./**33**/48
— — des Nasenflügelersatzes II/2./**33**/50
Ivalon I/2./**14**/14 I/2./**17**/29 II/2./**34**/43 II/3./**45**/34 II/3./**46**/55 II/3./**46**/84
— -Prothese II/3./**45**/35
— -Scheiben I/2./**14**/19
— -Schwamm I/2./**17**/6 II/3./**46**/49
— -schwamm, Implantation, septische Krankheitsbilder I/2./**15**/9
— -schwammimplantation I/2./**15**/2

J

JADASSOHN-TIÈCHE-Naevus I/2./**19**/9
Jeep disease II/3./**46**/99
Jejunostomia retrocolica antethoracica Y-formis II/3./**46**/86
Jochbein, Aussprengungsfrakturen II/2./**22**/24 II/2./**22**/30

Jochbein, Drahtumschlingung II/2./**22**/30
—, verlagertes, mit Verlagerung des Bulbus oculi, schematische Darstellung II/2./**22**/26
— -aufbau II/2./**24**/47
— -aussprengungsfraktur und Einzinkerhaken zur Reposition II/2./**22**/30
— -brüche, Behandlung II/1./**13**/108
— -frakturen, Spätfolgen II/1./**13**/91
— -hämangiom II/1./**19**/19
— -impressionen, Reposition über die Kieferhöhle II/2./**22**/30
— -Impressionsfraktur II/1./**12**/5
— -körper, Zertrümmerungsfrakturen II/2./**22**/26 II/2./**22**/41
— -komplex, isolierte Frakturen II/2./**22**/23
— -Orbitalbereich, Aufbauplastiken II/1./**13**/110
— - —, Formfehler, Operationsmethode II/1./**13**/108
— -Tumoren, Rehabilitation II/2./**23**/8
— -zertrümmerung II/2./**24**/47
Jochbogen, Bruch, Röntgenbild II/2./**22**/23
—, Symptomatik und Diagnositik der Fraktur II/2./**22**/23
—, Therapie der Fraktur II/2./**22**/26
— -extensionsgerät nach NEUNER II/2./**22**/32 II/2./**22**/33 II/2./**22**/45
— -impressionsfraktur und Einzinkerhaken zur Reposition II/2./**22**/26
— - —, veraltete, Drahtextension II/2./**22**/28
— -umschlingung zur Fixierung der einzubindenden Prothesen II/2./**22**/72
Jod I/1./**7**/7
— -Iontophorese in der Keloidbehandlung I/2./**21**/17
— -lösung, SCHILLERsche I/2./**22**/114
— -probe, SCHILLERsche I/2./**22**/7
Jodipin I/12./**22**/39 II/3./**40**/17
JUDET-Endoprothesen II/4./**54**/140
— - —, Komplikationen II/4./**54**/140
— - — -einpflanzungen, Beschwerden II/4./**54**/149
Jugularvenen, Aussackungen II/1./**3**/53
Junction nevus I/2./**22**/221
Junktionale Aktivität I/2./**22**/221

K

Kachexie I/1./**6**/119
Kältekonservierung II/2./**34**/37
— von homoioplastischen Knochen II/1./**1**/23
Kahnbeinpseudarthrose II/4./**53**/105
—, Operationstechnik II/4./**53**/106 II/4./**53**/107
— -spannung II/4./**53**/105
Kaissonnekrose II/4./**53**/133
Kalbfaszienstücke I/2./**12**/183
Kalbsknorpel, formalisierter, Einpflanzung II/3./**36**/108
—, konservierter, Transplantation I/2./**12**/212
— -implantation beim Menschen II/2./**24**/10
Kaliberschwankungen zuführender Arterien I/2./**22**/5
KALISCHERS Syndrom II/1./**20**/10
Kalium I/1./**5**/56
— -sulfat als Zusatz zur Lokalanästhesie I/1./**4**/29
— -verlust I/1./**5**/11
Kalkaneus, Osteotomien II/4./**54**/48
Kallidin I/1./**6**/7
Kallikrein I/1./**6**/7 I/1./**6**/122
Kallus-anregung im Pseudarthrosengebiet durch homoioplastisches Material II/4./**54**/106
— -blastem I/2./**16**/4
Kalorienbedarf des Organismus I/1./**5**/56
Kalotten-autoplastik, freie, Kranioplastik II/1./**1**/19
— -defekt, Wiederherstellung II/1./**17**/53
— -transplantate, Gewinnung und Konservierung II/1./**1**/23
Kalvaria, Defekte II/1./**1**/5
— -Periostlappen, gestielter, nach DURANTE-VON HACKER, Knochenautoplastik II/1./**1**/19
Kalzifikation der Weichteile II/3./**46**/107
Kalzium I/1./**5**/68
— und Keloid I/2./**21**/7
Kamptodaktylie I/1./**9**/34
Kanalisierung nach SAUERBRUCH II/4./**53**/139
Kanthoplastik II/3./**36**/10
— nach IMRE II/3./**36**/11
Kanthotomie II/3./**36**/10
Kanülenbruch II/2./**34**/10
Kanülenträger II/3./**41**/5
Kanzerogene Stoffe I/2./**13**/13
— Wirkung der Mammaimplantate II/3./**46**/54
Kanzerogenese durch implantierte Fremdkörper I/2./**14**/4
Kapillaren I/1./**6**/73 I/1./**6**/76
Kapillaranastomosen I/2./**12**/24
— zwischen den Gefäßen der Empfangsstelle und der überlebenden Gefäße des Transplantates I/2./**12**/6
Kapillar-endothelien-Wucherungen I/2./**17**/6
— -proliferation I/1./**6**/74
— - —, Zystostatikahemmung I/1./**6**/130
— -regeneration, Störung I/1./**6**/92
— -sprossung I/1./**6**/73
— - — im Wundgebiet I/1./**6**/74
— -sprossungen im Wundgranulationsgewebe I/1./**6**/73
— -wand, Darstellung der Bestandteile I/1./**6**/76
— - — -Permeabilitätssteigerung I/1./**6**/134
KAPOSI-Sarkom II/1./**20**/44 II/1./**20**/46
Kappenschienen, gegossene II/2./**22**/63
Kapsel-Pfannen-Plastik nach COLONNA, Darstellung II/4./**54**/33
— - — — nach KROGIUS II/4./**54**/197
— — mit Raffnaht des Lig. patellae II/4./**54**/200
Karboxypeptidas, saure I/1./**6**/14
Kardiogener Schock I/1./**5**/7
Kariesanfälligkeit bei Spaltträgern II/1./**7**/195
Kariesfrequenz bei Spaltträgern II/1./**7**/195

Karyotyp, normaler, pathologische Abweichungen (Epithesenfarbstoff) I/1./**9**/18
Karmin II/2./**30**/7
Karnaubawachs II/2./**30**/15
Karpo-Metakarpalgelenk, Arthrodese, Technik II/4./**53**/128
Karzinogene I/2./**22**/4
Karzinogenese, indirekte, Sauerstoffmangel-Theorie I/2./**14**/7
Karzinogenetische Wirkung des Kunststoffes, Schlußfolgerungen II/3./**46**/55
Karzinoide primäre Geschwülste in der Sakralgegend II/3./**44**/34
Karzinom nach einer antetherakalen Ösophagoplastik II/3./**46**/90
—, basalzelliges I/2./**22**/66
—, branchiogenes I/2./**22**/166 I/2./**22**/230
— der Mamma II/3./**46**/41
— der Nasen- und Nebenhöhlen, Metastasen I/2./**22**/209
—, primäres, Metastasen im Bereich des aufsteigenden Astes I/2./**22**/170
— der Prostata I/2./**22**/249
— der Trachea I/2./**22**/240
Karzinome I/2./**22**/116 I/2./**22**/120
— des Anus, Mortalität I/2./**22**/247
—, Aufteilung von 400 im Mundhöhlenbereich I/2./**22**/161
— des Collum ut., Mortalität I/2./**22**/246
— des Corpus ut., Mortalität I/2./**22**/246
— des Darms, Mortalität I/2./**22**/247
— der Epiglottis, Mortalität I/2./**22**/246
— der Glandula sublingualis I/2./**22**/162
— des Halses, Mortalität I/2./**22**/246
— der Harnblase, Mortalität I/2./**22**/247
— der Haut, Mortalität I/2./**22**/246
—, inoperable II/2./**24**/18
— der Kieferhöhle, Mortalität I/2./**22**/246
— Kommissur, der vorderen II/3./**41**/33
— des Larynx, Mortalität I/2./**22**/246
— der Leber, Mortalität I/2./**22**/247
— der Lungen und Bronchien, Mortalität I/2./**22**/246
— des Magens, Mortalität I/2./**22**/247
— der Mamma, Mortalität I/2./**22**/246
— des malignen Melanoms, Mortalität I/2./**22**/246
— des Mundbodens, Mortalität I/2./**22**/246
— der Niere, Mortalität I/2./**22**/247
— des Oberkieferbereichs I/2./**22**/183
— des Oberkiefers, Mortalität I/2./**22**/246
— der Oberlippe, Mortalität I/2./**22**/246
— des Oesophagus, Mortalität I/2./**22**/247
— des Ohres, Mortalität I/2./**22**/246
— der Orbita, Mortalität I/2./**22**/246
— des Ovar, Mortalität I/2./**22**/246
— des Pankreas, Mortalität I/2./**22**/247
— des Penis, Mortalität I/2./**22**/247
— des Pharynx I/2./**22**/248
— —, Mortalität I/2./**22**/246
— der Portio ut., Mortalität I/2./**22**/246
Karzinome der Prostata, Mortalität I/2./**22**/247
— des Rektums, Mortalität I/2./**22**/247
— und Sarkome, innerhalb der Mundhöhle, Verhältnis I/2./**22**/145
— des Seminoms, Mortalität I/2./**22**/247
— des Sieb- u. Keilbeins, Mortalität I/2./**22**/246
— der Speicheldrüsen, Mortalität I/2./**22**/246
— des Stimmbandes, Mortalität I/2./**22**/246
—, supraglottische, der Larynx und Pharynx, Resektion II/3./**41**/17
— der Tonsille, Mortalität I/2./**22**/246
— des Unterkiefers, Mortalität I/2./**22**/246
— der Unterlippe, Mortalität I/2./**22**/246
— der Urethra, Mortalität I/2./**22**/247
— der Vulva, Mortalität I/2./**22**/246
— der Wange, Mortalität I/2./**22**/246
— der Zunge, Mortalität I/2./**22**/246
— am Zungengrund I/2./**22**/149
Karzinom-bildung nach der Implantation II/3./**46**/55
— -gewebe, Heterotransplantation unter Kortisoneinfluß II/2./**24**/31
KASABACH-MERRIT-Syndrom I/2./**22**/51
Kastrat, Glatzenbildung II/2./**28**/14
Kastration II/4./**51**/76 II/4./**51**/78
Katabole Prozesse in Bindegewebszellen, Schema des zeitlichen Ablaufes I/1./**6**/50
Katabolismus, extrazellulärer I/1./**6**/10
—, —, Start I/1./**6**/134
—, intrazellulärer I/1./**6**/24
—, Zunahme I/1./**6**/135
Katadyn-Silberspray II/2./**28**/2
Katarakt I/1./**9**/41
Katarakte als Folge einer elektrothermischen Schädelverletzung II/1./**4**/10
Katechinamine I/1./**4**/28
Katecholamine I/1./**5**/11 I/1./**6**/45
Katgut I/1./**7**/6 I/2./**18—20**/6
— Einfluß auf die Wundheilung I/2./**18—20**/5
—, Immunogenität I/2./**18—20**/5
—, Entkeimung I/1./**3**/18
— -ligaturen I/2./**24**/5
— -nähte, versenkte intrakutane I/2./**18—20**/3 I/2./**18—20**/6
Kathepsin D I/1./**6**/14
Kathepsine I/1./**6**/21 I/1./**6**/23
Katzenembryoschwanz, Transplantation I/2./**13**/12
Kaufunktion II/1./**9**/1
Kaumuskeln, Wirkung auf den Unterkiefer II/1./**11**/3
Kaukasisch-mitteleuropäischer Gesichtstyp II/2./**34**/95
Kau- und Sprechfunktion, Knochentransplantation I/2./**12**/230
Kausale Genese der Extremitätenmißbildung I/1./**10**/25
— — der Mißbildungen I/1./**10**/14
— Pathogenese I/1./**9**/7
Kausalgenese der Mißbildungen des Urogenital-Apparates I/1./**10**/21

Kausalitätskette für Korrcsion- und Metallose I/2./**14**/16
Kautschuk II/2./**30**/10 II/2./**34**/42
— -Heftpflaster I/1./**8**/7
Kavernom am Kieferwinkel I/2./**22**/53
— des linken Oberkiefers I/2./**22**/60
Kavernome, zentrale II/1./**20**/50
Kehlkopf, Epilation vor dem Verschluß II/3./**41**/36
—, Funktionsunfähigkeit II/3./**41**/35
—, Perichondritis mit teilweiser Nekrose des Schildknorpels I/2./**22**/16
—, Wiederaufbau II/3./**41**/37
— -gerüst, Substanzverluste II/3./**41**/34
Keilbein, angeborene Defekte II/1./**1**/5
—, Geschwulstbildung I/2./**22**/202
— -defekt II/1./**1**/5
— -karzinom, Mortalität I/2./**22**/246
Keilexzision I/2./**22**/131
—, Hoffmannsche II/3./**36**/77
Keilosteotomie aus dem Mittelfuß nach Weber II/4./**54**/48
—, zweifache, am I. Metatarsale II/4./**54**/233
Keilresektion aus der Tibia II/4./**54**/217
— der Zunge I/2./**22**/63
Keimabtötung durch Strahlen und Ultraschall I/1./**3**/13
Keimdrüsen, tierische Übertragungen II/2./**28**/10
— -funktion, Rückbildung bei Inhaftierten I/1./**9**/10
Kellersche Operation II/4./**54**/232
Keloid I/2./**18—20**/2 I/2./**18—20**/20 I/2./**19**/5 I/2./**19**/7 I/2./**19**/17 I/2./**22**/19 I/2./**24**/6 II/1./**7**/147 II/2./**28**/2
—, Abschleifen nach Schreus II/3./**50**/16
—, Ätiologie I/2./**21**/4
—, — **und Therapie** I/2./**21**
—, Bestrahlung nach operativer Entfernung I/2./**18—20**/21
—, Bezeichnung I/2./**21**/1
—, Histologie I/2./**21**/3
—, Östrogengehalt, erhöhter I/2./**21**/7
—, Rückbildung durch alleinige Strahlentherapie I/2./**18—20**/20
— und Trauma I/2./**21**/8
— als Typ eines Fremdkörpergranuloms I/2./**21**/11
—, Unterernährung I/2./**21**/11
—, Vergrößerung während der Gravidität I/2./**21**/7
—, Zustandekommen I/2./**18—20**/2
—, Zustand nach Operation und Bestrahlung I/2./**18—20**/22
Keloide, Dispositionen I/2./**21**/7 II/1./**7**/147
— nach Fräsungen I/2./**19**/17
—, Indikation zum therapeutischen Vorgehen I/2./**21**/13
—, radioaktive I/2./**21**/11
— und radiologische Therapie I/2./**21**/21
—, Schleifen, hochtouriges, der Haut I/2./**21**/16
Keloide auf Schleimhäuten I/2./**21**/8
—, Therapie I/2./**21**/13
— nach ungewöhnlichem Zug an Wunden I/2./**21**/11
Keloidartige Geschwulst in der Lendengegend II/3./**44**/14
Keloid-behandlung, Jod-Iontophorese I/2./**21**/17
— -bestrahlung I/2./**18—20**/20
— -Bildung nach einer Brustplastik II/3./**45**/5
— -diathese II/2./**32**/8
— -Entstehung als lokaltoxische Relationsstörung im Hyaluronsäure-Hyaluronidase-Haushalt I/2./**21**/9
— -entstehung und Hyperthyreose I/2./**21**/6
— - —, Wundinfektion I/2./**21**/10
Keloidförmige Entartung der Narben hinter dem Ohr II/2./**29**/15
Keloidgefährdetes Alter I/2./**21**/7
Keloid-krankheit I/2./**21**/13
— -neigung II/1./**5**/3
— -prophylaxe I/2./**21**/23
— -veranlagung, Erblichkeit I/2./**21**/4
Keloidogene Verletzungen I/2./**21**/10
Kemithal I/1./**5**/23
Kennzeichnung der Seitigkeit II/1./**7**/72
Kephalometrie I/1./**1**/3
Keratinisierung I/1./**6**/78
Keratose, radiogene, Entwicklung II/1./**17**/15
Keratotische Flechten I/2./**22**/114
Kerngeschlechtsuntersuchungen I/1./**10**/21
Kerrmasse II/2./**34**/88
Ketone, halogenhaltige I/1./**4**/2
Kiefer, Osteoradionekrosen, Häufigkeit II/1./**17**/11
—, Sekundärtumore I/2./**22**/166
—, spaltseitiger, Lateraloperation II/1./**7**/177
—, Stellungsanomalien II/2./**26**/1
—, zahnloser, Spontanfrakturen II/2./**22**/93
—, —, Therapie der Fraktur II/2./**22**/101
— -ankylose II/2./**26**/66 II/2./**26**/87
— -anomalien bei Spaltträgern, Häufigkeit II/1./**7**/175
— -bruch, Leder-Bandagen zur Ruhigstellung II/2./**22**/3
— - — -behandlung, Geschichte II/2./**22**/2
— - — - —, konservative II/1./**12**/4
— - — -schienung bei zahnlosem oder mangelhaft bezahntem Unterkiefer II/2./**22**/91
— -chirurgie, Indikation der extraoralen Verschraubung II/2./**22**/91
— -deformierungen infolge enoraler Lymphangiome I/2./**22**/61
— -drittel II/2./**26**/3
— -ersatz, kombinierte Kunststoff-Knochenstücke II/2./**24**/18
— -frakturen II/1./**12**/3
— - —, Anteil einzelner Berufsgruppen II/2./**22**/10
— - —, Spätfolgen II/1./**13**/91
— -Gaumenspalte, mediane II/1./**3**/10

Kiefer-Gaumenspalten, isolierte, Zusammentreffen II/1./**7**/44
— -gebiet, Lokalanästhesie bei plastischen Eingriffen I/1./**4**/70
— -gelenk, angeborene Ankylosen II/1./**12**/33
— - —, Ankylosierung II/1./**13**/104
— - —, Dysfunktion, Kutisersatz des entfernten Miniskus I/2./**12**/161
— - —, Hyperplasie II/2./**26**/87
— -gelenke, Funktionsstörungen II/2./**25**/29
— - —, kindliche, Operationen II/1./**3**/44
— -gelenkfortsatz, zerstörter, Ersatz durch einen Mittelfußknochen II/1./**12**/33
— -gelenkluxationen, rezidivierende II/2./**24**/39
— -gelenksankylose II/1./**12**/32 II/2./**26**/87 II/2./**26**/89 II/4./**54**/134
— - —, Kunststoff zur Verhinderung eines Rezidivs II/1./**13**/104
— -Gesichtsbereich, Knochenzysten II/2./**24**/50
— - —, Osteosynthese, Technik II/2./**22**/97
— - —, Unfälle II/2./**24**/5
— -Gesichtsbeziehungen, normale, Herstellung durch Eingriffe am Oberkiefer II/1./**7**/152
— -Gesichtsfrakturen, prozentualer Anteil der Unterkieferbrüche II/2./**22**/8
— - —, Ursachen II/2./**22**/7
— -Gesichtstumore, maligne, chirurgisch-radiologische Behandlung von Lymphknotenmetastasen I/2./**22**/230
— -Gesichtsverletzungen, Erste Hilfe II/1./**12**/1
— -höhle II/2./**32**/22
— - —, Verschattung I/2./**22**/5
— -höhlen-ausräumung, LUC-CALDWELLsche I/2./**22**/186
— - — -etage I/2./**22**/185
— - — -karzinom I/2./**22**/191
— - — - —, Mortalität I/2./**22**/246
— - — -schleimhaut, chronisch eitrige Entzündungen I/2./**22**/184
— - — - —, typische Metaplasie I/2./**22**/185
— - — -verschluß durch Rundstiellappen II/1./**13**/118
— - — -wand, Fraktur II/2./**22**/50
— - — - —, obere, Zertrümmerung II/2./**22**/57
— - — -wandung, Therapie der Fraktur II/2./**22**/57
— - — - —, vordere Fraktur II/2./**22**/50
— -karzinom, Tumormetastasen I/2./**22**/166
— -karzinome I/2./**22**/164
— - —, geschlechtsbezogene Verteilung I/2./**22**/165
— -kavernom, Verblutungstod I/2./**22**/58
— -klemme I/1./**5**/41 I/1./**5**/48 II/1./**9**/17
— - —, arthrogene II/2./**22**/76
— - —, narbige II/2./**22**/76
— -klemmen, muskulär-refektorische II/2./**22**/76
— -knochen, sekundäre Tumore I/2./**22**/166
— - —, Unterkieferkarzinom I/2./**22**/168
— - — -karzinome I/2./**22**/167
— - — -sarkom I/2./**22**/210
Kiefer- und Kiefer-Gaumen-Spalten, doppelseitige, Indikation der präoperativen kieferorthopädischen Behandlung II/1./**6**/10
— -körper, Bewertung der Ostektomie bei Progenie II/2./**26**/36
— - —, operative Eingriffe bei Progenie II/2./**26**/28
— - —, Ostektomie II/2./**26**/28
— - —, —, Vorgehen nach DINGMANN II/2./**26**/29
— - —, stark verlängerter, bei Progenie II/2./**26**/46
— - —, treppenförmige Osteotomie nach CONVERSE-SHAPIRO II/2./**26**/101
— - —, — — nach EISELSBERG-DINGMAN II/2./**26**/73 II/2./**26**/84
— - —, — — nach PEHR GADD II/2./**26**/73
— - —, — — nach PICHLER-KAZANJIAN II/2./**26**/74
— - —, — — mit Vorpflanzung eines Rippenstückes nach LIMBERG II/2./**26**/74
— - —, V-förmige Osteotomie nach BLAIR II/2./**26**/100
— - —, Y-förmige Osteotomie nach THOMA II/2./**26**/100
— -Metastasen, Palliativtherapie I/2./**22**/237
— -muskulatur, linksseitiger Funktionsausfall nach Poliomyelitis, asymmetrische Wachstumsstörung II/2./**25**/20
— -orthopädie, konservative II/2./**26**/1
Kieferorthopädische Behandlung II/1./**7**/174
— — der Gaumen-Spalten II/1./**6**/14
— — **bei Lippen-Kiefer-Gaumen-Spalten** II/1./**6**
— — — - — - — - — im bleibenden Gebiß II/1./**6**/26
— — — - — - — - —: Dehnung und Bißverschiebung II/1./**6**/22
— — — - — - — - —: Endversteifung nach kieferorthopädischer Behandlung II/1./**6**/29
— — — - — - — - —: Fixierung der Platte und Gewöhnung II/1./**6**/4
— — — - — - — - —: Lückenschluß und Einzelzahnbewegungen II/1./**6**/23
— —, Sicherung durch sekundäre Knochenplastik II/1./**7**/194
— — der Spalt-Kinder, Behandlungsbeginn kurz nach der Geburt II/1./**6**/3
— — bei Spaltträgern II/1./**10**/1
— — nach der Uranoplastik II/1./**6**/17
— (präoperative), stationäre Aufnahme II/1./**6**/3
— postoperative — bei Spaltträgern II/1./**7**/192
— Operationen, Behandlungsplanung II/2./**26**/1
Kieferosteomyelitis II/2./**26**/87
— auf dem M. ALBERS-SCHOENBERG I/2./**22**/106
Kiefer-Osteoradionekrosen, Auswertung I/2./**22**/15
— -profilbild II/2./**26**/49
— -profilfeld II/2./**26**/3

Kiefer-randkerben II/1./**7**/56
— -resektion, Einpflanzung eines Knochenspans II/2./**23**/2
— - —, partielle I/2./**22**/162
— -seite, abgeflachte, Aufbau II/1./**13**/108
— - —, Überentwicklung II/2./**26**/87
— - —, Unterentwicklung II/2./**26**/87
— -spalt- oder Gaumenspaltgebiet, Transplantation eines autoplastischen Knochenspans II/1./**6**/29
— -spalte, mediane II/1./**7**/65
— - —, primäre Osteoplastik II/1./**7**/123
— - —, Wiedereröffnung II/1./**7**/152
— -spalten I/1./**9**/19
— - —, doppelseitige, Entstehungszeit und Mechanismus der Spaltbildung II/1./**7**/51
— -stellung, progene und pseudoprogene II/2./**22**/14
— -stumpf und Span-Verbindung II/2./**24**/36
— -verbildungen nach Lippen-Kiefer-Gaumenspalten-Operationen II/2./**26**/39
— -verkrüppelungen, postoperative II/1./**7**/82
— -Verletzungen der intraoralen Gewebe, Frakturen I/2./**24**/16
— -verschluß mit gleichzeitiger primärer Osteoplastik II/1./**7**/129
— -winkel II/2./**26**/7
— - —, Kavernom I/2./**22**/53
— - —, Kreuzungslymphknoten I/2./**22**/229
— - —, operative Eingriffe bei Progenie II/2./**26**/27
— - —, postoperative Gestaltung II/2./**26**/27
— - —, Therapie der Fraktur II/2./**22**/102
— - — -hautschnitt, Komplikationen II/2./**26**/28
— - — -region I/2./**22**/229
Kieler Knochen, heteroplastische II/2./**24**/27
— — -span I/2./**16**/1 I/2./**17**/7 II/1./**1**/2 II/1./**1**/32 II/1./**13**/112 II/2./**32**/36 II/2./**33**/92
— Span II/2./**24**/12 II/2./**24**/13
Kiemen-bogenregion, Entwicklung der Mißbildungen I/1./**10**/13
— -darm I/1./**10**/5
— - —, Entwicklung I/1./**10**/8
— -deckel I/1./**10**/8
— -furchen, äußere I/1./**10**/8
— -gangs- oder Halsfisteln I/1./**4**/88
— -gangzyste I/2./**22**/42
— -taschen I/1./**10**/8
Kienböcksche Krankheit II/4./**53**/134
Kiliansche Operation I/2./**12**/172
Kind, anenzephales I/1./**11**/5
—, dreibeiniges II/4./**54**/2
—, Kollapszustände I/2./**24**/10
— mit kongenitaler polyzystischer Niere I/1./**11**/5
—, Kranioplastik II/1./**1**/21
—, (zu) operierendes, Ausgangslage II/1./**7**/190
—, Schockzustände I/2./**24**/10
—, Spätergebnisse plastischen Hautersatzes II/4./**53**/49
Kind, Strahlenempfindlichkeit II/1./**17**/3
—, weibliches, Zephalozelen II/1./**1**/2
Kinder der beruflich Röntgengeschädigten, Verschiebung des Geschlechtsverhältnisses I/1./**9**/13
—, Spontanheilung kavernöser Hämangiome I/2./**22**/54
— -lähmung, Restzustände II/4./**53**/91
Kindesalter, frühes, Verbrennungen II/3/**41**/16
—, Narbenkontraktur nach einer Verbrennung II/1./**16**/41
—. Frakturen II/1./**1**/5
Kindheit, früheste, Menstruation I/2./**22**/99
Kinefluorographie II/1./**7**/166
Kineplastische Operation nach Sauerbruch II/4./**53**/139
Kineradiographie II/1./**7**/166
Kinetin I/1./**4**/30 I/1./**4**/50 I/1./**4**/78 I/1./**4**/109 I/2./**22**/27 II/3./**40**/7
Kinine I/1./**6**/32
Kinn, Abflachung zur erkrankten Seite II/1./**13**/107
—, Abweichung zur gesunden Seite II/2./**26**/87
—, fliehendes, Korrektur mittels Transplantat aus Rippenknochen II/1./**13**/119
—, Retraktion II/2./**27**/6
—, Seitwärtsverschiebung II/2./**26**/87
—, Verbreiterung II/2./**26**/46
—, Verschiebeplastik II/1./**13**/108
— -abtragung II/2./**26**/106
— -aufbau, alloplastisches Material II/2./**26**/83
— - — mit autogenem Knorpel oder gestieltem Knochen
— - —, Knorpel II/2./**26**/81 II/2./**26**/82
— - — beim Manne I/2./**22**/32
— - —, Material zum Kinnaufbau; Hartparaffin, Elfenbein, Metall, Porzellan, Silastic, bukkales Inlay II/2./**26**/83
— - —, Operationsmethoden II/2./**26**/77
— -bereich, mediane Osteotomie mit Knochenein- bzw. vorpflanzung nach Wassmund bzw. Celesnik II/2./**26**/86
— -deformitäten bei Schief-höckerbreitnasen II/2./**34**/100
— -Höhe, Abtragung II/2./**26**/46
— -kappe, Wirkungsweise II/2./**22**/106
— -kappenkopfverband II/2./**22**/64 II/2./**22**/106
— -Knochentransposition (Köle) bei Osteotomie des frontalen Alveolarfortsatzes II/2./**26**/102
— -korrektur bei Deckbiß II/2./**26**/112
— - —, knöcherne, Entfernung des submentalen Fettpolsters von intraoral mit gleichzeitiger Operation des „Offenen Biß" II/1./**8**/40
— -korrekturen II/1./**8**/35
— -mitte, Verschiebung II/1./**13**/107
— -ostektomie zur Kürzung gewonnener Knochen, Knochentransplantat II/1./**13**/92
— - — zur Verkürzung des Untergesichtes II/2./**26**/104

Kinn-prominenz, Abtragung II/2./**26**/46
— - —, fehlende II/2./**26**/66
— - —, Kranialverschiebung II/2./**26**/113
— -punkt II/2./**26**/2
— -region, Asymmetrie II/2./**26**/91
— - —, Bogenschnitt unterhalb II/3./**40**/23
— -rücklage II/2./**26**/66
— -schleuder II/1./**12**/4
— -spitze, Betonung II/2./**34**/78
— -tangente II/2./**27**/3
— -vorverschiebeplastik, extraoral durchgeführt nach HOFER II/2./**26**/78
— - —, intraoral durchgeführte, nach OBWEGESER II/2./**26**/78
Kippspanplastik aus dem distalen Tibiaende II/4./**54**/12
Kippstadium der Hüftmetaphyse II/4./**54**/238
KIRCHNERsche Aufsplitterung II/4./**54**/106
KIRSCHNER-drähte II/1./**13**/113 II/4./**54**/171 II/4./**54**/246 II/4./**54**/267
— - —, gekreuzte, zur Fixation des Endgelenkes II/4./**53**/71
— - —, 2—2,5 mm starke, Einbohren II/2./**22**/86
— -draht-Bohrung bei der operativen Behandlung von jugendlichen Hüftknopfnekrosen
Klangstärke I/2./**25**/4
Klapplappen, nasolabialer II/2./**33**/30
— mit Ohrmuschelknorpel unterfüttert II/2./**33**/56
Klappohr (Lop ear) II/3./**38**/47
Klauenzehenstellung, Beseitigung nach DICKSON und DIVELEY II/4./**54**/61
—, Beseitigung nach GOCHT II/4./**54**/61
Klavikula-Pseudarthrosen II/4./**53**/95
Klavus II/4./**54**/62
Klebemittel, chirurgisches I/2./**18—20**/6
Klebeverbände I/1./**8**/7
Klebstoff I/2./**12**/110
—, idealer, Bedingungen I/2./**18—20**/7
Kleinfinger, Hypoplasie I/1./**9**/29
Kleinkind, Kreislauforgane I/1./**5**/58
—, Wechseldruckbeatmung I/1./**5**/34
Klimmzüge mit dem Gaumensegel I/2./**25**/16
KLINEFELTER Syndrom I/1./**9**/18 I/1./**9**/23
Klinodaktylie I/1./**10**/23 II/4./**53**/18
—, Fahnenplastik nach ISELIN II/4./**53**/19
KLIPPEL-FEIL-Syndrom I/1./**9**/22 II/1./**7**/67 II/4./**53**/22
— -TRENAUDAY-Syndrom I/2./**19**/9 I/2./**22**/60 II/1./**20**/10 II/4./**54**/71 II/4./**54**/72
Klitoridektomie II/4./**51**/74
Klitoris I/1./**10**/18
Kloake I/1./**10**/16
KLOSTERMANNscher Apparat II/4./**54**/43
Klumpfuß I/1./**9**/27 I/1./**9**/33 II/4./**53**/27
—, angeborener I/1./**9**/26 II/4./**54**/41
—, —, Behandlung II/4./**54**/42
—, —, Diagnose II/4./**54**/42
—, —, Prognose II/4./**54**/42
—, Entstehung II/4./**54**/95
—, Erbgang I/1./**9**/34
Klumpfuß, Erbveranlagung I/1./**9**/33
—, korrigierter, Sehnenverpflanzung des M. tibialis anterior zur Herstellung des Muskelgleichgewichtes II/4./**54**/47
— beim Säugling, Behandlung II/4./**54**/43
— —, — durch Achillessehnenverlängerung und Lösung der hinteren Kapselkontraktur II/4./**54**/43
— —, Operation nach CODIVILLA II/4./**54**/46
— —, Redression, maschinelle II/4./**54**/43
— -behandlung, operative II/4./**54**/43
— -deformität, angeborene, Ätiologie II/4./**54**/41
— -kontraktur, Talusluxation II/4./**54**/9
— -korrektur durch knöcherne Eingriffe mit Gelenkbeteiligung II/4./**54**/49
— -operation nach LEXER II/4./**54**/51
— -redressionsgips nach operativer Achillessehnenverlängerung II/4./**54**/45
— -rezidiv, Behandlung mit Knochenoperation II/4./**54**/48
— - —, Verhütung durch Muskeltransplantation II/4./**54**/46
— -therapie, Ziel II/4./**54**/42
Klumphand II/4./**53**/9 II/4./**53**/10 II/4./**53**/27
—, angeborene II/4./**53**/27
— -fehlstellungen II/4./**53**/127
— -korrektur, Verfahren mit Fixation der Elle in der Handwurzel II/4./**53**/10
— -operation nach BARDENHEUER II/4./**54**/9
Knickhackenfuß II/4./**54**/67
Knickplattfuß, angeborener II/4./**54**/53
—, —, Operation nach GRICE II/4./**54**/57
—, —, Operation nach HACKENBROCH II/4./**54**/56
—, —, Operation nach HOHMANN II/4./**54**/55 II/4./**54**/56
—, —, Operationstechniken II/4./**54**/55
Knie, Gelenkmauskrankheit II/4./**54**/251
—, Kreuzbandverletzungen II/4./**54**/187
— -achse, unterschiedliche Höhe II/4./**54**/256
— -arthroplastik, Indikationsstellung II/4./**54**/163
— -.—, Technik II/4./**54**/164
— -arthroplastiken mit Nylonpfannen II/4./**54**/165
— -außenbandersatz nach MAROLLINI-KRÖMER, Technik II/4./**54**/186
— - — durch Sehnenabspaltung II/4./**54**/186
— -außenbandverletzungen, Operationen II/4./**54**/185
— -bänderrekonstruktion, plastische Operationen II/4./**54**/175
— -bandansatz, proximaler, Verlagerung II/4./**54**/182
— -banddefekte, Faszienplastik II/4./**54**/183
— -bandverletzungen II/4./**54**/178
— -bewegung, Knorpeltransplantat zur Rekonstruktion II/4./**54**/163
— -endoprothese, Wachsmodell II/4./**54**/166
— -endoprothesenmodell nach SHIERS II/4./**54**/166

Knie-endoprothesenmodell nach YOUNG II/4./**54**/166
— -endoprothesen-Operation, Indikation II/4./**54**/167
— - — - — nach YOUNG, Technik II/4./**54**/167
— -gelenk, Arthroplastik II/4./**54**/163
— - —, aseptische Nekrosen an der Gelenkoberfläche II/4./**54**/251
— - —, autoplastische Knorpeltransplantation II/4./**54**/255
— - —, Endoprothese aus Plexiglas II/4./**54**/165
— - —, Entfernung des Dissekates II/4./**54**/252
— - —, Ersatz, plastischer II/4./**54**/162
— - —, extraartikuläre Nagelung des Dissekates II/4./**54**/253
— - —, Knorpelplastiken II/4./**54**/162
— - —, Kompressionsarthrodese II/4./**54**/171
— - —, lokalisierte Nekrosen an der Gelenkoberfläche II/4./**54**/251
— - —, Operationen, versteifende II/4./**54**/171
— - —, Reimplantation des Knorpeldissekates II/4./**54**/252
— - —, subchondrale Spongiosaplastik (WAGNER) II/4./**54**/253
— - —, Subluxation I/1./**9**/33
— - —, Tuberkuloseherde II/4./**54**/163
— - —, Überstreckung II/4./**54**/209
— - —, Valgität II/4./**54**/208
— - — -ersatz II/4./**54**/10
— - — -luxation, angeborene II/4./**54**/38
— - — -rekonstruktion II/4./**54**/10
— - — - — nach Schienbeinkopfbrüchen II/4./**54**/168
— -gelenks-ankylosen, doppelseitige II/4./**54**/144
— - — -arthrodese II/4./**54**/171
— - — -endoprothese, Konstruktion II/4./**54**/164
— - — -operationen mit Endoprothesen II/4./**54**/164
— - — -plastik II/4./**54**/163
— - — -resektion II/4./**54**/171
— - — -verrenkung, angeborene II/4./**54**/38
— - — -verrenkung, veraltete II/4./**54**/206
— -innenbandrisse, Behandlung II/4./**54**/178
— - —, Indikationen der operativen Behandlung II/4./**54**/179
— -scheiben-ansatz, Medialverlagerung II/4./**54**/197
— - — -bandansatz, Verlagerung nach medial II/4./**54**/200
— - — -entfernung II/4./**54**/117
— - — -Pseudarthrosen II/4./**54**/116
— -schlottergelenk bei neuropathischer Arthropathie II/4./**54**/193
— -schlottern, Ursachen II/4./**54**/175
— -seitenband, mediales, Naht nach EHALT II/4./**54**/181
— -seitenbandersatz mit der Adductor magnus-Sehne II/4./**54**/185
— - — durch Faszie II/4./**54**/180
Knie-seitenbandersatz durch die Sehnen der Mm. gracilis und semitendineus II/4./**54**/184
— - — aus Seide und Faszie II/4./**54**/182
— -steife, rheumatische II/4./**54**/164
— -streckkontrakturen II/4./**53**/27
— -vitalliumendoprothesen II/4./**54**/165
Knoblauch gegen eine Präkanzerose der Lippen I/2./**22**/115
Knochen und Akrylat, Strahlenabsorption unter verschiedenen Meßbedingungen II/2./**24**/20
—, bestrahlter, histopathologische Veränderungen II/1./**17**/16
—, dekalzifierter I/2./**12**/227
—, exzessive Steigerung der normalen An- und Abbauvorgänge I/2./**22**/103
—, frakturierter, innere Schienung mit Metallimplantaten I/2./**16**/16
—, gekochter I/2./**12**/227
—, „gelatinisierter", Transplantation I/2./**12**/236
— des Gesichtes, rekonstruktive Chirurgie II/1./**13**/91
—, gestielter, zum Kinnaufbau II/2./**26**/86
—, Gewebslücken, obere Extremitäten, Versorgung II/4./**53**/92
—, Heterotransplantation I/2./**12**/228
—, homoioplastische kältekonservierte II/2./**1**/23
—, —, Kältekonservierung II/1./**1**/23
—, Homoiotransplantation I/2./**12**/221 I/2./**12**/226
— als Implantat II/2./**32**/35
—, konservierter homogener, Resorption II/2./**26**/81
—, Resorption um alten Granatsplitter I/2./**14**/9
—, Strahlenabsorption unter verschiedenen Bedingungen I/2./**22**/177
—, Strahlenwirkung II/1./**17**/8
—, tiefgekühlter I/2./**12**/227
—, transplantierter I/2./**24**/15
—, Tuberkulose II/2./**24**/51
—, verbrannter I/2./**12**/227
— -alter, biologisches II/4./**54**/259
— -apposition im Restspaltbereich II/1./**7**/187
— -autoplastik mit gestieltem Kalvaria-Periostlappen nach DURANTE- von HACKER II/1./**1**/19
— -autoplastik, Nachteile und Vorzüge II/2./**24**/10
— -bankmaterial, Resistenz gegenüber Infektionen II/2./**24**/51
— -bildung durch Induktion I/2./**12**/222
— -bildungsfähigkeit der Knochenhaut II/2./**24**/23
— -bohrer II/2./**22**/89
— -breiinjektion II/2./**24**/4 II/2./**34**/35
— -bruchbehandlung, Kutis-Verwendung I/2./**12**/161
— -bruchheilung I/1./**6**/36 I/1./**6**/126
— - —, Granulationsgewebsentwicklung I/1./**6**/132

Knochen-bruchheilung Grundsubstanzsynthese I/1./**6**/53
— -deckel bei Schädeltrepanationen I/2./**17**/2
— -defekt bei Elektroverbrennungen des Schädels II/1./**4**/6
— - —, Überbrückung durch einen aktivierten Konservenknochen II/2./**24**/24
— -defekte der oberen Extremitäten II/4./**53**/92
— - —, Plombierung zystischer aseptischer II/2./**24**/39
— - — durch Tumoren, untere Extremität II/4./**54**/124
— - — an der unteren Extremität II/4./**54**/105
— -drahtnaht II/2./**22**/91 II/2./**24**/36
— -dysplasie, fibröse I/2./**22**/99
— - —, —, Diagnose I/2./**22**/99
— - —, — (Jaffé-Lichtenstein) I/2./**22**/98
— -dysplasien, —, einseitige Anordnung I/2./**22**/98
— -einlagerung in horizontalen Spalt nach Immenkamp bei umgekehrt L-förmige Osteotomie II/2./**26**/71
— - — in den Unterkieferdefekt, Darstellung II/1./**13**/117
— -ein- bzw. -vorpflanzung nach Wassmund bzw. Celesnik bei medianer Osteotomie im Kinnbereich II/2./**26**/86
— -eiterungen des Mittelohres, chronische II/1./**21**/10
— -erkrankungen, lokalisierte II/2./**24**/9
— -ersatz, erster freier II/2./**24**/1
— - — im Gesichtsbereich, Geschichte II/2./**24**/1
— - —, primärer II/2./**24**/33
— - —, temporärer durch Akrylate II/2./**24**/52
— -faßzangen zur Oberkieferrüttelung II/2./**22**/71
— -geschwülste, zystische I/2./**22**/47
— -gewebe, Ersatz I/2./**16**/1
— - — herdförmiger Ersatz durch Bindegewebe I/2./**22**/98
— - —, homoio- und heteroplastisches II/2./**33**/91
— - —, konserviertes II/2./**24**/11
— -hämangiom, Letalität bei der operativen Behandlung II/1./**19**/15
— - —, maligne Entartung II/1./**19**/15
— - —, Therapiemöglichkeiten II/1./**19**/8
— **-hämangiome** II/1./**19**
— - —, angiographische Darstellung II/1./**19**/11
— - —, Behandlung II/1./**19**/5
— - —, Blutstillung II/1./**19**/6 II/1./**19**/14
— - —, chirurgische Therapie II/1./**19**/5
— - —, Darstellung im Röntgenbild II/1./**19**/10
— - —, Diagnosestellung II/1./**19**/12
— - — im Gesichtsbereich, Strahlentherapie II/1./**19**/14
— - — **des Gesichtsschädels** II/1./**19**
— - —, Häufigkeit und Verteilung II/1./**19**/1
Knochen-hämangiome, Histogenese II/1./**19**/1
— - —, Histologie II/1./**19**/1 II/1./**19**/12
— - —, histologische Besonderheiten II/1./**19**/5
— - —, kombinierte Chirurgische- und Strahlen-Therapie II/1./**19**/8
— - —, Operationsverfahren II/1./**19**/6
— - —, Operationsvorbereitung II/1./**19**/6
— - —, Prognose II/1./**19**/22
— - —, Radiosensibilität II/1./**19**/7
— - —, röntgenologische Gesichtspunkte II/1./**19**/2
— - —, Statistik eigener Fälle II/1./**19**/20
— - —, Strahlentherapie bei der Behandlung II/1./**19**/7
— - —, Symptome II/1./**19**/2
— -haut, Knochenbildungsfähigkeit II/2./**24**/23
— -herde, tuberkulöse II/2./**24**/41
— -höhlen, Plombierung osteomyelitischer II/2./**24**/51
— -knickspan II/1./**7**/158
— -konservendepots II/2./**24**/11
— -Konservierung II/2./**34**/36
— -Konservierungsverfahren I/2./**12**/228
— -und Lippenplastik, Trennung II/1./**7**/I28
— -lücke, Enzephalozele, Versorgung durch ein Tantalnetz oder durch Knochentransplantate II/1./**1**/4
— - — im Schädel, Gründe für den Verschluß II/1./**1**/8
— -lücken I/2./**22**/28
— - — im Oberschenkel II/4./**54**/115
— -material, konserviertes II/2./**25**/6
— - —, —, Verwendung bei rekonstruktiver Chirurgie des Gesichtes II/1./**12**/29
— -metastasen I/2./**22**/239 I/2./**22**/250
— -naht von Unterkieferfragmenten II/1./**12**/8
— -nekrosen, aseptische II/4./**53**/133 II/4./**54**/236 II/4./**54**/243
— - — über dem Kalkaneus II/4./**57**/13
— -neubildung nach der Transplantation autoplastischer Spongiosa II/2./**24**/4
— - — durch Zellen des autoplastischen Spongiosatransplantates II/2./**24**/4
— -plastik, sekundäre zur Sicherung der kieferorthopädischen Behandlung II/1./**7**/194
— - —, Wundeiterung II/2./**24**/3
— **-plastiken** bei erworbenen Entstellungen II/2./**24**/55
— - — bei angeborenen Fehlformen und Mißbildungen II/2./**24**/55
— - — **im Gesichtsbereich** II/2./**24**
— - — —, Alloplastik II/2./**24**/45
— - — — Auswahl des Implantationsmaterials II/2./**24**/38
— - — — Autoplastik II/2./**24**/53 II/2./**24**/81
— - — — klinischer/Teil II/2./**24**/**32**
— - — — Komplikationen II/2./**24**/80
— - — — Prophylaxe und Therapie banaler Infektionen II/2./**24**/38
— - —, primäre Rekonstruktion bei Tumoren II/2./**24**/61

Knochen-plastiken, sekundäre Rekonstruktion bei Tumoren II/2./**24**/70
— -plombe II/2./**24**/38
— -prozesse, sklerosierende II/2./**24**/6
— -rand, Amnion- oder Kunststoffolienbedekkung II/1./**1**/35
— -säge, intramedulläre II/4./**54**/262
— -schäden, radiogene, plastischer Ersatz II/1./**17**/46
— -schnittführung, doppelstufenförmige, nach NEUNER II/2./**26**/32
— -schrauben zur perkutanen Anwendung II/2./**22**/88
— -späne, Transplantation, Ruhigstellung des Unterkiefers II/2./**22**/93
— - —, vorverpflanzte zur Defektdeckung II/1./**13**/113
— -span II/3./**36**/146
— - —, autoplastische, Transplantation ins Kieferspalt- oder Gaumenspaltgebiet II/1./**6**/29
— - — aus dem Beckenkamm, Darstellung II/1./**13**/116
— - — aus dem Beckenkamm, Entnahme, Darstellung II/1./**13**/116
— - —, Cialit-konservierte II/2./**24**/25
— - —, Einpflanzung unmittelbar nach der Kieferresektion II/2./**23**/2
— - —, Kieler I/2./**16**/1 I/2./**17**/7 II/1./**13**/112
— - —, Vorpflanzung II/2./**23**/2
— -synovialome II/4./**54**/125
— -systemerkrankung I/2./**22**/103 II/4./**54**/225 II/4./**54**/248
— -textur, Abwegigkeiten II/2./**24**/6
— -transplantat, Einwachsen der Blutgefäße I/2./**12**/223
— - — Enzephalozele, Versorgung der Knochenlücke II/1./**1**/4
— - —, freies, Argument gegen die unmittelbare Einpflanzung II/2./**23**/2
— - — durch Kinnostektomie zur Kürzung gewonnener Knochen II/1./**13**/92
— -transplantate, Formen I/2./**12**/235
— - —, freie, zur Defektdeckung II/1./**13**/113
— - —, gestielte I/2./**22**/28 II/2./**24**/1
— - —, konservierte, Anwendung in der Chirurgie II/2./**24**/12
— - —, Konservierung I/2./**12**/227
— - — für die Nasenplastik II/2./**34**/35
— - — im Rundstielgewebe II/1./**17**/50
— -transplantation I/2./**12**/220 I/2./**13**/9 I/2./**17**/7
— - —, Biologie I/2./**12**/221
— - —, Entnahmestellen I/2./**12**/234
— - —, Erstüberlegungen II/2./**24**/2
— - —, Forderungen II/2./**24**/2
— - —, freie autoplastische II/4./**53**/93
— - — im Gesichtsbereich, Indikation II/2./**24**/2
— - — als Greiffunktion I/2./**12**/230
Knochen-transplantation, Indikationen I/2./**12**/229
— - — als Kau- und Sprechfunktion I/2./**12**/230
— - —, Nachbehandlung I/2./**24**/15
— - —, normales Stirnrelief II/1./**1**/26
— - —, Operationstechnik I/2./**12**/233
— - — bei Orbitalrandplastiken II/3./**36**/146
— - — als Schutzeffekt I/2./**12**/229
— - — als sekundärer Eingriff II/2./**24**/4
— - — mit Stiellappen I/2./**12**/237
— - — als Stützfunktion I/2./**12**/239
— - — bei Verbrennungen II/1./**16**/29
— -transplantationen, primäre, nach Unterkieferresektionen I/2./**22**/179
— -tumor, hyperplastischer I/2./**22**/98
— -tumore, semimaligne I/2./**22**/94
— - —, solide und zystische benigne I/2./**22**/43
— -tumoren, gutartige, untere Extremitäten II/4./**54**/125
— - —, maligne, untere Extremitäten II/4./**54**/131
— -ulzera des Gaumens nach Lokalanästhesie I/1./**4**/43
— -verletzungen, kindliche, in Epiphysennähe II/4./**54**/209
— -verpflanzungen in den Defekt des Gesichtsskelettes, Wachstumsverzögerungen II/1./**7**/174
— -verschluß der Bruchpforte einer anterioren sinzypitalen Myelomeningozele II/2./**24**/75
— -vorpflanzung II/2./**24**/39
— -vorsprünge nach unsachgemäßen Osteotomien II/2./**34**/81
— -wachstum im Spaltbereich durch den funktionellen Reiz der Platte II/1./**6**/2
— -wachstumsstörungen bei Strahlenbehandlung II/1./**20**/57
— -zange, LUERsche II/3./**36**/146
— -zangen nach WALSHAM II/2./**34**/87
— -zelluntergang als direkte Schädigung durch die ionisierende Strahlung II/1./**17**/17
— -zylinder, größere, Hohlfräse zur Entnahme II/4./**54**/250
— -zyste I/2./**22**/50
— - —, aneurysmatische II/1./**19**/4
— - —, solitäre I/2./**22**/98
— - —, traumatische I/2./**22**/50
— -zysten im Kiefer-Gesichtsbereich II/2./**24**/50
— - — am koxalen Femurende II/4./**54**/130
— - —, Strahlentherapie II/4./**54**/128
— - — der unteren Extremitäten II/4./**54**/128
— - — im Wadenbein und Schienenbeinkopf II/4./**54**/129
— -resektion mit Spantransplantat II/4./**54**/128
Knöchel, äußerer, Ersatz durch einen autoplastischen Kortikalisspan II/4./**54**/12
—, —, —, Technik II/4./**54**/12
— -bandersatz durch Kutisriemen II/4./**54**/195
— -Bereich, Ödeme II/4./**58**/4
— -gabel, Elastizität II/4./**54**/194

Knöchel-gabel-sprengung, veraltete, Rekonstruktion II/4./**54**/206
Knopflochluxation II/4./**53**/73
—, rheumatische II/4./**53**/130
—, Sehnenplastik nach FOWLER II/4./**53**/73
Knorpel II/1./**9**/19
—, autogener, zum Kinnaufbau II/2./**26**/86
—, homoioplastischer, als Implantationsmaterial bei der Behandlung von Stirndefekten II/2./**25**/3
—, —, bei Kranioplastik II/1./**1**/32
—, Homoiotransplantation II/2./**12**/209
— als Implantat II/2./**32**/34
— als Implantationsmaterial im Stirnbereich II/2./**25**/2
—, intraorale Einlagerung II/2./**26**/81
—, konservierter homogener II/2./**26**/83
—, laryngealer, Verkleinerung II/4./**51**/78
—, MECKELscher II/1./**3**/21
—, mütterlicher I/2./**12**/209
—, postoperative Verbiegungstendenz II/2./**25**/3
—, Pseudo-Asteleoplastik I/2./**12**/216
—, Stabilität I/2./**12**/206
—, TRAUNERsche retrokondyläre Implantation II/2./**26**/86
—, Verletzungen II/2./**34**/39
— -Autotransplantat I/2./**12**/206
— -brei, Injektion II/2./**34**/35 II/2./**34**/39
— -dissekat, Reimplantation am Kniegelenk II/4./**54**/252
— -dreiecksentfernung bei der Nasenspitzenkorrektur II/2./**34**/59
— -entfernungen im Spitzengebiet II/2./**34**/63
— -entnahme II/1./**13**/92
— - —, Spätschäden II/2./**24**/10
— -exzision an der kaudalen Septumkante zur Verkürzung der Nase II/2./**34**/48
— -Flocken I/2./**12**/216
— -Gebrösel I/2./**12**/206
— -gerüst, Gestaltung beim Ohrmuschelersatz mit zerhaktem Knorpel nach PEER I/2./**12**/215
— - —, PEERsches Verfahren der Modellierung II/3./**38**/8
— -gewebe II/2./**33**/91
— - —, Heterotransplantation I/2./**12**/211
— - —, Homoiotransplantation I/2./**12**/208
— -Hetero-Transplantat I/2./**12**/206
— -Homoiotransplantat I/2./**12**/206
Knorpelige und knöcherne Bestandteile des Septum nasi II/2./**32**/10
Knorpeliges Gerüst der äußeren Nase II/2./**32**/12
Knorpel-implantat, Spannungsgleichgewicht II/2./**33**/91
— - —, Ursache einer postoperativen Formveränderung II/2./**33**/91
— -implantate, Resorptionsrate II/2./**34**/39
— -implantation, retrokondyläre, nach dem Vorgehen von TRAUNER zur Vorverlagerung des Unterkiefers II/2./**26**/67
— -implantationen nach Resektionen im kaudalen Gebiet des Spitzenknorpels II/2./**34**/95
Knorpel- und Knochenimplantation nach GILLIES bei Rhinoneoplastik II/1./**12**/14
— -plastik nach KROGIUS mit Tiefersetzen der Patella II/4./**54**/197
— -plastiken am Kniegelenk II/4./**54**/162
— -scheibe, Einpflanzung in die Augenhöhle (nach SCHUCHARDT) II/3./**36**/123
— -schicht, Loslösung von der bedeckenden Haut II/2./**33**/6
— -Schnitzel I/2./**12**/216
— -schrot II/2./**25**/3
— -späne zur Sattelnasenkorrektur I/2./**12**/213
— -span II/3./**36**/146
— - —, Entnahme II/3./**36**/146
— -stück, Einpflanzung in die eröffnete Gelenkhöhle zwischen Gelenkkopf und knöchernen Gehörgang II/2./**26**/68
— -stückchen Einlage in das Nasensteggebiet II/2./**34**/51
— - —, vertikales, Transplantation zur Verbesserung des Nasolabial-Winkels und Stützung der medialen Schenkel II/2./**34**/97
— -transplantat, „balanziertes" I/2./**12**/207
— - —, Entnahmestellen I/2./**12**/214
— - —, Gestaltung eines gebogenen aus einem geraden Rippenknorpel nach CONVERSE I/2./**12**/214
— - —, Konservierung der homoioplastischen I/2./**12**/210
— - — als Stützgerüst bei der Nasenrekonstruktion II/2./**33**/91
— - —, Ursache der Verbiegung I/2./**12**/207
— - —, Verbiegung I/2./**12**/206
— - —, Wachstum I/2./**12**/207
— -transplantate I/2./**24**/15
— - — für die Nasenplastik II/2./**34**/37
— - —, Verhalten II/2./**32**/25
— -transplantation I/2./**12**/203 I/2./**13**/9
— - —, autoplastische, am Kniegelenk II/4./**54**/255
— - —, Biologie I/2./**12**/204
— - — bei Orbitalrandplastiken II/3./**35**/146
— - — bei Gesichtskonturfehlern I/2./**12**/212
— - —, Indikationen I/2./**12**/212
— - — bei Kranioplastik II/1./**1**/22
— - —, Nachbehandlung I/2./**24**/15
— - — bei Nasendefekten I/2./**12**/212
— - — bei Ohrmuscheldefekten I/2./**12**/212
— - — bei pharyngoplastischen Operationen II/1./**9**/19
— - —, Philtrumgestaltung II/1./8/29
— -transplantationen, Verbiegungstendenz II/1./**13**/112
— -verlagerungen bei der Nasenplastik II/2./**34**/33
— -, Weichteil- und Drüsenveränderungen durch die Strahlentherapie I/2./**22**/15
Knoten I/1./**7**/8
—, chirurgischer I/1./**7**/9
—, einfacher, nicht überschlungener I/1./**7**/9

Knoten, instrumentelles nach VARELLA I/1./**7**/15
— nach BELA VON MEZOE I/1./**7**/12 I/1./**7**/13
—, Nachteil des chirurgischen I/1./**7**/9
—, SCHLOFFERscher I/1./**7**/14 I/1./**7**/15
—, überschlungener I/1./**7**/9 I/1./**7**/15
—, unüberschlungener I/1./**7**/14
Knottechnik I/1./**7**/5 I/1./**7**/1
Knuckle-pads II/4./**53**/29
Koapteur nach DANIS II/4./**53**/94 II/4./**53**/96 II/4./**53**/99 II/4./**53**/104 II/4./**53**/138
— — —, Operationstechnik II/4./**53**/104
Kobalt I/2./**22**/68
— -Chrom-Legierungen I/2./**14**/13
— -60-Bestrahlung, präoperative volle, bei Malignomen des Oropharynx I/2./**22**/17
KOCHERscher Kragenschnitt II/3./**40**/1 II/3./**40**/12 II/3./**46**/8
Kochgelatine II/2./**30**/8
Kochsalzlösung-Test I/2./**12**/39
KOCHsche Bazillen II/1./**15**/1
KOCHscher Dampftopf I/1./**3**/12
KÖNIGsches Transplantat II/2./**25**/15
Körper, Ebenmaß I/1./**1**/1
—, Formschönheit I/1./**1**/3
—, ganzer, Röntgenbestrahlung I/2./**17**/10
—, menschlicher, künstlerische Auffassung I/1./**2**/4
Körperchen, MEISSNERsche I/2./**24**/12
Körper-merkmale bei den verschiedenen Hypospadieformen II/4./**51**/35
— -oberflächen mit guter und verhältnismäßig schlechter Blutversorgung I/2./**12**/37
— -öffnungen, Fräsen in der Nähe von I/2./**19**/4
— -schäden durch Nylon I/2./**14**/24
— - — durch Perlon I/2./**14**/24
— -teile, Wundsetzung der Haut an verschiedenen I/1./**6**/84
Koffein I/1./**4**/9
Kofferhenkelmethode II/3./**38**/1
Kohlenhydratgehalt des Kollagen I/1./**6**/59
Kohlenhydratstoffwechsel I/1./**6**/23
Kohlenoxydvergiftungen der Mutter, Mißbildungen I/1./**9**/10
Kohlensäureschneeauflagen I/2./**21**/17
Kohlensäureschneebehandlung II/1./**20**/20
Koitusbehinderung II/4./**51**/16
Kokain I/1./**4**/15
— als Lokalanästhetikum I/1./**4**/4
— als Mittel zur örtlichen Schmerzbetäubung I/1./**4**/5
—, Strukturermittlung I/1./**4**/7
— -spaltung I/1./**4**/7
Koka-Strauch, Blätter I/1./**4**/4
Kokarboxylase I/1./**4**/29
Kolafil I/1./**7**/6
Kollabierte Nasenflügel II/2./**34**/84
Kollagen I/1./**6**/3 I/1./**6**/15 I/1/.**6**/59 I/1./**6**/98
—, Ausreifung I/1./**6**/61
—, biologische Halbwertszeit I/1./**6**/61
—, Denaturierung I/1./**6**/19
Kollagen und Entzündung I/1./**6**/63
—, Gesamtgehalt I/1./**6**/63
—, Kohlenhydratgehalt I/1./**6**/59
—, Lebensdauer I/1./**6**/62
—, lösliches, lokale Anwendung I/1./**6**/133
—, Primärstruktur I/1./**6**/16
—, Quartärstruktur I/1./**6**/17
—, Sekundärstruktur I/1./**6**/16
—, tierexperimentelle Untersuchung I/1./**15**/1
— -abbau I/1./**6**/18
— - —, Darstellung I/1./**6**/21
— - —, extrazellulärer enzymatischer, im Wundgebiet I/1./**6**/18
— - —, Indikatormethode I/1./**6**/21
— - — -produkte, Nachweis I/1./**6**/61
— -alter I/1./**6**/61 I/1./**6**/120
— - —, Angleichung des „Kollagenalters" der Wunde an das „Kollagenalter" der umgebenden Haut I/1./**6**/137
— -anteil am Frischgewicht der Haut I/1./**6**/64
Kollagenase, GROSSsche I/1./**6**/20
Kollagenasen I/1./**6**/19
Kollagen-biosynthese, Hemmung I/1./**6**/131
— -Biosynthese, Hemmung durch Glukokortikoide I/1./**6**/98
— -de novo Biosynthese, Hemmung I/2./18—**20**/2 I/2./**22**/20
Kollagene Elementarfibrillen I/1./**6**/61
Kollagen-eiweiß, Abbau I/1./**6**/15
— - —, Wasseraufnahme des I/1./**6**/18
— - — -körper, „unreifer" I/1./**6**/59
— -faser, Bauprinzip I/1./**6**/18
— - —, chemische Kontraktion I/1./**6**/67
— - —, isolierte, Quellungsversuche I/1./**6**/66
— - —, Säurekontraktion I/1./**6**/69
— -fasern, Erhöhungen der Dehnungsstärke I/1./**6**/66
— - —, mechanische Eigenschaften I/1./**6**/65
— - —, Stabilität I/1./**6**/65
— - —, Wassergehalt I/1./**6**/65
— -faseraufquellung I/1./**6**/134
— -fasereinheit I/1./**6**/17
— -fasergehalt I/1./**6**/65
— -fasersynthese I/1/.**6**/60
— -folie I/2./**15**/6
— -fraktion, Zunahme der unlöslichen I/1./**6**/136
— -fraktionen I/1./**6**/61
— - — bei der Alterung I/1./**6**/84
Kollagenosen I/1./**6**/89
Kollagen-peptidasen I/1./**6**/20
— -proteasen I/1./**6**/20 I/1./**6**/40
— -prothese, Schweinelungen I/2./**15**/7
— -prothesen, Hautprothesen I/2./**15**/6
— -Schaumfolie I/12./**15**/7
— -stoffwechsel, schematische Zusammenfassung I/1./**6**/62
— -synthese I/1./**6**/51 I/1./**6**/59 I/2./**17**/6
— -umsatz I/1./**6**/61
Kollaps des Oberkiefer II/1./**7**/173
—, orthostatischer I/1./**5**/65
— -zustände I/2./**24**/3

Kollastromin I/1./**6**/59
Kollateral-Kreislauf für die A. carotis externa I/2./**22**/233
Kolliquationsnekrosen I/1./**7**/20 I/2./**17**/7
Kollodium II/2./**34**/88
Kolloidalentartung des Bindehautgeflechtes II/2./**29**/2
Kollumfrakturen, Folgezustand II/1./**13**/104
Kolobomoperation mit Dreiecksschnitt II/3./**36**/32
— nach Sidney-Fox II/3./**36**/33
— mit Vierecksschnitt II/3./**36**/33
Kolon Dysbakterie I/2./**22**/4
— -plastik, transthorakale II/3./**41**/30
Kolo-ösophagostomie II/3./**46**/86
Kolumella II/2./**34**/54
—, Brownsche Modifikation der Methode von Lexer-Gensoul zur Verlängerung II/2./**33**/11
—, Ersatzplastik nach Fritz-Meyer II/2./**33**/41
—, — durch medianen Stirnlappen nach Kazanjian II/2./**33**/33
—, gespaltene II/2./**34**/45 II/2./**34**/55
—, hängende II/2./**34**/45 II/2./**34**/54
—, hängende, Korrektur II/2./**34**/55
—, lange II/2./**34**/45
—, Rekonstruktion durch Lappen aus der Nachbarschaft II/2./**33**/6
—, schiefe II/2./**34**/45 II/2./**34**/55
—, Verkürzung der Oberlippe II/2./**34**/48
—, Verlängerung II/1./**7**/155
—, — mit der Nasenspitzenkorrektur II/1./**7**/157
—, — der Oberlippe II/2./**34**/48
—, Vorbildung nach Gillies II/2./**33**/89
—, Z-Plastik an der Basis II/2./**34**/14
— -Basalnaht II/2./**34**/49
— -defekte II/1./**13**/71
— -ersatz II/1./**13**/75
— - — mit Lippenschleimhaut II/2./**33**/11
— - — aus dem Restseptum nach Denecke II/2./**33**/7
— - — durch einen Rundstiellappen aus Nasolabialregion anch Malbec II/1./**13**/76
— - — durch Rundstiellappen aus dem Oberarm nach Denecke II/2./**33**/19
— - — durch einen mit Spalthaut unterfütterten Nasolabiallappen nach Champion II/1./**13**/76
— - — mit einem Stirn-Schläfenlappen nach Gillies II/1./**13**/77
— - — -plastik unter Verwendung von Stirnhaut II/2./**33**/15
— -hypertrophie, Herausschneiden eines Bindegewebsstücks zur Verschmälerung II/2./**34**/46
— -korrekturen II/2./**34**/45
— -Längsschnitt II/2./**34**/24
— -plastiken II/1./**7**/158
— -rekonstruktion II/1./**13**/71 II/2./**33**/6
— - — durch composite grafts II/2./**33**/20
Kolumella-rekonstruktion durch Fernlappen II/2./33/17
— - — nach Fricke-Dupuytren II/2./**33**/9
— - — durch fronto-temporalen Lappen nach Meyer (Schmid) II/2./**33**/18
— - — nach Gabka II/2./**33**/13
— - — nach Gillies durch Rundstiellappen aus der Nasolabialfalte II/2./**33**/14
— - — nach Heanley II/2./**33**/16
— - — nach der italienischen Methode II/2./**33**/17 II/2./**33**/48
— - — nach Joseph (Liston-Dieffenbach) II/2./**33**/8
— - — aus der Oberlippe nach Smith II/2./**33**/12
— - — aus zwei horizontalen Oberlippenlappen nach Demons, Raoult, Gillies II/2./**33**/9 II/2./**33**/10
— - — mit einem Rundstiellappen von der Schläfenregion II/1./**13**/83
— - — nach Schuchardt II/2./**33**/13
— - — durch wing flaps nach Gillies II/2./**33**/7
— - — nach Wurtzer, Brown-McDowell II/2./**33**/11
— -Septum-Nähte II/2./**34**/48
— -teildefekte, Ohrmuscheltransplantate II/2./**33**/20
— -verlängerung bei der doppelseitigen Hasenschartennase II/2./**33**/20
— - — bei der Hasenschartennase II/2./**33**/11
— - — durch Stiellappen aus dem Nasenspitzen-Rückenbereich nach Edgerton II/1./**13**/74
— -verluste, partielle, composite grafts II/1./**13**/77
Koma, urämisches I/1./**6**/93
Kombinationsanästhesie zum Verschluß der doppelseitigen Lippenspalte I/1./**4**/77
Kombinationsanästhetikum, gewebsschädigende Wirkung I/1./**4**/35
Kombinationsarthrodese, Hüftgelenk II/4./**54**/157
— mit intertrochantärer Verschiebeosteotomie II/4./**54**/157
Kombinationsmißbildung der gesamten rechten Gesichtshälfte II/1./**3**/17
Kombinationsnarkose I/1./**5**/17
Kombinationstherapie chirurgisch-aktinische I/2./**22**/125
Kommissur, vordere, Karzinome II/3./**41**/33
— -Bereich, hinterer, Epitheldefekte II/3./**41**/34
Kommunikation, arterio-venöse II/1./**20**/2 II/1./**20**/15
—, offene, der Nase mit der vorderen Schädelgrube II/2./**32**/21
Kommunikationen, arterio-venöse II/1./**20**/12
Kompensierter Schock I/1./**5**/8 I/1./**5**/12
Kompetetionsblock I/1./**5**/28
Komplikationen nach Implantation von Mammaendoprothesen II/3./**46**/52
— bei Knochenplastiken im Gesichtsbereich II/2./**24**/80

Komplikationen, lokale, bei der Lokalanästhesie I/1./**4**/43
—, postoperative, Vermeidung II/3./**43**/10
— bei rhinoplastischen Eingriffen II/2./**34**/80
Kompression der Nerven in der Fazialischirurgie II/1./**21**/11
Kompressions-arthrodese für das Kniegelenk II/4./**54**/171
— -osteosynthese II/4./**54**/171
— -platte als „Kraftträger“ I/2./**16**/17
— -verbände I/1./**8**/7 II/4./**58**/10
Kondensation, thermische I/1./**3**/4
KONDOLEONsche Operation bei dem Lymphödem I/2./**12**/189
Kondylektomie II/2./**26**/11 II/2./**26**/88
— zur Beseitigung einer Progenie II/2./**26**/46
Kongenitale Bauchwandbrüche II/3./**46**/74
— Hypoplasie der Brust II/3./**46**/41
Kongenitales Fehlen der Brustdrüse II/3./**46**/39
— — der Brustwarze II/3./**46**/39
— — der ganzen Brust II/3./**46**/39
Koniotomie I/1./**4**/92
Konkordanz der eineiigen Zwillinge (EZ) II/1./**7**/22 II/1./**7**/28
Konservative und operative Behandlung von Gesichtsschädelfrakturen II/2./**22**
Konservenknochen, aktivierte II/2./**24**/22 II/2/**24**/81
—, —, Ersatz II/2./**24**/20
—, —, nach SCHLEGEL, Vorzüge und Nachteile II/2./**24**/28
—, aktivierter, Überbrückung eines Knochendefektes II/2./**24**/24
— als Bone-chip II/2/**24**/15
—, Einhülsung II/2./**24**/44
—, Vorzüge und Nachteile II/2./**24**/28
Konservenknorpel, Transplantation I/2./**12**/210
Konservierung, chemische II/2./**34**/37
Konsonante I/2./**25**/2
Konstitutionsanalyse, erbbiologische II/1./**7**/24
Konstriktoren II/1./**9**/4
Konstruktive und rekonstruktive Chirurgie des Ohres II/3./**38**
Konstruktive und rekonstruktive Chirurgie der Orbita II/3./**36**
— — **der unteren Extremitäten** II/4./**54**
— **und rekonstruktive Chirurgie des Halsbereiches** II/3./**40**
— — — **des männlichen Urogenitaltraktes** II/4./**51**
— — — **des knöchernen Hirnschädels** II/1./**1**
— — — **der Nase** II/2./**33**
— — — **der oberen Extremitäten** II/4./**53**
Kontakt-dermatitis I/2./**14**/26
— -fläche I/2./**17**/3
— -schale II/3./**36**/97 II/3./**36**/102
— -stomatitis I/2./**14**/26
Kontinuitätstrennung beider Unterkieferäste II/1./**3**/40
Kontraindikation des Adrenalins I/2./**4**/22
Kontraindikationen der endotrachealen Intubation I/1./**5**/44 II/1./**7**/192
—, Mammaendoprothesen II/3./**46**/56
Kontraktion-Relaxation I/1./**6**/69
Kontraktur, ischämische II/4./**53**/74
—, DUPUYTRENsche II/4./**53**/29
—, —, Faszienektomie II/4./**53**/30
—, —, Faszienotomie II/4./**53**/29
—, —, operative Beseitigung II/4./**53**/46
— der Palmaraponeurose II/4./**53**/29
—, VOLKMANNsche I/2./**12**/181 II/4./**53**/74
—, —, Technik der Operation zur Beseitigung nach GOSSET und ISELIN II/4./**53**/76
—, —, Ursache durch schnürende Verbände II/4./**53**/74
Kontrakturen I/1./**9**/26
—, angeborene II/4./**53**/26 II/4./**54**/41
— des 1. Fingerstrahles II/4./**53**/128
— nach Verbrennungen II/1./**16**/40
Kontralaterale Brustlappen mit partieller Teilung der Mamma II/3./**46**/12
Kontrolle der Tibiaspanentnahmen II/2./**24**/9
Konturierung der Oberlippe im Philtrumbereich II/1./**8**/23
Konturkorrekturen II/2./**26**/91
Kopf, behaarter, Wunden I/2./**24**/4
—, Gips- und Zelluloidkrawatten mit Überkorrektion der Fehlhaltung II/3./**40**/9
—, Schiefhaltung, Schädel- und Gehirngewicht II/3./**40**/10
—, Schiefstellung durch Hautvernarbungen II/3./**40**/16
—, Transplantation I/2./**13**/11
—, Verbrennungen II/1./**16**/15
— -anteil, behaarter, Schnittführungen I/2./**18—20**/1
— -atrophien II/4./**54**/139
— -bereich bei Unfällen, Beteiligung II/2./**22**/2
— **-Hals-Bereich, plastisch-chirurgische Versorgung von Strahlenfolgen** II./1./**17**
— -Hals-Endoprothesenoperation, Indikation II/4./**54**/148
— - und Halsregion und Wirbelsäule, Mißbildungen I/1./**9**/18
— -haut, behaarte, Primärversorgung der Verbrennungen II/1./**16**/19
— - —, —, Sekundärversorgung der Verbrennungen II/1./**16**/29
— - —, Entspannungsoperation II/2./**28**/12
— - — -lappen, gestielte I/2./**22**/34
— -kappe I/1./**8**/5
— -naht I/1./**7**/2 I/1./**7**/18 I/1./**7**/19
— -nekrosen II/4./**54**/112
— - — nach Schenkelhalsbrüchen II/4./**54**/107
— - — nach Schenkelhalsfraktur II/4./**54**/149
— -schmerz, zentraler I/1./**4**/39
— -schmerzen, neuralgiforme II/2./**34**/82
— -schwarte, Blutungen I/1./**4**/55
— - —, Elektronekrosen II/1./**4**/1
— - —, Gefäßmißbildung II/1./**1**/3
— -seitenlagerung I/1./**5**/42

Kopf-verbände I/1./**8**/2 I/1./**8**/5
— -Fettlappen zur Vergrößerung der hypoplastischen Mamma II/3./**46**/46
Korium-Fettransplantat, Entnahme II/3./**46**/44
— -Fettransplantation, freie, zur Mammavergrößerung II/3./**46**/43
— -Fettverpflanzung, freie, zum Mammaersatz II/3./**46**/59
— -Transplantation I/2./**12**/159
Korkenzieherbeine II/4./**54**/7
Koronarinsuffizienz I/1./**5**/5
Korrektive Rhinoplastik II/2./**34**/1 II/2./**34**/11
Korrektur der Areola II/3./**45**/10
— der Boxernase II/2./**34**/34
— des Fett- und Hängebauches II/3./**45**/40
— der Hasenscharten-Nase II/2./**34**/71
— einer Höckerlangnase II/2./**34**/79
— des hypertrophen Doppelkinns II/3./**43**/8
— der Hypertrophie der weiblichen Brust II/3./**45**/16 II/3./**45**/33
— der Infrastruktur der Nase II/2./**34**/11
— einer kindlichen Sattelnase II/2./**34**/34
— kleiner Einsattelungen am Nasenrücken durch Knorpelstückchen II/2./**34**/30
— der knöchernen Schiefnase durch Teilexzision eines Knochenstückes am Übergang zur Wange II/2./**34**/103
— der knorpligen Schiefnase durch die Septumrekonstruktion nach GOLDMAN II/2./**34**/102
— des knorpeligen Septums II/2./**34**/90
— der Kolumella II/2./**34**/45
—, mögliche, bei der Mammaplastik II/3./**45**/4
— von Narben, entstellender II/3./**41**/8
— des Nasenflügelkollapses II/2./**34**/75
— der Nasenscheidewand, operatives Vorgehen II/2./**34**/91
— der Nasenscheidewanddeviation nach GOLDMAN II/2./**34**/91
— der Nasenspitze II/2./**34**/43
— Nasenspitze, einer breiten II/2./**34**/66
— der Nasenspitze nach LIPSETT II/2./**34**/65
— der Okklusion und des Profils II/1./**13**/92
—, plastische, des zu kleinen und zu großen Abstandes zwischen Zungenbein und Kehlkopf II/3./**41**/31
— des Pterygium colli II/3./**41**/52
— — — nach SCHRÖDER II/3./**41**/53
— der Sattelnase II/2./**34**/28
— — durch Aufklappen der Triangularisknorpel und der Spitzenknorpel II/2./**34**/33
— — durch Verlagerung kranialer Teile der Flügelknorpel II/2./**34**/34
— — durch Verlagerung des gesamten Triangularisknorpels neben Hochklappen der Spitzenknorpel II/2./**34**/33
— der Schiefnase durch Abtrennen der Triangularisknorpel vom Septum und Geradesetzen des Septumknorpels II/2./**34**/101
— — durch Teilexzision eines am kranialen Teil der Nasenknochen gelegenen Knochendreiecks nach SARNOF II/2./**34**/103
Korrektur der Schrumpfnase II/2./**34**/35
— der schweren (oft syphilitischen) Sattelnase II/2./**34**/35
— schwerer kindlicher Schiefnasen II/2./**34**/2
—, sekundäre, bei Lippen-Kiefer-Gaumen-Spalten II/2./**34**/69
— der Septumdoppelung II/2./**34**/91
— einer Teilsattelnase durch Höckerverschiebung II/2./**34**/32
— der weiblichen Brust, Voraussetzungen und Vorbedingungen II/3./**45**/2
Korrekturen, rhinoplastische II/2./**34**/14
— nach Unterkieferfrakturen, komplizierten II/1./**13**/105
Korrektur-möglichkeiten des Doppelkinns II/3./**43**/7
— -osteotomie, suprakondyläre, bei X- oder O-Beinfehlstellungen II/4./**54**/213
Korrigierende Rhinoplastik zur Behandlung der Nasenfrakturen II/2./**34**/88
Korrosion I/2./**14**/1
—, Kausalitätskette I/2./**14**/16
Korrosions-Metallose I/2./**14**/15
— -resistenz des Metallimplantates I/2./**16**/2
Korsett II/3./**45**/1
Kortikalisspan, autoplastischer, zum Außenknöchelersatz II/4./**54**/12
Kortikoide I/2./**22**/116
Kortikoidgabe, längerdauernde I/1./**6**/98
Kortikosteroide I/2./**22**/240
Kortikosteroidbehandlung I/1./**20**/41
Kortikotomie II/2./**26**/58
— beim Deckbiß II/2./**26**/112
Kosmetik der Naht I/1./**7**/2
Kosmetika II/2./**29**/5
Kosmetische Eingriffe an den Lidern II/3./**36**/36
— Höchstdosis (Röntgenbestrahlung bei Hemangionsen) II/1./**20**/58
— Indikationen von Schäden am Hals II/3./**41**/3
— Operation, Verlust einer Brustwarze durch eine Nekrose II/3./**45**/10
Kosmetischer Eingriff an der Nase I/1./**4**/59
Koxales Femurende, Alloarthroplastik II/4./**54**/132
— —, brauner Tumor II/4./**54**/126
— —, Defektüberbrückung II/4./**54**/132
— —, Fehlstellungbeseitigung II/4./**54**/32
— —, Knochenzysten II/4./**54**/130
— —, Riesenzellgeschwulst II/4./**54**/131
Koxarthrose II/4./**54**/244
—, Behandlung, operative II/4./**54**/159
—, bilaterale II/4./**54**/137
KRABBES Syndrom II/1./**20**/10
Kräfte, VAN DER WAALsche I/1./**6**/70
Krähenfüße II/3./**36**/39
„Krähenfüße", Korrekturmöglichkeiten der lateralen „Krähenfüßchen" II/2./**28**/7
Krähennase II/2./**34**/84
Kraftlinien am Rumpf, Verlauf nach LANGER II/3./**46**/17
Kraftträger, Kompressionsplatte I/2./**16**/17

Kraftträger, innerer, Metallimplantat I/2./**16**/19
Kragenschnitt, KOCHERscher II/3./**40**/1 II/3./**40**/12 II/3./**40**/14
Krallenhand II/4./**53**/90
Krallenzehen II/4./**54**/63
Krampfadern, Behandlung II/4./**58**/9
—, Diagnostik II/4./**58**/2
—, primäre II/4./**58**/2
—, sekundäre II/4./**58**/3
Krampfader-behandlung, operative II/4./**58**/13
— -beseitigung I/1./**8**/7
— -entstehung, vorbeugende Maßnahmen II/4./**58**/9
— -leiden II/4./**58**/1
— - —, Komplikationen II/4./**58**/5
— -operation nach BABCOCK II/4./**58**/13 II/4./**58**/14
— - — nach NARATH II/4./**58**/14
— -verödung II/4./**58**/12
Kranialverschiebung der Kinnprominenz II/2./**26**/113
Kranio-alloplastik II/1./**1**/33
— -autoplastik II/1./**1**/11
— -autoplastiken, andere II/1./**1**/16
— -Heteroplastik II/1./**1**/32
— -homoioplastik II/1./**1**/22
— - — bei Schädeldefekten nach elektrothermischen Schäden II/1./**4**/6
— - —, Technik der Transplantation II/1./**1**/24
Kraniopagi, Trennung II/1./**1**/41
Kranioplastik, Autoplastik mit dem Schädelknochen II/1./**1**/18
—, Darmbeinautoplastik II/1./**1**/17
— in bezugz um Wert der Duraplastik II/1./**1**/41
—, freie Kalottenautoplastik II/1./**1**/19
—, frische autoplastische Pfropfung von homoioplastischen Transplantaten II/1./**1**/29
—, —, — Schienbeintransplantation II/1./**1**/22
— mit homoioplastischem Knorpel II/1./**1**/32
—, Indikation II/1./**1**/8
— bei Kindern II/1./**1**/21
— durch Knorpeltransplantation II/1./**1**/22
—, Methode von STRELI II/1./**1**/30
—, Präparation des Defektes II/1./**1**/10
—, Schnittführung II/1./**1**/10
— mit rostfreien Stahlplatten II/1./**1**/34
—, toter Raum II/1./**1**/38
—, Zeitpunkt II/1./**1**/9
Kranioplastische Infektion II/1./**1**/42
Kranioschisis II/1./**1**/1
Kraniostenose II/1./**3**/12
— -Operation, erste II/1./**3**/12
Kranio-synostose, Schädelkonfiguration II/1./**3**/13
— -synostosen II/1./**3**/12
Kranke, behandelte, mit Zungenkarzinomen, Lebensdauer I/2./**22**/146
Krankenhausbesuche, Einschränkung I/1./**3**/18
Krankenhaushygiene I/1./**3**/1
Krankenzimmer, Scheuerdesinfektion I/1./**3**/21
Krankheit des zu kleinen Hutes I/2./**22**/103
Krankheiten, Wertigkeit II/1./**7**/1
Krankheitsentstehung, relativer Anteil von Erbe und Umwelt II/1./**7**/26
Krankheitserreger, Resistenz I/1./**3**/2
Krapprot II/2./**30**/8
Kreatinproduktion I/2./**12**/22
Krebs I/1./**9**/18
— des Oberkiefers I/2./**22**/247
— im Ruhestadium I/2./**22**/112
Krebse, iatrogene I/2./**22**/4
Krebs-auslösung durch Metalle bei Tieren I/2./**14**/3
— -bildung I/2./**13**/12
— - —, Frage einer durch Fremdkörperimplantate induzierten späteren K. II/2./**33**/91
— -scherenform I/1./**9**/36
— -stadium, Bestimmung I/2./**22**/119
— -zellbefunde im Sternalpunktat I/2./**22**/3
Kreisapparate I/1./**5**/35
Kreisförmige Defekte, Deckung mittels Lappenverschiebung II/1./**17**/33
Kreislauforgane beim Kleinkind I/1./**5**/58
— beim Säugling I/1./**5**/58
Kreislaufteil I/1./**5**/36
Kreislauf-überwachung I/1./**5**/53
— -verhalten unter Lokalanästhesie mit und ohne Epinephrinzusatz I/1./**4**/22
— -zeit beim Neugeborenen I/1./**5**/59
Kreissäge II/1./**1**/29
Kreissystem I/1./**5**/35
Kreuzbänderersatz, plastischer II/4./**54**/164
Kreuzband, hinteres, Ersatz durch die Grazilissehne II/4./**54**/191
—, vorderes, Ersatz II/4./**54**/194
—, —, — durch Faszienstreifen II/4./**54**/189
—, —, — durch die Grazilissehne II/4./**54**/190
—, —, — durch das Lig. patellae II/4./**54**/192
—, —, — mit der Patella- und Quadrizepssehne II/4./**54**/192
—, —, — durch die Sehne des M. gracilis II/4./**54**/190
— -ersatz durch Känguruhsehne II/4./**54**/188
— - — durch Meniskus II/4./**54**/188
— - — durch Oberschenkelfaszie, gestielte II/4./**54**/188
— - — durch Ochsenfaszie II/4./**54**/188
— -operation II/4./**54**/188
— - —, erste II/4./**54**/188
— -plastik nach AUGUSTINE II/4./**54**/193
— - —, Indikation II/4./**54**/187
— - — ohne Kniegelenkseröffnung II/4./**54**/188
— -verletzungen mit Abriß der Eminentia intercondylica II/4./**54**/191
— - —, Behandlung II/4./**54**/187
— - — des Knies II/4./**54**/187
Kreuzbiß im Seitenzahnbereich bei Lippen-Kiefer-Gaumen-Spalten II/1./**6**/1
Kreuznarben I/2./**18—20**/8
Kreuzungslymphknoten am Kieferwinkel I/2./**22**/229
Kriechlappen II/1./**13**/79

Kriechlappen zur Nasenspitzenrekonstruktion nach CRONIN II/1./**13**/80
— -plastik nach LEXER II/3./**36**/74
Krikokaryozyten I/1./**6**/24
Kristallisationskerne, Ausbildung, Schäden I/2./**14**/27
Krümmung des Gliedes, Entstehung II/4./**51**/7
KRUKENBERG-greifarm II/4./**53**/2
— -greifzange II/4./**53**/140 II/4./**53**/141
— -operation, Komplikationen II/4./**53**/141
— - —, Technik II/4./**53**/141
Kryolithglasauge II/2./**30**/20 II/3./**37**/4
Kryotherapie II/1./**20**/20 II/1./**20**/52
Kryptorchismus I/1./**9**/20 I/1./**9**/25 I/1./**10**/14 II/4./**51**/79
—, unilateraler II/4./**51**/80
Kryptotie II/3./**38**/54
Küchenhygiene I/1./**3**/18
Kühlverbände I/2./**12**/6
Künstleranatomie II/2./**27**/3
Künstlerische Auffassung des menschlichen Körpers I/1./**2**/4
KÜNTSCHER-Marknagel II/4./**54**/256
— -nagelung II/4./**53**/94
Kürschnernaht I/1./**7**/2 I/1./**7**/18
Kugelbauch II/3./**50**/3
—, Korrekturmöglichkeiten II/3./**50**/3
—, Operationsmethode nach GALTIER II/3./**50**/4
Kugelfräsen aus Vitallium zur plastischen Formung der Hüftpfanne II/4./**54**/135
Kulissenschmerz nach BISGAARD II/4./**58**/18
Kuneometatarsalgelenk, Banddurchtrennung II/4./**54**/53
Kunst-anatomie I/1./**2**/4
— -augen II/3./**36**/155 II/3./**36**/156 II/3./**37**/4
— -faser, geweblich unverdauliche I/2./**17**/27
— -fehler I/1./**4**/39
— -harzendoprothese im Großzehengrundgelenk II/4./**54**/232
— -stoff, zu implantierender, Eigenschaften II/3./**46**/48
— - —, karzinogenetische Wirkung, Schlußfolgerungen II/3./**46**/55
— - — zur Verhinderung eines Rezidivs einer Kiefergelenksankylose II/1./**13**/104
— -stoffe I/2./**12**/120 I/2./**22**/68 II/2./**30**/7 II/3./**36**/156
— - —, Additive I/2./**14**/13
— - — als Dauerersatz I/2./**14**/2
— - —, Implantation in die Brust I/2./**24**/12
— - —, geeignete, für Implantationszwecke I/2./**14**/14
— - —, Ligaturen I/2./**24**/5
— - —, Verwendung in der Medizin I/2./**13**/14
Kunststoff-aorta beim Hund I/2./**17**/21
— -brücke II/2./**22**/90
— -bügelschiene II/2./**22**/81
— - — mit eingeführten intra-extraoralen Verbindungsbügeln II/2./**22**/67
— -bügelschienen nach NEUNER zur Schienung von Oberkiefersagittalfrakturen II/2./**22**/63
Kunststoff-bügelschienen, verschraubbare II/2./**22**/61
— - und Metalldorne, interdentale II/2./**22**/82
— -Film I/2./**14**/27
— -filze I/2./**14**/21
— -formen, poröse I/2./**14**/20
— -Implantat, Herstellung II/2./**34**/43
— - —, perforiertes II/2./**24**/18
— - —, Wirkung auf die Gewebe II/3./**46**/48
— -implantate, Verrutschen II/1./**13**/112
— -implantation I/2./**17**/16 II/1./**9**/18 II/2./**27**/9
— - — zur Mammavergrößerung, Resultate II/3./**46**/56
— -kappen bei Ankyloseoperation II/2./**24**/18
— -kleber I/2./**14**/23 I/2./**14**/25 I/2./**18—20**/6 II/1./**5**/2
— - —, toxische Schäden an Leber- und Nerven-Zellen I/2./**14**/27
— -Knochenspan II/2./**24**/21
— -Knochenstücke, kombinierte, zum Kieferersatz II/2./**24**/18
— -kranioplastik II/1./**1**/25
— -material in der Herzchirurgie I/2./**17**/28
— -netz I/2./**12**/122 I/2./**14**/21
— -netze aus Polyesterfasern I/2./**14**/11
— -platten als Tamponhalter II/2./**31**/2
— -plomben II/3./**36**/113
— - — zur plastischen Stumpfbildung, verschiedene Arten II/3./**36**/110
— -produkte zur Überbrückung einer Arterie I/2./**13**/13
— -prothese I/2./**14**/2 I/2./**14**/25
— -prothesen zu Aufbauplastiken der weiblichen Brust II/3./**46**/49
— -röhrchen, Implantation in den obliterierten Tränennasenkanal II/3./**36**/85
— -Sarkombildungen II/3./**46**/54
— -schienen aus Autopolymerisat II/2./**24**/34
— -Span, Form II/2./**24**/18
— -span mit körpereigener Bindegewebsmatrix II/2./**24**/22
Kupferfolien I/1./**8**/11
Kupferplatte I/1./**8**/12
Kupidobogen, Asymmetrie II/1./**7**/147
— mit Pounting-Effekt II/1./**7**/91
Kupula-Technik II/1./**21**/18
Kur, antiluische I/2./**22**/116
Kurznarkose I/1./**5**/44 I/1./**5**/62
Kurz- oder Stupsnasen II/2./**34**/22
Kutis, Einpflanzung bei der Gesichtshemiatrophie I/2./**12**/163
— -Deckung der neu gebildeten Gelenkfläche bei Arthoplastiken I/2./**12**/161
— -Duraersatz I/2./**12**/163
— -ersatz und Befestigung verschiedener Aponeurosen I/2./**12**/162
— -Ersatz des wegen Dysfunktion des Kiefergelenkes entfernten Meniskus I/2./**12**/161
— - — der Seitenbänder der großen Gelenke I/2./**12**/161

Kutis-gewebe zur autoplastischen Plombierung nach Ausräumung osteomyelitischen Herde I/2./**12**/162
— -lappen, Interposition II/4./**54**/134
— -streifen-Ersatz von Sehnen I/2./**12**/162
— -Stützung häufig luxierender Gelenke I/2./**12**/161
— -Transplantat, Entnahme I/2./**12**/164
— - —, Einpflanzung I/2./**12**/165
— -transplantation I/2./**12**/159 I/2./**22**/182 II/3./**46**/38
— - —, Biologie I/2./**12**/159
— - —, Indikationen I/2./**12**/161
— - —, Komplikationen I/2./**12**/161
— - —, Zystenbildung mit Keratin-Massen I/2./**12**/160
— -Verwendung bei der Knochenbruchbehandlung I/2./**12**/161
Kybernetik II/1./**7**/74
Kyematogenese I/1./**9**/3
Kyematopathien I/1./**9**/3 I/1./**9**/4

L

Labia majora und minora, Konstruktion aus der Penis- und Skrotalhaut II/4./**51**/78
Labiomentalfalte II/2./**26**/7
Lachen, Falten im Narbenbereich II/1./**7**/99
Lachgas I/1./**5**/17 I/1./**5**/21 I/1./**5**/33 I/1./**5**/35 I/1./**5**/60 I/1./**5**/64
— -analgesie I/1./**5**/62
Lacus lacrimalis I/1./**10**/8
Lähmung, inkomplette des N. facialis II/1./**21**/12
— des N. abducens II/2./**34**/10
— des N. opticus II/2./**34**/10
— des N. vagus II/3./**41**/50
—, otitische II/1./**21**/8
—, völlige, bei Fazialisparese II/1./**21**/31
Lähmungen des Larynx II/3./**41**/5
— des Pharynx II/3./**41**/5
—, spastische, Ausfallrekonstruktion II/4./**53**/92
Lähmungshackenfuß II/4./**54**/100
—, Behandlung durch vordere Arthrodese II/4./**54**/102
Lähmungshohlfuß II/4./**54**/103
— als Folge einer FRIEDREICHschen Ataxie II/4./**54**/103
— — einer Muskeldystrophie II/4./**54**/103
— — einer Poliomyelitis II/4./**54**/103
— — einer Syringomyelie II/4./**54**/103
Lähmungsklumpfuß II/4./**54**/103
Lähmungsplattfuß II/4./**54**/104
Lähmungsspitzfuß II/4./**54**/95
—, Behandlung II/4./**54**/96
—, — durch Knochenoperationen II/4./**54**/97
Längenwachstum, vermehrtes II/4./**54**/70
Längsinzision II/2./**34**/13
Läppchenschnitt nach DAVIS I/2./**12**/129
Lärmexposition II/1./**7**/37
Läsion, adreno-kortikale II/3./**44**/2
— der Chorda tympani, Mandibularanästhesie I/1./**4**/45
Läsion, der Fazialisäste II/2./**29**/15
— des Unterkiefer-Nerven-Gefäßbündels II/2./**26**/35
Läsionen des Mittelgesichts und der Stirn II/1./**12**/4
— des N. facialis II/1./**21**/2
Lävulose I/1./**5**/60
Lagerung des narkotisierten Patienten I/1./**5**/51
Lagophthalmus II/3./**36**/4
Lakodakryozystostomie II/3./**36**/80
„lambeau" I/2./**12**/3
Lamelle (THIERSCH) I/2./**12**/132
— —, Schneiden I/2./**12**/132
Lamina cribosa, Bruch I/2./**24**/17
— perpendicularis des Ethmoids II/2./**32**/18
Lampe, wärmefreie I/2./**12**/115
Landkartenschädel I/2./**22**/107
Landmannshaut II/1./**15**/3
LANEsche Platte, EWING-Sarkom I/2./**14**/3
„Lange Plastik" II/1./**7**/139
LANGE-RETTIG-Endoprothese II/4./**54**/144 II/4./**54**/146
— - — -Akryl-Spezial-Endoprothese II/4./**54**/144
LANGERsche Linien II/3./**41**/7
— — und Faltenlinien, Verlaufsrichtungen I/2./**18**—**20**/11
— Spannungslinien I/2./**18**—**20**/10
LANGsche Vorfuß- und Fersenplastik I/1./**4**/110
Langnasen II/2./**34**/22
Langzeitintubationen II/3./**41**/36
Lanolingehalt der Fettkreme II/2./**29**/5
Laokoon-Falten bei Schauspielern II/2./**28**/15
Laparotomie, mediane II/3./**46**/122
—, physiologische II/3./**46**/121
—, postoperative Narbenbrüche II/3./**46**/122
Laparotomien II/3./**46**/121
Lappen I/2./**12**/3
—, Aussehen des Lappens, Erblassen, Auftreten weißer oder dunkler Flecke I/2./**24**/16
—, Autonomisierung II/3./**41**/12
—, Beobachtung der Farbe und der Temperatur I/2./**12**/38
—, bilateraler frontotemporaler, für subtotale Nasenrekonstruktion II/2./**33**/77
„—, blauer" I/2./**12**/97
—, delto-pektoraler II/3./**41**/10
—, dermo-epidermaler I/2./**12**/100
—, Dicke I/2./**12**/38
—, doppelendiger, zur Deckung von Hautdefekten der Nasenspitze II/1./**13**/78
—, doppelt epithelisierte I/2./**22**/32 II/1./**13**/30
—, doppelt epithelisierter, zum Defektverschluß am antethorakalen Ösophagus II/3./**46**/96
—, — —, nach KLAPP I/2./**12**/140
—, dreieckige, nach BERG, Konstruktion und Beweglichkeit I/2./**12**/47
— nach DUFOURMENTEL II/3./**38**/47
—, fettreicher, bei mageren Patienten, Bildung I/2./**12**/86

Lappen, fronto-temporale, zur Kolumellarekonstruktion nach R. MEYER (SCHMID) II/2./**33**/18
—, fronto-temporaler nach SCHMID II/2./**33**/75
— gestielter, von der behaarten Kopfhaut zum Ersatz der Augenbraue II/1./**16**/31
—, —, vom anderen Bein II/4./**55**/14
— vom Hals für Nasenflügel und -spitze II/2./**33**/46
— bei Hautdefekten am Hals-, Verarbeitung II/3./**41**/15
—, medial gestielter, deltopektoraler nach BAKAMJIAN II/3./**41**/11
—, mobiler rechteckiger I/2./**22**/31
— aus der Nachbarschaft für die Kolumellarekonstruktion II/2./**33**/6
— aus der Nase für Nasenflügel und -spitze II/2./**33**/22
— — zum Nasenstegersatz II/2./**33**/6
— aus dem Oberarm für Nasenflügel und -spitze II/2./**33**/47
— — für sub- und totale Ersatzplastik der Nase II/2./**33**/82
— aus der Oberlippe zum Nasenstegersatz II/2./**33**/8
—, offene I/2./**12**/79
—, SCHMIDscher frontotemporaler, für die Nasenspitzenrekonstruktion, Modifikation nach R. MEYER II/2./**33**/44
— aus der Schulter nach CHRETIEN II/3./**41**/11 II/3./**41**/12
— aus der Stirn für Nasenflügel und -spitze II/2./**33**/31
— — zum Nasenstegersatz II/2./**33**/15
— — für Nasenwand und -rücken II/2./**33**/58
—, subkutan gestielte II/1./**13**/16
—, — —, zur Wangendefektdeckung II/1./**13**/17
—, — gestielter, Anatomie II/1./**13**/16
—, THIERSCHsche I/2./**19**/5
— von der Thoraxwand, hinteren, mit Basis in der Nackengegend (DENECKE) II/3./**41**/11
— von der Thoraxwand, vorderen, mit Basis im Bereich der Klavikula II/3./**41**/10
—, tubulärer, bei Ohrmuscheltransplantate II/2./**33**/40
—, up-and-down Nasenersatz II/2./**33**/75 II/2./**33**/78
— aus der Wange für Nasenflügel und -spitze II/2./**33**/27
— — zum Nasenstegersatz II/2./**33**/12
— — für Rekonstruktion der lateralen Nasenwand und des Nasenrückens II/2./**33**/55
Lappenbildung am Pharynx nach HYNES, ortsständige II/1./**9**/34
— — nach MÜNDNICH II/1./**9**/21
— — nach PASSAVANT II/1./**9**/20
— am Velum, modifizierte nach HERFERT II/1./**9**/27
Lappenbildungen, akromio-klavikuläre und akromio-pektorale II/2./**33**/46
— für die plastischen und rekonstruktiven Eingriffe am Hals II/3./**41**/10
Lappenneurofibrom II/1./**3**/41
Lappenplastik I/2./**12**/3
— zur Deckung von Hautdefekten der Nasenspitze nach RIEGER II/1./**13**/79
—, direkte I/2./**12**/63
—, gestielte, zum Lippenersatz II/1./**13**/43
—, lokale, zum Nasenflügelersatz nach MAISELS und SAAD II/1./**13**/81
— zur Nasenflügelrekonstruktion II/1./**13**/82
—, Thrombophlebitiden I/2./**24**/11
Lappenplastiken, experimentelle Ergebnisse auf diesem Gebiet II/3./**41**/12
—, lokale II/3./**46**/20
— zur plastischen Versorgung von Hautdefekten im Bereich des Halses II/3./**41**/10
— zur Protektion der Halsgefäße II/3./**41**/16
— — der Gefäße im oberen Thoraxapertur-Bereich II/3./**41**/17
— zur Speisewegrekonstruktion nach totaler Pharyngo-Laryngektomie II/3./**41**/26
— im Stammbereich II/3./**46**
— aus der Stirn II/1./**13**/70
Lappenstiel, Durchtrennung I/2./**12**/38
Lappenverschiebung zur Deckung kreisförmiger Defekte II/1./**17**/33
—, multiple lokale, nach CROCE und SCHULLINGER II/3./**46**/111
Laraactil I/1./**4**/50
Laryngealer Knorpel, Verkleinerung II/4./**51**/78
Laryngospasmus I/1./**5**/41 I/1./**5**/42 I/1./**5**/43 I/1./**5**/68
Laryngo-tracheo-ösophageale Spalte II/3./**41**/38
Laryngostoma, plastischer Verschluß II/3./**41**/37
Laryngo-Tracheoskopie mit Hilfe eines Troicard II/3./**41**/6
— - —, retrograde II/3./**41**/6
Larynx, Heraufschrumpfen an das Zungenbein II/3./**41**/15
—, Lähmungen II/3./**41**/5
—, plastische Rekonstruktion bei Stenosen und Atresien II/3./**41**/36
—, — Rekonstruktionen nach Larynxteilresektionen II/3./**41**/35
—, — Versorgung von Defekten, bei denen Stellung und Funktion beeinträchtigt sind II/3./**41**/15
—, Teilresektion II/3./**41**/4
— -Defekte, plastische und rekonstruktive Eingriffe II/3./**41**/33
— -eingang, plastische Defektversorgung II/3./**41**/20
— -exstirpation, Pharynxfisteln II/3./**41**/24
— -granulome als Spätkomplikation der Intubation I/1./**5**/68
— -karzinom I/2./**22**/248
— - —, Mortalität I/2./**22**/246
— -karzinome, supraglottische, Resektion II/3./**41**/17
— -mißbildungen II/3./**41**/38
— -und Pharynxlähmungen, plastische und rekonstruktive Eingriffe II/3./**41**/49

Larynx-spalte II/3./**41**/38
— -Stenosen und Atresien II/3./**41**/4 II/3./**41**/36
— -wände, rekonstruierte, Fixation ans Zungenbein II/3./**41**/35
— -Wandstücke II/3./**46**/89
Laschennagel II/4./**54**/111
Laserstrahlen I/2./**22**/241
—, unblutige Operation von Melanommetastasen I/2./**22**/241
Lasix II/3./**45**/39
Laterale Röntgenkontrastaufnahme, Pharyngoplastik II/1./**9**/18
Lateralokklusion II/2./**26**/86
Lateraloperation des spaltseitigen Kiefers II/1./**7**/177
Lateralverlagerung des Unterkiefers mit Gesichtsasymmetrie II/1./**11**/5
Lateralverschiebungen im Bereich des Oberkiefers II/1./**7**/176
Latex II/2./**30**/10
Lathyrogene I/1./**6**/126
Latissimus dorsi-Plastik II/4./**54**/92
LAUENSTEIN-aufnahmen II/4./**54**/237
— -sche Beckenübersichtsaufnahme II/4./**54**/238
LAURENCE-MOON-BIEDL-BARDET-Syndrom II/1./**7**/67
Lautbildung I/2./**25**/2 II/1./**9**/3
Lavendelöl II/2./**30**/8
Laver resection II/1./**20**/64
League of Nations classification I/2./**22**/118
Lebendiges Nahtmaterial II/3./**46**/128
Lebensalter, menschliches, Verlängerung II/2./**29**/1
Lebensdauer behandelter Kranker mit Zungenkarzinomen I/2./**22**/146
Lebensweise, „parasitäre" I/2./**12**/5
Leberdysfunktion bei Jungen II/3./**44**/2
Lebererkrankungen I/1./**6**/88
— und Wundheilung I/1./**6**/88
Leberflecken I/2./**22**/221
Leberkarzinom, Mortalität I/2./**22**/247
Leberkranke, Gefäßspinnen in der Gravidität II/1./**20**/71
Leberkrebs I/2./**22**/248
Leberschädigende Wirkung I/1./**5**/64
Lebertoxität des Halothans I/1./**5**/65
Leberzirrhose I/1./**6**/88
—, Wundheilungsstörungen I/1./**6**/88
Leder-Bandagen zur Ruhigstellung eines Kieferbruches II/2./**22**/3
LEDUCscher Strom I/2./**25**/15
Lehre von der Verjüngung II/2./**29**/2
Leichennieren I/2./**17**/11
Leimmasse II/2./**30**/7
Leinen I/2./**17**/24
Leishmaniosis II/2./**33**/34
Leistenbereich, Verbrennungskontrakturen II/3./**48**/10
Leistenhernie II/4./**51**/80
Leistenhoden I/1./**9**/38
Leitsymptom bei Hämangiomen des Oberkiefers II/1./**19**/2
— aller Lokalanästhesiekomplikationen I/1./**4**/39
Leitungsanästhesie I/1./**4**/3 I/1./**5**/56 I/1./**5**/76
—, Entdecker I/1./**4**/5
—, Injektionspunkte im Schädelbereich I/1./**4**/53
— bei der Rhinoplastik II/2./**34**/10 II/2./**34**/9
Lendengegend, Fibromatose als Meningozele II/3./**44**/17
—, Hypertrichose II/3./**44**/16
—, keloidartige Geschwulst II/3./**44**/14
Lentigo I/2./**22**/222
— maligna I/2./**22**/223
LENZsche Grube I/1./**4**/60
Leontiasis ossea I/2./**22**/99
LERMOYEZ-Syndrom II/1./**9**/32
Les chromosomes humains I/1./**9**/17
Lesestück ohne M, N und Ng I/2./**25**/16
Leukämie, Mortalität I/2./**22**/247
Leukämien I/1./**6**/89 I/1./**9**/18
—, chronische I/2./**22**/10
Leukokeratosen I/2./**22**/112
Leukopenie I/2./**22**/105
Leukoplakie, Malignisierung I/2./**22**/188
Leukoplakien I/2./**19**/8 I/2./**22**/112 I/2./**22**/139
—, ausgedehnte, Differentialdiagnose I/2./**22**/129
—, retroanguläre I/2./**22**/114
—, Therapie I/2./**22**/115
— am Zungenrand I/2./**22**/149
Leukoplakie-karzinom I/2./**22**/168
— -patienten, Entartungsquote I/2./**22**/115
Leukoplast I/1./**8**/7
— -fixation I/2./**12**/65
Leukozyten I/1./**6**/30
Leuzinaminopeptidase I/1./**6**/23
Levatoren II/1./**9**/4
Levator-Plastik (NEUNER) II/1./**8**/47
LEXER-Meissel I/2./**22**/196
— -Plastik, Hüftgelenk II/4./**54**/152
— -sche Ypsilonplastik II/1./**12**/21
LEYDIGsche Zwischenzellen II/4./**51**/71
LH (Luteinisierungshormon) I/1./**6**/95
Librium I/1./**4**/49
Lichen ruber planus I/2./**22**/112 I/2./**22**/114 I/2./**22**/139
Lid, Elephantiasis II/3./**36**/2
—, Faltenbildung II/2./**29**/21
—, kosmetische Eingriffe Eingriffe II/3./**36**/36
—, Stellungsanomalien II/3./**36**/4 II/3./**36**/97
—, Verletzungen II/3./**36**/9
—, Schnitt-, Riß- und Quetschwunden II/3./**36**/9
Lider, Verwachsung II/3./**36**/2
Lid-abriß, Bogenplastik II/3./**36**/53
— -anomalien, angeborene II/3./**36**/2
— - und Augapfelbindehaut, Frühtransplantation von Lippenschleimhaut bei ausgedehnten frischen Verletzungen und Verätzungen II/3./**36**/103

Lid-defekt, Verpflanzung von Ohrknorpel II/3./**36**/70
— -ektropium I/2./**22**/29
— -faltenoperation, Verband II/2./**29**/26
— -halter DESMARRESsche II/3./**36**/90 II/3./**36**/125
— -haut, Hypertrophie II/2./**29**/21
— -karzinome, Ausräumungen I/2./**22**/27
— -kolobom II/3./**36**/2 II/3./**36**/32
— -ödem II/2./**29**/24
— -operation, Instrumente, zweischneidiges Messer nach IMRE II/3./**36**/5
— - —, plastische, Instrumente II/3./**36**/5
— -operationen II/3./**36**/3
— -plastik II/1./**7**/146 II/3./**36**/39
— - —, Indikation II/3./**36**/4
— - —, Nachbehandlung II/3./**36**/7
— - —, Nahteiterung II/3./**36**/8
— - —, Nahtentfernung II/3./**36**/8
— - und Paladonplastik bei ausgedehnten Orbital- und Oberkieferdefekt II/3./**36**/152
— -platte II/3./**36**/90
— -sack II/2./**29**/24
— -spalte, Erweiterung II/3./**36**/13
— - —, Schrägstellung nach Abriß des inneren Lidbändchens II/3./**36**/55
— - —, Schrägstellung mit Verlagerung des äußeren Lidwinkels, Eingriff II/3./**36**/63
— - —, Schrägstellung mit Verlagerung des inneren Lidwinkels, Eingriff II/3./**36**/62
— - —, traumatische Schiefstellung II/3./**36**/62
—, —, Verkleinerung I/2./**22**/192
— - —, Verkürzung II/3./**36**/11
— - —, Verlängerung II/3./**36**/10
— - —, Verschluß II/3./**36**/22
— - —, —, totaler II/3./**36**/22
— - —, —, Vorübergehender II/3./**36**/22
— -tumor, Strahlentherapie II/3./**36**/5
— -winkel, äußerer, Deckung eines Defektes II/3./**36**/48
— - —, innerer, Bildung durch Stiellappenplastik nach HASNER II/3./**36**/64
— - —, —, Ersatz eines größeren Defektes II/3./**36**/48
— - —, —, Hautkarzinom I/1./**4**/81
— - —, —, Hebung durch Bogenverschiebung II/3./**36**/55
— - — -bereich, innerer II/3./**36**/50
— - — -defekt, innerer, Ersatz nach MACKENSEN II/3./**36**/50
— -wunden II/3./**36**/9
Lidocain I/1./**4**/8 I/1./**4**/10 I/1./**4**/11 I/1./**4**/15 I/1./**4**/35 I/1./**4**/86 I/1./**4**/92
— und Mepivacain, vergleichende Untersuchung über den anästhetischen Effekt I/1./**4**/14
— -derivate I/2./**22**/27
Ligamentum calcaneofibulare, Riß II/4./**54**/194
— flavum I/1./**4**/116
— patellae, Riß II/4./**54**/80
— —, —, plastischer Ersatz II/4./**54**/81
— —, Ruptur II/4./**54**/80
Ligamentum suspensorium mammae II/3./**45**/15
— talofibulare anterior, Riß II/4./**54**/194
— — posterior, Riß II/4./**54**/194
Ligatur der A. carotis externa I/2./**22**/58 I/2./**22**/207
—, simultane doppelseitige, der V. iugularis I/2./**22**/160
Ligaturen aus Katgut und Seide oder Kunststoffen I/2./**24**/5
Limen II/2./**32**/17
LINDEMANN-Fräse I/2./**22**/196
Lineare und anders geformte Narben im Bereich der Stirn II/1./**5**/2
Linien, LANGERsche II/3./**41**/7
— -schnitt II/3./**36**/39
Linsenfleck I/2./**22**/222
Lipidabbauprodukte I/1./**6**/24
Lipiodol I/2./**22**/5 II/3./**40**/17
Lipoblasten I/1./**6**/24
Lipolyse I/1./**6**/24
Lipome I/2./**22**/37 I/2./**22**/230 II/3./**40**/22
— des Halses II/3./**40**/25
Lippe, Eingriffe II/1./**13**/33
—, Hautdefekte II/1/**13**/42
—, mediane Spalte und Arhinenzephalie II/1./**3**/11
—, — Spaltung II/1./**7**/65
—, primäre Wiederherstellung, Gründe II/1./**13**/36
—, Reliefverbesserung II/1./**7**/153
Lippen, Hämangiome II/1./**20**/64
—, Präkanzerose, Anwendung von Knoblauch I/2./**22**/115
—, Strategie der dreidimensionalen Exzisionen II/1./**20**/64
—, Verbrennungen II/1./**16**/26
— -bereich, Infiltrationsanästhesie I/1./**4**/80
— -brücke, Entstehung II/1./**7**/50
— -defekte II/1./**13**/33
— - —, durchgehende II/1./**13**/45
— -ersatz durch freie Hauttransplantate II/1./**13**/43
— - — durch gestielte Lappenplastik II/1./**13**/43
— - und Gaumenplastik, vorzeitige, Pseudoprogenie, Darstellung II/1./**7**/172
— - und Gaumenspalten bei Hunden II/1./**7**/17
— -Gaumenspaltoperationen, Blutverluste II/1./**7**/191
— - und Gaumenspaltträger, Sterblichkeit II/1./**7**/190
— - — Sterblichkeit, Ursachen II/1./**7**/190
— -hämangiom, schematische Darstellung der Exzision mit Hilfe der ESTLANDER-NEUBER-ABBEschen Plastik II/1./**20**/65
— -hämangiome, schichtweise Exzision II/1./**20**/64
— -karzinom, endophytische Form I/2./**22**/130
— - —, exophytische Form I/2./**22**/130
— - —, frühes, Differentialdiagnose I/2./**22**/129
— - —, Häufung des Befalls der Unterlippe I/2./**22**/129

Lippen-karzinom, regionärer Lymphknotenbefall I/2./**22**/130
— - —, Röntgennahbestrahlung I/2./**22**/138
— - — mit erwiesener Radiosensibilität
— -karzinome I/2./**22**/129 I/2./**22**/248
— - —, Häufigkeit I/2./**22**/129
— -Kiefer-Gaumenbereich, Geburtennummereinfluß auf die Entstehung von Spaltbildungen II/1./**7**/11
— - — -Gaumenspalte, doppelseitige II/1./**7**/60
— - — - —, — asymmetrische II/1./**7**/61
— - — - —, —, Mikromanifestation II/1./**3**/40
— - — - —, —, mit normal liegender Prämaxilla (Typ I) II/1./**7**/60
— - — - —, —, mit extrem prominenter Prämaxilla (Typ II) II/1./**7**/60
— - — - —, einseitige II/1./**7**/58
— - — - —, —, spiegelbildlich konkordante bei einem siamesischen Zwillingspaar II/1./**7**/63
— - — - —, Häufigkeit der Phänokopien von Gaumenspalten durch Cortison-Behandlung in Stämmen mit hoher und niedriger Spontanhäufigkeit II/1./**7**/39
— - — - —, Morphogenese II/1./**7**/40
— - — - —, Therapie II/1./**9**/1
— - — - —, Vererbung I/1./**11**/2 II/1./**7**/19
— - — -Gaumenspalten I/1./**9**/19 I/1./**9**/41 I/1./**11**/2 II/2./**24**/33 II/2./**24**/55 II/2./**34**/69
— - — - —, anoperierte, sekundäre Eingriffe zur funktionellen und ästhetischen Rehabilitierung II/1./**7**/147
— - — - —, Arcus palato-pharyngicus-Plastik II/1./**8**/47
— - — - —, — — -glossus-Plastik II/1./**8**/51
— - — - —, Behandlung im Wechselgebiß II/1./**6**/20
— - — - —, Chirurgie II/2./**34**/97
— - — - —, doppelseitige, einzeitige Gaumenplastik, Darstellung II/1./**7**/145
— - — - —, —, primäre Lippenkorrektur nach Millard, Darstellung II/1./**7**/151
— - — - —, Einfluß der rassischen Zusammensetzung auf die Häufigkeit II/1./**7**/13
— - — - —, einseitige präoperative kieferorthopädische Behandlung II/1./**6**/6
— - — - —, — totale, Einfluß der Cheiloplastik auf Kieferform und Kieferstellung II/1./**7**/82
— - — - —, Einteilung nach Converse II/1./**7**/69
— - — - —, — nach J. Koch II/1./**7**/71
— - — - —, Entstehung, multifaktorielles System II/1./**7**/21
— - — - —, extraorale Metallbügel zur Fixierung der Platten bei präoperativer Behandlung II/1./**6**/5
— - — - —, festsitzende, Bogenapparaturen zur kieferorthopädischen Behandlung II/1./**6**/24
— - — - —, fürsorgerische Maßnahmen einschließlich prophylaktischer Maßnahmen zur Verhinderung des Auftretens II/1/**7**/198
Lippen-Kiefer-Gaumenspalte, Gaumen harter, Operationen II/1./**8**/43
— - — - —, Gaumen, weicher, Operationen II/1./**8**/44
— - — - —, Geburtenordnungen II/1./**7**/31
— - — - —, Häufigkeit anamnestischer Erhebungen von familiären Fällen II/1./**7**/23
— - — - —, — bei den Frühgeborenen II/1./**7**/14
— - — - —, — in verschiedenen Populationen II/1./**7**/6
— - — - —, — und Statistik II/1./**7**/14
— - — - —, Häufigkeitssteigerung II/1./**7**/8
— - — - —, Hautbrücken II/1./**7**/41
— - — - —, hereditäres Auftreten II/1./**7**/24
— - — - —, Heterogenie II/1./**7**/21
— - — - —, Indikation für eine festsitzende Brücke II/1./**6**/31
— - — - —, Instrumentarium zur Chirurgie II/1./**7**/86
— - — - —, Kiefer, Operationen II/1./**8**/30
— - — - —, **kieferorthopädische Behandlung** II/1./**6**
— - — - —, — — im bleibenden Gebiß II/1./**6**/26
— - — - —, — —, Dehnung und Bißverschiebung II/1./**6**/22
— - — - —, — —, Endversteifung nach kieferorthopädischer Behandlung II/1./**6**/29
— - — - —, — — Fixierung der Platte und Gewöhnung II/1./**6**/4
— - — - —, — —, Lückenschluß und Einzelzahnbewegungen II/1./**6**/23
— - — - —, Klassifikation II/1./**7**/70
— - — - —, Knochentransplantation zur Stumpfstabilisierung II/1./**8**/44
— - — - —, Kreuzbiß im Seitenzahnbereich II/1./**6**/1
— - — - —, Levator-Plastik II/1./**8**/47
— - — - —, Lippenkontur-Verbesserung, Korrektur II/1./**8**/23
— - — - —, Mikroformen II/1./**7**/56
— - — - —, Nase, äußere, Mißbildungen II/1./**7**/66
— - — - —, Narbenzüge, Überwindung II/1./**6**/24
— - — - —, Nasenkorrekturen II/1./**8**/2 II/1./**8**/20
— - — - —, Nasengerüst, knöchernes, Korrekturen II/1./**8**/4
— - — - —, Nasenscheidewand und Dreiecksknorpel, Korrekturen II/1./**8**/10
— - — - —, Nasenspitze und Naseneingang, Korrekturen II/1./**8**/13
— - — - —, Oberkieferentwicklung nach Gaumenspaltoperationen II/1./**7**/192
— - — - —, Oberlippenrot, Korrekturen, einschließlich Vestibulumkorrektoren II/1./**8**/23
— - — - —, Ober- und Unterlippe, Korrekturen zum Relations-Ausgleich II/1./**8**/23
— - — - —, Oberlippenweiß, Korrekturen II/1./**8**/21

Lippen-Kiefer-Gaumenspalte, postoperative Kieferorthopädische Behandlung II/1./**6**/17
— - — - —, präoperative Behandlung II/1./**6**/1
— - — - —, — —, Abdrucknahme II/1./**6**/3
— - — - —, primäre Osteoplastik II/2./**24**/55
— - — - —, **prothetische Maßnahmen** II/1./**10**
— - — - —, — Versorgung II/1./**6**/31
— - — - —, prothetischer Ersatz nach Operation II/1./**10**/1
— - — - —, Pseudoprogenie II/1./**6**/1
— - — - —, Regenerationsmöglichkeiten bei I/1./**11**/7
— - — - — und Schneidezahnrelationen II/1./**7**/53
— - — - —, sekundäre Korrekturen II/2./**34**/69
— - — - —, spiegelbildlich konkordante totale bei siamesichen Zwillingen II/1./**3**/58
— - — - —, Statistik und Häufigkeit II/1./**7**/14
— - — - —, Stützgewebe, Ausbildung des parodontalen, im transplantierten Knochen des Patienten II/1./**7**/126
— - — - —, Syndrom als Teilsymptom I/1./**9**/20
— - — - —, Verbreitung in den Jahren 1939 bis 1061 II/1./**7**/13
— - — - — verkehrter frontaler Überbiß II/1./**6**/1
— - — - —, Verlängerungs- und Tensor-Plastik II/1./**8**/45
— - — - —, Versorgung, Lokalanästhesie I/1./**4**/76
— - — - —, Ziel und Indikation der präoperativen Behandlung II/1./**6**/2
— - — - —, Zwillingsuntersuchungen II/1./**7**/21 II/1./**7**/22
— - — - — -formen, Häufigkeit und Verteilung II/1./**7**/15
— - — - — - —, Verteilung und Häufigkeit II/1./**7**/15
— - — - — -, Operationen, Kieferverbildungen II/2./**26**/39
— - — -Gaumenspaltträger, Pseudoprogenie Häufung bei der erblichen Belastung in Familien II/1./**7**/171
Lippen-Kiefer-Plastik, Anwendung des BZA-Klebers II/1./**7**/154
— - — -spalte, Entstehung II/1./**7**/45
— - — -spalten II/1./**7**/58
— - — - —, einseitige totale, Darstellung der von Millard modifizierten Methode zum Verschluß II/1./**7**/100
— - — - —, formale Genese II/1./**7**/41
— - — - —, intrauterine Regeneration II/1./**7**/42
— - — - —, induzierender Einfluß auf die Bildung von Gaumenspalten II/1./**7**/43
— - — - —, Mikroformen II/1./**7**/42
— - — - — mit Weichteilbrücken II/1./**7**/58 II/1./**7**/59
— - — -Unterlippenfistelsyndrom II/1./**7**/44
— -kinnfalte, Form II/2./**26**/7
— - und Knochenplastik, Trennung II/1./**7**/128
Lippen-korrektur bei doppelseitiger Spaltform, Schnittführung II/1./8/22
— - — bei einseitiger Spalte II/1./8/21
— - —, primäre, nach Millard bei doppelseitigen L-K-G-Spalten, Darstellung II/1./7/151
— -korrekturen II/1./7/147
— -klemme gegen Blutungen und Schmerz I/1./**4**/3
— -krebs, Verhältniszahlen hinsichtlich des Geschlechtes I/2./**22**/129
— -Nasen-Korrektur mit Verlängerung des Nasensteges durch eine modifizierte Neuber-Abbésche Plastik, Darstellung II/1./**7**/155
Lippenplastik nach Bardach, Darstellung II/1./7/99
— nach Barsky-Hagedorn bei doppelseitiger L-K-G-Spalte, Darstellung II/1./**7**/117
— nach Brown-McDowell II/1./**7**/105
—, Darstellung des unterschiedlichen Muskelfaserverlaufes bei Plastiken nach Veau, Le Mesurier, Tennison und Millard II/1./**7**/101
—, Durchführung, Lagerungsbedingungen II/1./**7**/88
—, Einfluß auf die Gaumenspalte II/1./**7**/179
—, einseitige, Lösung der an falschen Insertionspunkten fixierten Muskeln II/1./**7**/102
—, —, nach Tennison bei doppelseitigen L-K-G-Spalten, Darstellung II/1./**7**/116
— nach Gabka, Darstellung II/1./**7**/94
— — mit doppelseitigen L-K-G-Spalten mit primärer Osteoplastik, Darstellung II/1./**7**/112
— — bei einem Kind mit doppelseitiger L-K-G-Spalte II/1./**7**/111
— nach Hagedorn, Darstellung II/1./**7**/92
—, Kriterien II/1./**7**/92
— nach Le Mesurier, Darstellung II/1./**7**/93
— nach Millard, Darstellung II/1./**7**/99
— — bei einer doppelseitigen subtotalen Cheiloschisis, Darstellung II/1./**7**/114
— — bei einer doppelseitigen totalen L-K-G-Spalte mit einzeitiger Rekonstruktion der Lippen und nachfolgender primärer Gabellappenplastik, Darstellung II/1./**7**/115
— nach Perczynskiej-Partyki, Darstellung II/1./**7**/99
— — - — bei doppelseitigen L-K-G-Spalten, Darstellung II/1./**7**/118
— nach Pfeifer, Darstellung II/1./**7**/103
— nach Randall, Darstellung II/1./**7**/101
— nach Reichert, Darstellung II/1./**7**/106
— nach Skoog, Darstellung II/1./**7**/102
— nach Steffenson, Darstellung II/1./**7**/98
— nach Tennison, Darstellung II/1./**7**/98
— nach Trauner II/1./**7**/97
— —, Darstellung II/1./**7**/98
— nach Wynn, Darstellung II/1./**7**/115
—, Zeitpunkt II/1./**7**/82
—, zweiphasige, nach Bardach bei doppelseitigen L-K-G-Spalten, Darstellung II/1./**7**/117

Lippenplastiken, Klassifizierung I/2./**12**/36
—, Nachbehandlung I/2./**24**/16
—, Spätresultate II/1./**7**/178
Lippen-prominierung nach AXHAUSEN, schematische Darstellung II/1./8/24
— -rekonstruktion durch Fernlappenplastiken II/1./**13**/60
— - — durch Nahplastiken II/1./**13**/50
— -rekonstruktionen, totale, mit NEUBER-ABBÉ-ESTLANDER-Plastik II/1./**7**/155
— -reoperationsnarbe II/1./8/1
Lippenrot, asymetrisches Ausrollen I/2./**22**/29
—, Einkerbung II/1./**3**/33
— -defekte II/1./**13**/37
— -ersatz durch Bildung eines Brückenlappens in Rundstielform aus der Unterlippenschleimhaut II/1./**13**/39
— - — durch gestielte Hautlappen aus der Nasolabialregion II/1./**13**/41
— - — der Oberlippe durch Stiellappen aus der Unterlippe nach JOSEPH II/1./**13**/37
— - — der Unterlippe nach NÉLATON und OMBRÉDANNE II/1./**13**/38
— - — — durch einen Schleimhautbrückenlappen aus der Oberlippe nach SCHULTEN II/1./**13**/38
— - — — durch einen kaudal gestielten schürzenförmigen Schleimhautlappen aus der Oberlippe II/1./**13**/38
— - — — durch Zungenlappen II/1./**13**/40
— -Gestaltung II/1./8/1
— -kante, asymmetrischer Verlauf II/1./**7**/56
— - — im Philtrumbereich, Erhalten II/1./**7**/111
— -kerbe II/1./**7**/42 II/1./**7**/56
— -prominierung nach NEUNER, schematische Darstellung II/1./8/25
— -Schleimhautlappen, gestielte II/1./**13**/37
Lippenschleimhaut zum Kolumellaersatz II/2./**33**/11
—, Verpflanzung II/3./**36**/96
— -Frühtransplantation bei ausgedehnten frischen Verletzungen und Verätzungen der Lid- und Augapfelbindehaut II/3./**36**/103
— -plastik beim Symblepharon II/3./**36**/102
— - —, Bildung einer unteren Übergangsfalte II/3./**36**/128
— - — bei Verätzungen nach DENIG II/3./**36**/104
Lippenspalte I/1./**10**/10
—, doppelseitige, Kombinationsanästhesie zum Verschluß I/1./**4**/77
—, einseitige, Injektionspunkte zur Lokalanästhesie zum Verschluß I/1./**4**/77
—, —, Verschluß, Lokalanästhesie I/1./**4**/77
—, mediane I/1./**10**/10
—, untere mediane I/1./**10**/12
—, WUNDERERsche Methode des variierenden Dreieckaustausches, Darstellung II/1./**7**/97
Lippenspalten, doppelseitige asymmetrische II/1./**7**/60
—, — subtotale II/1./**7**/59
—, — totale II/1./**7**/59
Lippenspalten, doppelseitige, Operationsverfahren zum Verschluß II/1./**7**/106
—, einseitige, LE MESURIERsches Korrekturverfahren zur ästhetischen Formung II/1./**7**/150
—, —, Schnittführungen zum Verschluß II/1./**7**/91
—, geradlinige Schnittführungen II/1./**7**/149
—, subtotale II/1./**7**/58
— bei Tieren II/1./**7**/17
—, totale II/1./**7**/58
—, Zick-Zack-Schnittführung II/1./**7**/149
— -chirurgie I/1./**7**/8
Lippenspaltoperation nach der Methode des variierenden Dreieck-Austausches II/1./**7**/96
Lippenspaltung, induzierender Einfluß auf Ausbildung einer Gaumenspalte II/1./**7**/58
—, mediane II/1./**7**/65
Lippenstifte, karzinogene Stoffe I/2./**22**/4
Lippenteile, durchgehende, Rekonstruktion, Forderungen II/1./**13**/45
Lippenverschluß mit gleichzeitiger primärer Osteoplastik II/1./**7**/129
— mit primärem Gabellappen II/1./**7**/114
Lippenwinkel, Rekonstruktion II/1./**12**/23
Lippen-Zwischenkieferspaltformen, mediale II/1./**7**/69
Liquemin I/1./**6**/127 II/3./**45**/5 II/4./**58**/19 II/4./**58**/20
Liquorblasenmechanismus, Theorie II/1./**3**/55
Lirotil I/1./**4**/25
Listeriose I/1./**3**/1
1-Nor-Adrenalin, Vorzüge I/1./**4**/24
Lobäre Holoporosenzephalie II/1./**3**/12
Lobulus auriculae (Entwicklung) I/1./**10**/10
—, Rekonstruktion II/3./**38**/36
Lobus pyramidalis II/3./**40**/16
Lochprothese II/3./**36**/112
—, ILLIGsche II/3./**36**/102
— aus Paladon II/3./**36**/140
Lockerungsstadium der Hüftmetaphyse II/4./**54**/238
Löffelhand I/1./**9**/35 II/4./**53**/33
Lösungen, kristallinische I/1./**5**/10
Lofil I/1./**7**/7
Lokalanästhesie I/1./**4** I/1./**5**/17 I/2./**19**/5 II/1./**7**/90 II/1./**7**/91
—, Dreiphasenmethode zur Anwendung I/1./**4**/51
— in Epontol-Kurznarkose I/1./**4**/61
—, Einteilung und Entwicklung I/1./**4**/7
— mit und ohne Epinephrinzusatz, Kreislaufverhalten I/1./**4**/22
—, Erblindung I/1./**4**/45
—, Fazialisparesen I/1./**4**/45
—, fehlerhafte, Gasbrandinfektion I/1./**4**/46
— des ganzen Fußes I/1./**4**/107
—, Gegenüberstellung von Narkose und Lokalanästhesie I/1./**4**/118
—, Gehirnblutung I/1./**4**/46
—, Geschichte I/1./**4**/3

Lokalanästhesie im Gesichtsbereich, Standardverfahren I/1./**4**/84
— am Hals I/1./**4**/91 II/3./**40**/7
— bei Halsraffung I/1./**4**/86
— im Bereich des Hirnschädels einschließlich der Galea I/1./**4**/51
—, Injektionspunkte nach LENZ I/1./**4**/60
—, — zum Verschluß einer einseitigen Lippen-Spalte I/1./**4**/77
—, Kaliumsulfatzusatz I/1./**4**/29
—, Knochenulzera des Gaumens I/1./**4**/43
—, Komplikationen I/1./**4**/36
— unter Kurznarkose II/2./**29**/8
—, lebensbedrohliche Komplikationen I/1./**4**/37
—, lokale Komplikationen I/1./**4**/43
—, MOSERsche I/1./**4**/116
—, Nachblutungen bei in Lokalanästhesie ausgeführten Operationen I/2./**24**/8
— bei der Nasenplastik I/1./**4**/60 II/2./**34**/9
— des N. femoralis I/1./**4**/113
— im Bereich des Ober- und Unterkiefers I/1./**4**/73
—, Oberkieferresektion I/2./**22**/193
—, Ohnmachtsentstehung, Ursache I/1./**4**/22
—, operationsgerechte Vasokonstriktion I/1./**4**/26
— für die operative Versorgung medialer und lateraler Schenkelhalsbrüche nach MOSER I/1./**4**/117
— bei plastischen Eingriffen im Kiefergebiet I/1./**4**/70
— — — im Bereich der oberen Extremität I/1./**4**/98
— — — — der unteren Extremitäten I/1./**4**/105
— — — — der Orbita I/1./**4**/80
— — — im Stammbereich I/1./**4**/92
— — Operationen im Gesichtsbereich I/1./**4**/82
— — — im Halsbereich 4/88 I/1./**4**/88
—, Reduzierung des Adrenalinzusatzes I/1./**4**/24
— im Schädel-Gesichtsbereich, Ausfall der Schmerzempfindung I/1./**4**/53
— im Bereich der Stirn und Nase I/1./**4**/56
— der Tracheotomie I/1./**4**/92
— für den Verschluß einer einseitigen Lippenspalte I/1./**4**/77
— bei der Versorgung von Lippen-Kiefer-Gaumenspalten I/1./**4**/76
— -komplikationen, Leitsymptom I/1./**4**/39
— -lösungen, Konzentrationsfaktor I/1./**4**/28
— -Todesfälle durch anaphylaktische Reaktionen I/1./**4**/40
— -Todesfall I/1./**4**/38
Lokalanästhetika, Aufhebung der Wirkung I/1./**4**/30
—, Auswahl I/2./**22**/27
—, bakterizide und bakteriotatische Eigenschaften I/1./**4**/34
—, Einfluß von Vasokonstriktoren I/1./**4**/25
— gebräuchliche, Toxizität und Grenzdosis I/1./**4**/36
—, moderne I/1./**4**/12
Lokalanästhetika, gefäßverengender Effekt durch Messung der Hautdurchblutung I/1./**4**/14
—, Herabsetzung der Zugfestigkeit nach Wundsetzung I/1./**4**/35
—, klinisches Vergiftungsbild I/1./**4**/42
—, pharmakologische Grundlagen der Entstehung von Komplikationen I/1./**4**/36
—, Prüfung der Wirksamkeit I/1./**4**/30
—, Toxizität I/1./**4**/35
—, — und Grenzdosis der heute gebräuchlichen I/1./**4**/36
—, Verträglichkeit I/1./**4**/11
—, Wirkung auf die Wundheilung I/1./**4**/33
—, zytotoxische Effekte I/1./**4**/35
Lokalanästhetikum, Kokain I/1./**4**/4
—, Wirkungsmechanismus I/1./**4**/28
—, Dauer des Wirkungseintritts und die anatomische Ausbreitung I/1./**4**/31
Lokalanästhetische Lösungen, Bedeutung des ph-Wertes für die Wirksamkeit I/1./**4**/30
Lokale Anwendung von löslichem Kollagen I/1./**6**/133
— Behandlungen bei der Wundheilung I/1./**6**/132
— Hautersatzverfahren, SCHRUDDEsche drei Variationen, Darstellung II/3./**46**/22
— Gewebereaktion bei der Alloplastik I/2./**14**/17
— Komplikationen bei der Lokalanästhesie I/1./**4**/43
— Lappenplastiken II/3./**46**/20
— Manifestation einer systematischen Immunität I/2./**13**/8
— Resistenz gegenüber einer Infektion I/2./**24**/4
Lokaler Hautersatz der Mamma mit freier Korium-Fettverpflanzung II/3./**46**/59
Lokalisation der malignen Melanome I/2./**22**/218
— des Primärtumors im Kiefer-Gesichtsbereich I/2./**22**/165
Lokalisationseigentümlichkeiten der Hämangiome II/1./**20**/30
Lokallappenverfahren zum sofortigen Defektverschluß nach radikaler Mammaamputation II/3./**46**/7
Lokalrezidive an der Thoraxwand II/3./**46**/82
Longette I/1./**8**/14
Lop ear II/3./**38**/47
LORENZsche Schlinge II/4./**54**/43
LOUIS-BAR Syndrom II/1./**20**/12
Low triction arthroplasty II/4./**54**/148
L 67 I/1./**4**/15
LUC-CALDWELLsche Kieferhöhlenausräumung I/2./**22**/186
LUERsche Knochenzange II/3./**36**/146
Lues I/2./**22**/113 I/2./**22**/116 II/2./**30**/2
— und Malignom I/2./**22**/147
Luftembolie I/1./**5**/67
Luftemphysem II/2./**22**/19 II/2./**22**/50
Luftkühlung durch Propellereffekt I/2./**19**/3
Luftröhre, Verlängerung I/1./**5**/43
Luft--, Speisewege-, Stenosen- und Atresieneröffnung am Hals II/3./**41**/18

Luft- und Speisewege, obere, Melanoblastome I/2./**22**/225
Lumbalanästhesie I/1./**4**/116
Lunatum-Malazie II/4./**53**/60
Lunge, Transplantation I/2./**13**/11
Lungenembolie I/1./**5**/7 I/1./**5**/8 II/4./**58**/17
—, lebensbedrohliche, mit Venenthrombose II/2./**24**/9
Lungenentzündungen II/1./**7**/190
Lungenfunktionsprüfung I/1./**5**/5
Lungenhernie II/3./**46**/74
—, supraklavikuläre II/3./**46**/74
Lungenkarzinom, Mortalität I/2./**22**/246
Lungenmetastasen bei Zylindrom I/2./**22**/77
Lungenprolaps II/3./**46**/75 II/3./**46**/76
Lupus II/2./**33**/34
— erythematodes I/1./**6**/89 I/2./**22**/112
—, Röntgen- und Radiumbehandlung II/1./**15**/2
— **vulgaris faciei u. seine Komplikationen** II/1./**15**
— vulgaris II/2./**30**/2 II/2./**33**/37 II/2./**35**/1
— —, Diagnostik II/1./**15**/1
— — faciei II/1./**15**/1
— — Nasenflügelrekonstruktion durch Skalplappentechnik nach Converse II/2./**33**/38
— -defekt, plastische Deckung II/1./**15**/9
— -karzinom auf Strahlenhaut II/1./**17**/30
— -kranke, Diätbehandlung II/1./**15**/2
Luteinisierungshormon I/1./**6**/95
Lutembacher-Cossio-Syndrom I/1./**9**/39
Lutschoffener Biß mit langer Oberlippe II/2./**26**/7
— — mit Spitzfront II/2./**26**/96
Luxatio habitualis I/2./**12**/161
Luxation des Steigbügels II/1./**21**/13
Luxationsfrakturen des Unterkiefers, medizinhistorisch II/2./**22**/3
—, Therapie II/2./**22**/108
Luxationshüfte I/1./**9**/33
Luxationsmethode, Nase II/2./**34**/57
Lymphabfluß, Verhinderung II/1./**20**/78
— -gebiet der großen orofazialen Drüsen I/2./**22**/130
— - —, linguales, Darstellung I/2./**22**/159
— - —, pharyngeales, Darstellung I/2./**22**/159
— -störungen I/3./**44**/17
— -system, Segmentresektion des Unterkiefers mit suprahyoidaler Ausräumung I/2./**22**/172
Lymphangiektasien II/1./**20**/78
Lymphangiom, enorales, Kieferdeformierung I/2./**22**/61
—, kavernöses, interstitielle Radiumspickung II/1./**20**/78
— am linken Unterschenkel I/2./**22**/65
—, Radiosensibilität I/2./**22**/62
Lymphangioma cavernosum II/1./**20**/76
— — congenita II/3./**44**/17
— colli cysticum II/1./**3**/51 II/1./**20**/77
— hypertrophicum II/1./**20**/77
— simplex II/1./**20**/74
Lymphangiome I/2./**22**/61 II/1./**3**/49 II/1./**20**/73 II/3./**40**/27 II/3./**44**/17 II/4./**53**/108
Lymphangiome, Behandlung II/1./**20**/78
Lymphangiome-Hämangiome II/1./**20**
— im Kindesalter I/2./**22**/61
—, Pathogenese II/1./**20**/74
—, Strahlentherapie I/2./**22**/62
— im Zungen-, Pharynx- oder Trachealbereich I/2./**22**/63
—, zystische I/2./**22**/61
Lymphangiom-bestrahlung in früher Kindheit, Zustand I/2./**22**/63
— -verteilung nach Regenbrecht I/2./**22**/62
Lymphatische Zirkulation der frei transplantierten Haut I/2./**12**/25
Lymphektasien II/1./**20**/74
Lymphe, Ansammlung in kongenital mißgebildetem lymphatischen Gewebe I/2./**22**/61
Lymphgefäße der Nase II/2./**32**/16
—, Neubildungen II/1./**20**/73
Lymphknoten, ausgesparte I/2./**22**/5
—, zervikale, Therapie I/2./**22**/228
Lymphknotenausräumung, bilaterale, Komplikationen I/2./**22**/230
—, suprahyoidale I/2./**22**/160 I/2./**22**/172
Lymphknotenbefall, regionärer, bei Lippenkarzinom I/2./**22**/130
Lymphmenge I/2./**12**/14
Lymphödem II/1./**20**/46
—, Kondoleonsche Operation I/2./**12**/189
Lymphogranulomatose I/2./**17**/12
— Mortalität I/2./**22**/247
Lymphographische Kontrollen der Halsregionen I/2./**22**/5
Lymphoide Elemente I/1./**6**/34
Lymphome I/2./**22**/10
Lymphonodi cervicales profundae auf der V. jugularis I/2./**22**/130
— sublinguales I/2./**22**/130
— submandibulares I/2./**22**/130
Lymphorrhoe II/1./**20**/75
Lymphozyten I/1./**6**/41 I/1./**6**/42
Lymphozytolyse I/1./**6**/97
Lymphstraßen-Brennpunkte I/2./**22**/229
Lymphsystem, plasmakologische Ausschaltung I/2./**13**/11
Lyodura I/2./**15**/11
Lyophilisierte Dura und lyophilisierte Haut I/2./**15**/8
Lyophilisierung II/1./**1**/23
Lysin I/1./**6**/17 I/1./**6**/71 I/1./**6**/122
Lysoform I/1./**3**/16
Lysosomale Enzyme hämatogener und histiogener Zellen I/1./**6**/23
Lysosomen I/1./**6**/7 I/1./**6**/8 I/1./**6**/25
Lysthenon I/1./**5**/28

M

Maatzsche Federschraube II/4./**53**/98
Madelungscher Fetthals II/3./**40**/25
Mafucci-Syndrom II/1./**20**/38 II/1./**20**/42
Magen-Darmatonie I/1./**5**/57
— -Darm-Kanal, Mißbildungen I/1./**9**/42

Magen-karzinom I/2./**22**/10 I/2./**22**/248
— - —, Mortalität I/2./**22**/247
— -neoplasma I/2./**22**/248
— -scirrhus I/2./**22**/166
Magnesiumsulfat I/1./**5**/18
Magnet, Prüfung I/2./**14**/13
Magnetische Halterung bei Ohrepithesen II/3./**39**/5
Mainzer Sterilisationsverfahren I/1./**3**/8
— Verfahren I/1./**3**/7
MAJORLIN Geschwüre II/1./**16**/5
Makrocheilie II/1./**20**/75
Makrodaktylie II/1./**20**/76
Makroglossie I/2./**22**/63 II/1./**3**/49 II/1./**20**/75 II/1./**20**/77 II/2./**26**/10 II/2./**26**/36
Makrophagen I/1./**6**/30 I/1./**6**/33 I/1./**6**/41 I/1./**6**/42
—, Endozytose im Wundfeld I/1./**6**/43
—, Herkunft I/1./**6**/33
—, Oxydo-Reduktasengehalt I/1./**6**/43
Makrostoma II/1./**7**/69
Makrotie I/1./**10**/13 II/3./**38**/53
—, Verkleinerung der Ohrmuschel II/3./**38**/53
Malabsorptionssyndrom 0/119 I/1./**6**/119
Maladie de l'homme vivant assis II/3./**46**/99
MALAN-Syndrom II/1./**20**/18
MALASSEZsche Epithelleiste I/2./**22**/47
— Epithelreste I/2./**22**/168
MALLET-Finger II/4./**53**/71
Malformations of the face II/1./**3**/2
Maligne Degeneration als Folge des Strahlenschadens II/1./**17**/6
— Entartung und Alloplastik II/3./**45**/35
— — von angeborenen mißbildeten Testes II/4./**51**/74
— — der fibrösen Dysplasie I/2./**22**/99
— — einer teratoiden Geschwulst II/3./**44**/34
— — bei Zungenleukoplakie I/2./**22**/115
— Entartungen des Röntgenoderms, Rate II/1./**17**/23
— Knochentumoren, untere Extremitäten II/4./**54**/131
— Melanome im Bereich der Mundhöhle I/2./**22**/225
— —, die sich aus einem Nävus entwickelt haben I/2./**22**/221
— Pankreasgeschwülste I/2./**22**/248
— Pigmentzelltumore I/2./**22**/221
— Tumore des Ohres I/2./**22**/248
— — auf dem Boden radiogener Präneoplasien II/1./**17**/23
Malignisierung größerer Leukoplakien I/2./**22**/188
— eines M. Paget I/2./**22**/105
Malignome, Altersverteilung; Gesamtzahl der Fälle I/2./**22**/244
— nach Bestrahlung der kindlichen Haut II/1./**20**/57
—, Eingriffe im mittleren Mandibularanteil I/2./**22**/179
—, — im seitlichen Mandibularanteil I/2./**22**/172
Malignome des Oropharynx, präoperative volle Kobalt-60-Bestrahlungen I/2./**22**/17
—, statistische Erhebungen über primäre und sekundäre I/2./**22**/242
— im Sulcus glosso-alveolaris I/2./**22**/161
Malignom-entfernung, Hautdefekte II/3./**46**/6
— -formen, primäre und sekundäre I/2./**22**/251
— -operation I/1./**4**/63
— -therapie, Gesamtbewertung I/2./**22**/241
— -therapieformen, Stellung I/2./**22**/241
Mamille, eingezogene, Beseitigung II/3./**45**/8
—, —, Operationsverfahren nach SKOOG II/3./**45**/10
—, Umwandlung eines mit der Bauchhaut transplantierten Nabels zur Mamille, Darstellung II/3./**46**/71
—, Verpflanzung eines Stückes der kleinen Schamlippe anstelle der Mamille II/3./**46**/69
Mamillen, freie Transplantation II/3./**45**/2
— -ersatz II/3./**46**/68
— - — nach ERCZY, Darstellung II/3./**46**/70
— - — nach ZOLTAN II/3./**46**/71 II/3./**46**/73
— - — —, Darstellung II/3./**46**/72
— -transplantation, freie, bei subtotaler Amputation der Brust II/3./**45**/33
Mamma, Adenokarzinom II/3./**46**/41
—, aesthetische Chirurgie II/3./**45**/14
—, akzessorische II/3./**45**/7
—, Alloplastik, Vorbereitung, Operationstechnik, Nachbehandlung II/3./**46**/50
—, blutende II/3./**46**/42
—, Ersatzoperationen II/3./**46**/43
—, Ersatzverfahren, primäres, von CHOLNOKY, Darstellung II/3./**46**/58
—, hypoplastische, Vergrößerung mittels gestielter Korium-Fettlappen aus der unteren Hälfte der Mamma II/3./**46**/46
—, Mißbildungen II/3./**45**/7
—, Probeexzision mit Inzisionen II/3./**46**/42
—, Totalnekrose nach einer Antikoagulantienbehandlung II/3./**46**/15
—, Vergrößerung bzw. Wiederherstellung durch freier Transplantation der Fettgewebe II/3./**46**/45
—, Vergrößerungsoperationen II/3./**46**/43
—, überzählige II/3./**45**/7
— -amputation, Brustersatz, primärer, inauguriertes Verfahren nach GILLIES, Darstellung II/3./**46**/58
— - —, Defektverschluß durch Lokallappenverfahren II/3./**46**/7
— - —, Hautdefekte II/3./**46**/6
— - —, Narbenkontrakturen II/3./**46**/9
— - —, plastischer Ersatz II/3./**45**/12
— - —, Radioulkus im Bereich der rechten Brust II/3./**46**/33
— - —, Schnittführung II/3./**46**/8
— -amputationen, Mammarekonstruktion II/3./**46**/59
— -aplasie durch Fehlen des M. pectoralis II/3./**44**/4

Mamma-aplasien II/3./**44**/4 II/3./**45**/7 II/3./**45**/14
— - — mit Thorax- und Rippendefekten II/3./**44**/5
— -aufbau, Technik II/3./**44**/5
— -Bereich, Verbrennungskontrakturen II/3./**48**/8
— -bereich, wiederherstellende Operationen II/3./**46**/59
— -defekte, bilaterale II/3./**46**/40
— - —, erworbene II/3./**46**/41
— - —, partielle II/3./**46**/41
— -endoprothesen, Implantation, fremdkörperbedingte Infektion II/3./**46**/52
— - —, Komplikationen nach Implantation II/3./**46**/52
— - —, Kontraindikationen II/3./**46**/56
— -ersatz, lokaler Hautersatz mit freier Korium-Fettverpflanzung II/3./**46**/59
— - —, sofortiger postoperativer II/3./**46**/56
— - — durch Rundstiellappenplastiken II/3./**46**/64
— - — mit einem Rundstiellappen nach Gillies II/3./**46**/66
— - — mit einem gedoppelten Rundstiellappen nach Pick II/3./**46**/65
— - — nach Verbrennung, Buriansches Verfahren, Darstellung II/3./**46**/60
— - —, Verfahren von Maliniac II/3./**46**/58
— - —, Verwendung der gesunden Brust II/3./**46**/66
— - — nach Zoltan II/3./**46**/73
— - — -plastik, Verwendung der vorhandenen Gewebeteile II/3./**46**/46
— - — -verfahren Typ I nach Zoltan, Darstellung II/3./**46**/61
— - — - — Typ II nach Zoltan, Darstellung II/3./**46**/62
— - — - — Typ III nach Zoltan II/3./**46**/63
— -fehlbildungen, angeborene II/3./**46**/40
— -geschwulst, präkanzeröse II/3./**46**/41
— -hypertrophie, Ätiologie II/3./**44**/2
— - —, anoperierte, Rezidiv II/3./**44**/4
— -hypertrophien und Gynäkomastien, jugendliche II/3./**44**/1
— -hypoplasie, einseitige II/3./**44**/4
— -hypoplasien infolge von Hämangiombestrahlungen II/1./**20**/57
— -implantate, kanzerogene Wirkung II/3./**46**/54
— -karzinom I/2./**22**/10 I/2./**22**/23 II/3./**46**/41
— - —, fortgeschrittenes II/3./**46**/82
— - —, Mortalität I/2./**22**/246
— -Lappen II/3./**46**/30
— -neoplasma I/2./**22**/249
— -plastik I/1./**4**/92 II/3./**45**/1 II/3./**46**/39
— - —, Allgemeinnarkose II/3./**45**/5
— - —, Fehler und Gefahren II/3./**45**/4
— - —, Implantation alloplastischer Materialien II/3 /**45**/34
— - — . Indikation II/3./**45**/3
Mamma-plastik beim Mann II/3./**45**/37
Mamma-plastik, mögliche Korrekturen II/3./**45**/4
— - —, Nachbehandlung II/3./**45**/37
— - —, Operationstermin II/3./**45**/15
— - —, Schock- und Kollapszustände I/2./**24**/10
— - —, sekundäre II/3./**48**/2
— - — mit Hilfe von Silikon-Kautschukballen I/2./**17**/30
— - — nach Berson I/1./**4**/94 II/3./**45**/19 II/3./**45**/20
— - — — mit freier Transplantation der Mamille II/3./**45**/28
— - — nach Bürkle de la Camp II/3./**45**/18
— - — nach E. Gohrbandt-Lotsch II/3./**45**/24 II/3./**45**/25
— - — nach Lessing II/3./**45**/19
— - — nach Lexer II/3./**45**/16 II/3./**45**/17
— - — nach May II/3./**45**/21
— - — nach Milton-Adams-thorek II/3./**45**/30
— - — nach Strömbeck II/3./**45**/32
— -prothese nach Mastektomie, Hämatombildung II/3./**46**/53
— -region, Verbrennungen II/3./**48**/2
— -rekonstruktion nach Mammaamputationen II/3./**46**/59
— -vergrößerung, alloplastische II/3./**46**/47
— - — durch freie Verpflanzung von Omentum II/3./**45**/45
— - — durch Kunststoffimplantation, Resultate II/3./**46**/56
— - — durch Stiellappen-Fetteinpflanzungen II/3./**46**/45
— - —, Transplantation von Korium-Fett II/3./**46**/43
— -verwendung zur Defektdeckung II/3./**46**/30
— - —, ganze II/3./**46**/13
Mammektomien, subkutane II/3./**45**/36
Mammographie II/3./**46**/55
Mandelung-Deformität I/1./**9**/29
Mandibula, Ersatz I/2./**24**/15
—, Fixation des freien Knochen-Stückes im Defekt II/1./**12**/30
—, Hämangiome II/1./**20**/41
—, temporäre Durchtrennung bei partieller Glossektomie I/2./**22**/150 I/2./**22**/151
—, — — in der Mittellinie bei partieller Glossektomie I/2./**22**/154
—, — Osteotomie I/2./**22**/90
— -defekt, posttraumatischer II/1./**12**/32
Mandibuläre Mikrognathie II/2./**26**/66
— Protraktion (Progenie) II/2./**27**/14
— Retraktion (Mikrogenie) II/2./**27**/16
Mandibularanästhesie mit Läsion der Chorda tympani I/1./**4**/45
Mandibularinjektion, Ausbreitungsgebiet der örtlichen Betäubung I/1./**4**/69
Mandibulo-faziale Dysplasien, Muskelplastiken II/1./**11**
Mangelerkrankungen I/1./**10**/4
Manifestation, lokale, einer systematischen Immunität I/2./**13**/8
Mann, Kinnaufbau I/2./**22**/32

Mann, transsexueller, feminine Umwandlung, Operationsplanung II/4./**51**/78
Manus fissa I/1./**10**/23
Marcumar II/3./**45**/5
MARFAN-Syndrom I/1./**9**/38 II/1./**7**/67
Marginoplastik nach HUGHES II/3./**36**/28
— nach MACHEK II/3./**36**/25
— nach PATON-SMITH II/3./**36**/26
— nach SPENZER-WATSON II/3./**36**/25
Mariani-Wein als Stärkungsmittel I/1./**4**/4
Markdrahtung II/2./**22**/86
—, gedeckte II/2./**22**/86
—, offene II/2./**22**/86
—, Vorteil II/2./**22**/87
Markierungsbeleg II/1./**7**/75
Markierungsleser II/1./**7**/75
Marknagel nach KÜNTSCHER II/4./**54**/256
Marknagelung II/4./**54**/120
— nach KÜNTSCHER II/4./**54**/115
— bei der Oberschenkelpseudarthrose II/4./**54**/106
— als Ursache von Oberschenkelschaft-Pseudarthrosen II/4./**43**/115
Markraumobliterationen II/4./**54**/258
Marlex II/3./**46**/121
— -Netze II/3./**41**/35
— -netze für die Innenauskleidung der Trachea II/3./**41**/45
Marmor II/2./**34**/42
— -knochenkrankheit II/2./**24**/20 II/2./**24**/23
— - — (M. ALBERS-SCHOENBERG) I/2./**22**/105
Marsupial flap II/3./**46**/32
Marsupialisation der Bauchhaut II/1./**13**/30
Masern, Einfluß auf die Schwangerschaft II/1./**7**/35
Masken aus geronnenem Plasma II/2./**29**/5
— -prothese II/1./**6**/28 II/1./**6**/30
Maskulinisierung II/4./**51**/71
Masque de contention I/1./**8**/11
Massage des Velums II/1./**9**/2
Massetertransposition, dorsale, bei Retrognathien mit und ohne Glossoptose II/1./**11**/7
Mastektomie II/3./**45**/2
—, bilaterale II/3./**46**/42
—, einfache II/3./**46**/42
—, Implantatverrutschen II/3./**46**/53
— Mammaendoprothese, Hämatombildung II/3./**46**/53
—, psychische Folgen II/3./**46**/56
Mastisol II/2./**30**/18
Mastitis, chronische, zystische II/3./**46**/41
Mastitis neonatorum II/3./**46**/13
Mastoidektomie, erweiterte II/1./**21**/10
Mastoiditis II/1./**21**/10
Mastoneoplastik II/3./**45**/12
—, totale, nach REINHARDT II/3./**45**/13
Mastopathia chronica cystica II/3./**46**/41
— juvenilis II/3./**45**/37
Mastopathie II/3./**46**/42
Mastoptose II/3./**45**/2
Masturbation II/4./**51**/81
Mastzellen I/1./**6**/30 I/1./**6**/45
— -degranulierung I/1./**6**/45 I/1./**6**/134
Masurpialisation I/2./**22**/50
Maßnahmen, tympanoplastische und fazialischirurgische II/1./**21**/16
— zur Verhütung eines Spätrezidivs II/2./**26**/25
MATCHETT BROWN-Endoprothese II/4./**54**/147
Materialermüdungsbrüche II/4./**54**/142
Matratzennaht I/1./**7**/19 I/2./**24**/15
Mattlack II/2./**30**/8
Maus, ~~Hasenscharte~~ II/1./**7**/24
Maxilla, Chondrosarkom I/2./**22**/203
Maxilläre Protrusion II/2./**26**/49
— Retrusion II/1./**13**/92
Maxilla-Hypoplasie auf der spaltseitigen Seite der Nase II/1./**7**/158
Meat-Obturator II/1./**10**/12
Meatoplastik II/4./**51**/19
— nach BURIAN II/4./**51**/20
— nach HINDERER II/4./**51**/20
Meatotomie II/4./**51**/19
Mechanische Eigenschaften der Kollagenfasern I/1./**6**/65
— — des Wundgranulationsgewebes I/1./**6**/65
— Einwirkungen 10/4 I/1./**10**/4
Mechanisch-traumatische Einwirkung der Injektion I/1./**4**/43
Mechanismus des velo-pharyngealen Verschlusses beim Sprechen II/1./**9**/7
Mechano- und Arbeitstherapie I/2./**24**/13
MECKELsche Divertikel I/1./**9**/43
MECKELscher Knorpel II/1./**3**/21
Meclizin I/1./**5**/16
Mecodin I/1./**4**/50
Medial gestielter delto-pektoraler Lappen nach BAKAMJIAN II/3./**41**/11
Median gelegene Defekte im Bauchbereich, modifizierte Deckung nach DIEFFENBACH, Darstellung II/3./**46**/24
Mediane Laparotomie II/3./**46**/122
— Unterkieferosteotomie nach KOCHER I/2./**22**/151
Medianspalte, falsche, der Oberlippe II/1./**3**/35
Medianspalten, „syndromfreie“, der Unterlippe II/1./**3**/36
— der Unterlippe bis zum Zungenbein II/1./**3**/36
Medianspaltung der Nase und der Oberlippe II/1./**3**/29
— der Oberlippe II/1./**3**/11
Medianus-ersatzverfahren nach STEINDLER II/4./**53**/89
— -funktion, Ersatz II/4./**53**/88
— -Ulnaris-Lähmung II/4./**53**/90 II/4./**53**/91
Mediastinallymphangiome II/3./**44**/17
Mediastinitiden II/3./**41**/21
Medikamente I/1./**10**/4
—, Nebenwirkung I/1./**5**/16
—, zellschädigende II/1./**7**/34
Medikation, sympathikolytische I/1./**5**/16
Medullarrohr, Entwicklungsstörungen II/3./**44**/28

Medullarrohr, Spaltbildungen I/1./**9**/22
Megaphen I/1./**4**/49 I/1./**5**/15 II/2./**34**/8
Mehrbusigkeit II/3./**45**/1
Mehrfachfrakturen des Oberkiefers II/2./**22**/72
Mehrfachosteotomien an den unteren Extremitäten II/4./**54**/225
—, Technik am Oberschenkel II/4./**54**/225
—, — am Unterschenkel II/4./**54**/227
Meißel nach WALTER II/2./**34**/18
MEISSNERsche Körperchen I/2./**24**/12
— Tastkörperchen I/2./**22**/221
Melaesthin I/1./**4**/9 I/1./**4**/10
Melaningehalt der der Luft ausgesetzten Haut II/2./**29**/3
Melaninpigment, Geschwulst I/2./**22**/221
Melaninpigmentation I/2./**19**/11
Melanoblasten, intraepidermale, Proliferation I/2./**22**/221
Melanoblastom, atypisches I/2./**22**/84
Melanoblastome der oberen Luft- und Speisewege I/2./**22**/225
Melanocarcinoma congenitum, KROMPECHER I/2./**22**/83
Melanogenanalyse, Diagnosesicherung I/2./**22**/222
Melanom im Bereich der Augenbraue I/2./**22**/219
— DUBREUIHL I/2./**22**/221
—, juveniles I/2./**22**/223
—, malignes I/2./**22**/10 I/2./**22**/218 I/2./**22**/224
—, malignes, Mortalität I/2./**22**/246
—, —, primäre Deckung I/2./**22**/225
Melanoma in-situ I/2./**19**/10
Melanome I/2./**22**/7 I/2./**22**/139
—, amenalotische I/2./**22**/224
—, chirurgische Therapie I/2./**22**/225
— des Erwachsenen, frisch entstehende I/2./**22**/221
—, maligne, im Bereich der Mundhöhle I/2./**22**/225
—, —, 5-Jahresheilung I/2./**22**/227
—, —, Lokalisation I/2./**22**/218
—, —, Metastasierung I/2./**22**/228
—, —, die sich aus einem Nävus entwickelt haben I/2./**22**/221
—, primär maligne I/2./**22**/221
—, Strahlenbehandlung II/3./**46**/2
—, I/2./**22**/225
Melanometastasen, unblutige Operation mit Laserstrahlen I/2./**22**/241
Melanosis I/2./**19**/11
— circumscripta praeblastomatosa I/2./**22**/223
— praecancerosa I/2./**19**/9
Melanotic prognoma I/2./**22**/84
Melanotische Hautnaevi I/2./**22**/221
— Präkanzerose I/2./**22**/223
Melanotisches Odontom I/2./**22**/84
Melanozyten, Entwicklung I/2./**22**/221
Meldepflicht bei Gesichtsspaltbildungen II/1./**7**/4
MELKERSSON-ROSENTHAL-Syndrom I/2./**22**/114
Meloplastik II/1./**12**/19
Meloplastik aus doppelt epithelisierter Stirnhaut nach ROSENTHAL II/1./**12**/24
— nach LEXER I/2./**22**/140
— im unteren Gesichtsbereich durch Umkipplappen nach ISRAEL- v. HACKER II/1./**12**/23
Membran, RATHKEsche I/1./**10**/5
Membrana bucco nasalis I/1./**10**/5 II/1./**7**/42
— buccopharyngica I/1./**10**/5
— obturatoria I/1./**10**/8
MENDE-Syndrom II/1./**7**/67
Meningeome II/1./**19**/4
Meningitis II/2./**22**/18
Meningokokken I/1./**3**/2
Meningozele I/1./**9**/20 I/1./**11**/13 II/1./**1**/2 II/3./**44**/13
Meningozelen, Spontanheilungen II/3./**44**/13
Meningozyste in der Glutäalgegend II/3./**44**/29
Meningozysten II/3./**44**/28
Meniskus als Kreuzbandersatz II/4./**54**/188
— -knorpel als Transplantationsmaterial II/2./**34**/39
Mensch, alter, Wundgranulationsgewebe I/1./**6**/84
—, —, Wundheilung I/1./**6**/87
Menschen, alte, Wundsetzung in der Haut I/1./**6**/86
—, Genom II/1./**7**/25
Menstruation in frühester Kindheit I/2./**22**/99
Menstruationshämangiome II/1./**20**/42
Mepazin I/1./**5**/15
Mephenamin I/1./**4**/49
Mepivacain I/1./**4**/8 I/1./**4**/13 I/1./**4**/14 I/1./**4**/35 I/1./**4**/92
—, vasokonstriktorischer Effekt I/1./**4**/14
— und Lidocain, vergleichende Untersuchung über den anästhetischen Effekt I/1./**4**/14
Meprobamatgruppe I/1./**4**/49
Mercaptopurin I/2./**17**/11
Merfenlösung I/2./**22**/26
Meropitan I/1./**4**/10
Mersilen I/2./**14**/22
Mersilene-Nähte II/1./**5**/2
Merthiolat II/1./**1**/32
— -Homoiosphäre II/2./**24**/27
— -Kochsalzlösung I/2./**12**/211
Merthosaline I/2./**12**/211
Mesenchymale Blockade II/2./**24**/31
— Reaktion auf implantierte Fremdkörper I/2./**14**/22
Mesenchym-aktivatoren I/2./**22**/240
— -apparat, Schwächung I/2./**13**/6
— -reaktion, generalisierte, bei hyperergischer Arthritis I/1./**6**/90
— -schwäche, primäre II/1./**3**/24
Mesenchynom I/2./**22**/89
Mesodentes II/1./**7**/69
Mesopharyngoconstrictio II/1./**9**/26
Mesopharynx, Rekonstruktion durch freie Spalthauttransplantate II/3./**41**/20
—, — durch Transpositionslappen mit Protektion der großen Halsgefäße II/3./**41**/18

Mesopharynx-Bereich, plastische Versorgung von Defekten II/3./**41**/18
— -konstruktion angeborener Gaumendefekte II/1./**7**/134
Messenger-RNS I/1./**6**/59
Messerchen, WEBERsches II/3./**36**/76
Meßschieber nach GROTH II/3./**37**/3
Messung des Haaransatzes nach PONTEN II/1./**5**/9
Mestinon I/1./**5**/28
LE MESURIERsche Schnittführung II/1./**7**/93
LE MESURIERsches Korrekturverfahren zur ästhetischen Formung der Lippe bei einseitigen Spalten, Darstellung II/1./**7**/150
LE MESURIERsches Verfahren, Kritik II/1./**7**/93
Metabolische Azidose I/1./**5**/11
Metabolischer Defekt II/1./**3**/57
Metabolit des Prilocain I/1./**4**/18
Metabolite I/1./**5**/29
Metachromasie I/**6**/12
Metakarpalbasisfraktur II/4./**53**/138
Metakarpalhand II/4./**53**/144
Metakarpophalangealgelenke, Fibrose II/4./**55**/12
Metakarpus I, Phalangisierung zur Daumenbildung II/4./**53**/146
Metakrylate II/2./**34**/42
Metalle I/2./**17**/16
Metall, Ermüdungsbruch I/2./**14**/16
Metall, Krebsauslösung bei Tieren I/2./**14**/3
Metall-Allenthesen II/2./**24**/19
— -bügel, extraorale, zur Fixierung der Platten bei präoperativer Behandlung der Lippen-Kiefer-Gaumen-Spalten II/1./**6**/5
— -dorne, interdentale II/2./**22**/61
— -fingergelenke, Verwendung II/4./**53**/130
— -gerüste, subperiostale II/3./**39**/2
— -implantat, Gewebeverträglichkeit I/2./**16**/2
— - — als innerer Kraftträger I/2./**16**/19
— - —, Korrosionsresistenz I/2./**16**/2
— - —, Sarkomentstehung beim Menschen I/2./**14**/3
— -implantate, biologische und mechanische Anforderungen I/2./**16**/1
— - — in der Frakturbehandlung I/2./**16**/3
— - —, innere Schienung von frakturierten Knochen I/2./**16**/16
Metallegierung, Festigkeit I/2./**16**/2
Metallenthesen I/2./**22**/177
Metalline-Kompressen I/1./8/11
Metallose I/2./**14**/1 I/2./**14**/17
—, Kausalitätskette I/2./**14**/16
Metallteile unterschiedlicher Legierung I/2./**14**/13
Metallverwendung an Knochen, biomechanische Prinzipien I/2./**16**
Metaplasie der Kieferhöhlen-Schleimhaut I/2./**22**/185
—-theorie I/2./**12**/225
Metastase, junge I/2./**22**/117
Metastasen II/1./**20**/45
— am Hals, Wert der Strahlenbehandlung I/2./**22**/138
Metastasen anderer primärer Karzinome im Bereich des aufsteigenden Astes I/2./**22**/170
— der Nasen- und Nebenhöhlenkarzinome I/2./**22**/209
— der Neuroblastome des Sympathicus II/1./**19**/4
—, osteoklastische, Stoffwechselvorgänge I/2./**22**/238
—, osteoplastische, Stoffwechselvorgänge I/2./**22**/238
—, Sitz nach Primärsitzen I/2./**22**/252
Metastasierende Tumoren II/1./**20**/78
Metastasierung der malignen Melanome I/2./**22**/228
— der Zungentumore I/2./**22**/147
I. Metatarsale, Schrägosteotomie II/4./**54**/233
— —, zweifache Keilosteotomie II/4./**54**/233
I. Metatarsalköpfchen, Technik der Resektion mit Lappenplastik (HUETER-MAYO) II/4./**54**/234
Metatarsalköpfchen, Teilresektion II/4./**54**/235
Metatarsus, Osteotomie nach M. LANGE II/4./**54**/53
Methämoglobin, Zyanose I/1./**4**/17
— -bildung I/1./**4**/16
— - —, Untersuchungen I/1./**4**/17
— -bestimmung von Prilocainlösungen, Versuchsergebnisse bei Untersuchungen I/1./**4**/19
Methämoglobinämie nach Anwendung von Benzocain I/1./**4**/18
— nach Prilocain-Xylonest-Anwendung I/1./**4**/17
Methakrylatstück, auspolymerisiertes, temporäre Implantation I/2./**22**/177
Methakrylderivate II/4./**54**/106
Methandurchflußzähler I/1./**6**/39
Methionin I/1./**6**/87 I/2./**12**/9
Methode, Indische Nasenplastik I/2./**18—20**/18
—, Italienische Nasenplastik I/2./**12**/70 I/2./**18—20**/18
— von THIERSCH I/2./**12**/133
— zum Vergleich verschiedener Anästhetika I/1./**4**/19
— der Hals- und Wangen-Halsraffung II/3./**43**/8
— des Hautersatzes am Rumpf II/3./**46**/15
Methotrexat I/2./**22**/239
—, intraarterielle Infusion I/2./**22**/159
Methoxyfluoran I/1./**5**/24
Methyl- und Aethylakrylat II/2./**30**/11
Methylalkohol I/1./**4**/7
Methylcurarin HAF I/1./**5**/28
Methylenblau II/3./**40**/18
Methylmetakrylat I/2./**22**/178 II/3./**36**/156
—, Monomer, Pinselung der Kaninchenhaut I/2./**14**/26
Methylmethakrylatplatte II/2./**27**/9
Methyl-Phenobarbital, Prämedikation I/1./**4**/48
Methyl- und Butyl-Zyanoderivate, tierexperimentelle Untersuchungen über die Verwendung I/2./**18—20**/7

Metzenbaum-Schere II/1./**1**/10
Miedernaht I/1./**7**/8
Migration I/1./**6**/77
— des Lappens über den Vorderarm II/2./**33**/86
Mikroblepharie II/3./**36**/2
Mikroformen der Gesichtsspalten II/1./**7**/56
Mikrogenie II/2./**26**/66
—, Operation II/2./**24**/57
Mikrognathie II/1./**8**/30 II/1./**11**/1
—, mandibuläre II/2./**26**/66
Mikro-Hauttransplantate, autologe, kombiniert mit Hautprothesen I/2./**15**/7
Mikrokommunikationen, kongenitale arteriovenöse, ischämische Exulzeration II/1./**20**/18
Mikromanifestation einer doppelseitigen Lippen-Kiefer-Gaumenspalte II/1./**3**/40
Mikromelie I/1./**10**/23
Mikropenie II/4./**51**/14
—, Hypospadie II/4./**51**/14
Mikrophagen I/1./**6**/80
Mikrophallus, chirurgisches Verfahren zur Vergrößerung II/4./**51**/15
—, Entstehung II/4./**51**/8
Mikroskop I/1./**2**/6
Mikrostomien nach Verbrennungen II/1./**16**/39
Mikrothromben I/1./**6**/4
Mikrotie I/1./**10**/13 I/2./**12**/209 II/3./**38**/4 II/3./**38**/47 II/3./**39**/1
— -Korrektur durch zwei zusammengesetzte Ohrmuscheltransplantate II/3./**38**/42
Mikrotom I/2./**12**/108
Mikrozephalie und Schwachsinn als vorherrschen, strahlenbedingte Mißbildung I/1./**9**/12
Milchkaffee-Flecke I/2./**19**/9
Milchleiste II/3./**44**/5 II/3./**45**/7
Milchsäure I/1./**4**/2 I/1./**6**/24
Milchzahnverlust, Wachstumspotenzminderung II/1./**7**/194
Milieuverhältnisse, Störungen I/1./**3**/19
Millipore II/4./**53**/62
Milliporfilter I/2./**17**/7
Miltaun I/1./**4**/49
Milz, Ausschaltung als Zentrum der Abwehrleistung II/2./**24**/29
— -brandsporen I/1./**3**/3
— -zellen, Extrakte abgetöteter I/2./**17**/13
— - — -implantation I/2./**17**/10
Mimik, Symmetrie und Synchronisierung II/1./**21**/1
Mimische Aktion des Antlitzes I/2./**22**/2
— Falten des Gesichts I/2./**22**/28
Minderdurchblutung des Gehirns I/1./**5**/51
Mineralhaushaltsstörungen I/1./**5**/12
Mineralokortikoide, Einfluß I/1./**6**/99
Mineralokortikoidwirkung auf die Wundheilung I/1./**6**/99
Mineralstoffwechselstörung I/2./**22**/99
Minimaldosentechnik am Menschen I/1./**4**/14
Minneapolis hip prosthesis II/4./**54**/147
Mir-y-Mir-Technik II/4./**57**/31
Mischgeschwülste II/3./**44**/28
Mischgeschwülste, gewebliche Variationsbreite I/2./**22**/88
— der Parotis, Histologie I/2./**22**/88
Mischplasma I/1./**5**/9
Mischtumore, embryonale Geschwülste I/2./**22**/89
—, epitheliale Genese I/2./**22**/89
Mission, geschlechtliche II/4./**51**/72
Mißbildung, angeborene, Rehabilitation I/2./**24**/17
— und angeborener Tumor II/1./**3**/50
—, Begriff I/1./**9**/2
— und Entbindungsalter I/1./**10**/15
— der Extremitäten, kausale Genese I/1./**10**/25
—, Feststellung der Lebensfähigkeit II/1./**3**/3
—, fissurale II/1./**20**/32
— und ihre Grenzen I/1./**9**/2
—, Regeneration II/1./**3**/1
—, (abnorm)seltene, Regenerationsmöglichkeit I/1./**11**/19
—, sirenoide II/3./**44**/37
—, strahlenbedingte, Mikrozephalie und Schwachsinn I/1./**9**/12
— durch Thalidomid I/1./**9**/29
—, Übersicht der wichtigsten Schwellwerte, die bei Vorliegen einer genetischen Information zur Manifestation einer Mißbildung führen können II/1./**7**/39
— als Werk des Teufels II/1./**7**/17
Mißbildungen I/1./**9**/3
—, abartige, des Rumpfes II/3./**44**/1
— aufgrund abnormer Anlage des Herzens oder einzelner seiner Teile I/1./**9**/39
—, amniogene I/1./**9**/9
—, Amnionbänder als Ursache I/1./**10**/12
—, angeborene, an Arm und Hand, Versorgung II/4./**53**/2
—, branchiogene II/3./**40**/16
—, Chirurgie I/1./**1**/2
— der Extremitäten I/1./**9**/25
— — Formalgenese I/1./**10**/22
— der Geschlechtsorgane, Formalgenese I/1./**10**/19
— einzelner Teile der Hand I/1./**10**/23
— der Harnwege I/1./**9**/24
— an Harn- und Geschlechtsorganen I/1./**9**/23
—, hereditäre II/2./**30**/2
— des Herzens I/1./**9**/38
—, der Phase I der Herzentwicklung I/1./**9**/39
— der Phase II der Herzentwicklung I/1./**9**/39
—, Einteilung der am menschlichen Herzen möglichen I/1./**9**/38
— des Hodens I/1./**10**/20
—, kausale Genese I/1./**10**/14
— der Kiemenbogenregion, Entwicklung I/1./**10**/13
— durch Kohlenoxydvergiftungen der Mutter I/1./**9**/10
— der Kopf- und Halsregion und der Wirbelsäule I/1./**9**/18

Mißbildungen des Magen-Darm-Kanals I/1./**9**/42
— der Mamma II/3./**45**/7
— durch Milieuvariationen II/1./**7**/32
— der Nase I/1./**10**/12
— des Ohres II/1./**21**/9
— der Ohrmuschel, Entwicklung I/1./**10**/13
— der Orbita, häutigen II/3./**36**/1
— der Orita, knöchernen II/3./**36**/1
—, Prozentsatz II/1./**7**/5
—, — der ätiologisch bekannten I/1./**9**/7
— am Rumpf II/3./**44**/1
—, seltene, und angeborene Tumore im Bereich des Halses II/1./**3**/50
—, —, Grundsätzliches zur Indikation plastischer Eingriffe II/1./**3**/2
—, —, im Schädelbereich II/1./**3**/7
—, —, **im Bereich des Schädels, des Gesichtes und des Halses** II/1./**3**
—, —, Versorgung II/1./**3**/3
—, sichtbare, mit schweren Defekten II/1./**3**/4
— im Sinne primärer Bildungsfehler I/1./**9**/3
— aufgrund von Störungen der primitiven Weichteilplatte der Hand, Operation II/4./**53**/32
— nach Strahleneinwirkungen I/1./**9**/11
— des Urogenital-Apparates, Kausalgenese I/1./**10**/21
—, Weiterentwicklung, nach der Geburt I/1./**11**/3
Mißbildungs-ätiologie I/1./**9**
— -ausprägung, Variabilität bei Spalten II/1./**7**/21
— -**embryologie** I/1./**10**
— -entstehung I/1./**9**/1
— -entstehung durch äußere Einwirkungen, Möglichkeiten I/1./**9**/5
— - —, chemische Faktoren I/1./**9**/9
— - —, Exogenese I/1./**9**/17
— - —, genetische Grundlagen I/1./**9**/14
— - —, größere Bedeutung der Erbmasse I/1./**9**/8
— - — auf dem Boden einer unzureichenden Sauerstoffversorgung I/1./**9**/10
— - —, Zeitpunkt I/1./**11**/6
— - — durch das Zusammentreffen mehrerer Faktoren I/1./**11**/6
— -entstehungsfrist I/1./**9**/6
— -entwicklung I/1./**10**/1
— -Häufigkeitszunahme, Ursache II/1./**7**/8
— -kombination von Hydrozephalus und verschiedenartigen Gesichtsspalten II/1./**3**/25
— -konstitution II/1./**3**/23
— -krankheit II/1./**3**/4 II/1./**3**/57 II/1./**7**/66 II/1./**7**/79 II/3./**44**/1
— -krankheiten im Sinne sekundärer Schädigungen bereits vorhandener Organisations- und Organzentren I/1./**9**/3
— -lehre II/1./**3**/1
— -quote aller Lebendgeborenen in Pennsylvania, IVYsche Statistik II/1./**7**/7
— - —, Sektionsstatistik II/1./**7**/8
Mißbildungs-resistenzen II/1./**7**/19
— -statistiken, Mängel II/1./**7**/5
— -steigerung an der Berliner Universitäts-Frauenklinik II/1./**7**/7
— -syndrome I/1./**9**/22
— -typen II/1./**3**/3
— -verteilung in Pennsylvania II/1./**7**/7
— -welle II/4./**53**/2
Mißerfolg einer Knochennaht bei Unterkieferfraktur II/1./**12**/9
Mitlaute I/2./**25**/2
Mitochondriengehalt der Fibroblasten I/1./**6**/47
Mitosen I/1./**6**/77 I/2./**22**/213
Mitose-aktivität I/1./**6**/78
— -gifte II/1./**7**/34
— -hemmer I/1./**6**/78
— -maximum I/1./**6**/78
— -reichtum I/2./**22**/11
Mittelfingerverdoppelung I/1./**9**/29
Mittelfuß, Osteotomie, quere keilförmige II/4./**54**/61
— -Köpfchen-Resektion II/4./**54**/232
— -knochen, Ersatz des zerstörten Kiefergelenkfortsatzes II/1./**12**/33
— -Pseudarthrosen II/4./**54**/124
— - — als Defekt nach Schußverletzungen II/4./**54**/124
— -strahlen, Aplasie II/4./**54**/4
— -verrenkungen, veraltete, Behandlung II/4./**54**/207
Mittelgelenksresektion, HOHMANNsche II/4./**54**/59
Mittelgesicht II/2./**26**/3
—, Defektbildungen I/2./**22**/205
—, Läsion II/1./**12**/4
—, Normmaße II/1./**9**/1
—, überentwickeltes II/2./**26**/49
—, überentwickeltes, Bewertung der Operationen II/2./**26**/65
—, —, Bewertung und Indikation der Operationen II/2./**26**/84
—, Überentwicklung II/2./**26**/8
—, unterentwickeltes I/1./**4**/70 II/2./**26**/39 II/2./**26**/40
—, Unterentwicklung II/2./**26**/8
—, — bei Spaltträgern, präoperativ II/1./**7**/172
—, Zertrümmerungsfrakturen II/2./**22**/57
— -osteotomie, totale, nach TESSIER, Darstellung II/1./**13**/101
— -osteotomien bei kraniofaszialen Dysostosen II/1./**13**/100
— -reposition, Sehstörungen II/1./**13**/100
— -rückverschiebung II/1./**13**/100
— -vorverlagerung II/1./**13**/94
— - — durch Osteotomie nach GILLIES, Darstellung II/1./**13**/100
Mittelgesichtsaussprengungsfraktur nach LE FORT II resp. WASSMUND II II/2./**22**/56
— nach LE FORT III resp. WASSMUND IV II/2./**22**/56
— nach WASSMUND III II/2./**22**/56

Mittelgesichtsentstellung II/1./**7**/2
— und Gaumenplastik II/1./**7**/83
Mittelgesichtsfrakturen II/2./**22**/11
—, blutige Suffusionen II/2./**22**/17
—, Häufigkeit II/2./**22**/9
—, Verletzungen der Sinnesorgane II/2./**22**/18
Mittelgesichts-verletzungen II/2./**24**/47
— -wachstumshemmung, Entstehungsfaktoren II/1./**7**/174
Mittelhand, Defektpseudarthrosen II/4./**53**/107
— -finger II/4./**53**/144
— -knochen, Rotations-Abwinkelungsosteotomie II/4./**53**/144
— -verluste, Wiederherstellung II/4./**53**/141
Mittelohr, chronische Knocheneiterung II/1./**21**/10
—, Erkrankungen II/1./**9**/2
— -entzündung, akute II/1./**21**/9
Mittelstückresektion am Zungenbein II/3./**40**/19
Mittelwertkieferprofil II/2./**26**/3
Mittelwertprofil des Gesichts (Durchschnittsgesicht) II/2./**26**/3
Mobilisierung, totale, des Oberkiefers nach Wassmund II/1./**13**/102
Modellierungen des naso-frontalen Winkels II/2./**34**/78
Modellierwachse II/2./**30**/15
Modelloperation II/2./**26**/2
— zur Korrektur einer Protrusion II/2./**26**/64
Modifikation des Gilliesschen Visierlappens der Stirn nach Schuchardt II/2./**33**/74
— des Schmidschen frontotemporalen Lappens für die Nasenspitzenrekonstruktion nach R. Meyer II/2./**33**/44
Molekularbiologie I/1./**6**/1
Molekularpathologie I/1./**6**/1
Mondbeinersatz durch Endoprothese, Technik II/4./**53**/135
Mondbeinmalazie II/4./**53**/134
Mongolenfalte II/1./**3**/10 II/3./**36**/2
Mongolenfleck I/2./**19**/9 I/2./**22**/221
Mongolismus I/1./**9**/38
Mongoloide Idiotie II/3./**36**/2
Monokelhämatom II/2./**22**/25
Monochorische Plazenta II/1./**7**/28
Monoculus I/1./**8**/2 I/1./**8**/3
Monoethamino-Lösung II/1./**20**/54
Monogenie I/1./**9**/15
Monohalogenessigsäureester I/1./**4**/2
Monomer, zytotoxische Wirkung I/2./**14**/26
Monomerie I/1./**9**/15
Monopodie, amelische sirenoide II/3./**44**/36 II/3./**44**/38
Monorchia I/1./**10**/20
Monozyten I/1./**6**/24 I/1./**6**/34 I/1./**6**/41 I/1./**6**/42
Monstra per excessum II/1./**3**/41
Monteggiafraktur II/4./**53**/121 II/4./**53**/123 II/4./**53**/137
Moore-Endoprothesen II/4./**54**/143 II/4./**54**/145
Moore-Hüftalloarthroplastik, Technik II/4./**54**/149
— II-Endoprothese II/4./**54**/147
Mooresche Platte II/4./**54**/35
Morbus Albers-Schoenberg I/2./**22**/106 II/2./**24**/6 II/2./**24**/9
— — - —, histologische Darstellung II/2./**24**/7
— — - —, Kieferosteomyelitis I/2./**22**/106
Morbus Bowen I/2./**22**/149
Morbus Darier I/2./**22**/114
Morbus Dubeuihl I/2./**22**/223
Morbus Hodgkin I/2./**22**/230 I/2./**22**/238
— Osler I/2./**22**/60
Morbus Paget I/2./**22**/105
Morbus Paget, Malignisierung I/2./**22**/105
— —, monostotischer I/2./**22**/103
— —, polyostotischer I/2./**22**/103
— Panner II/4./**53**/133
Morbus Recklinghausen II/3./**44**/5
Morestin-Plastik II/4./**53**/51
Morgagnisches Ventrikel II/3./**41**/33
Moronal II/1./**17**/28
Morphin I/1./**5**/17
—, Prämedikation I/1./**4**/48
— -injektionen, örtliche I/1./**4**/4
Morphologie des äußeren Geschlechtsapparates II/4./**51**/70
— der inneren Geschlechtsorgane II/4./**51**/71
— des menschlichen Gesichtes II/2./**27**/3
— der Proteoglykan- und Glykoproteid-Synthese, elektronenoptisch-autoradiografische Befunde I/1./**6**/49
Mortalität bei Gesichtsspaltoperationen, Senkung II/1./**7**/191
— bei Spaltbildungen des Gesichts II/1./**7**/189
— der Stromunfälle II/1./**4**/1
Mosaikplastik II/1./**1**/20
Mosaikplastik nach Böhler I/2./**12**/129 I/2./**12**/130
Mosaikstruktur I/2./**22**/103
Mosaizismus I/1./**10**/21 II/4./**51**/72
Mosersche Lokalanästhesie I/1./**4**/116
Motaoson I/2./**22**/240
Moulage II/1./**20**/59
Mucain I/1./**4**/9 I/1./**4**/10
Müllersche Gänge, Regression II/4./**51**/71
Müllerscher Gang I/1./**10**/16
Münchenener Span II/2./**24**/82
Muffplastik I/2./**12**/70
Mukopolysaccharide I/2./**12**/9
—, saure I/1./**6**/11
Mukosa der inneren Nase II/2./**32**/26
Mukotom nach Steinhäuser II/1./**13**/4
Muldensubluxationen II/4./**54**/139
Multibionta forte II/1./**7**/201
Multifaktorielles genetisches System mit additiver Polygenie und Schwellenwerteffekt II/1./**7**/199
Multiple Angiome II/1./**20**/72
—, sukzessive Exzision II/3./**46**/19
— Z-Plastik II/4./**53**/49

Multostat I/2./**25**/15
Mumps, Einfluß auf die Schwangerschaft II/1./**7**/35
Mund, Erweiterung durch Exzision eines Dreiecklappens nach GANZER II/1./**12**/22
—, Verbrennungen II/1./**16**/25 II/1./**16**/35 II/1./**16**/37
—, Verziehung I/2./**22**/28
Mund-bereich, Epidermoidzysten II/1./**3**/48
— -boden und Unterkiefer, Resektion bei partieller Glossektomie I/2./**22**/150 I/2./**22**/156
— - —, Rundstiellappen I/2./**22**/188
Mund-boden-Zungenbereich, Anwendung von Saugdrainagen bei Tumorexstirpationen II/3./**40**/24
— - — -defekt, Deckung I/2./**22**/163
— - — -hälfte, Resektion bei partieller Glossektomie I/2./**22**/150
— — karzinom, Mortalität I/2./**22**/246
— - — - —, Operationsverfahren nach SPIESSL I/2./**22**/163
— - — -karzinome I/2./**22**/161
— - — -muskel II/1./**11**/3
— -höhle, Geschwülste II/1./**3**/47
— - —, maligne Melanome I/2./**22**/225
— - — und Nasenhöhle, Verbindung I/2./**25**/7
— -höhlenkarzinom I/2./**22**/10
— -höhlenkarzinome, prozentuale Häufigkeit der regionärmetastatischen Ausbreitung I/2./**22**/207 I/2./**22**/209
— - **und Kieferbereich, ästhetische Operationen** II/2./**26**
— - —, Drahtumschlingung und Drahtnaht II/2./**26**/24
— -öffner nach KILNER II/1./**7**/88
— - — nach ROSENTHAL II/1./**7**/88
— -schleimhaut, Ersatz I/2./**12**/133 I/2./**12**/135
— - — zur Innenauskleidung der Nase II/2./**33**/62
— - —, Patienten mit Pigmentanomalien I/2./**22**/225
— - —, präkanzeröse Veränderung I/2./**22**/116
— -schutz I/1./**3**/20
— -spalte, geschrumpfte II/1./**12**/23
— -spaltenerweiterung II/1./**13**/60
— - —, operative, nach DIEFFENBACH-LEXER, Darstellung II/1./**13**/60
— - —, operative, nach LANGENBECK II/1./**13**/60
— -vorhofinzision II/2./**34**/13
— -winkel, Anhebung eines narbig verzogenen, Stiellappenaustausch nach GANZER II/1./**12**/22
— - — -anhebung II/1./**12**/25
— - — -region, Rekonstruktive Chirurgie II/1./**13**/60
— - — -rekonstruktion nach FRIES II/1./**13**/62
— - — - — nach ZISSER II/1./**13**/62
— - — -symmetrisierung, schematische Darstellung II/1./8/27
— -zu-Mund-Beatmung I/1./**5**/72
Mund-zu-Nase-Beatmung I/1./**5**/72
Muscheltransplantate, zusammengesetzte aus dem Ohr zum Ohrmuschel-Teilersatz II/3./**38**/41
M. biceps, Ausfall II/4./**53**/82
— —, Ersatz durch Handstreckerverlagerung II/4./**53**/83
M. biventer II/1./**11**/3
M. cephalopharyngicus II/1./**9**/4
M. constrictor pharyngis II/1./**9**/6
— — — cran. II/1./**9**/4
— — — medius II/1./**9**/6
M. cricopharyngicus, Durchtrennung der Pars fundiformis II/3./**41**/21
M. extensor dig. communis, Sehnenriß II/4./**53**/60
— — hallucis longus — Sehne, Durchtrennung II/4./**54**/87
— — indicis proprius-Sehne, Technik der Verpflanzung auf die lange Daumenstrecksehne II/4./**53**/73
— — policis longus, Durchtrennung II/4./**53**/71
M. fibularis brevis, Sehnenvorverlagerung und -raffung II/4./**54**/47
M. flexor digitorum sublimis und profundus, Durchtrennung II/4./**53**/70
— — — —, Sehnenausfall II/4./**53**/68
M. genioglossus II/1./**11**/3
M. geniohyoideus II/1./**11**/3
— —, Transposition in die Zunge bei Glossoptose ohne Retrognathie II/1./**11**/11
M. glossopalatinus II/1./**9**/7
M. glutaeus maximus, Ersatz durch Iliokostalis-Plastik II/4./**54**/92
M. hyoglossus II/1./**11**/3
M. hyopharyngicus II/1./**9**/6
M. iliopsoas, Lähmung II/4./**54**/90
— —, —, Ersatz durch den M. obliquus externus abdominis II/4./**54**/91
M. laryngopharyngicus II/1./**9**/6
M. levator scapulae, Protektion der Gefäße II/3./**41**/17
— — veli palatini II/1./**7**/54 II/1./**9**/6
— — — —, Aktion, Darstellung II/1./**7**/54
M. mylohyoideus II/1./**11**/3
M. masseter II/1./**11**/3
M. omohyoideus II/1./**11**/4
M. palato-pharynigicus II/1./**7**/54
M. palmaris longus, Sehnentransplantation bei Trommlerlähmungen II/4./**53**/72
M. pectoralis, Kanalisierung II/4./**53**/139
— — maior, Fehlen II/3./**44**/4
— —, Mammaaplasie aufgrund seines Fehlens II/3./**44**/4
M. peroneus brevis, Sehnentranslokation, Technik II/4./**54**/101
M. pharyngopalatinus II/1./**9**/6 II/1./**9**/7
M. pterygoid. med. II/1./**11**/3
M. procerus II/2./**34**/15
M. quadriceps femoris, Ersatz II/4./**54**/93
M. quadriceps femoris, Lähmungen II/4./**54**/93

M. serratus lateralis, Ausfall II/4./**53**/79
M. sphincter oris II/1./**7**/102
M. sternocleido-mastoideus, plastische Maßnahmen zur Verlängerung II/3./**40**/14
— — —, Resektion II/3./**40**/14
M. sternohyoideus II/1./**11**/4
M. sternothyreoideus II/1./**11**/4
M. stylohyoideus II/1./**11**/3
M. stylopharyngicus II/1./**9**/6
M. temp. anterior II/1./**11**/3
— — medialis II/1./**11**/3
— — posterior II/1./**11**/3
M. tensor fasciae latae, Rückverlagerung II/4./**54**/93
— — veli palatini II/1./**9**/6
M. thyreohyoideus II/1./**11**/4
M. tibialis anterior, Rupturen II/4./**54**/88
— — —, Sehnenverpflanzung zur Herstellung des Muskelgleichgewichts eines vollkorrigierten Klumpfußes II/4./**54**/47
— — —, Verpflanzung II/4./**54**/46
— — posterior, Sehnenluxation II/4./**54**/89
M. uvulae II/1./**9**/7
Mm. biceps femoris und semitendinosus, als Quadrizepsersatz II/4./**54**/95
Mm. peronei, Einzellähmungen II/4./**54**/95
Muskeldehiszenzen, submuköse II/1./**7**/43
Muskeldystrophien II/4./**54**/89
Muskelendplattenmembran I/1./**5**/29
Muskelentspannung, zentrale I/1./**5**/26
Muskelfaserverlauf bei Lippenplastiken nach VEAU, LE MESURIER, TENNISON und MILLARD, Darstellung II/1./**7**/101
Muskelfläche, Projektion der Faltenzone II/2./**29**/18
Muskelfortsatz, Abtrennung II/1./**13**/109
—, Exstirpation II/2./**22**/111
Muskelgleichgewicht, Störung II/2./**23**/1
Muskelkanalisierung von SAUERBRUCH II/4./**53**/139
—, Technik II/4./**53**/139
Muskellähmungen, spastische und schlaffe, der oberen Extremitäten II/4./**53**/76
Muskellappen, gestielte, Interposition II/4./**54**/134
— -gewinnung, Zervikale Schnittführung I/2./**22**/173
Muskelmißbildungen II/1./**11**/2
Muskeln des weichen Gaumens II/1./**9**/11
—, Wirkung der infrahyoidalen II/1./**11**/4
—, Wirkung der suprahyoidalen II/1./**11**/3
—, Wirkungsrichtungen der an Unterkiefer, Zunge und Hyoid ansetzenden Mm. II/1./**11**/3
Muskeloperationen, Faszientransplantate I/2./**12**/184
Muskelplastiken bei manfibulo-fazialen Dysplasien II/1./**11**
Muskelplatte des weichen Gaumens, Verstärkung I/2./**25**/13
Muskelrelaxantien, Nebenwirkungen I/1./**5**/30 I/1./**5**/65
— — Wirkungsweise I/1./**5**/26
Muskelrelaxatien, Abbau I/1./**5**/29
—, Ausscheidung I/1./**5**/29
— beim Neugeborenen I/1./**5**/31
— beim Säugling I/1./**5**/31
Muskelrelaxation I/1./**5**/1 I/1./**5**/2
—, gesteuerte I/1./**5**/26 I/1./**5**/29
Muskelrotationsplastik II/1./**21**/34
Muskelschäden am Unterarm II/4./**53**/59
Muskeltransplantat I/2./**13**/4
Muskeltransplantation zur Verhütung eines Klumpfußrezidives II/4./**54**/46
Muskeltransplantationen nach LEXER-ROSENTHAL II/1./**21**/28
Muskelverpflanzung bei Ersatzoperation II/4./**53**/77
Muskelverpflanzungen der Extremitäten, obere, Möglichkeiten II/4./**53**/84
Muskelwand, atrophische, Festigung II/3./**46**/126
Muskelzellen I/1./**6**/74
Muskulär-refektorische Kieferklemmen II/2./**22**/76
Muskulatur der äußeren Nase II/2./**32**/8
—, mimische, Reneurotisation II/1./**21**/28
—, vom N. medianus versorgte, Lähmung II/4./**53**/86
—, vom N. ulnaris versorgte, Lähmung II/4./**53**/90
—, pelveotrochantäre, Ersatz II/4./**54**/92
—, —, — durch Vastus lateralis-Plastik II/4./**54**/94
—, transplantierte, Reinnervation I/2./**22**/135
— des weichen Gaumens II/1./**9**/6
Mutation I/1./**10**/5 I/2./**22**/4
Mutter, Alter II/1./**7**/30
—, körperliche Beschaffenheit II/1./**7**/29
Myasthenia gravis I/1./**5**/31
Myasthenia pseudoparalytika I/1./**5**/65
Myektomie nach NIKLISON II/1./**21**/36
Myelinfiguren I/1./**6**/24
Myelodysplasie I/1./**9**/26
— bei Spina bifida occulta II/4./**54**/58
Myelodysplasien bei Kindern, Statistiken II/1./**3**/8
Myelom I/2./**22**/100
—, multiples I/2./**22**/9 I/2./**22**/100 I/2./**12**/102
—, solitäres I/2./**22**/102
Myelomeningozele, anteriore II/2./**24**/75
—, — sinzypitale, Knochenverschluß der Bruchpforte II/2./**24**/75
Myleran I/2./**21**/18
Myoblastenmyom I/2./**22**/113
(ABRIKOSOFF) I/2./**22**/42
Myoblastom I/2./**22**/42
Myodystrophia deformans II/4./**53**/26
Myofibrillen I/1./**6**/47
Myogene Dislokation II/2./**22**/12
— Retrognathie II/1./**11**/7

Myokardinfarkt I/1./**5**/7
Myokardinsuffizienz I/1./**5**/8
Myokarditis I/1./**5**/7
Myokardmantel, Mißbildungen, in Phase I der Herzentwicklung I/1./**9**/39
Myoneurotisation II/1./**21**/34
Myxofibrome I/2./**22**/44
Myxom I/2./**22**/58 I/2./**22**/89

N

Nabacitin-Spray II/4./**51**/85
Nabelarterie, Ausprägung einer einzigen II/3./**44**/38
Nabelrekonstruktion II/3./**46**/19
Nachbehandlung, Narkose I/1./**5**/54
— mit dem Aktivator II/2./**26**/84
— bei Fettransplantationen I/2./**24**/15
— (Fräsen, Schleifen) I/2./**19**/5
— bei freien Hauttransplantationen I/2./**24**/14
—, Gesichtsspannung II/2./**28**/8
— von Hand- und Fingerverletzungen I/2./**24**/17
— bei Knorpeltransplantationen I/2./**24**/15
— bei Lappenplastiken I/2./**24**/16
—, mediko-mechanische, bei Schiefhals II/3./**40**/14
— **im Rahmen der Plastischen Chirurgie** I/2./**24**
— nach plastischen Operationen der weiblichen Brust II/3./**45**/37
— der Progenieoperation II/2./**26**/35
—, spezielle bei Transplantationen I/2./**24**/14
— bei Symblepharonoperationen II/3./**36**/101
— bestimmter Verletzungen und deren Folgen I/2./**24**/16
Nachbestrahlung des Granulationsgewebes I/1./**6**/132
— maligner Tumoren I/2./**22**/20
Nachblutung bei in Lokalanästhesie ausgeführten Operationen I/2./**24**/8
Nachblutungen I/1./**5**/51
Nachgehende Fürsorge II/1./**7**/79
— — bei Spaltträgern II/1./**7**/199
Nachosteotomien II/2./**34**/82
Nachreifen bei Gaumenspalten II/1./**7**/183
Nachreifung Morphogenese, Gesichtsspalten II/1./**7**/51
Nachwuchs, erbkranker, Gesetze zur Verhütung II/1./**7**/1
Nackennaevus II/1./**20**/7
Nadeln, atraumatische I/1./**7**/6
Nadel-Biopsie II/1./**19**/5
Nadelhalter nach GANZER-ROSENTHAL II/1./**7**/90
—-Scherenkombination von CRILE-ZOLTÁN I/2./**12**/114
Nadeln, REVERDINsche II/1./**7**/88
Näseln, offenes I/2./**25**/8
Naevi, flächenförmige I/2./**22**/221
—, gemischte I/2./**22**/222
Naevi, künstliche II/3./**46**/5
—, Operation der zur malignen Entartung neigenden II/3./**46**/2
—, spitze I/2./**22**/221
Naevus II/3./**46**/1
— araneus I/2./**19**/9 II/1./**20**/24
—, blauer I/2./**19**/9 I/2./**22**/221
— cavernosus II/1./**20**/26
— coeruleus I/2./**22**/222
—, Entwicklungstendenz I/2./**22**/221
— flammeus I/2./**19**/8 II/1./**7**/69 II/1./**20**/5
— —, Behandlung II/1./**20**/18
— —, histologisches Bild II/1./**20**/5
— —, Lokalisation II/1./**20**/6
— —, Schleifen und Fräsen II/3./**46**/3
— — in Syndromen II/1./**20**/9
— — mit STURGE-WEBER-Syndrom II/1./**20**/9 II/1./**20**/10
—, freie Transplantation II/1./**20**/9
—, konservative Behandlung mit korrodierenden Mitteln II/3./**46**/5
—, Kryotherapie II/3./**46**/5
—, medianer II/1./**20**/5
— pigmentosus I/2./**19**/9 I/2./**19**/9 II/1./**13**/8
—, Röntgenbestrahlung II/3./**46**/5
—, ruhender intradermaler (korialer) I/2./**22**/222
— spilus I/2./**19**/9
—, striatus I/2./**19**/10 I/2./**19**/15
—, schwarzer, harter I/2./**22**/224
— téléangiectasique ponctué II/1./**20**/24
— teleangiectaticus II/1./**20**/5
— UNNA II/1./**20**/7
— vasculosus II/1./**20**/5
— vinosus II/1./**20**/5
—, Weiterentwicklung zu einem malignen Melanom I/2./**22**/221
—-Operation II/3./**46**/2 II/3./**46**/4
— -zellen, Entwicklung I/2./**22**/221
— -zellkrebs I/2./**22**/223
— -zellnaevus I/2./**19**/11 I/2./**22**/221
Naevuszellnaevi, oberflächlich gelegene, braune I/2./**22**/221
—, tiefe, subkutan liegende blaue I/2./**22**/221
Nagel-Patella-Syndrom I/1./**9**/33
Nagelplatte nach MOORE II/4./**54**/112
Nagelung bei intraossaler Bolzung II/4./**54**/111
Nagelungsarthrodese, Hüftgelenk II/4./**54**/157
Nahbestrahlung I/2./**22**/136
Nahlappen aus der unmittelbaren Defektumgebung II/1./**13**/9
— aus der weiteren Defektumgebung II/1./**13**/16
— zur Lippenrekonstruktion II/1./**13**/50
Nahlappenplastik als Ersatz radiogener Gewebsschäden II/1./**17**/33
— bei Nasendefekten II/2./**33**/1
Nahlappenplastiken I/2./**12**/36 I/2./**12**/44
— zur Wangendefektdeckung II/1./**13**/9
Nahrung, feste, Entzug II/1./**7**/37
Naht, Allgemeines I/1./**7**/17
—, apodaktylische I/2./**12**/115

Naht auf Distanz nach BUNNEL II/4./**53**/64
—, durchschlungene fortlaufende I/1./**7**/19
— und Exzision II/3./**46**/15
—, falsch gelegte I/1./**7**/17
— bei Fingernerven II/4./**53**/77
—, fortlaufende I/1./**7**/16 I/1./**7**/18 I/1./**7**/19
—, —, Interiumsknoten I/1./**7**/16
—, Kosmetik I/1./**7**/4
—, lebendige, aus Faszienstreifen I/2./**12**/187
— mit Pflocken I/1./**7**/2
—, richtig gelegte I/1./**7**/17
— der TENONschen Kapsel II/3./**36**/115
—, umschlungene I/1./**7**/2
—, unterbrochene I/1./**7**/2
—, versenkte I/1./**7**/7
—, — intrakutane, Darstellung I/2./**18—20**/4
Nahtchirurgie I/1./**7**
—, Geschichtliches I/1./**7**/1
Nahtdehiszenzen nach Gaumenplastiken, Häufigkeit und Ursachen II/1./**7**/182
Nahtentfernung I/1./**7**/18 I/2./**24**/9
Nahtinstrumentarium I/1./**7**/6
Nahtmaterial II/1./**7**/90 II/3./**36**/6
—, lebendiges I/2./**12**/188 II/3./**46**/128
—, resorbierbares I/1./**7**/10
Nahtriß und Nahtdehnung II/4./**53**/62
Nahtstelle, embryonale, zwischen Ober- und Unterkieferfortsatz I/2./**22**/139
Nahttechnik I/1./**2**/1 I/1./**7**/3
—, atraumatische II/3./**36**/6
—, intrakutane II/1./**17**/29
— bei Sehnen II/4./**53**/62
Nalorphin I/1./**5**/14
Narben I/1./**6**/73 I/2./**24**/6
— nach Ablatio mammae II/3./**46**/9
—, angeborene II/3./**44**/8
—, —, zwischen Oberarm und Brustwand II/3./**44**/9
—, bedingte Flügelretraktion im Bereich der lateralen Nasenwand II/2./**33**/22
—, entstellende, Korrektur II/3./**41**/8
—, —, Korrektur nach plastisch chirurgischen Grundsätzen I/2./**18—20**/13 II/3./**41**/8
—, feine I/2./**24**/9
—, fibröse II/1./**20**/56
—, harte, physikalische Behandlung I/2./**24**/12
— nach Hasenschartenoperationen, histologische Untersuchungen II/1./**7**/148
—, Histologie der hypertrophischen I/2./**21**/3
—, hypertrophische I/2./**21**/1 I/2./**24**/6 II/2./**28**/2 II/3./**46**/17
—, kosmetisch entstellende II/2./**33**/34
—, kreuzförmige I/2./**18—20**/17
—, kreuzförmige, Schema zur Auflösung I/2./**18—20**/16
— in der Lendengegend II/3./**44**/13
—, lineare und anders geformte, im Bereich der Stirn II/1./**5**/2
— in der Lumbalgegend II/3./**44**/14
— hinter dem Ohr, keloidförmige Entartung II/2./**29**/15
Narben, ringförmige, mit Kontrakturneigung, Verhütung II/4./**54**/76
—, Schleifen II/1./**7**/153
—, schräg zu den Spannungslinien liegende, Auflösung I/2./**18—20**/15
—, sichtbare, Vermeiden I/2./**22**/28
—, stenosierende im Bereich von Hypopharynx, Ösophagusmund und zervikalem Ösophagus II/3./**41**/22
— im Bereich der Stirn II/1./**5**/1
—, U-förmige, Schema zur Auflösung I/2./**18—20**/16
—, Unterfütterung oder Auflagerung des Narbenbereiches bei imprimierten oder deprimierten flächenhaften Narben II/1./**5**/3
— nach Verbrennungen II/1./**16**/28
— nach der Versorgung von frischen Wunden I/2./**18—20**/2
— **-behandlung, operative Therapie** I/2./**18—20**
— - —, **Strahlenbehandlung** I/2./**18—20**
— -bereich, Falten beim Lachen II/1./**7**/99
— - —, Ulzerationen II/4./**53**/49
— -bildung I/2./**12**/82 II/1./**7**/147
— - —, Ästhetik nach Anwendung der Fräsung I/2./**19**/5
— - —, intraneurale II/1./**21**/10
— - —, pathologische Formen II/2./**28**/2
— - —, Pigment I/2./**24**/6
— - — zwischen Zungenbein und Schildknorpel II/3./**41**/32
— -bildungen am Rumpf und deren Korrekturmöglichkeiten II/3./**50**/15
— -brüche, allgemeine Faktoren II/3./**46**/124
— - —, anoperierte, Rezidivierung, Gründe II/3./**46**/123
— - —, lokale Faktoren II/3./**46**/123
— - —, Operationsmethoden II/3./**46**/124
— - —, Patientenuntersuchung II/3./**46**/124
— - —, postoperative, nach Laparotomien II/3./**46**/122
— -chirurgie I/1./**7**/8
— -ektropium im temporalen Oberlidbereich II/3./**36**/60
— - — — —, Beseitigung durch Stiellappen aus der Schläfe II/3./**36**/60
— - — am Unterlid II/3./**36**/59
— - — —, Beseitigung durch Bogenverschiebung II/3./**36**/43
— - — — nach v. LANGENBECK, Beseitigung II/3./**36**/57
— - — —, Beseitigung nach LETENNEUR II/3./**36**/59
— - — in der Unterlidmitte, Beseitigung II/3./**36**/46
— -entropium II/3./**36**/24
— -gewebe I/2./**24**/12
— -hernien II/3./**46**/122
— -keloid I/1./**7**/5 I/2./**21**/1—2 I/2./**22**/19 II/2./**28**/2 II/3./**43**/10

Narben-kontraktur nach einer Verbrennung im Kindesalter II/1./**16**/41
— -kontrakturen II/3./**48**/1
— - — im Bereich der Brustdrüsen II/3./**48**/8
— - — am Hals II/3./**40**/16
— - — nach Mammaamputation II/3./**46**/9
— -korrekturen I/1./**4**/82 II/3./**46**/18
— -linien, gebrochene II/4./**55**/6
— -lockerungsübungen II/4./**57**/23
— -paket zwischen Halshaut und Trachea II/3./**41**/40
— -platte auf der Oberlippe II/1./**7**/109
— -schrumpfung, postoperative II/2./**23**/1
— - —, sekundäre II/3./**48**/5
— - — der Stimmbänder II/3./**41**/33
— -schiefhals II/3./**40**/8
— -sklerosen I/2./**24**/5
— -stenosen im Pharynxbereich II/3./**41**/19
— -strikturen am Nasenloch II/2./**34**/74
— -syndaktylien II/4./**55**/12
— -ulzera, therapieresistente II/4./**57**/1
— -verbreiterungen, Antiverfahren II/1./**7**/153
— -züge im Bereich des Vestibulum nasi II/2./**34**/82
Narbige Fixation der Aryknorpel II/3./**41**/34
Narconumal I/1./**5**/23
Narkose I/1./**5**/1
—, Dosierungsfehler, I/1./**5**/63
—, eingeschränkte Steuerbarkeit I/1./**5**/19
—, Fehler I/1./**5**/63
—, Gefahren I/1./**5**/63
—, Gegenüberstellung von Narkose und Lokalanästhesie I/1./**4**/118
—, Komplikationen I/1./**5**/63
—, intravenöse I/2./**22**/27
—, Nüchternheit vor einer I/1./**5**/68
—, Oberflächlichhalten I/1./**5**/61
—, Octapressin I/1./**4**/51
—, Steuerbarkeit I/1./**5**/18
—, tiefe toxische I/1./**5**/20
— -apparat, Sterilisation I/1./**5**/66
— -apparate I/1./**5**/35 I/1./**5**/65
— -barbiturate I/1./**5**/22
— -beatmungsgerät I/1./**5**/43
— -einflüsse I/1./**6**/89
— -gerät I/1./**5**/33
— -krämpfe I/1./**4**/43
— -medikation, Fehler I/1./**5**/64
— -protokoll I/1./**5**/3
— -stadien I/1./**5**/2
— -theorien I/1./**5**/20
— -überwachung I/1./**5**/53
Narkotikum, Zwischenfälle infolge von Aspiration I/1./**5**/66
Narwalzahn II/2./**34**/42
Nasale Perflation II/1./**7**/186
— Retraktion II/2./**27**/13
Nasaler Oberliddefekt, Ersatz II/3./**36**/51
Nasalität, pathologische II/1./**9**/3
—, physiologische II/1./**9**/3
Nase, aesthetische Chirurgie II/2./**34**
Nase, äußere, chirurgische Anatomie II/2./**32**/8
—, —, Dokumentation II/2./**34**/1
—, —, Innervation II/2./**32**/16
—, —, Gefäßversorgung II/2./**32**/15
—, —, knorpeliges Gerüst II/2./**32**/12
—, —, Mißbildungen bei L-K-G-Spalten II/1./**7**/66
—, —, Muskulatur II/2./**32**/8
—, —, Tumor I/2./**22**/121
—, Aplasie II/1./**3**/15
—, — der linken Nase bei hydrozephalem Schädel und Mikrophthalmie II/1./**3**/18
—, Atmungsfunktion II/2./**33**/71
—, bedeckende Weichteile II/2./**32**/8
—, Dermoidzyste II/1./**3**/45
—, Deviation II/2./**34**/85
—, **Epithetik** II/2./**35**
—, Funktion II/1./**9**/1
—, Höcker-, Schief-, Breit- und Sattel- II/2./**25**/9
—, Hypoplasie der Maxilla auf der spaltseitigen Seite II/1./**7**/158
—, Idealform II/2./**32**/3
—, Infrastruktur II/2./**34**/69
—, —, Korrektur II/2./**34**/11
—, innere Auskleidung II/2./**32**/18
—, —, chirurgische Anatomie II/2./**32**/16
—, —, Gefäßversorgung II/2./**32**/19
—, —, Innervation II/2./**32**/19
—, —, Mukosa II/2./**32**/26
—, isolierte Frakturen, Symptomatik und Diagnostik II/2./**22**/41
—, knöcherne, Osteotomien II/1./8/4
—, —, Schema der Osteotomie mit rotierenden Instrumenten II/2./**25**/10
—, Knorpeltransplantation bei Entstellungen und Defekten I/2./**12**/212
—, **konstruktive und rekonstruktive Chirurgie** II/2./**33**
—, kosmetischer Eingriff I/1./**4**/59
—, Lokalanästhesie I/1./**4**/56
—, Lymphgefäße II/2./**32**/16
—, Medianspaltung II/1./**3**/29 II/1./**7**/65
—, Mißbildungen I/1./**10**/12
—, Mundschleimhaut zur Innenauskleidung II/2./**33**/62
—, offene Kommunikation mit der vorderen Schädelgrube II/2./**32**/21
—, Osteotomien zur Verschmälerung II/2./**34**/18
—, partielle Aplasien II/1./**3**/18
—, Physiologie II/2./**32**/1
—, primitive, Entwicklungsstörung II/1./**7**/41
—, Proportionen und Winkel II/2./**32**/3
Nase, Rekonstruktion II/2./**33**/73
—, Rekonstruktion nach CONVERSE II/2./**33**/79
—, — nach GILLIES II/2./**33**/76
—, — nach JOSEPH II/2./**33**/73
—, — nach KÖNIG II/2./**33**/71
—, — nach LEXER II/2./**33**/72
—, rekonstruktive Chirurgie, Verwendung freier Composite grafts II/1./**13**/83

Nase, rüsselförmige Ausstülpungen seitlich der Nase II/1./**3**/18
—, subtotale und totale Ersatzplastik II/2./**33**/69
—, sub- und totale Ersatzplastik mittels Lappen aus dem Oberarm II/2./**33**/82
—, —, —, —, — Rekonstruktion durch Fernlappen II/2./**33**/80
— — — — —, Rekonstruktion durch Stirnlappen II/2./**33**/70
—, — — — — Rundstiellappen von Hals, Brust und Bauch II/2./**33**/83 II/2./**33**/84 II/2./**33**/85
—, totale Aplasie II/1./**3**/16
—, Verbrennungen II/1./**16**/25 II/1./**16**/35 II/1./**16**/37
—, Verkürzung durch Knorpelexzision an der kaudalen Septumkante II/2./**34**/48
—, — durch Entfernung eines Knorpel- und Schleimhautstreifens an der kaudalen Septumkante II/2./**34**/20
—, Wangenrotationslappen zum Verschluß von Defekten des seitlichen Abhanges II/2./**33**/56
—, Weichteildefekte, frei Hauttransplantate II/1./**13**/65
—, Weichteilersatz II/1./**13**/63
—, Ziliarapparat II/2./**32**/27
Nasen, Aufbau I/2./**13**/13
— -abhang, Defekt, Verschiebelappen nach der geraden Linie aus der Wange zur Deckung II/2./**33**/56
— - —, seitlicher, größere Defekte, auf die Wange übergreifend II/2./**33**/64
— -atmung II/2./**34**/90
— - —, behinderte II/2./**32**/25
— - —, Schädigungsmöglichkeiten durch eine verlegte Nasenatmung II/2./**34**/98
— -basis, Modellierung II/2./**34**/73
— - —, Verbreiterung II/2./**34**/97
— - —, Verschmälerung II/2./**34**/73
— - — -region, Aufbau II/2./**25**/15
— -bein, Querfraktur II/2./**22**/47
— - —, Schema für die laterale Osteotomie II/1./**8**/4
— - — -brüche II/2./**22**/41
— - — -brüche, Redressionsapparat II/1./**12**/11
— - — -fraktur primäre Aufrichtung II/2./**22**/43
— - — -hämangiom II/1./**19**/19
— **-bereich**, gestielte Lappen II/1./**13**/65
— - —, Hilfslinien für die Form-Analyse II/2./**32**/4 II/2./**32**/6
— - —, physiologische und pathophysiologische Gesichtspunkte für die korrektive Chirurgie im Nasenbereich II/2./**32**/23
— - —, **rhinologische Grundlagen und Indikationen für korrigierende plastische Eingriffe** II/2./**32**
— - —, Spalthauttransplantate II/1./**13**/65
— - —, weiches Dreieck II/2./**32**/14
— -bluten II/1./**19**/2
— - —, interkurrent auftretendes I/2./**22**/192
Nasen-boden II/2./**32**/22
— - — -naht und das Aufstellen der Nasenflügel II/1./**7**/157
— - — - — und Primäroperation II/1./**7**/156
— - — -plastik II/1./**7**/91
— -chirurgie, Korrektive, Implantate II/2./**32**/33
— -defekt, frontalwärts liegender, Deckung durch einen trapezförmigen Rotationslappen aus der Stirn II/2./**33**/58
— - —, partieller, Insellappen aus der Stirn zur Deckung II/2./**33**/63
— - —, perforierender, Deckung nach Zoltan II/2./**33**/62
— - —, seitliche, Deckung mit Schwenklappen nach Elliot II/1./**13**/78
— -defekte II/2./**30**/12
— - —, Composite grafts II/2./**33**/3
— - —, durchgehende II/1./**13**/80
— - —, Fernlappenplastik II/2./**33**/2
— - —, freie Hauttransplantation II/2./**33**/3
— - —, grundsätzliche Gesichtspunkte zur Verwendung gestielter Lappen und freier Transplantate II/2./**33**/1
— - —, Nahlappenplastik II/2./**33**/1
— - —, oberflächliche II/1./**13**/78
— - —, —, Vollhauttransplantate, Composite grafts II/1./**13**/79
— - —, partielle freie Hauttransplantate beim Ersatz II/2./**33**/66
— - —, Rundstielplastik, Entnahmestellen II/2./**33**/2
— - —, subtotale, Rekonstruktion mit einem abdominalen Rundstiellappen II/1./**13**/90
— - —, Versorgung mit freien zusammengesetzten Haut-Subkutistransplantaten II/1./**13**/65
— -deformierung nach einer Operation einer doppelseitigen Spalte II/1./8/2
— - — nach der Operation einer einseitigen Spalte II/1./8/2
— -deformierungen durch frühzeitige Eingriffe am Knorpelskelett der Nase II/1./**7**/157
— -deformitäten II/2./**32**/32
— -drittel II/2./**26**/2
— -eingangsasymmetrie II/1./8/2
— -eingangsöffnung, innere, Größe II/2./**34**/74
— -eingriff, korrektiver, Vorbereitung II/2./**32**/37
— -epithese, Material II/2./**35**/2
— -ersatz, Stirnlappen- Brückenlappen- Kombination I/2./**12**/65
— - — unter Verwendung von Stirnhaut II/2./**33**/2
— - — -plastik, Implantation von Stützmaterialien II/2./**33**/70
— - — - —, partielle, (Neuner) II/2./**23**/10
— - — - —, subtotale, mittels Skalplappen II/2./**33**/81
— - — - —, totale, pektoraler Brückenlappen nach Gillies II/2./**33**/90

Nasen-flügel, Basaliom II/2./**33**/53
— - —, Ersatzplastik nach FRITZ-MEYER II/2./**33**/41
— - —, — durch medianen Stirnlappen nach KAZANJIAN II/2./**33**/41
— - —, fleischige II/2./**34**/71
— - —, hängende II/2./**34**/72
— - —, Hautkorrekturen II/2./**34**/71
— - —, Inzisionen, äußere, mit Hautexzisionen II/2./**34**/14
— - —, kollabierter II/2./**34**/84
— - —, Lage II/2./**26**/7
— - — und -spitze, Lappen vom Hals II/2./**33**/46
— - — — - —, — aus der Nase II/2./**33**/22
— - — — - —, — aus dem Oberarm II/2./**33**/47
— - — — - —, — aus der Stirn II/2./**33**/31
— - — — - —, — aus der Wange II/2./**33**/27
— - — — - —, Rekonstruktion II/2./**33**/21
— - — — - —, — durch composite grafts II/2./**33**/51
— - — — - —, — durch Fernlappen II/2./**33**/45
— - —, Rekonstruktion, Spendergebiet für Haut- Knorpel-Transplantate II/1./**16**/35
— - —, retrahierter, Korrektur nach BARSKY II/2./**33**/25 II/2./**33**/26
— - —, Verkleinerung II/2./**34**/71
— - —, Verschiebeplastiken II/2./**34**/53
— - —, Vorbildung nach GILLIES II/2./**33**/89
— - — -Aufstellen und Nasenbodennaht II/1./**7**/157
— - — -basis, Auspolsterung II/1./**7**/158
— - — - —, Retraktion nach JOSEPH, Ausgleich II/2./**33**/23
— - — - Defekt, Deckung nach SANVERNERO-ROSSELLI II/2./**33**/28
— - — -defekt, Korrektur eines kleinen Nasenflügeldefektes durch Z-Plastik II/2./**33**/22
— - — - —, nicht perforierender, Deckung durch einen Insellappen aus der Nasolabialregion II/2./**33**/31
— - — - —, partieller, Versorgung II/2./**33**/51
— - — - —, randständiger, Umwandlung in einen zentralen Defekt nach GÖCKE II/2./**33**/52
— - — - — nach Verbrennungen II/1./**16**/36
— - — - —, Verschiebeplastik nach R. MEYER zum Ausgleich II/2./**33**/24
— - — - —, Versorgung durch lokale Lappen II/1./**13**/81
— - — -defekte II/1./**13**/78
— - — - —, durchgehende, Versorgung mit Hilfe von Wangengewebe II/1./**13**/81
— - — -einziehungen II/1./**7**/57
— - — -ersatz, italienische Methode II/2./**33**/50
— - — - — durch lokale Lappenplastik nach MAISELS und SAAD II/1./**13**/81
— - — - — durch einen Nasolabiallappen II/1./**13**/82
— - — - — durch einen Retroaurikular-Temporallappen II/1./**13**/88
Nasen-flügel-ersatz durch Umschlagen des oberen Defektrandes und Einlagerung eines composite graft II/2./**33**/51 II/2./**33**/53
— - — - — aus Wangenhaut oder der Nase selbst, Möglichkeiten II/1./**12**/16
— - — - — -plastik nach OMBRÉDANNE-KAZANJIAN II/2./**33**/28
— - — - — - — durch Skalplappen II/2./**33**/37
— - — - — - — - — mittels Wangenlappen II/2./**33**/27
— - — -fortsatz, Durchtrennung, Verletzung der A. palatina II/1./**13**/97
— - — -innenauskleidung, composite grafts II/2./**33**/37
— - — -knorpelkorrekturen II/2./**34**/56
— - — -kollaps II/2./**34**/74
— - — - —, Korrektur II/2./**24**/75
— - — - — -Therapie II/2./**34**/74
— - — -rand, Kerben II/2./**34**/72
— - — - —, Kontrakturen II/2./**34**/58
— - — - —, Unregelmäßigkeiten II/2./**34**/80
— - — - — -defekt, zusammengesetzte Ohrmuscheltransplantate II/2./**33**/52
— - — - — -schnitt II/2./**34**/12
— - — - — - —, intrakartilaginärer II/2./**34**/24
— - — -region, Bißverletzungen II/1./**12**/63
— - — -rekonstruktion durch lokale Lappenplastik II/1./**13**/82
— - — - — nach DE CHOLNOCKY II/2./**33**/29
— - — - — durch fronto-temporalen Rundstiellappen nach SMITH II/2./**33**/32 II/2./**33**/43
— - — - — aus dem Oberarm II/2./**33**/49
— - — - — nach SCHMID II/2./**33**/42
— - — - — durch Septumlappen nach DE QUERVAIN II/2./**33**/38
— - — - — durch die Skalplappentechnik nach CONVERSE bei Lupus vulgaris II/2./**33**/38
— - — - — mit Hilfe eines superziliaren Brückenlappens II/2./**33**/40 II/2./**33**/44
— - — - — nach YOUNG II/2./**33**/48
— - — -retraktion, Korrektur nach KAZANJIAN II/2./**33**/22 II/2./**33**/24
— - — - —, Z-Plastik nach DENONVILLIERS II/2./**33**/23
— - — -spalte II/1./**3**/28 II/1./**7**/69
— - — - und -spitzenrekonstruktion mit Nasolabiallappen nach THIERSCH-PAYR II/2./**33**/14
— - — -veränderungen II/1./**7**/42
— -formen, Einteilung II/2./**34**/4
— -former II/2./**34**/88
— -fortsatz I/1./**10**/5 II/1./**7**/42
— -fraktur, Behandlung II/2./**34**/86
— - —, Reposition instrumentelle II/2./**34**/87
— - —, Rhinoplastik, korrigierende, zur Behandlung II/2./**34**/88
— - —, Versorgung II/2./**34**/86
— - —, blutige, offene Behandlung II/2./**34**/87
— - —, unblutige, geschlossene Behandlung II/2./**34**/87
— -frakturen II/2./**34**/85
— - —, Spezialzange zur Aufrichtung II/2./**22**/44

Nasen-frakturen, Therapie II/2./**22**/43
— -gerüst, Vorbildung am Arm nach König II/2./**33**/83
— -gewölbe, Inzisionen, seitliche II/2./**34**/14
— - —, knorpeliges, Festigung durch Spaneinlagen II/2./**34**/76
— -gipsverband II/2./**34**/81
— -grube II/1./**7**/42
— -hälfte, Aplasie, Tiefentalsche Beschreibung II/1./**3**/18
— -haupthöhle, Dach II/2./**32**/18
— -haut, seitliche, Verschiebung II/2./**33**/23
— - —, Tunnelierung II/1./**3**/19
— -heber nach Goldman II/2./**34**/87
— -höcker, Beseitigung durch Verlagerung der knöchernen Teile in die Apertura piriformis II/2./**34**/15
— -höckerabtragung und Spitzenerhöhung durch Transplantation des Höckers in die Columella II/1./**8**/13
— -höhle und Mundhöhle, Verbindung I/2./**25**/7
— -hörrohr I/2./**25**/8 I/2./**25**/10
— -Index, klinischer II/2./**32**/7
— -karzinom I/2./**22**/248
— -klappe II/2./**32**/17
— -knochen, Konsolidierung II/2./**34**/21
— -knorpelschädigung bei Strahlenbehandlung II/1./**20**/57
— -korrektur, Aufklärung über die Möglichkeiten eines Eingriffes II/2./**34**/3
— - —, Sicherung gegen unberechtigte postoperative Ansprüche der Patienten II/2./**34**/3
— - —, ungenügende präoperative Aufklärung II/2./**34**/3
— - —, vorbereitende Maßnahmen II/2./**34**/2
— - —, unsachgemäßer Versuch II/2./**32**/1
— -korrekturen II/1./**7**/156
— - —, allgemeine Probleme II/2./**34**/1
— - — erst nach vollendetem Gesichtswachstum II/1./**7**/147
— - —, Zeitpunkt II/1./**8**/3
— -laute I/2./**25**/6
— -loch, Narbenstrikturen II/2./**34**/74
— - —, Verziehungen II/1./**7**/42
— - — -bildung II/2./**33**/88
— -malignome, Exstirpationen I/2./**22**/27
— -mißbildung, schwerste II/1./**3**/16
— -Nebenhöhlen, Mitverletzungen II/2./**22**/19
— - —, Osteome I/2./**22**/44
— - und Nebenhöhlen-Karzinome, Metastasen I/2./**22**/209
— -operation, Beschaffenheit der Haut II/2./**34**/2
— -operationen II/1./**8**/2
— -pelotten mit Verankerungen an den Zähnen des Oberkiefers II/2./**34**/89
— -plastik II/4./**51**/78
— - —, Allgemeinnarkose II/2./**34**/11
— - —, Anaesthesie II/2./**34**/8
— - —, Behandlung, präoperative II/2./**34**/8
— - —, Formanalyse II/2./**32**/37
Nasen-plastik, frontale II/1./**12**/16
— - —, Geschichte II/2./**33**/69
— - —, Haut äußere, Komplikationen II/2./**34**/80
— - —, Haut, Beschaffenheit II/2./**34**/24
— - —, Heftpflasterstützverband am Ende II/2./**34**/105
— - —, Implantationsmaterialien II/2./**34**/39
— - —, Implantationsmaterialien, anorganische II/2./**34**/42
— - —, Implantationsmaterial, organisches, II/2./**34**/23
— - —, Inzisionsmöglichkeiten II/2./**34**/11
— - —, Knochenstruktur, Komplikationen II/2./**34**/82
— - —, Knochentransplantate II/2./**34**/35
— - —, Knorpelstruktur, Komplikationen II/2./**34**/83
— - —, Knorpeltransplantate II/2./**34**/37
— - —, Knorpelverlagerungen II/2./**34**/33
— - —, Lokalanästhesie I/1./**4**/60 II/2./**34**/9
— - —, Nachbehandlung II/2./**34**/106
— - —, Osteotomie, laterale II/2./**34**/19
— - —, Osteotomie, mediane, II/2./**34**/18
— - —, Osteotomie, transversale II/2./**34**/19
— - —, Schnittführungen, äußere II/2./**34**/13
— - —, Schnittführungen, innere II/2./**34**/11
— - —, Spaneinpflanzung II/2./**34**/25
— - —, Transplantationsmaterialien, Gewinnung II/2./**34**/40
— - —, Trans- und Implantate, Wahl II/2./**34**/35
— - —, Verbandstechnik II/2./**34**/105
— - —, vergleichende Untersuchungen über die Eignung verschiedener Knochenteile als Transplantationsmaterial II/2./**34**/36
— -polypen I/2./**22**/191
— -protraktion II/2./**27**/6 II/2./**27**/11
— -punkt II/2./**26**/2
— -pyramide, knöcherne, Formfehler II/2./**32**/25
— -Rachen-Raum, Anomalien II/1./**3**/18
— - — - —, Geschwülste II/1./**3**/43
— - — - —, tertiärsyphilitische Veränderungen II/2./**35**/1
— -rekonstruktion, Knorpeltransplantat als Stützgerüst II/2./**33**/91
— - —, subtotale, mittels bilateralen frontotemporalen Lappen II/2./**33**/77
— - —, totale, durch einen Brückenlappen aus dem Brust- und Halsgebiet II/2./**33**/90
— -resonanzraum nach Gaumenplastiken Darstellung II/1./**7**/132
— -rücken, Dehnungslappen zur Deckung von Hautdefekten II/1./**13**/66
— - —, Einsattelung /**34**/97
— - —, Korrektur kleiner Einsattelungen durch Knorpelstückchen II/2./**34**/30
— - —, schwaches Dreieck II/2./**32**/14
— - —, Schwellung II/2./**34**/80
— - —, Zyste II/1./**3**/20

Nasen-rücken-Defekt, medianer, Deckung mittels Verschiebelappen von der Glabella II/2./**33**/59
— - — -defekte II/1./**13**/65
— - — -fistel II/1./**3**/45
— - — -haut, Teleangiektasien II/2./**34**/2
— - — -rekonstruktion mit einem subkutan gestielten Stirnlappen II/1./**13**/70
— - — -tumoren, Exzision I/1./**4**/61
— -scheidewand II/2./**32**/18
— - — und mediale Innenfläche der Nase, Innervation I/1./**4**/58
— - —, Korrektur II/2./**34**/89
— - —, Korrektur, operatives Vorgehen II/2./**34**/91
— - —, Operationen, II/1./**8**/10 II/2./**34**/90
— - —, Schnittführung zur Schwächung und Geradstellung II/1./**8**/10
— - — und ihre Gaumenfortsätze, Wachstumsstörungen II/1./**7**/43
— - — -bruch II/2./**34**/83 II/2./**34**/86
— - — -deviation, Korrektur nach GOLDMAN II/2./**34**/91
— - — -knorpel, Mobilisierung durch mehrere vertikale Inzisionen II/2./**34**/94
— -schleimhautersatz I/2./**12**/135
— -schleuder I/1./**8**/12 II/1./**12**/4
— -senkrechte II/2./**26**/3
— -septumkante, Aufbau II/2./**25**/13
— -septum-Korrektur, Bildung mehrerer Knorpelsegmente im vorderen Septumbereich II/2./**34**/92
— - — - —, Exzision größerer deviierter Knorpelbezirke und die Reimplantation gerader Teile II/2./**34**/92
— - — - —, Inzisionen, längs- oder kreuzweise, in den Knorpel II/2./**34**/92
— - — - —, Knorpelexzision unter Erhaltung eines stützenden Knorpelstreifen an der Septumvorderkante und am Nasenrücken II/2./**34**/92
— - — - —, Mobilisierung des vorderen Septumteiles durch teilweise Knorpelexzision II/2./**34**/92
— - — - —, Türflügel-Methode (Swinging-door) II/2./**34**/92
— -skelett, Deformierung nach Verletzungen II/2./**25**/9
— - —, Frakturen I/2./**24**/17
— -spalte I/1./**10**/12
— - —, laterale, Versorgung II/1./**3**/33
— - —, mediane II/1./**3**/33 II/1./**3**/34
— - —, — und laterale II/1./**3**/28
— - —, —, plastische Korrektur II/1./**3**/30
— - —, —, Versorgung II/1./**7**/146
— - —, seitliche Entstehung II/1./**3**/33
— - —, —, Versorgung II/1./**7**/146
— - —, —, doppelseitige II/1./**3**/32
— -span, Bestimmung von Größe und Form des Nasenspanes durch Einlage eines sterilen Wachsmodells II/2./**34**/25
Nasen-span-Einlagerungen II/2./**24**/46
— -spitze, Abrunden II/2./**34**/69
— - —, Absinken II/2./**34**/80 II/2./**34**/83
— - —, Bißverletzungen II/1./**13**/63
— - —, breite, Korrektur II/2./**34**/66
— - —, extrem breite II/2./**34**/63
— - —, Defektplastik II/2./**33**/34
— - —, Deformitäten II/2./**34**/44
— - —, Dehnungslappen zur Deckung von Hautdefekten II/1./**13**/66
— - —, Erhöhung II/2./**34**/34
— - — -flügel und Kolumella, Ersatzplastik nach FRITZ-R. MEYER II/2./**33**/41
— - — -flügel und Kolumella, Ersatzplastik durch medianen Stirnlappen nach KAZANJIAN II/2./**33**/33
— - —, Formung **32**/14
— - —, Hämangione II/1./**20**/30
— - —, Hautdefektdeckung mit doppelendigem Lappen II/1./**13**/78
— - —, Hautdefektdeckung durch lokale Lappenplastik nach RIEGER II/1./**13**/79
— - —, Hebung II/2./**34**/28 II/2./**34**/30
— - —, Hervortreten gegenüber der Profillinie II/2./**34**/55
— - —, zu hohes Abflachen und Verbreitern II/2./**34**/69
— - —, Komplikationen II/2./**34**/83
— - —, Korrektur nach LIPSETT II/2./**34**/65
— - —, Modellierung II/2./**34**/59
— - —, Rekonstruktion II/2./**33**/30
— - —, — durch schräge Stirnlappen II/2./**33**/34
— - —, Verbreiterung II/2./**34**/62 II/2./**34**/69
— -spitzen, kugelige II/2./**34**/66
— - —, vorspringende II/2./**34**/65
— - — -defekt, Deckung nach SMITH II/2./**33**/26 II/2./**33**/27
— - — -defekte II/1./**13**/78
— - — -erhöhung und Höckerabtragung durch Transplantation des Höckers in die Columella II/1./**8**/13
— - — -ersatz durch Lappen aus der Nasolabialgegend nach SANVENERO-ROSSELLI II/2./**33**/30
— - — -ersatz durch Rundstiellappen nach BERSON II/2./**33**/47
— - — -flügelregion, Rekonstruktion mit Fernlappenplastiken II/1./**13**/90
— - — -gebiet, Knorpelentfernung II/2./**34**/63
— - — -gebiet, postoperative Rötungen II/2./**34**/58
— - — -haut, Silasticstücke II/1./**7**/158
— - — -korrektur durch Entfernung eines Knorpeldreiecks im Dom II/2./**34**/59
— - — - — mit Verlängerung der Kolumella II/1./**7**/157
— - — -korrekturen II/2./**34**/43
— - — - — nach CINELLI II/2./**34**/60
— - — -meridian II/2./**27**/3
— - — -rekonstruktion durch composite grafts II/2./**33**/52

Nasen-spitzen-rekonstruktion mit einem lokalen Kriechlappen nach CRONIN II/1./**13**/80
— - — - —, Modifikation des SCHMIDschen fronto-temporalen Lappens nach R. MEYER II/2./**33**/44
— - — - — nach SANVENERO-ROSSELLI II/2./**33**/35
— - — -verlängerung II/1./**8**/10
— - — - — durch Verschieben von Septumknorpel II/1./**8**/12
— -steg II/2./**34**/45
— - —, atrophisch eingezogener II/2./**34**/45 II/2./**34**/50
— - —, basale Ausdünnung durch Unterminieren mit der Schere II/2./**34**/46
— - —, Basal-Naht, dreieckförmige zur Einziehung II/2./**34**/49
— - —, Einziehung II/2.//**34**/97
— - —, Hochklappen II/2./**34**/24
— - —, Invaginationstechnik zur besseren Fixierung II/2./**34**/56
— - —, Rekonstruktion II/2./**34**/54
— - —, Verbreiterung II/2./**34**/30
— - — -ersatz, Lappen aus der Nase II/2./**33**/6
— - — - —, Lappen aus der Oberlippe II/2./**33**/8
— - — - —, Lappen aus der Stirn II/2./**33**/15
— - — - —, Lappen aus der Wange II/2./**33**/12
— - — - — durch Philtrumlappen nach SANVENERO-ROSSELLI II/2./**33**/10
— - — - — durch Rundstiellappen am Oberarm II/2./**33**/20
— - — - — durch Rundstiellappen von der Innenseite des Oberarms II/2./**33**/19
— - — - —, Rundstiellappen aus der Oberlippe II/2./**33**/9
— - — - — durch supraklavikulären Rundstiellappen II/2./**33**/20
— - — -gebiet, Einlage eines Knorpelstückchens II/2./**34**/51
— - — -verlängerung bei doppelseitiger Spaltform, Schnittführung II/1./**8**/16
— -stützapparat II/2./**22**/45
— -stützverband II/2./**34**/105
— -Tumore, Rehabilitation II/2./**23**/9
— -verbände I/1./**8**/11
— -verlust, partieller II/1./**12**/16
— -vorhofinzision II/2./**34**/13
— -wachstum, Entwicklungsstörungen II/2./**34**/2
— - —, Messungen II/1./**7**/157
— -wand, Deckung eines perforierenden Defektes der seitlichen N. durch Bildung eines Insellappens II/2./**33**/58
— - —, Fernlappenplastiken II/1./**13**/71
— - —, laterale, und Nasenrücken, Rekonstruktion durch Lappen aus der Wange II/2./**33**/55
— - — und -rücken, Lappen aus der Stirn II/2./**33**/58
— - — und -rücken, Rekonstruktion durch Fernlappen II/2./**33**/64
Nasen-wand und -rücken, Rekonstruktion durch freie Hauttransplantate II/2./**33**/66
— - —, seitliche, Defekte II/1./**13**/65
— - — -defekt, medialer Stirnlappen II/1./**13**/69
— - — - —, perforierender, Deckung durch Rundstiellappen II/2./**33**/65
— - — -defekte, Schwenklappen aus der Wangenregion II/1./**13**/68
— - —, laterale, und Nasenrücken, Rekonstruktion partieller Defekte II/2./**33**/55
— -Wangen-Lidhautdefekt, Versorgung durch Wangenverschiebeplastik und freie Hauttransplantation II/2./**33**/68
— - weichteile, Rekonstruktive Chirurgie II/1./**13**/63
— -wurzel Fistelbildung II/1./**3**/45
— - —, größere Dermoidzysten II/1./**3**/46
— - —, Inzisionen II/2./**34**/14
— - —, Schema für die quere Osteotomie II/1./**8**/4
— - — -bereich, Infiltrationsanästhesie I/1./**4**/58
— - — - —, Leitungsanästhesie I/1./**4**/58
— - — -defekt, perforierender Deckung II/2./**33**/61
— -Zwischenkieferspaltformen, mediale II/1./**7**/69
Nasionsenkrechte II/2./**27**/2
Nasiontangente II/2./**27**/3
Naso-frontaler Winkel, Modellierung II/2./**34**/78
Nasolabialbereich, Kutan- und Subkutanexzision II/1./**21**/37
Nasolabialer Klapplappen II/2./**33**/30
Nasolabialfalte, Hautdefekte I/2./**22**/31
Nasolabialfalten I/2./**25**/9 I/2./**26**/7
—, scharf ausgeprägte I/2./**25**/9
Nasolabiallappen zur Rekonstruktion der Nasenflügel, der Nasenspitze und der Kolumella nach THIERSCH-PAYR II/2./**33**/14
— zum Nasenflügelersatz II/1./**13**/82
— nach SANVENERO-ROSSELLI für Nasenspitzenersatz II/2./**33**/30
—, mit Spalthaut unterfütterter, zum Kolumellaersatz nach CHAMPION II/1./**13**/76
Nasolabialregion, Haut-Subkutislappen II/1./**13**/59
Naso-labial-Winkel, ästhetischer II/2./**34**/44
— - — - —, Ausrunden II/2./**34**/49
— — —, Methoden der Neugestaltung durch Knorpelverlagerung II/2./**34**/52
Naßveraschung I/1./**6**/39
Natrium I/1./**5**/55
Natronlauge II/3./**40**/17
Nearthrosenbildung II/2./**22**/76
Nebengene I/1./**9**/15
Nebenhodenkarzinom mit Metastase im Unterkiefer I/2./**22**/236
Nebenniere, fetale, Hyperfunktion I/1./**10**/21
Nebennieren, Aplasie I/1./**9**/25
— -extrakt I/1./**4**/20
— -hormone II/2./**24**/30

Nebennieren-mark I/1./6/104
— -rinde I/1./6/96
— -rindenhormone I/2./17/13
— - — antiphlogistischer und prophlogistischer Wirkungen, Beispiele I/1./6/101
— - —, pro- und antiphlogistisch wirksame Prüfung I/1./6/100
— -rindeninsuffizienz I/1./5/12
Nebenschilddrüsen, Entfernung I/1./6/112
Neck dissection I/1./4/88 I/1./4/90 I/2./22/228
— —, Darstellung I/2./22/232
— —, prophylaktische I/1./22/229
— - —, radikale, Mortalität I/2./22/231
— - —, radikale, bei totaler Parotidektomie II/1./21/27
— - —, suprahyoidale I/2./22/131
— - — und totale Parotidektomie, sowie gegebenenfalls Unterkieferteilresektion bei der operativen Behandlung von Parotistumoren II/1./21/23
NEFF-Prothese II/4./54/139
Negocoll II/2./30/13
Nekrobiose, allergische II/2./24/32
— des Entzündungsbeginnes I/1./6/25
Nekrohormone I/2./12/10 I/2./13/5 I/2./24/4 II/2./24/3
Nekrose der Bauchwandhaut II/3./46/14
— elektrothermische, Blutungen nach dem Zerfall II/1./4/10
— der Brust II/3./46/13
— des Hüftkopfes II/4./54/240
— —, aseptische, im Erwachsenenalter II/4./54/247
— —, Behandlung II/4./54/248
— —, idiopathische II/4./54/247
— —, —, Alkoholabusus II/4./54/248
— —, —, Pathogenese II/4./54/248
— —, jugendliche II/4./54/243
— —, lokalisierte idiopathische, Revaskularisation II/4./54/250
— —, traumatische II/4./54/248
— des Knochens, aseptische II/4./54/236 II/4./54/243
—, potenzierte I/1./4/50
— der Sehnen durch Verbrennung II/4./55/8
—, THIEMANNsche aseptische, des Großzehengrundgliedes II/4./54/236
Nekrosen I/1./4/43
—, aseptische, an der Gelenkoberfläche des Hüftgelenkes II/4./54/251
—, —, — — des Kniegelenkes II/4./54/251
— der Gelenkkapsel durch Verbrennung II/4./55/8
— der Gelenkpfanne II/4./54/141
—, lokalisierte, an der Gelenkoberfläche des Kniegelenkes II/4./54/251
—, partielle, des Brust-Drüsenkörpers II/3./45/5
— des Schenkelhalses II/4./54/141
— in den zentralen Teilen der verpflanzten Sehne I/2./12/196
Nekrosen der Warzen II/3./45/5
Nekrosegefahr für den mobilisierten Oberkiefer II/1./13/97
Nekrosin, I/1./6/19 I/2./12/9
Neo-Intima I/2./13/11 I/2./17/28
— - —, Veränderungen I/2./17/20
Neomycin II/3./46/50
Neostigmin I/1./5/27
Nephritiden I/1./6/93
Nephrosen I/1./6/93
Nephroptose I/2./12/188
Nerven, degenerative Veränderungen II/1./21/11
—, Parese II/1./21/10
—, Selbststrangulation II/1./12/9
—, tranplantierte I/2./17/7
—, Verletzung II/2./22/76
—, Zerstörung II/1./21/10
Nervenendigungen Aufsuchen I/1./4/88
—, Depolarisation I/1./4/2
Nervenläsion beim N. facialis, II/1./12/36
Nervennaht der Fingernerven II/4./53/77
Nervenpfropfungen beim N. facialis II/1./21/32
Nervenplastiken, extratemporale II/1./21/22 II/1./21/28
Nervenscheide, Eröffnung II/1./21/10
Nervenstammzellen II/1./7/45
—, Fehlentwicklung II/1./7/45
—, Proliferation II/1./7/45
Nervenstrang, Unterbrechung längs des Nervenstranges I/1./4/3
Nervenstümpfe, Fazialadaptationstechnik bei der Anastomisierung II/1./21/25
Nervensystem, zentrales, Therapie der Spaltbildungen II/1./3/8
Nerventransplantation, freie II/1./21/10
—, — autogene II/1./21/20 II/1./21/26
Nervenverletzungen, irreparable, und Lähmungszustände der oberen Extremitäten, Wiederherstellungsoperationen II/4./53/77
—, —, Fuß, Wiederherstellungsoperationen II/4./54/89
Nervismus II/1./16/9
Nn. clunium superiores I/1./4/107
— cutaneus antebrachii dorsales I/1./4/98
— — brachii posteriores I/1./4/98
— — femoris laterales, Leitungsanästhesie, Sensibilitätsausfallgebiete im Ober- und Unterschenkel I/1./4/114
— digitorum I/1./4/98
— radialis superficiales I/1./4/98
— supraclaviculares I/1./4/98
— — ant. I/1./4/89
— — medii I/1./4/89
— — post I/1./4/89
N. abducens, Lähmung II/2./34/10
— accessorius II/3./40/7 II/3./40/13 II/3./40/14
— alveolaris inf. I/1./4/67 II/2./22/76
— auricularis magnus I/1./4/52 I/1./4/83 I/1./4/89
— — — als Spendernerv II/1./21/27

N. abducens auriculo-temporalis I/1./**4**/52 I/1./**4**/67 I/1./**4**/83
— axillaris I/1./**4**/98
— buccinatorius I/1./**4**/67
— cutaneus colli I/1./**4**/89
— — femoris lateralis I/1./**4**/107
— — — —, Leitungsanästhesie I/1./**4**/112
— — — posterior I/1./**4**/107
N. cut, antebrachii medialis I/1./**4**/98
— —, brachii medialis I/1./**4**/98
— cygomaticus I/1./**4**/65
— cygomatico-facialis I/1./**4**/65
— — -temporalis I/1./**4**/52 I/1./**4**/65
— ethmoidalis ant. I/1./**4**/65 II/2./**34**/9
— facialis I/2./**22**/53 II/1./**12**/35 II/3./**40**/6 II/3./**40**/13
— —, indirekte Anastomisierung II/1./**21**/26
— —, Besonderheiten und Abweichungen II/1./**21**/8
— —, Darstellung I/2./**22**/93
— —, Dekrompression II/1./**21**/10 II/1./**21**/12 II/1./**21**/17 II/1./**21**/18 II/1./**21**/21
— —, direkte schwerste Gewalteinwirkung II/1./**21**/16
— —, End-zu-End-Naht II/1./**21**/19
— —, Erhaltung II/1./**21**/23
— —, Funktionswiederherstellung II/1./**21**/29
— —, Gefäßversorgung II/1./**21**/6
— —, gröbere Verlaufsänderungen im Ohr II/1./**21**/9
— —, Kompression II/1./**21**/11
— —, labyrinthäre, tympanale und mastoidale Verlaufsstrecke II/1./**21**/5
— —, Läsion II/1./**21**/2
— —, Nervenpfropfungen II/1./**21**/32
— —, Opferung II/1./**21**/2 II/1./**21**/23
— —, Ort der Nervenläsion II/1./**12**/36
— — proximal des Ganglion geniculi, Anastomisierungsversuche II/1./**21**/29
— —, Ramus marginalis II/2./**22**/76
— —, Regenerationskraft II/1./**21**/28
— —, Rekonstruktion bei Akustikusneurinom II/1./**21**/30
— —, Resektion des Nervenabschnittes II/1./**21**/10
— —, der temporalen Äste II/1./**5**/15
— —, Rezidiv aufgrund einer Kompression II/1./**21**/13
— — Rücklagerung II/1./**21**/20
— —, Schnittführung im Gesicht I/2./**22**/35
— —, Versorgung bei tiefen Gesichtsverletzungen II/1./**21**/28
— —, Zeichen der Funktionswiederkehr II/1./**21**/29
— —, Zerreißung II/1./**21**/28
— —, Zweiteilung und Dreiteilung II/1./**21**/8
— femoralis I/1./**4**/107
— —, Leitungsanästhesie I/1./**4**/113
— —, Lokalanästhesie I/1./**4**/113
— —, Leitungsanästhesie, Sensibilitätsausfallgebiete im Ober und Unterschenkel I/1./**4**/114
N. fibularis, Lähmungen II/4./**54**/178 II/4./**54**/186
— frontalis I/1./**4**/52 I/1./**4**/65 I/1./**4**/83
— glossopharyngicus II/3./**40**/7
— hypoglossus II/1./**12**/39 II/3./**40**/7
— ileohypogastricus I/1./**4**/107
— ileoinguinalis I/1./**4**/107
— infraorbitalis I/1./**4**/65 I/1./**4**/83
— infratrochlearis I/1./**4**/65
— ischiadicus I/1./**4**/114
— —, Pelotte zur Kompression I/1./**4**/3
— intercostobrachialis I/1./**4**/98
— lacrimalis I/1./**4**/65
— lingualis I/1./**4**/67
— mandibularis I/1./**4**/67
— —, Leitungsunterbrechung I/1./**4**/69
— —, Schmerzphänomene nach der Leitungsanästhesie I/1./**4**/45
— —, Stammanästhesien I/1./**4**/67
— masticatorius I/1./**4**/67
— maxillaris I/1./**4**/58 I/1./**4**/65
— —, orbitale Blockade I/1./**4**/65
— —, proximaleLeitungsunterbrechung I/1./**4**/65
— —, zygomatikale Blockade I/1./**4**/65
— medianus I/1./**4**/98
— —, Lähmung der von ihm versorgten Muskulatur II/4./**53**/86
— mentalis I/1./**4**/69
— —, Injektionspunkt I/1./**4**/69
— musculocutaneus I/1./**4**/98
— nasociliaris I/1./**4**/65
— —, Oberflächenanästhesie I/1./**4**/59
— obturatorius I/1./**4**/107
— —, Resektion II/3./**46**/118
— occipitalis major I/1./**4**/52
— — minor I/1./**4**/52 I/1./**4**/83 I/1./**4**/89
— olfactorius I/1./**4**/58 II/1./**12**/35
— ophthalmicus I/1./**4**/58 I/1./**4**/64
— opticus, Lähmung II/2./**34**/10
— peroneus, Ausfall II/4./**54**/96
— — profundus, Lähmung II/4./**54**/104
— — superficialis I/1./**4**/107
— — —, Blockade I/1./**4**/108
— — —, Lähmung II/4./**54**/104
— — —, Schema der Blockade I/1./**4**/109
— plantaris lateralis I/1./**4**/107
— — medialis I/1./**4**/107
— pudendus I/1./**4**/114
— recurrens II/3./**41**/30 II/3./**41**/31 II/3./**41**/37 II/3./**41**/46
— sublingualis I/1./**4**/67
— supraorbitalis I/1./**4**/52 I/1./**4**/65
— supratrochlearis I/1./**4**/65
— tibialis anterior, Schema der Blockade I/1./**4**/109
— — posterior I/1./**4**/108
— — — Blockade, mediale I/1./**4**/109
— trigeminus II/1./**12**/35 II/2./**34**/9
— — Blockade und Ganglion Gasseri I/1./**4**/66

N. trigeminus, Injektionspunkte zur Unterbrechung der Sensibilität I/1./**4**/70
— —, Innervationsgebiet I/1./**4**/64
— —, kongenitale angiomatöse Mißbildung im Bereich des N. trigeminus II/1./**20**/10
— ulnaris I/1./**4**/98
— —, Lähmung der zu versorgenden Muskulatur II/4./**53**/90
— vagus II/1./**12**/39 II/3./**40**/5 II/3./**40**/7
— —, Lähmung II/3./**41**/50
Netze I/2./**14**/19
NEUBER-ABBÉ-ESTLANDERsche Plastik I/2./**22**/133
— - — - —-sche — zur totalen Lippenrekonstruktion II/1./**7**/155
— - — - —sches Verfahren II/1./**7**/154
— - —sche Plastik II/1./**7**/152
— - — - — — zur Lippen-Nasen-Korrektur mit verlängertem Nasensteg II/1./**7**/155
Neugeborenes, Kreislaufzeit I/1./**5**/59
—, Muskelrelaxatien I/1./**5**/31
Neumutation I/1./**9**/17
NEUNERsche Doppelklemme II/2./**22**/33
Neuralgien I/2./**14**/24
Neuralgiforme Kopfschmerzen II/2./**34**/82
Neuralrohrspalten I/1./**9**/21 I/1./**9**/38
Neurinome I/2./**22**/42
Neuritis, toxische II/1./**21**/9
Neuroblastommetastasen des Sympathicus II/1./**19**/4
Neurofibromatose II/1./**3**/41 II/3./**36**/2
— in Kombination mit Riesenwuchs II/4./**54**/71
Neurofibrome II/1./**3**/41
Neurokranium, synostotische Verbindung mit dem Viszeralskelett I/2./**22**/200
Neuroleptanalgesie I/1./**5**/22 II/2./**34**/8
Neuroleptika I/1./**4**/49 I/1./**5**/22
Neurolyse II/1./**21**/12
Neuromuskulärer Block I/1./**5**/27
Neuroplasma I/2./**24**/3
—, synzytiales I/2./**24**/3
Neurotisation, muskuläre I/1./**4**/88 II/1./**7**/165 II/1./**12**/38 II/1./**21**/34
—, —, nach LEXER-ROSENTHAL I/1./**4**/87
Neurotomie, frontale II/1./**5**/15
Neurovaskuläre gestielte Hautlappen II/4./**53**/149
— — —, Verpflanzung II/4./**53**/148 II/4./**53**/149 II/4./**53**/150
— Hautinsel II/4./**53**/92
— Hautlappen, Verpflanzung II/4./**53**/92
— Insel, Verpflanzung II/4./**53**/54
Neurovaskulärer Hautlappen II/4./**55**/13
Neurovascular island pedicle I/2./**12**/61
Neurozirkulatorische Eutonie II/4./**58**/9
Neutrilium I/2./**14**/13
NIDAsche Ptosisoperation II/3./**36**/15
NIELSEN-Syndrom II/1./**7**/67
Niemandsland, Handregion II/4./**53**/68
Niere, Hämangiome II/1./**20**/39
—, Neoplasma I/2./**22**/249
Niere, kongenitale, polyzystische, beim Kind I/1./**11**/5
Nieren-aplasie II/3./**44**/36
— -becken, Verdoppelungen I/1./**9**/24
— -clearence, Verminderung I/1./**5**/29
— -erkrankungen und Wundheilung I/1./**6**/92
— - —, Wundheilungsstörungen I/1./**6**/93
— -funktion I/1./**5**/12 I/1./**5**/5
— -insuffizienz I/1./**6**/93
— -karzinom, Mortalität I/2./**22**/247
— -syndrom, extraorales I/1./**5**/11
— -transplantation I/2./**13**/10 I/2./**13**/11
Nikotinsäure I/1./**6**/116
— -amid I/2./**22**/116
Ninhydrintest II/4./**53**/54 II/4./**53**/92
Ninhydrinteste der Hände II/4./**53**/142
Nipple type breast II/3./**46**/41
Nirvanin I/1./**4**/8 I/1./**4**/13
Nischenbildungen beim Wundverschluß am Hals I/2./**18—20**/17
Niveaudifferenz zwischen dem Transplantat und seiner Umgebung I/2./**12**/30
N-Lost-Pherphamidester I/2./**22**/240
Nobecutanspray II/1./**1**/12 II/1./**1**/29 II/2./**28**/8
Nomenklatur, moderne, für die Gesichtsspaltbildungen II/1./**7**/71
— der Spaltbildungen des Gesichts II/1./**7**/68
— -vorschlag, computergerechter, für die Spaltbildungen des Gesichts II/1./**7**/74
Noninfektion I/1./**3**/1
Non-Kinking-Tubus I/1./**5**/45
Nor-Adrenalin I/1./**4**/23 I/1./**5**/10
— - — als Resorptionsverzögerer I/1./**4**/24
Norallylmorphin I/1./**5**/22
Normalgesicht, sogenanntes, Varianten II/2./**26**/2
Normalisierung des Gewebes-pH I/1./**6**/32
Normalsprache durch vorzeitige Veloplastik II/1./**7**/140
Notbeatmungsgeräte I/1./**5**/72
Notoperation II/1./**21**/13
Nottracheotomie I/1./**4**/91 I/2./**22**/27
Novocain I/1./**4**/8 I/1./**4**/9 I/1./**4**/15 I/1./**4**/35 I/1./**4**/88 I/1./**4**/93 I/2./**22**/15 I/2./**22**/27 I/2./**24**/10
— -blockade in die lumbalen Grenzstränge I/2./**12**/39
— -injektion, anaerobe Infektion I/1./**4**/46
— -injektion, Todesfälle an Gasbrand I/1./**4**/46
— -injektionen, Spättodesfälle I/1./**4**/39 I/1./**4**/40
— -lösung I/1./**4**/50
— -Überempfindlichkeit I/1./**4**/39 I/1./**4**/40
Noxine I/1./**7**/4 I/2./**12**/2 I/2./**12**/36 I/2./**17**/5 I/2./**24**/2 I/2./**24**/3 I/2./**24**/4
NS-Moleküle, Transformation I/2./**22**/4
Nüchternheit I/1./**5**/42
— vor der Narkose I/1./**5**/68
Nukleinsäure I/2./**12**/9
Nupercain I/1./**4**/37

Nylon I/2./**14**/14 I/2./**14**/15 I/2./**17**/19 I/2./**22**/178 II/2./**30**/11 II/3./**38**/6 II/3./**46**/131
—, Körperschäden I/2./**14**/24
— -Gefäßprothese I/2./**17**/25
— -gewebe I/1./**8**/10
— -Netz I/2./**14**/21
— -pfannen II/4./**54**/165
— - — bei Kniearthroplastiken II/4./**54**/165
Nystantin II/1./**17**/28

O

O-Bein beim Pykniker II/4./**54**/208
O-Beinbildung nach in Fehlstellung verheilter Oberschenkelfraktur II/4./**54**/221
Oberarm, Defektpseudarthrosen II/4./**53**/97
—,haut zur Nasenflügelrekonstruktion II/2./**33**/49
—, Rundstiellappen zum Ersatz eines Hautdefektes I/2./**12**/66
— -block I/1./**4**/104
— -kopfendoprothesen II/4./**53**/113
— -lappen, Anwendung I/2./**18—20**/18
— - — für Nasenersatzplastiken II/2./**33**/82
— -Osteotomie, suprakondyläre, Technik II/4./**53**/137
— -pseudarthrosen II/4./**53**/96
— -schaft-Pseudarthrosen II/4./**53**/96
— -verbrennungen II/4./**55**/4
Oberflächen-anästhesie des N. nasociliaris und des Ganglion sphenopalatinum I/1./**4**/59
— -Bestrahlung II/1./**20**/59
— -Infiltrationsanästhesie I/1./**4**/3
— -strahler I/2./**22**/50
Oberkiefer, anatomische Vorbemerkungen II/2./**22**/11
—, Aufbau II/2./**26**/40
—, Aufbau, mit L-förmigen Knorpeltransplantaten II/2./**26**/41
—, Aufbau, mit Okklusionskorrektur durch Eingriffe im Unterkiefer II/2./**26**/41
—, Auftreibung I/2./**22**/192
—, Aussprengungsfrakturen II/2./**22**/54
—, Doppelanlage II/1./**7**/66
—, Drahtaufhängung am Infraorbitalrand oder am Processus temporalis II/2./**22**/64
—, Durchtrennung der Knochenbrücken I/2./**22**/195
—, Entwicklungshemmung II/1./**6**/28
—, Extension, direkte, mit perkutanen Drähten II/2./**22**/68
—, Extension, indirekte, mit intra-extraoralem Bügelsystem II/2./**22**/67
—, Frakturen, medizinhistorisch II/2./**22**/4
—, Geschwulstbildungen I/2./**22**/202
—, Halbseitenresektion mit Exenteratio Orbitae I/2./**22**/205
—, Kavernom I/2./**22**/60
—, Knochenrekonstruktion II/1./**13**/117
—, Krebs I/2./**22**/247
Oberkiefer, Lateralverschiebungen II/1./**7**/176
—, Mehrfachfrakturen II/2./**22**/72
—, mobilisierter, Nekrosegefahr II/1./**13**/97
—, operative Eingriffe bei Pseudoprogenie II/2./**26**/40
—, Osteotomie, horizontale nach AXHAUSEN II/1./**13**/96
—, Osteotomien bei Pseudoprogenie II/2./**26**/41
—, partielle Mobilisation nach WASSMUND II/2./**26**/94
—, bei Prognathieoperation II/2./**26**/65
—, Querfraktur II/2./**22**/53 II/2./**22**/54
—, Quer- und Aussprengungsfraktur II/2./**25**/15
—, Querfraktur und Totalaussprengung II/2./**22**/63
—, Sagittalfrakturen II/2./**22**/52 II/2./**22**/61
—, sagittale Hemmung II/1./**6**/27
—, sagittale Verkürzung z. Z. der Geburt II/1./**7**/47
—, Spaltbildungen I/1./**9**/20
—, Totalaussprengung II/2/./**22**/54
—, totale Mobilisierung II/2./**26**/97 II/2./**26**/99
—, Unterentwicklung als Folge einer ausgeprägten Narbenbildung II/1./**6**/18
—, Unterentwicklung bei Spaltbildung II/2./**25**/16
— - und Unterkiefer, Gußkappenschiene II/2./**22**/80
— - und Unterkiefer, Lokalanästhesie I/1./**4**/73
—, verlagerter, Rollenextension zur Reposition II/2./**22**/70
—, Wachstumshemmung II/2./**26**/39
— -Alveolarfortsatzfraktur II/2./**22**/51
— -Alveolarfortsatz-Karzinome, isolierte I/2./**22**/185
— -aufbau, doppelterrassenförmiger II/2./**22**/12
— - — durch Transplantation der abgetragenen Unterkieferspange II/1./**8**/39
— - — -plastiken II/1./**13**/92
— -aussprengungsfraktur nach WASSMUND II/2./**22**/56
— -beinresektion, subtotale I/2./**22**/188
— -Bruchverband II/2./**22**/64
— -defekte, Eingriffe II/1./**13**/117
— - —, Verschluß II/1./**13**/117
— -defektprothese, praktisches Vorgehen bei der Herstellung II/2./**31**/16
— -defekt-Vollprothese mit pilzförmig ausgeformtem Kloß II/2./**31**/13
— -eingriffe zur Herstellung normaler Kiefer-Gesichtsbeziehungen II/1./**7**/152
— -entwicklung bei L-K-G-Spalten nach Gaumenspaltenoperationen II/1./**7**/192
— -fraktur, Blutungen II/2./**22**/17
— - — im Sinne der Bruchlinie nach LE FORT II/1./**12**/5
— - —, dorsal dislozierte, bei unbezahntem Unterkiefer II/2./**22**/91
— - —, manuelle Reposition II/1./**12**/4
— - —, Pseudoprogenie II/1./**13**/93
— -frakturen II/1./**12**/4 II/2./**22**/50

Oberkiefer-fraktur, disloziert verheilte, nach LE FORT III II/1./**13**/98
— - —, modifizierte Extensionsstrebe zur Reposition II/2./**22**/93
— - — durch Nebenverletzungen II/2./**22**/15
— - —, operative Reposition II/1./**12**/4
— - —, schlecht behandelte II/1./**13**/92
— - — vom Typ LE FORT II und III in Verbindung mit Läsionen der Stirnhöhlen und der Schädelbasis II/1./**12**/7
— -front, parallele Vorverschiebung mit Knocheneinpflanzung nach ZISSER II/1./**13**/95
— - —, Vorverlagerung II/1./**13**/94
— -hämangiom I/2./**22**/60 II/1./**19**/17
— -hypoplasie II/1./**7**/69
— -karzinom, das bis an die Alveolarfortsätze heranreichte, Deckung eines Defektes I/2./**22**/190
— - —, Mortalität I/2./**22**/246
— - —, papillomatös wachsendes I/2./**22**/184
— - — nach Trauma I/2./**22**/17
— -karzinome I/2./**22**/183 I/2./**22**/191
— - —, Einteilung und Lokalisation I/2./**22**/185
— - —, Häufigkeit I/2./**22**/164
— - —, totale I/2./**22**/200
— - —, zentrale I/2./**22**/184 I/2./**22**/191
— -kollaps II/1./**7**/85 II/1./**7**/173
— -Mobilisierung, totale nach WASSMUND II/1./**13**/102
— -Osteotomie II/1./8/31 II/1./**13**/96
— -osteotomie unter Einbeziehung der knorpeligen Nase II/1./8/37
— - — nach LE FORT I II/1./8/33
— - — nach LE FORT II II/1./8/35
— -prothese mit hängendem Gaumendach I/2./**22**/160
— -rekonstruktion, Vorgehen nach OBWEGESER, Darstellung II/1./**13**/120
— -resektion, Defektabschluß II/2./**24**/16
— - —, doppelseitige I/2./**22**/203
— —, —, Defekt I/2./**22**/203
— - —, elektrochirurgische I/2./**22**/194
— - — in Lokalanästhesie I/2./**22**/193
— - —, partielle I/2./**22**/186
— - —, primäre Wundabdeckung II/2./**23**/8
— - —, Schnittführungen, ältere I/2./**22**/193
— - —, Schnittführungen, neuere I/2./**22**/194
— - —, Schnittführungen, rhinologische I/2./**22**/194
— - —, Schwierigkeiten, Geburtshelfer der peroralen Intubation I/2./**22**/193
— - —, subtotale I/2./**22**/190
— - —, Ziel I/2./**22**/193
— -resektionen I/2./**22**/27 I/2./**22**/192 I/2./**22**/194 II/2./**31**/2
— -resektionsprothese, Aufsetzen der Epithese II/2./**30**/18
— -resektionsprothesen, Indikation und Herstellung I/2./**22**/191
— -Resezierte, Versorgung II/2./**23**/5
— -rücklage, Operationsmethoden II/1./**13**/92
Oberkiefer-rüttelung II/2./**22**/70
— - — mit zwei Knochenfaßzangen II/2./**22**/71
— -sagittalfraktur, geschient mit Kunststoffbügelschienen nach NEUNER II/2./**22**/63
— -sarkom I/2./**22**/213
— -Tumoren, Rehabilitation II/2./**23**/5
— -vorverlagerung II/1./**13**/94
— -vorverschiebung, Rezidivgefahr II/1./**13**/102 II/2./**26**/45
— -wachstum durch Uranoplastik II/1./**7**/140
— -wulst I/1./**10**/5
— -zähne zur Verankerung von Nasenpelotten II/2./**34**/89
— -zahnfortsatz I/2./**22**/115
Oberlid, Faltenbildung II/2./**29**/22
— und Unterlid, Ersatz nach KREIBIG II/3./**36**/61
— -bereich, temporaler, Narbenektropium II/3./**36**/60
— - —, —, Beseitigung eines Narbenektropiums durch Stiellappen aus der Schläfe II/3./**36**/60
— -defekt, Ersatz aus dem Unterlid nach CUTLER II/3./**36**/70
— - —, nasaler, Ersatz II/3./**36**/51
— -entropium II/3./**36**/24
— -falten II/2./**29**/21
— -schnitt I/2./**22**/202
Oberlippe, behaarte Flächen II/1./**16**/37
—, falsche Medianspalte II/1./**3**/35
—, Kolumellarekonstruktion nach SMITH II/2./**33**/12
—, Konturierung im Philtrumbereich II/1./8/23
—, kurze II/1./**7**/109
—, —, bei Spitzfront II/2./**26**/7
—, lange, bei lutschoffenem Biß II/2./**26**/7
—, Lippenrotersatz durch Stiellappen aus der Unterlippe nach JOSEPH II/1./**13**/37
—, Medianspaltung II/1./**3**/11 II/1./**3**/29
—, Narbenplatte II/1./**7**/109
—, Rundstiellappen als Nasenstegersatz II/2./**33**/9
—, seitliche, Rekonstruktion nach ZISSER II/1./**13**/50
—, Stellung und Lage II/2./**26**/7
—, Teratome II/1./**7**/63
—, Zirkel zur Ausmessung II/1./**7**/89
Oberlippen, muskelstarke, schematische Darstellung zur Philtrumkonstruktion II/1./8/28
— -defekte II/2./**30**/12
— -ersatz II/1./**13**/46
— - — nach ABBÉ II/1./**13**/46
— - — nach BUROW II/1./**13**/49
— - — —, modifiziert nach ZISSER II/1./**13**/49
— - — durch perialare Gewebsexzision nach WEBSTER II/1./**13**/48
— -karzinom, Behandlung I/2./**22**/135
— - —, Mortalität I/2./**22**/246
— -lappen, zwei horizontale, zur Kolumellarekonstruktion nach DEMONS, RAOULT, GILLIES II/2./**33**/9 II/2./**33**/10

Oberlippen-protrusion, schematische Darstellung II/1./8/26
— -rekonstruktionen mit Gewebe aus entfernteren Regionen II/1./**13**/47
— -spalte, mediane II/1./**3**/33 II/1./**7**/64
— - —, —, mit einer Nichtanlage des Riechhirns II/1./**7**/64
— - —, —, Versorgung II/1./**7**/146
Oberschenkel, Knochenlücken II/4./**54**/115
—, Mehrfachosteotomien, Technik II/4./**54**/225
—, operative Verlängerung II/4./**54**/257
—, Pseudarthrosen, suprakonduläre II/4./**54**/115
—, Sensibilitätsausfallgebiet nach Leitungsanästhesie der Nn. cutaneus femoris lateralis und N. femoralis I/1./**4**/114
—, verformter, Plastelinmodell II/4./**54**/225
—, verkürzter, operative Verlängerung mit gleichzeitiger Verkürzung der Gegenseite II/4./**54**/258
—, Verkürzungsosteotomie I/1./**4**/115 II/4./**54**/256
— — nach Küntscher, Technik II/4./**54**/261
—, —, Technik II/4./**54**/260 II/4./**54**/261
—, Verkürzungs- und Verlängerungsosteotomien I/1./**4**/116
—, Verlängerungsosteotomie II/4./**54**/257 II/4./**54**/263
—, — mit Distraktionsapparat (Bertrand) II/4./**54**/264
— -anästhesie, Schema der abriegelnden Blockade I/1./**4**/113
— -brüche, Behandlung von Rekurvatumstellung II/4./**54**/216
— -defekt am distalen Drittel, Ersatz II/4./**54**/131 II/4./**54**/132
— -epiphyse, distale Epiphysiodese II/4./**54**/73
— -fett-(Reithosen)-Plastik II/3./**50**/12
— -fraktur in Schaftmitte, in Fehlstellung verheilter, O-Beinbildung II/4./**54**/221
— -Gefäßfettplastik I/1./**4**/114
— -hals, Strahlenschäden I/2./**22**/14
— -haut, Innervationsgebiete I/1./**4**/107
— -pseudarthrose, Marknagelung II/4./**54**/106
— -schaft, Defektpseudarthrosen II/4./**54**/115
— - — -Pseudarthrosen II/4./**54**/115
— - — - — nach Marknagelung II/4./**54**/115
— -verbrennungen II/4./**55**/4
— -verkürzungsosteotomie nach Löffler-Zahradnicek II/4./**54**/33
— -verlängerung Erwachsener II/4./**54**/264
Oberstsche Methode im Bereich der Extremitäten I/1./**4**/20
Oblique osteotomy II/2./**26**/17
Obstruktion, Verlegung der Atemwege I/1./**5**/68
Obturator, Herstellung nach Suerensen-Warnekros II/1./**10**/10
—, Indikation II/1./**7**/197
— nach Kingsley II/1./**10**/9
— nach Suerensen II/1./**10**/9 II/1./**10**/12
Obturatoren II/1./**9**/2 II/1./**10**/7 II/1./**10**/8
— nach Schiltsky und Fröschl-Schalt II/1./**10**/11
—, temporäre II/1./**9**/2
— -Guttapercha- II/1./**10**/10
Obturatoriuslähmungen II/4./**54**/89
Obwegeser-Dal Pont-Verfahren II/2./**26**/99
Occasional tissue reserve II/3./**46**/30
Octapressin I/1./**4**/26 I/1./**4**/53
—, Dosierung I/1./**4**/27
— bei Narkosen I/1./**4**/51
— und Suprarenin, Vergleich I/1./**4**/27
Odontom, melanotisches I/2./**22**/84
Odontome I/2./**22**/43 II/1./**3**/50
Ödem I/1./**6**/88
—, Entstehung des entzündlichen I/1./**6**/11
—, entzündliches I/1./**6**/4 I/1./**6**/6
—, glottisches I/1./**5**/68
—, hepatogenes I/1./**6**/88
—, kongenitales lymphangiektatisches II/1./**20**/74
—, perineurales II/1./**21**/15
—, posttraumatisches, Unterdrückung I/1./**6**/122
—, subglottisches I/1./**5**/68
—, traumatisches I/2./**12**/124
Ödeme im Knöchel-Bereich II/4./**58**/4
Ödemprophylaxe, Cortisonderivate I/2./**22**/28
Ödemtheorie I/2./**21**/9
Ölsterilisation I/1./**3**/3
Ösophago-dermato-gastrotomie II/3./**46**/85
— - — -jejunostomie II/3./**46**/86
— -jejuno-gastrostomie II/3./**46**/86
Ösophagoskopie, retrograde II/3./**41**/6
Ösophagostom II/3./**46**/90
—, Anastomosierung mit der kranialen Öffnung des antethorakalen Hautschlauchs II/3./**46**/91 II/3./**46**/92
—, Verbindung mit der kranialen Öffnung des Hautrohres, Operationstechnik II/3./**46**/90
—, Verschluß durch Medianisierung II/3./**46**/94
Ösophagotomia interna II/3./**41**/22
Ösophago-Tracheal- und Ösophago-Laryngealfisteln II/3./**41**/31
Ösophago-Trachealfistel, Verschluß mittels Rundstiellappen nach Denecke II/3./**41**/30
Ösophagus, antethorakaler, Defektverschluß mit doppelt epithelisiertem Lappen II/3./**46**/96
—, —, Ersatz, partieller, Darstellung II/3./**46**/98
—, —, Strukturoperation, Darstellung II/3./**46**/98
—, zervikaler, plastische Defekt-Versorgung II/3./**41**/20
— -bereich, Hautplastiken, Ausgangspunkt II/3./**46**/85
— -ersatz II/3./**46**/84
— - —, alloplastischer II/3./**46**/88
— - —, Defekte an der kranialen Verbindungsstelle II/3./**46**/90
— - —, Fistel und Defekte des Hautschlauches II/3./**46**/94

Ösophagus-ersatz, freie Transplantation verschiedener Organe und Gewebe II/3./**46**/89
— - —, Karzinom im Bereich der kranialen Verbindungsstelle II/3./**46**/90
— - —, segmentärer II/3./**46**/88
— -Fistelverschluß mit einem Rundstiellappen, Darstellung II/3./**46**/95
— -karzinom, Mortalität I/2./**22**/247
— -mund, operative Maßnahmen zur Verminderung des Schluckdruckes als Voraussetzung für die plastischen Eingriffe II/3./**41**/20
— - —, plastische Defektversorgung II/3./**41**/20
— -Plastik I/2./**12**/132
— -plastik, antethorakale II/3./**46**/84
— - —, —, Karzinome II/3./**46**/90
— - —, —, unter Verwendung eines Rundstiellappens, Darstellung II/3./**46**/95
— - —, extrapleurale II/3./**46**/87
— - —, historischer Überblick II/3./**46**/85
— - —, intrapleurale II/3./**46**/87
— - —, intrathorakale II/3./**46**/84 II/3./**46**/87 II/3./**46**/88
— -Schleim, Fistelbildungen II/3./**46**/90
— -wand, Schleimhauttranspositionslappen II/3./**41**/30
Östrogen, I/1./**6**/107 I/1./**6**/109
Östrogene, Einfluß I/1./**6**/107
—, Hormonbehandlung II/4./**51**/75
Östrogene Substanzen II/2./**28**/11
Östrogen-ausschüttung durch die Hoden II/4./**51**/73
— -Behandlung II/2./**28**/14
— -gehalt (erhöhter) im Keloid I/2./**21**/7
— -Schutzwirkung, antiatherosklerotische I/1./**6**/108
Offener Biß II/1./**13**/102
— —, Operation mit gleichzeitiger Entfernung des submentalen Fettpolsters von intraoral im Zuge der knöchernen Kinnkorrektur II/1./**8**/40
— —, Operationsmethoden II/1./**13**/102
— —, Ursache II/1./**13**/103
Ohnhänder II/4./**53**/140
Ohr, äußeres, totale und subtotale Rekonstruktion II/3./**38**/4
—, —, Totalverlust II/1./**16**/30
—, —, Verletzungen II/3./**38**/56
—, Aplasie II/3./**38**/4
—, Avulsion II/3./**38**/4
— als Entnahmeort für "composite grafts" II/2./**34**/73
—, **Epithetik** II/3./**39**
—, frische Verletzungen II/3./**38**/56
—, Immediatversorgung nach Abriß eines Muschelanteils II/3./**38**/57
—, Implantate, Anfertigung II/3./**38**/7
—, **konstruktive Chirurgie** II/3./**38**
—, maligner Tumor I/2./**22**/248
—, Mißbildungen II/1./**21**/9
—, N. facialis, Verlaufsänderungen II/1./**21**/9
Ohr, partielle Rekonstruktion im mittleren Muschelanteil mittels retroaurikulären Lappens und "composite graft" nach MEYER II/3./**38**/36
—, Radialoperation II/1./**21**/10
—, Rekonstruktion des oberen Drittels der Muschel II/3./**38**/42
—, **rekonstruktive Chirurgie** II/3./**38**
—. Totalrekonstruktion, erste II/3./**38**/1
—, Verbrennungen II/1./**16**/21 II/1./**16**/30
—, WILDERMUTHsches II/3./**38**/55
Ohren, abstehende II/3./**38**/4 II/3./**38**/48
—, —, Korrektur durch Riffelung des Knorpels II/3./**38**/50
Ohren-karzinom, Mortalität I/2./**22**/246
— -wachstum. Messungen II/1./**7**/157
Ohr-ansatzmeridian, unterer II/2./**27**/3
— -aufbau II/1./**7**/146
— -defekte II/2./**30**/12
— -epithese, Befestigung II/3./**39**/2
— - — mit magnetischer Halterung II/2./**30**/25 II/3./**39**/5
— -fistel I/1./**10**/15
— -fisteln-Angehänge II/1./**7**/69
— -knorpel, Unterliddefektersatz durch Verpflanzung II/3./**36**/70
— -knorpeltransplantate II/1./**3**/33
— -läppchen, gespaltene und angewachsene II/3./**38**/53
— - — -plastik nach R. MEYER II/3./**38**/39
— - — - — nach SANVENERO-ROSSELLI II/3./**38**/39
— - — -plastiken II/3./**38**/36
— - — -verletzung II/3./**38**/56
— -muschel, Adnexe I/1./**10**/13
— - —, Aplasie I/2./**12**/209
— - —, Entwicklung der Mißbildungen I/1./**10**/13
— - —, Haut-Defekt II/2./**34**/72
— - —, Haut-Knorpeltransplantation II/2./**33**/3
— - —, Knorpeltransplantation bei Defekten I/2./**12**/212
— - —, partielle Rekonstruktion II/3./**38**/32
— - —, — — nach DIEFFENBACH II/3./**38**/32
— - —, Rekonstruktion des oberen Drittels II/3./**38**/42
— - —, Verkleinerung bei Makrotie II/3./**38**/53
— - —, Verunstaltung II/2./**33**/4
— - —, Winkel und Maße II/3./**38**/4
— - —, Immediatversorgung nach Abriß II/3./**38**/57
— - — -Avulsion II/3./**38**/56 II/3./**38**/58
— - — -defekte, keilförmige, Ersatz nach PEGRAM und PETERSON II/3./**38**/41
— - — -entwicklung I/1./**10**/10
— - — -ersatz I/2./**12**/206
— - — - —, Epithese aus Kunststoff II/3./**38**/5
— - — - —, durch Knorpelgerüst, Gestaltung mit zerhacktem Knorpel nach PEER I/2./**12**/215
— - — -geschwulst I/2./**22**/121
— - — -Mißbildungen II/3./**38**/47

Ohr-muschel-rekonstruktion nach SZYMANOWSKY II/3./**38**/1
— - — - — nach Verbrennungen II/3./**38**/31
— - — -Teilersatz durch zusammengesetzte Muscheltransplantate aus dem gesunden Ohr II/3./**38**/41
— - — -transplantate, Entnahme II/2./**33**/4
— - — - — bei Kolumellateildefekten II/2./**33**/20
— - — - — mit Hilfe eines tubulären Lappens II/2./**33**/40
— - — - —, Mikrotie-Korrektur durch zwei zusammengesetzte II/3./**38**/42
— - — - —, zusammengesetzte, Einheilung II/2./**33**/4
— - — - —, zusammengesetzte, Entnahmestellen II/2./**33**/52
— - — - —, zusammengesetzte, bei Nasenflügelranddefekten II/2./**33**/52
— - — -verbindungen II/1./**7**/145
— - — -verbrennung, Rekonstruktion II/3./**38**/29
— - — -verlust II/3./**39**/1
— - — -vorderseite, “composite graft” II/2./**34**/22
Ohrmuschelnahe Hauttumore I/2./**22**/121
Ohr-plastik, anatomische Betrachtungen II/3./**38**/2
— - —, Anfertigung des Stützknorpels aus der Rippe II/3./**38**/8
— - —, Geschichtliches II/3./**38**/1
— - —, Grundprinzipien der Rekonstruktion II/3./**38**/5
— - —, Knorpelentnahme II/3./**38**/7
— - — in Kombination mit Mittelohrchirurgie II/3./**38**/5
— - — nach CONVERSE II/3./**38**/23
— - — nach DUFOURMENTEL II/3./**38**/17
— - — nach GABKA II/3./**38**/17
— - — nach PIERCE II/3./**38**/16
— - — nach STEFFENSEN II/3./**38**/9
— - — nach TANZER II/3./**38**/24
— - — nach WHITE, RUBIN und WALDEN II/3./**38**/9
— - — nach WHITE, RUBIN, WALDEN, Modifikation nach R. MEYER II/3./**38**/11
— - —, Zeitpunkt II/3./**38**/5
— -plastiken durch Fensterlappen II/3./**38**/28
— -plastiken durch Fensterlappen II/3./**38**/28
— - — nach Tumorabtragung II/3./**38**/45
— -rekonstruktion nach Avulsion durch Pferdebiß II/3./**38**/15
— -speicheldrüse, Verlauf der Gesichtsnerven II/1./**21**/6
— - —, Verteilung der Geschwülste II/1./**21**/24
— -verband I/1./**8**/2 I/1./**8**/3
Okklusionkorrektur II/1./**13**/92
Okklusionsstörungen II/2./**22**/14
Okkulte Gaumenspalte II/1./**7**/57
Okzipitalregion, Entspannung II/1./**5**/6
Olekranonfraktur, pseudarthrotische Verheilung II/4./**53**/98
Olekranonpseudarthrose, Operationstechnik II/4./**53**/98
Oligämie I/1./**5**/12
Oligodaktylie-Syndrom (HERTWIG-WEYERS) II/1./**7**/67
Oligo-N-Methyl-Morpholiniumpropylenoxid (OMP) I/2./**22**/20
OLLIERsche Krankheit II/4./**53**/40
OLLIERsches Verfahren I/2./**12**/130
Olvidestal II/4./**58**/12
Omentumverwendung zwecks freier Verpflanzung zur Mammavergrößerung II/3./**46**/45
Omphalozele I/2./**15**/10 II/3./**44**/21
OMP Lösung I/2./**22**/20
One stage tubed abdominal flap I/2./**12**/89
Onlay graft I/2./**12**/215
Open jump flap method I/2./**12**/78 II/1./**13**/25
“Open roof” II/2./**34**/82
Operation im bestrahlten Gebiet I/2./**22**/17
—, Bindegewebsschonung I/2./**24**/7
— nach BRANDES II/4./**54**/64
— nach DUVERGER-VELTER II/3./**36**/24
—, gehörverbessernde II/3./**38**/5
— nach HAHN-BRANDES II/4./**54**/9 II/4./**54**/121 II/4./**54**/123
—, nach KILIAN I/2./**12**/172
—, kineplastische, nach SAUERBRUCH II/4./**53**/139
— nach LONGACRE II/3./**46**/47
—, nach SELLHEIM II/3./**46**/69
—, mißglückte I/1./**2**/3
—, physiologische Verwirrung I/2./**24**/3
—, unblutige, von Melanometastasen mit Laserstrahlen I/2./**22**/241
—, unvermeidliche Schäden I/2./**24**/2
—, verstümmelnde I/2./**22**/119
Operationen, gelenkschonende II/4./**54**/48
—, hüftplastische II/4./**54**/143
— an der Hüfte, versteifende II/4./**54**/155
— in Narkose, Verhalten danach I/2./**24**/9
—, rekonstruktive, bei Versagen von Endoprothesen II/4./**54**/151
Operationen bei Spaltträgern im Erwachsenenalter II/1./**8**
—, **Sprachverbessernde** II/1./**9**
—, wiederherstellende, im Mammabereich II/3./**46**/59
Operation-defekte, eingezogene, Unterpolsterung I/2./**22**/181
— -erfolg I/1./**11**/3
Operationsmethode nach GALTIER beim Kugelbauch II/3./**50**/4
— -methoden bei der Asymetrie des Unterkiefers II/1./**13**/106
— - — zum Aufbau des Kinns II/2./**26**/77
— - — zur Behebung des Haarausfalles II/1./**5**/4
— - — bei engstehender Protrusion mit tiefem Biß II/2./**26**/55
— - — bei der engstehenden Protrusion ohne tiefen Biß II/2./**26**/51

Operations-methoden bei Formfehlern des Jochbein-Orbitalbereiches II/1./**13**/108
— - — beim offenen Biß II/1./**13**/102
— - — bei der Protrusion mit einfacher Lückenbildung II/2./**26**/60
— - — bei der Protrusion mit mehrfacher Lükkenbildung II/2./**26**/58
— - — bei der Retrogenie II/1./**13**/104
— - — bei Rücklage des Oberkiefers II/1./**13**/92
— - — zur Verbreiterung des Unterkiefers II/2./**26**/74
— - — zur Verlängerung des Unterkiefers II/2./**26**/68
— - — zur Vorverlagerung des Unterkiefers II/2./**26**/68
— - — zur Vorverschiebung des unteren Alveolarfortsatzes II/2./**26**/75
— - — zur Wiederherstellung gedeckter Achillessehnenrisse, Übersicht II/4./**54**/84
— -reiz I/1./**11**/25
— -risiko I/1./**5**/13
— -schäden I/2./**24**/2
— -schock, Syndrome Pâleur-Hyperthermie I/2./**24**/10
— -technik der isolierten Halsraffung II/3./**43**/1
— - — (Schnittführung) I/2./**22**/28
— - — der Verbindung zwischen der kranialen Öffnung des Hautrohres und des Ösophagostoms II/3./**46**/90
— - — bei der Wangen-Halsraffung II/2./**28**/33
— -termin bösartiger Tumore I/2./**22**/25
— - — gutartiger Tumore I/2./**22**/25
— - — und Planung I/2./**22**/25
— -termine für nicht akute, chirurgische Erkrankungen II/1./**7**/85
— -verfahren zur Beseitigung der bialveolären Protrusion I/1./**4**/74
— - — zum Defektverschluß der Thoraxvorderwand II/3./**46**/96
— - —, zweiseitige nach SCHWECKENDIEK II/1./**7**/84
— -vorbereitung, Gesichtsspannung II/2./**28**/2
— -weise, unvorsichtige I/2./**24**/12
— -wunden I/1./**6**/2
— -zeitpunkt, günstiger für alle Spaltformen II/1./**7**/180
Operative Behandlung der bestrahlungsbedingten Hautveränderungen II/3./**46**/11
— Beseitigung der Hohlwarze nach SELLHEIM II/3./**45**/8
— Hautdefekte II/3./**46**/1
— Resultate II/1./**7**/178
— Therapie im Rahmen der Narbenbehandlung I/2./**18**
Operativer Eingriff als symptomatische Behandlung I/1./**11**/3
Operculum I/1./**10**/8
—, Verwachsen I/1./**10**/13
Operieren, gewebsschonendes I/1./**7**/5
—, physiologisches I/2./**24**/10
Opiate I/1./**5**/2 I/1./**5**/13 I/1./**5**/16
Opioide I/1./**5**/2 I/1./**5**/14
Opisthogenie II/2./**26**/66
Opponenslähmung II/4./**53**/88
—, Sehnenplastik nach STEINDLER II/4./**53**/89
Optikus-Atrophie I/2./**22**/106
Oraltubus nach GUEDEL I/1./**5**/41
Orbita, angeborene Veränderungen II/3./**36**/1
— ausgeräumte, Deckung nach BERGMANN-LEXER II/1./**12**/19
—, **Epithetik** II/3./**36**/158 II/3./**37**
—, Hämangiome II/1./**20**/31
—, häutige, Mißbildungen II/3./**36**/1
—, Hebung der abgesunkenen Weichteile I/2./**22**/200
—, knöcherner Bereich, plastische Operationen, II/3./**36**/141
—, — —, Substanzdefekte II/3./**36**/141
—, —, Mißbildungen II/3./**36**/1
—, —, Transplantationsmaterial II/3./**36**/142
—, konstruktive Chirurgie II/3./**36**/1
—, Lokalanästhesie bei plastischen Eingriffen I/1./**4**/80
—, **plastische Chirurgie** II/3./**36**
—, rekonstruktive Chirurgie II/3./**36**/2
Orbitaboden, Anhebung II/2./**24**/48
—, Ersatz durch Paladonplatte I/2./**22**/200
— und Infraorbitalboden, Rekonstruktion mit Bulbushebung II/1./**1**/120
—, unterer, Einbruch II/2./**22**/55
—, Zertrümmerung II/2./**24**/49
— -defekte I/2./**22**/200
— -plastik, schematische Darstellung I/2./**22**/201
— -plastiken I/2./**22**/197 I/2./**22**/201
Orbita-defekte, Eingriffe II/1./**13**/120
— -fettbruch, Ursprung II/2./**29**/25
— -karzinom, Mortalität I/2./**22**/246
— -mißbildungen II/3./**36**/1
— -plastik II/1./**12**/17
— -randdefekte II/1./**13**/120
Orbital- und Oberkieferdefekt, ausgedehnter, Lid- und Paladonplastik II/3./**36**/152
— -fetthernie II/2./**22**/25
— -Phlegmone II/3./**36**/122
— -plastik nach PERTHES II/3./**36**/144
— - — nach SCHUCHARDT II/3./**36**/145
— - —, Vorbereitung II/3./**36**/143
— -prothesen II/3./**36**/156
— -randplastik II/3./**36**/146
— - —, Instrumentarium II/3./**36**/143
— - —, Knochentransplantation II/3./**36**/146
— -wand, äußere, Aufbau II/1./**12**/19
Orbitale Blockade des N. maxillaris I/1./**4**/65
— Enzephalozele II/1./**1**/3
— Epithese, Fixierung durch ein Brillengestell II/3./**37**/1
— —, Indikation II/3./**37**/1
— —, Modellierung II/3./**37**/4
— Phlebografie II/1./**20**/60
Orbitaler Fettbruch II/2./**29**/24
— — als außerpalpebraler Fehler II/2./**29**/25

Orchidektomie II/4./**51**/88
Orchidopexie II/4./**51**/80
ORENTREICH-Methode II/1./**5**/11
Organ, sozialer Wert I/2./**22**/2
Organe, drüsige, Heterotransplantation I/2./**13**/12
Organ- und Gewebsextrakte I/1./**6**/133
— -extrakte von Milz und Knochenmark II/1./**17**/4
— - —, Wirkungsmechanismus I/1./**6**/133
Organismus, empfangender, Zustand I/2./**12**/7
—, Homöostaseerhaltung I/1./**5**/31
—, Kalorienbedarf I/1./**5**/56
—, Sensibilisierung I/2./**17**/8
—, — durch implantierte Fremdkörper I/2./**14**/24
Organotherapie II/2./**28**/10
Orientierungslinien zum Aufsuchen des Stirnastes des N. facialis zwecks Neurektomie II/1./**5**/19
Orientierung, sexuelle II/4./**51**/72 II/4./**51**/77
Orlon I/2./**17**/19 I/2./**17**/29
Orolalia I/2./**25**/8 I/2./**25**/16
Oropharyngeale Tuben (GUEDEL) I/1./**5**/42
Oropharynx, Malignome, präoperative volle Kobalt-60-Bestrahlung I/2./**22**/17
Orthodontie bei breiten Gaumenspalten, präoperative II/1./**6**/14
Orthodontische Behandlung vor der permanenten Dentition II/1./**7**/194
Orthoform alt I/1./**4**/7
—, neu I/1./**4**/7
Orthogenese, terminologische Gliederung I/1./**9**/4
Os incisivum I/1./**10**/7
— lunatum, Auslöffelung II/4./**53**/134
— —, Ersatz durch Plexiglasprothese II/4./**53**/134
— —, Extirpation II/4./**53**/134
— tibiale externum II/4./**54**/67
— trigonum II/4./**54**/67
OSLERsche Krankheit II/1./**20**/71
Ossifikation, angiogen-kanalikuläre direkte I/2./**16**/15
—, chondrale I/2./**16**/4
—, desmale I/2./**16**/4
—, primär angiogene I/2./**16**/5
— der Weichteile II/3./**46**/107
—, Wirkung von Druck I/2./**16**/12
Ostamer II/4./**54**/106
Ostektomie, bogenförmige II/2./**26**/14
—, —, im aufsteigenden Ast II/2./**26**/46
—, —, des aufsteigenden Unterkieferastes. Schema und klinischer Fall I/1./**4**/71
— im Kieferkörper II/2./**26**/28
— —, Vorgehen nach DINGMANN II/2./**26**/29
—, stufenförmige, mit Schonung des Nerven-Gefäß-Bündels nach CONVERSE-SHAPIRO II/2./**26**/32
—, treppenförmige, von PICHLER II/2./**26**/32
Ostektomie am Unterkieferkörper II/2./**26**/46
O-Stellung der Beine bei Säuglingen II/4./**54**/208
Osteoangiome II/1./**20**/41
Osteoblasten I/1./**6**/47
—, Untergang II/1./**17**/19
Osteochondritis deformans coxae juvenilis II/4./**54**/243
Osteochondrom I/2./**22**/43 II/2./**26**/87 II/4./**53**/108
Osteochondrosarkome I/2./**22**/44
Osteochondrosis dissecans II/4./**54**/247 II/4./**54**/251
— —, Behandlungsschema II/4./**54**/252
— retropatellaris II/4./**54**/167 II/4./**54**/171
Osteodystrophia deformans (PAGET) I/2./**22**/103
— fibrosa II/2./**24**/9
— — generalisata I/2./**22**/98
— — localisata I/2./**22**/96
Osteodystrophie II/2./**24**/6
Osteofibrome I/2./**22**/44 II/1./**3**/50
Osteofibrosarkom I/2./**22**/45
Osteofibrosis deformans iuvenilis I/2./**22**/98 I/2./**22**/99
Osteogenesis imperfecta II/4./**54**/225
Osteoidfibrom, Verwechslung mit Sarkomen I/2./**22**/47
Osteoidfibrome I/2./**22**/44 I/2./**22**/45
Osteoklasten, ALSBERGsche II/4./**54**/43
—, SCHULZEsche II/4./**54**/43
Osteoklastom am Caput fibulae II/4./**54**/127
Osteolysis massiva II/1./**20**/41
Osteolytische Angiomatose der Extremitäten II/1./**20**/71
Osteomalazie II/2./**24**/6 II/2./**24**/8 II/4./**54**/225
Osteome I/2./**22**/43 II/1./**3**/41 II/1./**3**/50
— des knöchernen Schädels II/1./**1**/7
—, kortikale I/2./**22**/44
— der Nasennebenhöhlen I/2./**22**/44
Osteomegalie II/1./**20**/14
Osteomyelitiden, frühkindliche, Folgezustand II/1./**13**/104
Osteomyelitis I/2./**22**/211 II/4./**54**/255
—, chronische II/2./**24**/51
— der Tuberosität II/3./**46**/117
— des Unterkiefers II/2./**22**/74
Osteomyelitische Herde, Ausräumung, Kutisgewebe zur autoplastischen Plombierung I/2./**12**/162
— Knochenhöhlen, Plombierung II/2./**24**/51
Osteomyelosklerose II/2./**24**/9
Osteoplastik II/1./**12**/28
— im Alveolar- und Gaumenbereich II/1./**7**/129
—, Ausbildung von Zahnstellungsanomalien II/1./**7**/128
—, Entnahmeort II/1./**12**/29
—, Gegner II/1./**7**/127
— mit heteroplastischen Knochen in Form des Kieler Spans II/1./**7**/126
— bei malignen Tumoren II/2./**24**/62

Osteoplastik, negative Berichte II/1./**7**/127
—, primäre, Auswirkung II/1./**7**/2
—, —, nach GABKA mit einzeitigem Verschluß der L-K-Spalten, Darstellung II/1./**7**/124
—, —, gleichzeitig mit Verschluß der Lippe, des Kiefers und des harten Gaumens II/1./**7**/129
—, — der Kieferspalte II/1./**7**/123
—, —, bei Lippen-Kiefer-Gaumenspalten II/2./**24**/55
—, —, Mißerfolge II/1./**7**/130
—, —, Pseudoprogenie II/2./**24**/55
—, — nach SCHRUDDE und STELLMACH, Darstellung II/1./**7**/125
—, —, bei der Unterkiefer-Resektion II/2./**23**/2
—, schlechtere Schlußbißstellung, nach II/1./**7**/128
—, sekundäre II/1./**7**/129 II/1./**7**/152 II/1./**7**/175
—, —, Darstellung II/1./**7**/177
—, —, zur Zwischenkieferversteifung II/1./**7**/130
—, — Rekonstruktion bei Unfällen (Pseudarthrosen) II/2./**24**/73
—, seltene Anwendungsgebiete II/2./**24**/75
Osteoplastiken, primäre, Ergebnisse II/1./**7**/179
—, — und sekundäre II/1./**7**/121
Osteoplastisches Material aus der benachbarten Schädelkalotte II/1./**17**/53
Osteoporose II/2./**24**/6 II/2./**24**/8
Osteopsathyrose II/4./**54**/225
Osteoradionekrose I/2./**22**/12 I/2./**22**/69 I/2./**22**/70 II/1./**17**/9 II/3./**46**/10
— der Kiefer, frühzeitig chirurgisch-aktives Vorgehen II/1./**17**/46
—, klinisches Bild II/1./**17**/12
—, Prädilektionsstellen I/2./**22**/14
—, Störungen der Gefäßversorgung II/1./**17**/19
Osteoradionekrosen, Häufigkeit II/1./**17**/26
— der Kiefer, Häufigkeit II/1./**17**/11
— des Schädelbereiches II/2./**24**/77
— im Bereich des Schädeldaches II/1./**17**/52
Osteosarkom I/2./**22**/215
Osteo-, Chondro- und Fibrosarkome, 5-Jahresheilung I/2./**22**/215
Osteosarkome, Strahlensensibilität I/2./**22**/215
Osteosklerose, generalisierte I/2./**22**/105
Osteosynthese, chemische II/1./**12**/9
— mit einem Dreilamellennagel II/4./**54**/111
—, Instabilität II/4./**54**/114
— nach M. E. MÜLLER II/4./**54**/115
—, perkutane, im Kiefer-Gesichtsbereich, Technik II/2./**22**/97
—, stabile I/2./**16**/3
—, technisch unzulängliche II/4./**54**/117
— in Verbindung mit Transplantat II/4./**53**/94
Osteosynthesen, perkutane II/2./**22**/88 II/2./**22**/93 II/2./**24**/34 II/2./**24**/35
— im Bereich der Sutura cygomatico-maxillaris, Schema II/2./**22**/36
Osteosyntheseverfahren II/4./**54**/105
Osteotaxis nach HOFMANN II/4./**53**/94
Osteotom, intramedulläres, nach KÜNTSCHER II/4./**54**/261
— nach MCINDOE II/2./**34**/18
Osteotomia inominata II/4./**54**/30
Osteotomie, Adaption, mangelhafte der Knochenflächen im aufsteigenden Ast II/2./**26**/24
— Alveolarfortsatzes, des frontalen, mit Knochentransposition vom Kinn (KÖLE) II/2./**26**/102
—, basale, der Metartasen nach M. LANGE II/4./**54**/53
— bogenförmige, des aufsteigenden Astes II/2./**26**/15
—, —, des aufsteigenden Astes mit Einlagerung eines hakenförmigen Knochenspans nach SCHUCHARDT II/2./**26**/72
—, —, des aufsteigenden Astes mit Einlagerung eines Knochentransplantates nach IMMENKAMP I/1./**4**/75 II/2./**26**/71 II/2./**26**/86
—, extranasale II/2./**27**/12
— unterhalb des Gelenkhalses mit Ostektomie nach der Methode von SMITH und ROBINSON II/2./**26**/18
—, horizontale, des aufsteigenden Astes II/2./**26**/68
—, —, des aufsteigenden Astes nach dem Verfahren von KOSTECKA II/2./**26**/13
—, —, des aufsteigenden Astes nach dem Verfahren von LINDEMANN II/2./**26**/12
—, —, des Oberkiefers nach AXHAUSEN II/1./**13**/96
— nach IMHÄUSER II/4./**54**/241
—, intertrochantäre II/4./**54**/38
—, —, Kombination mit der Hängehüften-Operation II/4./**54**/162
—, —, mit Retrotorsionskorrektur nach M. E. MÜLLER II/4./**54**/38
— der knöchernden Nase mit rotierenden Instrumenten, Schema II/2./**25**/10
—, kraniofaziale, nach TESSIER II/1./**13**/100
— im Sinne LE FORT II/1./**8**/31
—, mediane, im Kinnbereich mit Knochenein- bzw. -vorpflanzung nach WASSMUND bzw. CELESNIK II/2./**26**/86
— des Mittelgesichtes zur Vorverlagerung nach GILLIES, Darstellung II/1./**13**/100
— am Nasenbein, Schema für die laterale II/1./**8**/4
—, an der Nasenwurzel, quere, Schema II/1./**8**/4
— des Oberkiefers II/1./**13**/96
—, paramediane, zur Trennung des Nasenseptums von der Gaumenplatte nach HOLLMANN II/1./**13**/97
— nach PAUWELS II/4./**54**/149
—, quere keilförmige des Mittelfußes, II/4./**54**/61
— zur Rückversetzung des Alveolarfortsatzes nach dem Vorgehen von PICHLER-KÖLE II/2./**26**/37
—, schräge, von THOMA II/2./**26**/16 II/2./**26**/17

Osteotomie, schräge, des aufsteigenden Astes nach SCHUCHARDT II/2./**26**/18
—, S-förmige, des aufsteigenden Astes nach WASSMUND II/2./**26**/70
—, stabilisierte, mittels Druckanwendung I/2./**16**/13
—, submuköse, Palatinale II/2./**26**/52
—, subperiostale, im isolierten Zwischen- und Seitenkiefer, Darstellung II/1./**7**/177
—, subtrochentäre tiefe, nach SCHANZ II/4./**54**/36
—, —, varisierende II/4./**54**/93
—, temporäre, der Mandibula I/2./**22**/90
—, totale, des Mittelgesichtes nach TESSIER, Darstellung II/1./**13**/101
—, trapezförmige, am Hals des Metatarsus I und Muskelverpflanzungen (HOHMANN), Technik II/4./**54**/235
—, treppenförmige, des aufsteigenden Astes nach OBWEGESER-DAL PONT II/2./**26**/86
—, — des aufsteigenden Astes nach PERTHES-SCHLÖHSMANN II/2./**26**/18
—, —, im Kieferkörper, Asymetrie-Korrektur II/1./**13**/107
—, —, — nach CONVERSE-SHAPIRO II/2./**26**/101
—, —, — nach v. EISELSBERG II/2./**26**/73
—, —, — nach v. EISELSBERG-DINGMAN II/2./**26**/73 II/2./**26**/84
—, —, — nach PEHR GADD II/2./**26**/73
—, —, — nach PICHLER-KAZANJIAN II/2./**26**/74
—, —, — mit Vorpflanzung eines Rippenstückes nach LIMBERG II/2./**26**/74
—, umgekehrt L-förmige, des aufsteigenden Astes nach WASSMUND II/2./**26**/70
—, umgekehrt L-förmige, mit Knocheneinlagerung in horizontalen Spalt nach IMMENKAMP II/2./**26**/71
—, unsachgemäße, Knochenvorsprünge II/2./**34**/81
—, valgisierende intertrochantäre, Technik II/4./**54**/160
—, varisierende intertrochantäre, Operationstechnik II/4./**54**/32
—, —, —, Technik II/4./**54**/160
— zur Verbreiterung des Unterkiefers nach TRAUNER II/2./**26**/75
— — und Verlängerung des Unterkiefers nach ROSENTHAL II/2./**26**/75
—, vertikale, des aufsteigenden Astes nach der Methode von CALDWELL und LETTERMAN II/2./**26**/15
—, —, des aufsteigenden Astes nach CELESNIK II/2./**26**/100
—, —, des Kieferkörpers mit Knochenein- bzw. -vorpflanzung nach LIMBERG II/2./**26**/86
—, —, in S-Form II/2./**26**/70
—, V-förmige, im Kieferkörper nach BLAIR II/2./**26**/100
— zur Vorverschiebung des frontalen Alveolarfortsatzes nach HOFER II/2./**26**/75
—, Y-förmige, im Kieferkörper nach THOMA II/2./**26**/100
Osteotomie, zapfenförmige, des aufsteigenden Astes nach WASSMUND II/2./**26**/13
—, Z-förmige, des Femurs II/4./**54**/257
— des Zwischenkiefers, Restspaltenverschluß und Zwischenkieferversteifung durch sekundäre Osteoplastik II/1./**7**/130
Osteotomien mit Aufspaltung des aufsteigenden Astes II/2./**26**/68
— im aufsteigenden Ast mit breiten Kontaktflächen II/2./**26**/18
— zur Beseitigung der Spitzfront II/2./**26**/64
— nach Frakturen des Gesichtsschädels II/1./**13**/91
— am Kalkaneus II/4./**54**/48
—, keilförmige, zur Achsenkorrektur nach Abschluß des Wachstumsalters II/4./**54**/209
— des Mittelgesichtes bei kraniofazialen Dysosotosen II/1./**13**/100
— im Bereich der Nase, knöcherne II/1./**8**/4
— bei Retrogenien des Unterkiefers II/1./**13**/104
— zur Verschmälerung der Nase II/2./**34**/17
Osteotomie-flächen, Druckanwendung I/2./**16**/15
— -linie entsprechnd der Bruchlinie nach LE FORT III II/1./**13**/98
Osteozyten I/2./**17**/10
Ostitis deformans I/1./**9**/17
— fibrosa localisata, Sonderform I/2./**22**/99
Ostium urogenitale primitivum I/1./**10**/18
Oszillierende Säge I/2./**22**/154
Oszillographie II/4./**58**/18
Othämatome II/3./**38**/59
Otitische Lähmungen II/1./**21**/8
Otitis media, chronische, Fazialislähmung II/1./**21**/10
— — bei Spaltträgern II/1./**7**/191
O-Toluidin I/1./**4**/18
Outlay-Verfahren I/2./**24**/15 II/1./**16**/24
Ovarektomie I/1./**6**/104 I/1./**6**/107
—, Beispiele des Einflusses I/1./**6**/108
Ovarialtumor II/3./**44**/2
Ovarkarzinom, Mortalität I/2./**22**/246
Over-lapping II/1./**16**/11
Ovium I/1./**10**/1
Overhead-Extension II/4./**54**/21
Oxalessigsäure I/1./**4**/2
Oxycain I/1./**4**/10
Oxydoreduktasen I/1./**6**/31 I/1./**6**/47
Oxydo-Reduktasen-Enzymgehalt in reifen Granulozyten I/1./**6**/40
Oxydoreduktasengehalt der Makrophagen I/1./**6**/43
Oxygenmangel I/1./**10**/4
Oxymetrie I/2./**12**/38
Oxyphenbutazon I/1./**6**/104
Oxyprocain I/1./**4**/10
— forte I/1./**4**/10
— —, hohe Toxozität I/1./**4**/10
— und Procain, Übereinstimmung I/1./**4**/10
Oxyzephalie II/1./**13**/100 II/3./**36**/1
Oxyzyanatlösung II/3./**36**/116

Ozaenaähnliche Borkenbildung auf der als Schleimhautersatz herangezogenen Haut II/2./**33**/62
O_2-Verbrauchs-Steigerung bei Entzündung und Regeneration von Bindegeweben I/1./**6**/55

P

Paarlinge, Ungleichheiten in der Sauerstoffversorgung II/1./**7**/28
Pacatal I/1./**4**/49 I/1./**5**/15
PADGETT-HOODsches Dermatom I/2./**12**/109
Padutin I/2./**22**/15 I/2./**22**/28 I/2./**22**/116
PAGET-Dyskeratose I/2./**22**/112
— -sche Erkrankung, histologisches Bild I/2./**22**/103
— - — Krankheit I/2./**22**/103
Palacos I/2./**14**/25 II/2./**34**/39 II/4./**54**/148 II/4./**54**/151
— -Teig II/2./**24**/19
Paladon II/2./**30**/7 II/2./**34**/43
—, Eigenschaften II/3./**36**/147
— -kugeln II/3./**36**/122
— -plastik mit einer IMRÉschen Bogenplastik II/3./**36**/152
— - —, Kombination mit Bogenplastik nach WALSER II/3./**36**/151
— - — und Lidplastik bei ausgedehntem Orbital- und Oberkieferdefekt II/3./**36**/152
— - —, Resultate II/3./**36**/148
— - — nach WALSER II/3./**36**/147 II/3./**36**/149
— -plombe, Spätimplantation II/3./**36**/122
— - — nach WALSER II/3./**36**/115
— -plomben in verschiedenen Größen und Formen II/3./**36**/153
— -schiene, extraorale I/2./**22**/90
— -Stäbchen II/2./**34**/88
Palamed II/2./**30**/11
— -Epithese mit Kunststoffschloß II/2./**30**/26
Palapont II/2./**30**/7
Palatinale Gefäße, posteriore Verschiebung II/1./**7**/139
—, submuköse Osteotomie II/2./**26**/52
Palatolalia II/1./**7**/43
Palatopharyngeale Inkompetenz II/1./**9**/13
Palavit II/1./**13**/104 II/1./**13**/124
Palcos II/1./**1**/35
— Schädelplastiken II/1./**1**/37
Palliativoperation I/2./**22**/120 II/1./**21**/36
Palliativtherapie bei Kiefer-Metastasen I/2./**22**/237
—, chirurgische I/2./**22**/237
—, röntgenologische I/2./**22**/237
Palmaraponeurose, Kontraktur II/4./**53**/29
PALMAR-Lappen nach BUNNELL II/4./**53**/48
Pankreas I/1./**6**/112
—, Einfluß auf die posttraumatische Entzündung I/1./**6**/112
— -geschwülste, maligne I/2./**22**/248
— -karzinom, Mortalität I/2./**22**/247
— -totalenzym I/2./**12**/35
PANNERsche Krankheit II/4./**53**/133
Pannus trachomatosus II/3./**36**/102 II/3./**36**/104
Panophthalmie II/3./**36**/122
PANSE-Syndrom II/1./**7**/67
Pantocain II/2./**34**/9
— -präparat I/1./**4**/50 I/1./**4**/93
— -Tupfer, Schleimhautanästhesie I/1./**4**/59
Pantolax I/1./**5**/28
Pantothensäure I/1./**5**/57 I/1./**6**/116
Panzerkrebs nach ROSENTHAL I/2./**22**/149
Papageien-Nase II/2./**34**/84
Papain I/1./**6**/66
Papillome I/2./**22**/36 I/2./**22**/37
Parabiose I/2./**12**/23 I/2./**13**/7
— -gift I/2./**12**/23
— -krankheit I/2./**13**/8
— -vergiftung I/2./**13**/7
— -versuch I/2./**17**/13
Paraffin I/2./**17**/29 II/2./**30**/15
—, geschmolzenes II/2./**34**/88
—, Verpflanzungen I/2./**13**/12
— -injektion II/1./**9**/18 II/2./**34**/42 II/3./**46**/47
Paraffinome II/2./**34**/43 II/3./**46**/47
Paraldehyd I/1./**5**/18
Parallelschnittmethode II/1./**20**/24
Paralytischer Plattfuß II/4./**54**/55
Parametrische Abszesse II/4./**54**/89
Paranasalschnitt I/2./**22**/35
Paraphimose II/4./**51**/86
Para-Plasmozyten I/2./**22**/101
Parartikuläre Verkalkungen II/4./**54**/139
Parasialome I/2./**22**/84
Parasitäre Doppelmißbildung II/1./**3**/54
„Parasitäre" Lebensweise I/2./**12**/5
Parasympathikolytische Wirkung der Phenothiazinderivate I/1./**5**/15
Paratenon I/2./**12**/192 I/2./**12**/193
Parathormon I/1./**6**/111 I/1./**6**/112
Parese des Nerven II/1./**21**/10
PARKES-WEBER-Syndrom II/1./**20**/10
Parophenol II/2./**29**/8
Parosmie II/1./**12**/35
Parotidektomie, konservative I/2./**22**/92
— und Neck-Dissection, totale II/1./**21**/23
—, subtotale II/1./**21**/23
—, totale, und neck dissection, sowie gegebenfalls Unterkieferteilresektion bei der operativen Behandlung von Parotistumoren II/1./**21**/23
—, --, mit radikaler Neck-Dissection II/1./**21**/27
—, --, unter Schonung des N. facialis I/2./**22**/93
Parotis, Frühnaht eines durchtrennten Ausführungsganges II/1./**12**/2
—, Hämangiom I/2./**22**/53
—, Histologie der Mischgeschwülste I/2./**22**/88
—, Zerreißung II/1./**21**/28
— -Adenome I/2./**22**/84
— -angiom I/2./**22**/54
— -aplasien II/1./**7**/145
— - — bzw. Dysplasien II/1./**3**/23
— -bereich, Hämangiom I/2./**22**/51
— -chirurgie, Eingriffe I/1./**4**/88

Parotis-fisteln I/2./**12**/133
— -gang-Durchtrennungen II/1./**13**/2
— -geschwulst, Entfernung II/1./**21**/2
— -hämangiome, kindliche I/2./**22**/53
— -mischtumor, Röntgenbestrahlung I/2./**22**/90
— -mischtumore I/2./**22**/65
— - —, pleomorphes Adenom I/2./**22**/87
— - —, Sitz I/2./**22**/90
— - —, Zwecklosigkeit der Bestrahlungsbehandlung I/2./**22**/91
—, pleomorphe Adenome I/2./**22**/84
— -tumor, totale Parotidektomie und neckdissection, sowie gegebenfalls Unterkieferteilresektion bei der operativen Behandlung II/1./**21**/23
— -tumore I/2./**22**/84
— -Zystadenolymphome I/2./**22**/84
Pars pelvica I/1./**10**/16
— phallica I/1./**10**/16
Partielle Defekte der Mamma II/3./**46**/41
Partieller Ersatz des antethorakalen Ösophagus, Darstellung II/3./**46**/98
PAS-positive Gehalt der Gefäßwände II/1./**20**/27
PAS-Reaktion bei Angiomen II/1./**20**/3
PASSAVANT-scher Wulst I/2./**25**/9 II/1./**9**/8 II/1./**10**/7
— - — —, funktionelle Ausbildung II/1./**9**/9
— - — —, mangelhafter Schluß zwischen Velum und PASSAVANTschem Wulst I/2./**25**/9
Pasteurisierung I/1./**3**/13
Patella, passive Fesselung II/4./**54**/197
—, Tiefersetzen bei Knorpelplastik nach KROGIUS II/4./**54**/197
— -endoprothese II/4./**54**/171
— -hinterwandersatz II/4./**54**/170
— -hochstand II/4./**54**/80
— -hypoplasie II/4./**54**/68
— -resektion II/4./**54**/201
— -transplantation II/4./**54**/163
— -verrenkungen II/4./**54**/195
— -Vitalliumendoprothese nach McKEEVER II/4./**54**/170
Patellarluxation I/1./**9**/33
—, habituelle II/4./**54**/195
—, —, Ätiologie II/4./**54**/196
—, —, angeborene II/4./**54**/196
—, —, Behandlung II/4./**54**/196
Patellarpseudarthrose, Behandlung, operative II/4./**54**/116
Patellektomie II/4./**54**/117 II/4./**54**/197
— nach MURPHY II/4./**54**/201
Pathogenese idiopathischer Hüftkopfnekrosen II/4./**54**/248
—, kausale I/1./**9**/7
— der Lymphangiome II/1./**20**/74
— der Strahlenschädigung II/1./**17**/2
—, terminologische Gliederung I/1./**9**/4
Pathologie, praenatale I/1./**9**/1
— des Schiefhalses II/3./**40**/7
— und Therapie der seltenen Gesichtsspalten II/1./**3**/21
Pathologische Anatomie der Transplantate I/2./**17**
Pathologische Änderungen der Pigmentation II/1./**20**/56
— Brustwandhernien II/3./**46**/75
— Ersatzlaute II/1./**9**/4
— Formen der Narbenbildungen II/2./**28**/2
— Nasalität II/1./**9**/3
Pathophysiologie, embryonale I/1./**11**/5
Patient, narkotisierter, Lagerung I/1./**5**/51
Patienten mit chronischen emphysematösen Veränderungen, Sauerstoffgabe I/1./**5**/55
— mit Pigmentanomalien der Mundschleimhaut I/2./**22**/225
—, strahlengeschädigte, Prognose II/3./**46**/10
Pattern flap method I/2./**12**/65
PAVLIKbandage II/4./**54**/21
Pediatric surgery II/3./**44**/2
PEERsches Verfahren der Modellierung des Knorpelgerüstes II/3./**38**/8
Pehafil II/3./**46**/131
Pektoraler Brückenlappen nach GILLIES zur totalen Nasenersatzplastik II/2./**33**/90
Pektoralisplastik nach CLARK II/4./**53**/82
Pelotte zur Kompression des Nervus ischiadicus I/1./**4**/3
Pelveotrochantäre Muskulatur, Ersatz II/4./**54**/92
— —, — Vastus lateralis-Plastik II/4./**54**/94
Pemphigus II/3./**36**/97
Pemphigus vulgaris I/2./**22**/112
Pendelhoden I/1./**10**/21
Pendelsystem I/1./**5**/34
Pendiomid I/1./**5**/51 II/2./**34**/11
Penetranz I/1./**10**/2
Penetrationsvermögen I/1./**4**/11
Penetrierende Thoraxdefekte, Ersatz II/3./**46**/82
Penicillamin I/1./**6**/126
Penicillin II/3./**46**/50
— -Einfluß I/1./**6**/117
— -salbe II/3./**36**/101
Penis, Anatomie II/4./**51**/1
—, Aplasie II/4./**51**/15
—, Aufgliederung in 6 Segmente II/4./**51**/3
— bifidus II/4./**51**/16
— duplex I/1./**10**/20 II/4./**51**/4 II/4./**51**/16
—, hypoplastischer, Hormonbehandlung II/4./**51**/14
—, Lageveränderungen, angeborene II/4./**51**/16
—, Maskierung, totale II/4./**51**/13
—, neugebildeter, Versteifung II/4./**51**/87
— perinealis II/4./**51**/16
—, Pseudoduplikation II/4./**51**/16
—, retroskrotaler II/4./**51**/16
— und Schwellkörper, Blutversorgung II/4./**51**/2
—, Schwellkörper, Verlust II/4./**51**/86
— und Skrotum, Hautdefekte einschließlich ihrer gegenseitigen Beziehungen II/4./**51**/12
— — —, Wiederherstellungschirurgie, anatomische Vorbemerkungen II/4./**51**/1

Penis, Spaltenbildung I/1./**11**/18
—, Verbiegung II/3./**48**/10
—, Verlust II/4./**51**/86
— -amputation II/4./**51**/78
— -aplasie, Behandlung II/4./**51**/15
— -aufrichtung nach BURKHOLDER und WILLIAMS II/4./**51**/65
— - — nach BYARS II/4./**51**/65
— - — beim epispadischen Penis II/4./**51**/65
— - — nach SNYDER II/4./**51**/65
— -darstellung II/4./**51**/2
— -dorsum, sternförmige Narbe II/4./**51**/90
— -entwicklung, postnatale, Voraussage II/4./**51**/75
— -haut II/3./**36**/66 II/3./**46**/89
— - —, Gangrän II/4./**51**/86
— - —, partielle Avulsion II/4./**51**/84
— - —, — Skalpierung II/4./**51**/84
— - —, Strangulation II/4./**51**/85
— - —, totale Avulsion (Skalpierung) II/4./**51**/85
— - — -mantel, Avulsion nach Phimoseoperation II/4./**51**/11
— - — verätzungen II/4./**51**/84
— - — -verbrennungen II/4./**51**/84
— -hypoplasie, Behandlung II/4./**51**/14
— -karzinome, Mortalität I/2./**22**/247
— -konstruktion II/4./**51**/87
— - —, Häufigkeit bei den verschiedenen Hypospadieformen II/4./**51**/33
— -krümmung, Aufrichtung, Verfahren II/4./**51**/27
— - — ohne Hypospadie II/4./**51**/26
— - — in Beziehung zur Urethrallänge, Darstellung II/4./**51**/5
— - —, ventrale II/4./**51**/32
— -krümmungen, angeborene II/4./**51**/7
— - —, —, mit der Urethralmündung an der Eichelspitze II/4./**51**/26
— -länge II/4./**51**/75
— -mißbildungen, angeborene, Hautdefekte II/4./**51**/8
— -schaft, angeborene Mißbildungen II/4./**51**/13
— - —, Rekonstruktion II/4./**51**/86
— - — -rekonstruktion durch einen Rundstiellappen II/4./**51**/15
— -stümpfe, kleine, Aufbauplastik II/4./**51**/86
— - —, abgetrennte II/4./**51**/86
— -umfang, Geschlechtsverkehr II/4./**51**/15
— -verdoppelung II/4./**51**/16
— -verlagerung in einen Subkutis-Tunnel II/4./**51**/84
— -verletzungen II/4./**51**/83
— -versteifung mit einem Knorpelstift II/4./**51**/87
— - — mit einem Silastic-Stift II/4./**51**/87
— -wurzel, Defekte II/4./**51**/12
— - —, maskierte II/4./**51**/12
— - — -defekte, Behandlung II/4./**51**/12
Penoplastik mit Bauchhautrundstiellappen II/4./**51**/86
Penoplastik nach GILLIES II/4./**51**/87
Pentothal I/1./**5**/23
Pepsin I/1./**6**/66 I/2./**12**/35
— -lösung I/2./**21**/17
Percain I/1./**4**/37
— und Procain, Verwechslung I/1./**4**/37
Perflation, nasale II/1./**7**/186
Perforation mit Irisprolaps II/3./**36**/106
Perfusion, regionale I/2./**22**/239
Perichondritis des Kehlkopfes mit teilweiser Nekrose des Schildknorpels I/2./**22**/16
Perichondrium I/2./**12**/205
Periduralanästhesie I/1./**4**/113 I/1./**5**/76
—, Technik I/1./**4**/117
Peridural-Spinalanästhesie I/1./**4**/3
Perimamillärer Schnitt II/3./**46**/42
Perineoplastik II/4./**51**/74
Perineum-Bereich, Verbrennungskontrakturen II/3./**48**/12
— -Gebiet, Verbrennungen II/3./**48**/5
Periösophageale Abszesse II/3./**41**/21
Periorbita I/2./**22**/202
Periorbitale Pigmentnaevi II/1./**7**/69
Periost und Knochentransplantation I/2./**12**/224
—, osteogene Eigenschaft I/2./**12**/225
—, Raffung II/1./**11**/13
— -ablösungen über dem proximalen Unterschenkeldrittel etwas medial der Schienbeinkante II/4./**54**/258
— -entnahme II/2./**24**/23
— -Knochentransplantat, biegbares, von LEXER I/2./**12**/236
— - —, modellierbares, aus der Tibia von ERTL I/2./**12**/236
— mütterliche Membran des Knochens I/2./**12**/224
— -reste im Nasenhöckergebiet II/2./**34**/15
Peripher gesteigerter Thrombozyternverbrauch beim Hämangiom II/1./**20**/40
Periphere End-zu-End-Naht II/1./**21**/24
Peripheres Fazialisneuron II/1./**21**/1
Peristase I/1./**9**/10
Periston I/1./**6**/129
Peritenon I/2./**12**/193
Peritheliom II/1./**20**/44
Perithelium II/1./**20**/35
Perizysten, ZIMMERMANNsche II/1./**20**/37
Perizyten I/1./**6**/30 I/1./**6**/35 I/1./**6**/46 I/1./**6**/73 II/1./**20**/45
—, Herkunft I/1./**6**/33
Perkutane Osteosynthese II/2./**22**/88 II/2./**22**/93 II/2./**24**/34 II/2./**24**/35
Perles sanguines II/1./**20**/71
Perlon I/1./**7**/7 I/2./**14**/7 II/2./**30**/11 II/3./**40**/12 II/3./**46**/131
—, Körperschäden I/2./**14**/24
— -prothesen II/4./**54**/133
Permeabilität, Bedeutung von Basalmembran I/1./**6**/75
Permeation I/1./**6**/4
Perodaktylie I/1./**10**/24

Peromelie I/1./**9**/29 I/1./**10**/23 I/1./**10**/25
Peronealsehnen, Verlängerung II/4./**54**/54
Peroneussehnenluxation, habituelle II/4./**54**/88
Peroxydase-Gehalt I/1./**6**/40
Perphenazingruppe I/1./**4**/49
Persantin I/1./**6**/129
Persistente Schädeldefekte im Bereiche der parietalen Emissarien II/1./**1**/4
Persistenz des Frenum tectolabiale II/1./**3**/34
Persönlichkeit, geschlechtliche II/4./**51**/72
Perspiratio insensibilis I/1./**5**/11
PERTHES-Bolzung II/4./**54**/245
— -Nagelung II/4./**54**/246 II/4./**54**/253
— -plastik zum Fingerbeugerersatz II/4./**53**/91
— -sche Erkrankung II/4./**54**/243 II/4./**54**/244
— - — Hüftkopferkrankung II/4./**54**/251
— -scher Versuch II/4./**58**/4 II/4./**58**/12
Perücke II/1./**16**/29
Pes adductus II/4./**54**/52
— —, Behandlung, Operationstechniken II/4./**54**/53
— cavus II/4./**54**/57
— equino-varus I/1./**10**/24
— equino-varus-adductus II/4./**54**/41
— fissa I/1./**10**/25
— metatarsus varus congenitus II/4./**54**/52
— vulgus I/1./**10**/24
Pethidin I/1./**5**/14 I/1./**5**/16 I/1./**5**/32 I/1./**5**/65
PEUTZ-JEGHERS-Syndrom I/2./**22**/225
Pfannen aus Nylon II/4./**54**/165
— — — bei Kniearthroplastiken II/4./**54**/165
Pfannendachplastik II/2./**24**/41 II/4./**54**/25
—, biologische, Technik II/4./**54**/29
—, Entwicklung, technische II/4./**54**/26
—, frühe II/4./**54**/26 II/4./**54**/28
— nach LANGE II/4./**54**/28
— nach SPITZY II/4./**54**/28
Pfannendachwinkel, Ausmessung des I/1./**9**/33
Pfannenprothese bei Hüftenprothese II/4./**54**/148
Pfeifen, exspiratorisches II/2./**32**/22
— -raucherkrebs I/2./**22**/130
Pfeifübungen I/2./**25**/15
Pferde, Gaumenspalten II/1./**7**/17
— -haare I/1./**7**/7
Pflaster, Wundverschluß I/1./**7**/8
— -verband, Abnahme I/1./**8**/7
Pfropfung bei der Obstbaumveredelung I/2./**17**/16
Phänogenetik I/1./**9**/7
Phänokopie der betreffenden Mutanten II/1./**7**/33
— durch Toxoplasmeninfektion II/1./**7**/36
Phänokopien I/1./**9**/5 II/1./**7**/32
— beim Menschen I/1./**9**/9
— bei Wirbeltieren I/1./**9**/8
Phäochromozytom II/1./**3**/41
Phagosomen I/1./**6**/25
Phagozytose I/1./**6**/24 I/1./**6**/25 I/1./**6**/42
—, Start I/1./**6**/134
Phalangisation nach ISELIN, Technik II/4./**53**/148
Phalangisierung des Daumens nach HILGENFELDT II/4./**53**/146
— des Metakarpus I zur Daumenbildung II/4./**53**/146
Phalloneoplastik II/3./**46**/85
Phallus I/1./**10**/17
Phantomknochen II/1./**20**/41
Phantommessungen zur Strahlenabsorption I/2./**22**/178
Pharmaka, verschiedene, Wundheilung I/1./**6**/121
— -Einfluß auf den Gesamtkollagengehalt I/1./**6**/125
Pharmakologische Grundlagen der Entstehung von Komplikationen durch Lokalanästhetika I/1./**4**/36
Pharmatonin I/1./**4**/10
Pharyngealfistel II/1./**3**/50
Pharyngitis II/1./**9**/2
Pharyngoplastik I/2./**22**/189 I/2./**25**/12 II/1./**7**/2 II/1./**7**/162 II/1./**7**/165 II/1./**7**/182
—, örtliche Betäubung I/1./**4**/79
—, primäre II/1./**7**/169
—, —, nach BURIAN II/1./**7**/139
— nach ROSENTHAL II/1./**7**/162
— nach SANVENERO-ROSSELLI II/1./**7**/162
Pharyngoplastiken, kranial oder kaudal gestielte, Untersuchungen über den Wert II/1./**7**/167
—, Todesfälle II/1./**7**/168
—, Tonsillektomien II/1./**7**/189
Pharyngostoma, hochgelegenes, Verschluß nach RAVEN II/3./**41**/24
—, plastischer Verschluß bei Strahlenschaden II/3./**41**/26
—, Verschluß bei Strahlenschaden II/3./**41**/25
Pharyngo-Tracheostomafisteln II/3./**41**/24
Pharyngozervikale Angiomatose II/1./**20**/38
Pharynx, Karzinom I/2./**22**/248
—, Lähmungen II/3./**41**/5
—, Rekonstruktion bei einem großen Wanddefekt mit Protektion der Halsgefäße nach DENECKE II/3./**41**/19
— -bereich, Narbenstenosen II/3./**41**/19
— - —, Stenosen II/3./**41**/18
— -defekte, Versorgung II/3./**41**/19
— -fisteln nach Larynxexstirpation II/3./**41**/24
— -karzinom, Mortalität I/2./**22**/246
— -karzinome, supraglottische, Resektion II/3./**41**/17
— -lappen, Spannung beim Einnähen II/1./**7**/171
— - — - bei einer Velo-Pharyngoplastik II/1./**9**/31
— - — -einpflanzung nach SANVENERO-ROSSELLI, Schema II/1./**9**/32
— -plastik nach HYNES II/1./**9**/21
— - — im Kindesalter II/1./**7**/191

Pharynx-plastik, nach SCHÖNBORN-ROSENTHAL in modifizierter Technik nach HERFERT II/1./**9**/28
— -sprache II/3./**41**/5
— -stielkorrektur II/1./**7**/189
— -tumor II/3./**41**/4
Phasenspezifität I/1./**10**/3
PHEMISTER-Epiphysiodese II/4./**54**/259
— -Plastik, Variationsmöglichkeiten II/4./**54**/118
— -Span II/2./**24**/44 II/4./**54**/118 II/4./**54**/131
— -Spannung II/4/**54**/106
Phenergan I/1./**4**/50
Phenol, oberflächliche Verschorfung II/2./**29**/5
Phenole I/1./**3**/16
Phenolvergiftung II/2./**29**/5
Phenothiazin I/1./**5**/51 I/1./**5**/57 I/1./**5**/60 II/2./**24**/30
— -derivate I/1./**5**/15 I/1./**5**/16
— -extrakt, Aufbewahren des Transplantats II/2./**24**/29
— -körper I/1./**4**/49
Phenthanyl I/1./**5**/22
Phenoxyessigsäurederivate I/1./**5**/26 I/1./**5**/62
Phentanyl I/1./**4**/48 I/1./**5**/14
Phenylbutazon I/1./**6**/102
Philtrum I/1./**10**/8
— -bereich, Erhalten der Lippenrotkante II/1./**7**/111
— - —, Kontutrierung der Oberlippe II/1./**8**/23
— -gestaltung durch Knorpeltransplantation II/1./**8**/29
— -imitationen II/1./**7**/152
— -konstruktion II/1./**8**/1 II/1./**8**/25
— - — bei muskelstarken Oberlippen, schematische Darstellung II/1./**8**/28
— -lappen nach SANVENERO-ROSSELLI zum Nasenstegersatz II/2./**33**/10
— -plastik mit einem Composite graft II/1./**7**/153
— - — nach SCHMID II/1./**7**/152
— -rekonstruktionen II/1./**7**/153
Phimose II/4./**51**/8
—, Balanitis II/4./**51**/9
—, Behandlung II/4./**51**/9
—, Harnretention II/4./**51**/9
—, Operation nach BURIAN II/4./**51**/10
—, pathologische Veränderungen der Harnwege II/4./**51**/9
—, Vorhautgangrän II/4./**51**/9
—, Vorhautplastik II/4./**51**/9
— -operation, Amputation eines Teils der Glans II/4./**51**/11
— - —, Avulsion des Penishautmantels II/4./**51**/11
— - —, Entstehung einer Urethrafistel II/4./**51**/11
— - —, Verletzungen der äußeren Harnröhrenmündung II/4./**51**/11
Phisohex II/3./**46**/50
Phlebangiomatose II/1./**20**/71
Phlebektasie, genuine diffuse, von BOCKENHEIMER II/1./**20**/70
Phlebektatische Angiomatose II/1./**20**/71
Phlebitis II/1./**16**/2
Phlebographie II/4/**58**/15 II/4./**58**/18 II/4./**58**/20 II/4./**58**/21
—, orbitale II/1./**20**/60
Phlebolithen II/1./**19**/4 II/1./**20**/29 II/1./**20**/42
Phlebothrombose I/2./**24**/11 II/4./**58**/4
—, Behandlung II/4./**58**/16
— und Thrombophlebitis II/4./**58**/6
Phlogistika, unterschiedliche Fermentaktivierung bei verschiedenem chemischen Aufbau I/1./**6**/30
Phokomele Ektomelie beider Beine II/4./**54**/6
— Gliedmaßenverbildungen bei den Angehörigen einer brasilianischen Familie I/1./**9**/28
Phokomelie I/1./**9**/29 I/1./**10**/22 II/4./**53**/7
—, Sippentafel einer Familie mit I/1./**9**/28
Phonationsübung, Darstellung der günstigsten I/2./**25**/14
Phonationsübungen, Lage- und Druckrichtungen der Handsonde I/2./**25**/14
Phoniatrische Behandlung im Rahmen der Plastischen Chirurgie I/2./**25**
— Maßnahmen vor der plastischen Operation I/2./**25**/1
Phosphatase, alkalische, im Serum, Vermehrung I/2./**22**/103
Phosphor I/2./**22**/68
—, radioaktiver I/2./**22**/50
Photostatik II/2./**26**/5
PH-Wert im Muskel I/1./**6**/69
PH-Wert-Veränderungen I/1./**4**/29
PH-Wert, Verschiebung I/1./**4**/2
Phylogenetische Repräsentation der bei den Vögeln zu findenden Geruchsdrüsen II/3/**46**/100
Physiologie, embryonale I/1./**11**/5
Physiologische Laparotomie II/3./**46**/121
— Nasalität II/1./**9**/3
— und pathophysiologische Gesichtspunkte für die korrektive Chirurgie im Nasenbereich II/2./**32**/23
Physostigmin I/1./**5**/27
Piacryl II/2./**30**/17
PIERRE-ROBIN-Syndrom II/1./**7**/65 II/1./**11**/1
Pigmentanomalien der Mundschleimhaut bei Patienten I/2./**22**/225
Pigmentation II/3./**44**/14
—, pathologische Änderungen II/1./**20**/56
Pigmentbasaliom I/2./**22**/224
Pigmentfleck anstelle der Warze II/3./**46**/69
Pigmentflecke I/2./**19**/9
— (milchkaffeefarbene) an der Haut I/2./**22**/98
Pigmentfleckenpolypose I/2./**22**/225
Pigment bei der Narbenbildung I/2./**24**/6
— -mal I/2./**19**/12
— -Naevi I/2./**12**/21 II/3./**46**/2
—, periorbitale II/1./**7**/69
—, supraorbitale II/1./**7**/69

Pigment-zelltumore maligne I/2./**22**/221
Pigmentierung II/1./**17**/5
Pigmentierungen, dunkle, an den Unterlidern nach rhinoplastischen Eingriffen II/2./**34**/81
Pilonidalzyste, Behandlung II/3./**46**/98
Pilonidalzysten, Ätiologie II/3./**46**/99
—, Entstehung II/3./**46**/100
— bei Friseuren II/3./**46**/100
—, geographische Verteilung der Krankheit II/3./**46**/99
—, Pathomechanismus II/3./**46**/99
— der sakrokokzygären Region II/3./**46**/99
—, Therapie II/3./**46**/101
Pilze I/1./**3**/3
Pilzinfektionen I/1./**3**/1
Pilzsporen I/1./**3**/3
„Pinched nose" II/2./**34**/82
„Pin-cushion"-Methode I/2./**12**/75
Pin-fixation II/2./**22**/91
Pinozytose I/1./**6**/24 I/1./**6**/25 I/1./**6**/26 I/1./**6**/40
Pino- und Phagozytose I/1./**6**/40
Pino-Phago- und Endozytose I/1./**6**/24
Pinozytosebläschen I/1./**6**/47
Pinselung der Kaninchenhaut mit dem Monomer Methylmethakrylat I/2./**14**/26
Piperidylgruppe I/1./**4**/49
Pistolenplastik II/1./**12**/19
Pits II/3./**46**/38
Planierung, elektrochirurgische, mit nachfolgender Bestrahlung I/2./**22**/125
Planimetrie und Stereometrie der Hautplastik I/2./**22**/35
Planotuberöse Hämangiome II/1./**20**/25
Plantar-Apeneurose, Resektion II/4./**54**/46
Plasma, autologes II/1./**21**/20
— -expander I/1./**5**/9 I/1./**6**/129
— - —, Einflüsse, auf die Wundfolgen I/1./**6**/129
— -kreislauf I/2./**12**/5
— -lemm-Vesikulation I/1./**6**/25 I/1./**6**/26
— -naht II/1./**21**/19
— -strom I/2./**17**/3
— -verlust I/1./**5**/7
— -zellen I/1./**6**/30 I/1./**6**/41 I/1./**6**/43
— - —, Antikörpersynthese I/1./**6**/44
— - —, Herkunft I/1./**6**/43
Plasmin I/1./**6**/7
Plasminogenaktivatoren I/1./**6**/3 I/1./**6**/92
Plasmozytom, histologische Untersuchung I/2./**22**/101
—, Mortalität I/2./**22**/247
— des Oberkiefer I/2./**22**/102
Plasmozytome I/2./**22**/9 I/2./**22**/100
— ohne Paraproteinose I/2./**22**/100
Plasmozytomdiagnostik exakte, auf unblutigem Weg I/2./**22**/8
Plaste, Hart- und Weich- II/2./**30**/21
Plastelinmodell des verformten Oberschenkels II/4./**54**/225
Plastibell II/4./**51**/11
Plastik nach Colonna II/4./**54**/152
Plastik nach Colonna, Technik II/4./**54**/154
— mit zwei Dreiecken I/2./**12**/48
—, Estlander-Neuber-Abbésche II/1./**20**/64
—, lange nach Singer II/1./**7**/139
— nach Lexer II/4./**54**/152
— nach Phemister, Variationsmöglichkeiten II/4./**54**/118
—, Reverdinsche I/2./**12**/117
—, südamerikanische, mit Darstellung einer L-K-G-Spalte II/1./**7**/18
— mit der Schienennaht II/3./**41**/2
—, Ungarische II/3./**36**/42
—, Vollhaut- und Spalthaut- II/1./**20**/23
— -Einmalpackungen I/1./**5**/40
Plastiken im Bereich des aufsteigenden Unterkieferastes und des Gelenkfortsatzes II/1./**12**/32
—, prähistorische, mit einer Lippenspalte II/1./**7**/17
Plastilina II/2./**30**/12 II/2./**30**/15
— -Nase II/2./**35**/3
Plastisch chirurgische Grundsätze: Versorgung frischer Unfallwunden und Korrektur entstellender Narben II/3./**41**/8
— — **Versorgung von Strahlenfolgen im Kopf-Hals-Bereich** II/1./**17**
— -korrigierende Maßnahmen, funktionelle Indikationen II/2./**32**/27
— -operatives Vorgehen bei lateralen Halsfisteln, die mit dem Ohr in Verbindung stehen (zerviko-aurale Fisteln), und bei Aurikularanhängen am Hals II/3./**41**/51
Plastische Chirurgie des Halses, besondere Untersuchungsmethoden II/3./**41**/5
— — —, geschichtliche Vorbemerkung II/3./**41**/1
— —, individuelle Korrektur II/2./**27**/1
— —, Nachbehandlung I/2./**24**/1
— — **der Orbita** II/3/**36**
— — des Schluckschlauches, Vermeidung lebensgefährlicher Komplikationen II/3./**41**/21
— — Wundsetzung I/1./**6**/138
— Deckung bei Lupusdefekten II/1./**15**/9
— Eingriffe bei Larynxmißbildungen II/3./**41**/38
— — bei Ösophago-Tracheal- und Ösophago-Laryngealfisteln II/3./**41**/31
— Korrektur des zu kleinen und zu großen Abstandes zwischen Zungenbein und Kehlkopf II/3./**41**/32
— — der medianen Nasenspalte II/1./**3**/30
— Maßnahmen bei ampullären Venektasien im Bereich des Halses II/3./**41**/18
— — zur Korrektur des Schluckaktes und der Stimme bei einseitiger Pharynx- und Larynxlähmung infolge von Vagusausfall II/3./**41**/50
— — bei beiderseitiger Stimmbandlähmung (Postikusparese) II/3./**41**/50
— — zur Korrektur der Stimme bei einseitiger Stimmbandlähmung infolge von Rekurrensschädigung II/3./**41**/49
— —, die eine tracheo-pharyngeale oder tracheoorale Stimme nach totaler Laryngektomie ermöglichen II/3./**41**/37

Plastische Operationen im Bereich der Bindehaut II/3./**36**/89
— — — der knöchernen Orbita II/3./**36**/141
— — — der Tränenwege II/3./**36**/76
— — — der Weichteil-Orbita II/3./**36**/124
— — der weiblichen Brust, Nachbehandlung II/3./**45**/37
— — zur Beseitigung des Pterygiums II/3./**36**/91
— — — des Symblepharons II/2./**36**/97
— Rekonstruktion des Hypopharynx durch Transpositionslappen mit Protektion der großen Halsgefäße II/3./**41**/23
— — — durch freie Spalthauttransplantate II/3./**41**/22
— — des Larynx bei Stenosen und Atresien II/3./**41**/36
— — des Speiseweges bei Pharynxfisteln nach Larynxexstirpation II/3./**41**/24
— — — nach totaler Pharyngektomie mittels des tumorfreien Luftweges II/3./**41**/29
— — — nach totaler Pharyngo-Laryngektomie mittels Sigmaschlinge, Magenabschnitt und Kunststoffrohr II/3./**41**/29
— — — nach totaler Pharyngo-Laryngektomie mittels verschiedener Lappenplastiken II/3./**41**/26
— — — nach Querresektion des zervikalen Ösophagus bzw. bei zirkulären Stenosen II/3./**41**/29
— — der oberen thorakalen Trachea zwischen Jugulum und Truncus brachiocephalicus mit Haut nach Denecke II/3./**41**/48
— — der zervikalen Trachea bei frischen zirkulären und partiellen Wanddefekten II/3./**41**/41
— — — — bei Stenosen und Atresien II/3./**41**/46
— Rekonstruktionen des Larynx nach Larynxteilresektionen II/3./**41**/35
— **und rekonstruktive Chirurgie des Halses (Teil II)** II/3./**41**
— — Eingriffe am Hals, Indikationen II/3./**41**/3
— — — —, Lappenbildungen II/3./**41**/10
— — — —, Anlage der Stiellappen II/3./**41**/13
— — — bei Erkrankungen und Defekten am Hals mit Eröffnung der Luft- und Speisewege einschließlich der Stenosen und Atresien II/3./**41**/18
— — — — — — ohne Eröffnung der Luft- und Speisewege II/3./**41**/7
— — — bei Defekten am Larynx II/3./**41**/33
— — — bei Lähmungen des Larynx und des Pharynx II/3./**41**/49
— — — an der Trachea II/3./**41**/39
— Stumpfbildung nach Allen II/3./**36**/119
— — nach Arruga und Moura Brazil II/3./**36**/121
— —, Betäubung II/3./**36**/112
— — nach Cutler II/3./**36**/120
— — nach Entfernung des Augapfels II/3./**36**/106
Plastische und rekonstruktive Chirurgie nach Enukleation II/3./**36**/114
— — nach länger zurückliegender Enukleation II/3./**36**/122
— — — — — nach Walser II/3./**36**/122
— — nach Eviszeration II/3./**36**/113
— —, Indikation II/3./**36**/111
— —, Nachbehandlung II/3./**36**/112
— —, Resultate II/3./**36**/121
— — (sekundär) nach Schuchardt II/3./**36**/123
— — unter teilweiser Erhaltung der Sklera nach Illig II/3./**36**/113
— — nach Troutman II/3./**36**/120
— —, Vorbereitung II/3./**36**/112
— — nach Walser II/3./**36**/116
— **Versorgung** von Defekten im Bereich von Hypopharynx, Larynxeingang, Ösophagusmund und zervikalem Ösophagus II/3./**41**/20
— — — im Bereich des Mesopharynx II/3./**41**/18
— — —, bei denen Stellung und Funktion des Larynx beeinträchtigt sind II/3./**41**/15
— — bei tiefer reichenden Defekten der Stimm- und Taschenbänder und bei Substanzverlusten am Kehlkopfgerüst II/3./**41**/34
— — von Epitheldefekten im Bereich der Aryknorpel II/3./**41**/34
— — — — der vorderen Kommissur II/3./**41**/33
— — von Hautdefekten im Bereich des Halses durch Lappenplastiken II/3./**41**/10
— — von oberflächlichen Hautdefekten ohne Beeinträchtigung der Halseingeweide II/3./**41**/15
— — des Pterygium-Syndroms II/1./**3**/56
— — der schrägen Gesichtsspalten II/1./**3**/27
— — des Tracheostomas der Tracheostomie II/3./**41**/39
— — von unteren Extremitätenschäden II/4./**54**/79
— — **ausgedehnter elektrischer Verbrennungen im Bereiche des Schädels** II/1./4
— — **von Zertrümmerungen, Defektbildungen und Wachstumsstörungen im Bereich der Gesichtsknochen** II/2./**25**
— Wiederherstellung der queren Wangenspalten II/1./**3**/23
Plastischer Ersatz bei ein- oder doppelseitiger Aplasie der Brust II/3./**45**/12
— — der Fußgelenke II/4./**54**/172
— — des Hüftgelenkes II/4./**54**/133
— — des Kniegelenkes II/4./**54**/162
— — der Kreuzbänder II/4./**54**/164
— — nach Mammaamputation II/3./**45**/12
— — der Patellahinterwand II/4./**54**/170
— — eines Risses am Lig. patellae mit einem Transplantat aus der Fascia lata II/4./**54**/81
— Verschluß des Laryngostomas II/3./**41**/37
— — des Tracheostomas II/3./**41**/40 II/3./**41**/41
Platten I/2./**14**/18
—, laterale vaskulonervöse, Präparation II/2./**29**/66

Plattenepithelkarzinom, verhornendes, der Schleimhaut des Unterkiefers I/2./**22**/168
Plattenepithelkarzinome fissuralen Charakters I/2./**22**/114
—, verhornende, der Gingiva I/2./**22**/179
Plattenosteosynthese II/2./**24**/73
Plattenverschraubung zur Fixierung der Stümpfe bei Defektfraktur II/2./**22**/85
Plattfuß, Ausbildung II/4./**54**/95
—, paralytischer II/4./**54**/55
Plattnase II/1./**8**/6
—, Korrektur II/1./**8**/6
Platysma II/3./**40**/3
—, Transposition bei Aplasie des Hyoids II/1./**11**/14
Platzwunden I/1./**6**/2
Plazenta, monochorische II/1./**7**/28
— -Barriere I/1./**11**/4
— -hormone I/2./**12**/11
Plazentare Versorgung, Unterschied zwischen EZ und ZZ II/1./**7**/28
Pleiotrophie I/1./**9**/16
Pleomorphe Rhabdomyosarkome II/1./**3**/47
Plesio-Elektronentherapie bei Hämangiomen II/1./**20**/59
Pleura, Verletzung II/3./**38**/7
Plexiformes Stadium II/1./**20**/2
Plexiglas I/2./**14**/26 I/2./**17**/19 II/2./**34**/106
—, poröses, Implantation I/2./**14**/22
— -derivate II/2./**24**/49
— -endoprothese für das Kniegelenk II/4./**54**/165
— -haube über dem Radiusköpfchen II/4./**53**/123
— -implantation I/2./**14**/3
— -kappe bei Gelenkplastik II/4./**53**/113
— -kranioplastik II/1./**1**/35
— -lunatumersatz II/4./**53**/135
— -platte I/1./**8**/11
— -schale II/3./**36**/112
Plexus brachialis I/1./**4**/98
— —, Ausschaltung I/1./**4**/102
— —, Leitungsanästhesie I/1./**4**/90
— cervicalis II/3./**40**/5
— —, Leitungsanästhesie I/1./**4**/90
— cervicalis profundus I/1./**4**/88
— — —, Ausschaltung I/1./**4**/89
— sacralis, Lähmung durch Kreuzbein-Frakturen II/4./**54**/89
— —, — durch parametrische Abszesse II/4./**54**/89
— —, — durch Zangenentbindungen II/4./**54**/89
— —, Leitungsanästhesie, nach Härtel I/1./**4**/115
Pliofilm I/2./**12**/118
Plombe, Form II/3./**36**/108
—, Implantation in die ausgeweidete Sklerahülle II/3./**36**/113
—, Spätabstoßung II/3./**36**/113
—, Troutmansche II/3./**36**/120
Plomben, die Haltestege besitzen II/3./**36**/109
—, die von Muskelkanälen durchzogen sind II/3./**36**/109
— -form, halbkugelähnliche, mit flacher Vorderfläche II/3./**36**/109
Pneumatisation des Gesichtsschädels I/2./**22**/200
Pneumatische Prothese II/4./**53**/7
Pneumonie, postoperative I/2./**22**/193
Pneumothorax I/1./**4**/104 II/3./**38**/7
Pocket attachment I/2./**12**/93
Podophyllin-Benzoe-Tinktur I/2./**22**/68
Pohlmannsche Theorie II/1./**7**/18
Points rubis II/1./**20**/71
Polieren I/2./**19**/2
Poliomyelitis II/4./**54**/255
Politen II/4./**53**/118
Polivyolstift II/3./**36**/79
Polyäthylen I/2./**22**/178 II/2./**34**/43 II/3./**46**/49
— -katheder I/1./**5**/39
— -materialien II/3./**46**/54
— -Prothese II/3./**45**/35
— -röhrchen II/3./**36**/88
— -schwamm II/2./**34**/43
— -Splitter II/3./**46**/49
— -stoffe II/3./**45**/34
— -terephthalat I/2./**17**/19
— -tubus in der Trachea II/3./**41**/45
Polyallyl- und Methylakrylat II/2./**30**/11
Polyamide I/1./**7**/7 I/2./**14**/14 II/2./**30**/11 II/2./**34**/42 II/2./**34**/43
Polyarthritis mit Fingerkontrakturen II/4./**53**/130
Poly- bzw. Periarteriitis nodosa I/1./**6**/89
Polyarthritisch deformierte Hände, Therapie II/4./**53**/127
Polydaktylie I/1./**9**/27 I/1./**9**/29 I/1./**10**/14 I/1./**10**/23 II/4./**53**/5
—, Erbgang der I/1./**9**/27
—, extreme II/4./**53**/4
—, Häufigkeit I/1./**9**/26
Polyester II/3./**46**/49
— -ergüsse nach Implantationen I/2./**13**/13
— -fasern, Kunststoffnetze I/2./**14**/11
Polyesterinimplantationen, retromammaere I/2./**13**/13
Polyether II/3./**46**/49
Polyfloretinphosphat II/1./**1**/29
Polygenie I/1./**9**/15
Polykation I/2./**22**/20
Polymastie II/3./**45**/7
Polymetacrylsäuremethylester II/2./**30**/7
Polymerie I/1./**9**/16
Polymethylmethakrylat I/2./**14**/26 I/2./**22**/178
Polyorchia I/1./**10**/20
Polyp, fibroepithelialer I/2./**22**/37
Polyphänie I/1./**9**/16 I/1./**9**/20
— osteogenesis imperfecta I/1./**9**/17
— osteopsathyrosis I/1./**9**/17
Polyploidisierung I/1./**6**/82
Polypropan II/3./**46**/54
Polypropylen I/2./**17**/19 I/2./**22**/178

Polysiloxane II/2./**27**/10
Polystan II/3./**46**/49 II/3./**46**/54
— -schwämme II/3./**45**/35
Polystyrol I/1./**5**/40 I/2./**22**/178
Polytetrafluoräthylen I/2./**17**/22
Polythelie II/3./**45**/7
Polyurethan II/3./**45**/34
— -materialien II/3./**46**/54
— -Schwämme II/3./**46**/49
— -Schwamm, implantierter, Schrumpfung II/3./**46**/49
Polyvenylharze II/3./**45**/34
Polyvinylchlorid I/2./**22**/178 II/2./**30**/10 II/2./**34**/43
Polyvinylester II/2./**34**/42
Polyvinylformal I/2./**14**/14
Polyvinylharz I/2./**13**/13
Polyvinyl-Kunstfasermaterial I/2./**17**/18
Polyvinylpyrrolidon I/1./**5**/9
Polyvinylschwamm I/2./**14**/19 II/4./**54**/163
Polyviolplombe II/3./**36**/107
Polyzytischer Tumor, Ähnlichkeit I/2./**22**/58
Poromycin I/1./**6**/130
— -wirkung I/1./**6**/131
Portio uteri, Ca., Mortalität I/2./**22**/246
Port-wine stain II/1./**20**/5
Porzellan I/2./**17**/16
Postage stamp graft I/2./**12**/117 I/2./**12**/118
Postaktinische Weichteilnekrose II/3./**46**/11
Posteriorer Halshautlappen, Größe II/1./**13**/21
Postikusparese II/3./**41**/5
Postmarkentransplantat II/1./**16**/11
„Postnatale" Entwicklung II/1./**3**/5
Postnatale Entwicklung im Sinne einer Verschlechterung II/1./**3**/6
Postoperative Gestaltung des Kieferwinkels II/2./**26**/27
— kieferorthopädische Behandlung bei Lippen-Kiefer-Gaumen-Spalten II/1./**6**/17
— — — bei Spaltträgern II/1./**7**/192
— Komplikationen, Vermeidung II/3./**43**/10
— Narbenbrüche nach Laparotomien II/3./**46**/122
— Narbenschrumpfung II/2./**23**/1
— Phase, Verhalten I/2./**24**/10
— Rötungen im Nasenspitzengebiet II/2./**34**/58
Posttraumatische Entzündung und Wundheilung I/1./**6**
— Unterkühlung freier Hauttransplantate II/2./**33**/4 II/2./**33**/6
— Verbiegungstendenz des Knorpels II/2./**25**/3
Postthrombotisches Syndrom, Behandlung II/4./**58**/16
Posttraumatische oder spät-luische Gaumendefekte II/1./**12**/25
Posttraumatischer Wangen- und Mandibuladefekt II/1./**12**/32
Potenz, analgetische I/1./**4**/9
Präaurikuläre Fisteln II/3./**38**/55
— Schnittführung II/2./**29**/10
Prä-Blastomatosen I/2./**22**/112
Prädilektionsort der Zystadenolymphome I/2./**22**/87
Prädilektionsstellen der Osteoradionekrose I/2./**22**/14
Prädisposition, fibroblastische I/2./**21**/4
Präkanzeröse Geschwulst der Mamma II/3./**46**/41
Präkanzerose, aktinische II/1./**17**/15
—, fakultative I/2./**22**/115
— der Lippen, Anwendung von Knoblauch I/2./**22**/115
—, melanotische I/2./**22**/223
Prämaxilla, Aplasie II/1./**3**/11
— duplex II/1./**3**/25
—, Grenzen II/1./**7**/48
—, histologisch untersuchte, Übersichtspräparat II/1./**7**/47
—, Parallel-Reposition, Darstellung II/1./**7**/119
—, Reposition durch elastischen Gummizug II/1./**6**/12
—, Rotations- und Repositionsplatte zur Rückverlagerung und gleichzeitiger Drehung II/1./**6**/13
—, Verhalten II/1./**7**/118
— -rückverlagerung, Pseudoprogenie II/1./**7**/120
— -stabilisation durch autogene Vomerverpflanzungen II/1./**7**/127
Prämedikation I/1./**4**/48 I/1./**5**/13 I/1./**5**/32 I/2./**22**/26 II/2./**29**/8
— mit Dolantin und Morphin I/1./**4**/48
— mit Methyl-Phenobarbital I/1./**4**/48
— bei Säuglingen, Kleinkindern und Jugendlichen I/1./**5**/17
Prämedikationstabellen I/1./**4**/48
Präneoplasien, radiogene, maligne Tumore auf dem Boden II/1./**17**/23
Präoperative Behandlung der Lippen-Kiefer-Gaumen-Spalten II/1./**6**/1
— — — - — - — - —: Abdrucknahme II/1./**6**/3
— Ligatur der zuführenden Gefäße II/1./**20**/62
Präparation der lateralen, sog. Mesotemporalis Bildungen II/2./**29**/17
— der lateralen vaskulonervösen Platten II/2./**29**/66
Präparierinstrumente II/1./**7**/88
Präsenile Degeneration der Haut II/2./**29**/4
Prednisolon I/2./**22**/240
— -derivate I/2./**22**/103
Preponwachs, gelber II/2./**30**/15
Presomen II/3./**36**/7 II/3./**36**/112 II/3./**36**/118 II/3./**36**/148
Pressure gangrène II/3./**46**/105
— sore II/3./**46**/105
Prilocain I/1./**4**/15 I/1./**4**/86 I/1./**4**/88 I/1./**4**/93 I/1./**4**/117
—, Antiadrenalin-Effekt I/1./**4**/16
—, Metabolit I/1./**4**/18
— -Xylonest-Anwendung, Methämoglobinämie I/1./**4**/17

Prilocain-(Xylonest)-lösungen, Versuchsergebnisse bei Untersuchungen zur Methämoglobinbestimmung I/1./**4**/19
Primär-behandlung der Elektronekrosen II/1./**4**/2
— -operation und Nasenbodennaht II/1./**7**/156
— - — mit vollständiger Korrektur der Spaltnase II/1./**7**/157
— -tumor, Lokalisation im Kiefer-Gesichtsbereich I/2./**22**/165
Primäre Azidose II/1./**7**/91
— Osteoplastik bei Lippen-Kiefer-Gaumenspalten II/2./**24**/55
— Osteoplastiken, Pseudoprogenie II/2./**24**/55
— Rekonstruktion durch Knochenplastiken bei Tumoren II/2./**24**/61
— — nach Unterkieferresektion II/1./**13**/116
— Wiederherstellung der Lippe, Gründe II/1./**13**/36
Prinzipien des TNM-Systems I/2./**22**/119
Prinzipien, allgemeine zur operativen und aklinischen Therapie im Rahmen der plastischen Chirurgie I/2./18 —**20**
Probanden, Alter der Mütter II/1./**7**/31
Probeexstirpation I/2./**22**/221
Probeexzision I/2./**22**/3 I/2./**22**/8
—, Beurteilung einer elektrochirurgisch durchgeführten I/2./**22**/7
—, Exitus II/1./**19**/19
— im Bereich der Mamma, Inzisionen II/3./**46**/42
Probleme, zahnärztliche, bei Spaltträgern II/1./**7**/195
Probosces II/1./**7**/69
Proboscis lateralis I/1./**10**/12
— —, Korrektur II/1./**3**/19
Procain I/1./**4**/8 I/1./**4**/9 I/1./**4**/15 I/1./**4**/35 I/1./**4**/88 I/1./**4**/93 I/1./**5**/56
— und Percain, Verwechslung I/1./**4**/37
— (Novocain) in Kombination mit Adrenalin (Suprarenin) I/1./**4**/21
— als Standardsubstanz I/1./**4**/9
— -derivat in isotonischer Bienenhoniglösung I/1./**4**/9
Processus articularis, Therapie der Fraktur II/2./**22**/104
— globulares I/1./**10**/7
— muscularis, Therapie der Fraktur II/2./**22**/110
— nasalis I/1./**10**/5
— — lateralis I/1./**10**/7
— — medialis I/1./**10**/7
— palatini I/1./**10**/6
— vocalis II/3./**41**/34
Proctosis buccalis I/2./**22**/114
Profil, progenes, bei doppelseitigen Spalten II/1./**6**/27
—, Röntgenfernaufnahmen II/2./**34**/78
— -ausgleich, Eingriffe am Unterkiefer II/1./**7**/175
— -deformierungen II/2./**27**/7
— -entstellungen durch Bißanomalien II/2./**24**/55
— -foto, Auswertung II/2./**26**/2
— -foto und Profilröntgen, Beurteilung II/2./**26**/2
Profil-gerüst II/2./**33**/90
— -korrektur II/1./**13**/92
— -Röntgenbild II/2./**26**/5
— -verbesserung durch Erhöhung des Untergesichtes II/2./**26**/113
— -verlauf II/2./**26**/49
— -Winkel, ästhetischer, von JOSEPH II/2./**32**/6
Profilogramm II/2./**27**/3
Profiloplastik II/2./**27**/7 II/2./**32**/6 II/2./**34**/77
Profiloplastik, Grundlagen II/2./**27**
Profiloskop I/1./**2**/5 II/2./**34**/2
Progenes Profil bei doppelseitigen Spalten II/1./**6**/27
Progenie I/1./**4**/70 II/2./**26**/7
Progenie-behandlung, chirurgische, Indikation II/2./**26**/10
— -Beseitigung mit einer Kondylektomie II/2./**26**/46
— -operation II/1./**8**/32
— - — am horizontalen bzw. am aufsteigenden Unterkieferast II/1./**7**/175
— - —, Komplikationen II/2./**26**/35
— - —, Nachbehandlung II/2./**26**/35
— - —, Zustand vor und nach II/1./**7**/178
— -operationen im horizontalen Unterkieferast II/2./**22**/96
— - —, verzögerte Heilung, Pseudarthrosen II/2./**26**/32
— -Operierte, funktionskieferorthopädische Nachbehandlung II/2./**26**/25
— -verfahren von OBWEGESER-DAL PONT II/2./**26**/46
—, Bewertung der Eingriffe im aufsteigenden Ast II/2./**26**/27
—, — der Ostektomie am Kieferkörper II/2./**26**/36
—, echte II/2./**26**/9
—, einseitige II/2./**26**/88
—, extreme, Ausgleich II/1./**7**/176
—, horizontale Osteotomien im aufsteigenden Ast II/2./**26**/12
— mit stark verlängertem Kieferkörper und offenem Biß II/2./**26**/46
—, operative Eingriffe am Alveolarfortsatz II/2./**26**/36
—, — — am Gelenk II/2./**26**/11
—, — — am Kieferkörper II/2./**26**/28
—, — — am Kieferwinkel II/2./**26**/27
—, — — im aufsteigenden Ast II/2./**26**/11
—, Ostektomie im Kiefer-Körper, Operationsmethode von DINGMAN II/2./**26**/30
—, Osteotomien am aufsteigenden Ast mit abgewandelter Knochenschnittführung II/2./**26**/14
—, — unterhalb des Gelenkhalses II/2./**26**/16
—, Rezidiventstehung und -verhütung II/2./**26**/24
—, scheinbare II/1./**12**/4
—, Schienenverbände, Nachbehandlung II/2./**26**/23
—, unechte II/1./**10**/1 II/1./**10**/4 II/2./**26**/39

Progenie-behandlung, Zeitpunkt zur chirurgischen Intervention II/2./**26**/10
—, zweizeitiges Vorgehen nach DINGMAN II/2./**26**/100
Progenien, extreme Formen II/2./**26**/46
Progesteron I/1./**6**/109
— - und Testosteron-Einfluß auf verschiedene Bindegewebe I/1./**6**/109
Prognathie II/1./**20**/77
—, chirurgisch-orthopädischer Behandlungsweg II/2./**26**/50
—, Erzeugung eines tiefen Bisses II/2./**26**/53
—, extreme II/2./**26**/51
—, Operationsmethoden II/2./**26**/50
—, Varianten II/2./**26**/49
— -operation, einzeitige II/2./**26**/56
— - —, nervöse Versorgung II/2./**26**/66
— - — nach S. WUNDERER II/2./**26**/58
Prognose strahlungsgeschädigter Patienten II/3./**46**/10
Programmierungsschlüssel II/1./**7**/78
Projektion der Faltenzone auf die Muskelfläche II/2./**29**/18
Prokollagen Prolinhydroxylase I/1./**6**/59
Proliferation von intraepidermalen Melanoblasten I/2./**22**/221
—, Reduktion der mobilisierten Zellelemente I/2./**12**/9
Proliferationspool des Wundgranulationsgewebes I/1./**6**/35
Proliferationstendenz des Gefäßwandbindegewebes I/1./**6**/35
Prolin I/1./**6**/16 I/1./**6**/60
Promethazin I/1./**5**/15 I/1./**5**/16 I/1./**5**/30 I/1./**5**/32 I/1./**5**/70
— -gruppe I/1./**4**/49
Prominent ears II/3./**38**/48
Pronationskontraktur der Großzehe II/4./**54**/228
Pronationskontrakturen II/4./**53**/76 II/4./**53**/122
Propäsin I/1./**4**/7
Propanidid II/2./**29**/8
— -Narkose I/1./**4**/61
Propellereffekt, Luftkühlung I/2./**19**/3
Prophylaktische Maßnahmen in der Frühschwangerschaft spaltpositiver Personen II/1./**7**/199
Proportionen I/1./**2**/4
— und Winkel von Gesicht und Nase II/2./**32**/3
Proportionslehre I/1./**1**/3 I/1./**2**/4
Prosenzephaler Bereich, Entwicklungsstörungen II/1./**7**/68
Prosenzephales Organisationsgebiet II/1./**7**/69
Prosenzephal-rhombenzephale Zone II/1./**7**/69
Prostatakarzinom I/2./**22**/23 I/2./**22**/249
—, Mortalität I/2./**22**/247
Prostigmin I/1./**5**/27 I/1./**5**/57
Proteasen I/1./**6**/23
Proteinsynthese, Unterbindung durch Zytostatika I/1./**6**/130
Proteinsynthesehemmung, antibiotikabedingt I/1./**6**/128
Proteinsynthesehemmung, Glukokortikoidbedingte I/1./**6**/97
Protektion der Gefäße im Bereich der oberen Thoraxapertur durch Lappenplastiken II/3./**41**/17
— der Gefäße durch den M. levator scapulae II/3./**41**/17
— des Gefäßes durch Transpositionslappen II/3./**41**/17
— der großen Gefäße am Hals im bestrahlten Gebiet II/3./**41**/15
— der großen Halsgefäße durch Lappenplastiken II/3./**41**/16
Proteoglykanabbau I/1./**6**/14
Proteoglykane der Bindegewebsgrundsubstanz I/1./**6**/10
—, Gesamtgehalt I/1./**6**/51 I/1./**6**/56
—, Umsatz der I/1./**6**/56
—, Wasserbindungsfähigkeit der I/1./**6**/11
Proteoglykan-fraktionen bei der Alterung I/1./**6**/84
— -Synthese, elektronenoptisch-autoradiografische Befunde zur Morphologie I/1./**6**/49
— -synthese I/1./**6**/39 I/1./**6**/51
— -synthesehemmung, antiphlogistische I/1./**6**/125
Proteolytisches Enzym, Anwendung II/3./**43**/11
Proteus vulgaris II/1./**17**/28
Proteusgruppe I/1./**3**/3
Prothelitplastikmasse II/2./**30**/10
Prothese, chirurgische Dauer- bzw. Defekt- II/2./**31**/4
— nach CRONIN II/3./**46**/50
— nach LANGE-RETTIG II/4./**54**/144
—, pneumatische II/4./**53**/7
Prothesen, Implantation zur Vergrößerung der weiblichen Brust I/2./**14**/6
— mit gewölbter Fläche I/2./**14**/19
— aus dünnen Kupferplättchen I/1./8/11
— aus Perlon II/4./**54**/133
—, provisorisch-chirurgisch II/2./**31**/2
—, stabile Verankerung I/2./**14**/14
— -operation an der Hüfte, Versagen, funktionserhaltende Behandlung II/4./**54**/154
— -schienen II/2./**22**/81 II/2./**24**/34
Prothetische Behandlung der Spaltenbildungen II/1./**10**/6
— **Maßnahmen bei Lippen-Kiefer-Gaumenspalten** II/1./**10**
— Versorgung der Lippen-Kiefer-Gaumen-Spalten II/1./**6**/31
Prothetischer Stützapparat bei Unterkieferresektionen II/2./**31**/4
Prothrombinspiegel II/4./**58**/18
Protraktion, mandibuläre (Progenie) II/2./**27**/14
— der Nase II/2./**27**/6
Protrusio bulbi II/1./**20**/31 II/2./**22**/25
Protrusion II/2./**26**/49
—, alveoläre mandibuläre II/2./**26**/7 II/2./**26**/37 II/2./**26**/47

Protrusion, bialveoläre II/2./**26**/49 II/2./**26**/50
—, Beseitigung der bialveolären I/1./**4**/73
— bialveoläre Operation II/2./**26**/61
—, —, Operationsverfahren zur Beseitigung I/1./**4**/74 II/2./**26**/62
—, —, operative Korrektur nach dem Verfahren von Köle II/2./**26**/63
—, engstehende, mit tiefem Biß, Operationsmethoden II/2./**26**/55
—, —, ohne tiefen Biß, Operationsmethoden II/2./**26**/51
—, —, ohne tiefen Biß, Operationsverfahren nach Wassmund-Immenkamp II/2./**26**/52
— mit einfacher Lückenbildung, Beseitigung der II/2./**26**/60
—, mit einfacher Lückenbildung, Operationsmethoden II/2./**26**/60
— mit mehrfacher Lückenbildung, Operationsmethoden II/2./**26**/58
— mit mehrfacher Lückenbildung, Operationsverfahren nach Bichlmayr II/2./**26**/58
—, maxilläre II/2./**26**/49
—, Modelloperation zur Korrektur II/2./**26**/64
Protofibrillen, laterale Aggregation I/1./**6**/61
Proximales Femurende, Resektion II/4./**54**/152
— Radio-Ulnargelenk, Schäden II/4./**53**/123
Prozesse, anabole, in Bindegewebszellen, Schema des zeitlichen Ablaufes I/1./**6**/50
—, katabole, in Bindegewebszellen, Schema des zeitlichen Ablaufes I/1./**6**/50
Psammoosteoidfibrome I/2./**22**/44
Pseudarthrose I/2./**16**/15 II/2./**22**/75 II/2./**24**/36
— der Extremität, oberen, Behandlung II/4./**53**/93
— des Humeruskondylus, radialen II/4./**53**/97
— des Kahnbeines II/4./**53**/105
— des Oberschenkels, Marknagelung II/4./**54**/106 II/4./**54**/115
— am Schenkelhals, Behandlung, Operationen II/4./**54**/108
— —, Behebung, Operationstechniken, Indikation II/4./**54**/110
— des Schenkelhalses, Bolzung mit Tibiaspan II/4./**54**/114
— der Ulna II/4./**53**/104
— des Unterarmes II/4./**53**/99
— des Unterschenkels, Fixierung nach Resektion II/4./**54**/122
Pseudarthrosen, angeborene, des Unterschenkels II/4./**54**/118
— der Extremitäten, oberen II/4./**53**/93
— der Extremität, unteren II/4./**54**/105
— der Finger II/4./**53**/107
— der Innenknöchel II/4./**54**/123
— der Innenknöchel, Konsolidierung nach Verschraubung II/4./**54**/124
— des Kahnbeines, Operationstechnik II/4./**53**/106 II/4./**53**/107
— der Kniescheibe II/4./**54**/116
— des Mittelfußes II/4./**54**/124
Pseudarthrosen des Mittelfußes als Defekt nach Schußverletzungen II/4./**54**/124
— des Oberarmes II/4./**53**/96
— des Oberarmschaftes II/4./**53**/96
— des Oberschenkelschaftes II/4./**54**/115
— des Radius, Operationstechnik II/4./**53**/104
— des Rollhügels II/4./**54**/114
— des Schenkelhalsbruchs II/4./**54**/107
— des Schenkelhalses II/4./**54**/107
— —, Entstehungsursachen II/4./**54**/107 Einteilung II/4./**54**/110
— Operationen II/4./**54**/113
— des Schlüsselbeins II/4./**53**/95
—, Stabilisierung II/2./**24**/39
—, suprakondyläre, des Oberschenkels II/4./**54**/115
— im Trochanter minor II/4./**54**/115
— der Ulna, Operationstechnik II/4./**53**/104
— am Unterkiefer II/2./**22**/75
— des Unterschenkels II/4./**54**/117
— —, Behandlung, operative Verfahren II/4./**54**/118
— nach Verkürzungsosteotomien II/4./**54**/257
—, Verspannungsplatte II/4./**54**/107
Pseudarthrosen-behandlung II/2./**24**/73
— - — mit Druckosteosynthese II/4./**53**/94
— - —, Übersicht, untere Extremitäten II/4./**54**/105
— -gebiet, Kallusanregung II/4./**54**/106
— -gewebe, Resektion mit Einlegespantechnik II/4./**54**/106
Pseudarthrose-bildung nach Unterkieferfrakturen II/2./**25**/26
— -resektion und Überbrückung mit einem Einlegespan II/4./**54**/121
Pseudarthrotische Verheilung einer Olekranonfraktur II/4./**53**/98
Pseudodiphalie II/4./**51**/16
Pseudodivertikel der Harnröhre II/4./**51**/24
Pseudo-Elepharochalasis II/2./**29**/16
Pseudo-Gefäß I/2./**17**/28
Pseudohermaphroditismus I/1./**10**/19
—, männlicher II/4./**51**/70 II/4./**51**/72
—, —, dritte Variante II/4./**51**/73
—, —, erste Variante II/4./**51**/73
—, —, Klassifikation II/4./**51**/73
—, —, klinisches Bild II/4./**51**/72
—, —, Mikroform II/4./**51**/76
—, —, Therapie II/4./**51**/74
—, —, mit weiblichem Typ II/4./**51**/72
—, —, zweite Variante II/4./**51**/73
Pseudoluxation des Septumknorpels II/1./**7**/156
Pseudo-Madelung II/4./**53**/24
Pseudomelanotisches Angiokeratom II/1./**20**/73
Pseudomembranen I/2./**22**/12
Pseudomonasgruppe I/1./**3**/3
Pseudopodienbildung I/1./**6**/77
Pseudoprogenes Hasenschartenprofil II/2./**24**/55
Pseudoprogenie I/1./**4**/70 II/1./**7**/182 II/1./**8**/30 II/1./**10**/1 II/1./**13**/92 II/2./**26**/39

Pseudoprogenie, Arbeiten II/1./**7**/178
—, Behandlung II/1./**7**/171 II/2./**26**/41
—, Entwicklung II/1./**7**/173
—, Indikationen II/2./**26**/46
—, Konturkorrekturen II/2./**26**/46
— bei Lippen-Kiefer-Gaumen-Spalten II/1./**6**/1
— nach vorzeitiger Lippen- und Gaumenplastik, Darstellung II/1./**7**/172
— infolge Oberkieferfraktur II/1./**13**/93
—, operative Eingriffe am Oberkiefer II/2./**26**/40
—, Osteotomien am Oberkiefer II/2./**26**/41
— und Parallelverschiebung des Zwischenkiefers II/1./**7**/176
— nach Prämaxillarückverlagerung II/1./**7**/120
— durch primäre Osteoplastiken II/2./**24**/55
—, zweizeitige Vorverschiebung des Oberkiefers II/2./**26**/44
Pseudoprogenien, Cover-denture-Prothetik II/1./**7**/198
— bei Häufung der erblichen Belastung in Familien von L-K-G-Spaltträgern II/1./**7**/171
Pseudosteleoplastik I/2./**12**/237
Pseudotumore I/2./**22**/38
Pseudowanderlappenplastik I/2./**12**/36 I/2./**12**/63
Psoaersatz II/4./**54**/91
Psoriasis pustulosa I/2./**22**/114
Psychische Probleme bei Patienten mit Anomalien des Geschlechtsapparates II/4./**51**/14
— Traumen II/1./**7**/37
Psychologie der Entstellungen I/1./**1**/3
Psychologische Vorbereitung (Allgemeine Anästhesie) I/1./**5**/13
Psychopathen, sexuelle II/4./**51**/77
Psyquil I/1./**4**/49 I/1./**5**/15 II/2./**34**/8
Pterygium II/3./**36**/89 II/4./**54**/76
—, Beseitigung II/3./**36**/91
— colli I/1./**9**/38 II/1./**3**/55 II/3./**41**/52
— —, Korrektur II/3./**41**/52
— —, Korrektur nach SCHRÖDER II/3./**41**/53
—, plastische Operationen zur Beseitigung II/3./**36**/91
—, rezidivierendes II/3./**36**/102
— - — -Syndrom II/1./**3**/54
— -kopf, Ablösung von der Hornhaut II/3./**36**/91
— -operation nach ARRUGA II/3./**36**/94
— - — nach CZERMAK II/3./**36**/93
— - — nach DESMARRES II/3./**36**/93
— - — nach KNAPP II/3./**36**/92
— - — nach SPAETH II/3./**36**/95
— - — nach TERSON II/3./**36**/93
— - — nach WALSER II/3./**36**/95
— -Syndrom, plastische Versorgung II/1./**3**/56
Ptose II/1./**5**/11
Ptosis, adipöse, Ätiologie II/2./**29**/24
—, kongenitale II/3./**36**/2
— -operation II/3./**36**/13
— - — nach v. BLASKOVICS II/3./**36**/13
— - — nach FRIEDENWALD-GUYTON II/3./**36**/17
— - — nach GALLI II/3./**36**/18
Ptosis-operation nach v. HESS II/3./**36**/16
— - — nach HUNT-TANSLEY II/3./**36**/21
— - — nach MACHECK-GIFFORD II/3./**36**/19
— - —, Modifikation der FRIEDENWALD-GUYTONschen Ptosisoperation II/3./**36**/18
— - — nach NIDA II/3./**36**/15
— - — nach WIENER mit Faszienimplantation II/3./**36**/18
Pubertas praecox I/1./**9**/24 I/2./**22**/98
Pull out wire-Naht II/4./**53**/63
— — — - — nach BUNNELL II/4./**53**/64
— — — - — —, Technik II/4./**53**/63
Pull-through-operation I/2./**22**/150
— - — - —, Nachteile I/2./**22**/151
Pulmonat I/1./**5**/50
Pulmonalstenose I/1./**9**/41
Pulpenvitalitätsgerät, elektronisch-gesteuertes, zur Reizschwellenbestimmung I/1./**4**/31
Pulsation der Tracheakanüle II/3./**41**/47
Punched-out areas II/1./**19**/3
Punktion des Ganglion GASSERI-Verfahren nach HÄRTEL I/1./**4**/68
—, orbitale, des Foramen rotundum, Richtungsbestimmung I/1./**4**/66
Pupillarlinie, Verschiebung I/2./**22**/192
Purinkörper I/2./**17**/12
Purpura haemorrhagica nodularis II/1./**20**/72
Push back II/1./**7**/3
Push-back-operation II/1./**9**/14
Push-back-Operation bei einer Gaumenplastik nach DORRANCE, Darstellung II/1./**7**/137
Pustübungen I/2./**25**/15
Pygopagus amorphus parasiticus II/3./**44**/32 II/3./**44**/34
Pylorusstenose I/1./**9**/42
Pykniker I/2./**24**/4
— mit O-Bein II/4./**54**/208
Pyocyaneus II/1./**17**/28
Pyoktaninfäden, Herstellung II/1./**12**/2
Pyopagus parasiticus amorphus II/1./**3**/41
Pyramidenquer- und längsbrüche II/1./**21**/13
Pyridoxin I/1./**5**/16
Pyrogene I/1./**3**/2 I/1./**3**/10
Pyroninophilie des Zytoplasma I/1./**6**/27

Q

Quaddelversuch mit Baycain und Xylocain I/1./**4**/12
Quadrilateral flap-Methode II/1./**7**/2
Quadrizepsersatz II/4./**54**/93
—, aus den Mm. biceps femoris und semitendinosus II/4./**54**/95
—, Operationstechniken II/4./**54**/94
Quadrizeps-sehne, Riß II/4./**54**/80
— -sehnenriß, Überbrückung mit V-förmig aufgenähtem freiem Faszientransplantat II/4./**54**/80
— -sehnen-Zugrichtung, Verlagerung II/4./**54**/197
Quellungsversuche an isolierten Kollagenfasern I/1./**6**/66

Quench-Korrektur I/1./**6**/39
Quengelmethode II/4./**54**/45
Querdefekt am Gaumen, Wangenplastik nach THIERSCH II/1./**12**/28
Querfrakturen der Nasenbeine II/2./**22**/47
— des Oberkiefers II/2./**22**/53 II/2./**22**/54
— und Totalaussprengungen des Oberkiefers II/2./**22**/63
Quer- und Aussprengungsfrakturen des Oberkiefers II/2./**25**/15
Quere Gesichtsspalte II/1./**3**/21
Querresektion der Halsspeiseröhre II/3./**41**/29
Querschnitts-anästhesie des Fußes I/1./**4**/108
— -lähmung II/4./**54**/89
— -methode bei der Bauchdeckenplastik II/3./**50**/9
Quetschwunden I/1./**6**/2
QUICK-Test II/3./**45**/5
QUINCKE-Ödem I/2./**14**/24
QUINCKE-Ödem durch eine Akrylat-Zahnprothese I/2./**14**/26

R

Rachen, Physiologie II/1./**9**/8
— -raum und Nase, Anomalien II/1./**3**/18
— - — und Velum, Anatomie II/1./**9**/4
Rachenverengende Operationen durch Überbrückung II/1./**9**/15 II/1./**9**/22
— — nach PASSAVANT II/1./**9**/14 II/1./**9**/15
— — mit Wulstbildung an der hinteren Rachenwand jedoch ohne Überbrückung durch Implantation von Fremdkörpermaterial II/1./**9**/14 II/1./**9**/18
— — ohne Wulstbildung, ohne Lappenbildung und ohne Lappenüberbrückung II/1./**9**/14 II/1./**9**/5
Rachischisis I/1./**9**/21
Rachitis II/2./**26**/93
Rad (rd) radiation-absorption-dosis II/1./**17**/2
Radialisersatzoperation nach PERTHES II/4./**53**/84 II/4./**53**/85
—, Technik II/4./**53**/85
Radialislähmung II/4./**53**/83
—, Ersatzoperationen II/4./**53**/83
Radikaloperation des Ohres II/1./**21**/10
Radioaktive Strahlen II/1./**7**/8
— Substanzen, Strahlenapplikation I/2./**22**/68
Radioaktives Caesium bei Hämangiomen II/1./**20**/60
Radiodermatitis II/1./**20**/56
—, chronische I/2./**19**/9
Radiogene Gewebsschäden, Nahlappenplastik als Ersatz II/1./**17**/33
— Keratose, Entwicklung II/1./**17**/15
— Knochenschäden, plastischer Ersatz II/1./**17**/46
— Präneoplasien, maligne Tumore auf dem Boden von II/1./**17**/23
— Sekretionsminderung II/1./**17**/8
— Weichgewebsschäden, plastischer Ersatz II/1./**17**/29
Radiogold-Seeds-Spickung der Schnittränder des radikal operierten Zylindrom-Rezidivs I/2./**22**/81
Radioisotopen, elektive Fähigkeit der Fixierung I/2./**12**/223
Radiokarzinom, Latenzzeit bis zum Auftreten II/1./**17**/7
Radiomukositis II/1./**17**/8
Radionekrose, Ursache für das Zustandekommen I/2./**22**/14
Radionekrosen I/2./**22**/120 II/2./**33**/2
Radio-Osteomyelitis II/1./**17**/12
Radiophosphor I/2./**22**/8
Radiosensibilität der Lymphangiome I/2./**22**/62
Radio-Tantal-Spickung, transkollare I/2./**22**/161
Radiotherapeutische Folgezustände II/1./**17**/1
Radioulkus II/1./**17**/5
— im Bereich der rechten Brust nach Mammaamputation und Bestrahlung II/3./**46**/33
—, Schwierigkeiten der operativen Behandlung II/3./**46**/12
—, unerträgliches Schmerzgefühl II/3./**46**/11
—, suprapubisches II/3./**46**/28
Radio-Ulnargelenk, Arthroplastik, Technik II/4./**53**/125
— - —, distales, Schäden II/4./**53**/123
— - —, —, Teilverrenkungen II/4./**53**/125
— - —, proximales, Schäden II/4./**53**/123
— - —, Wiederherstellungsoperation, Technik II/4./**53**/126
Radio-ulnare Synostose II/4./**53**/11
Radium I/2./**22**/68 I/2./**22**/161
— -Moulagebehandlung bei Hämangiomen II/1./**20**/56 II/1./**20**/59
— -Spickmethode bei Hämangiomen II/1./**20**/59
— -spickung I/2./**22**/136 I/2./**22**/138
— -therapie I/2./**21**/22
— - —, Hauptvorzüge I/2./**22**/68
Radius, Längendifferenz zur Ulna II/4./**53**/137
— -basisfehlstellungen II/4./**53**/137
— -bruch, Abtragung, Technik II/4./**53**/138
— -defekte, angeborene, Behandlung II/4./**53**/9
— - —, thalidomidbedingte II/4./**53**/5
— -defektpseudarthrose II/4./**53**/104
— -epiphysennekrose II/4./**53**/134
Radiusköpfchen, Plexiglashaube II/4./**53**/123
— -ersatz durch Endoprothese II/4./**53**/123
— -verrenkung, Beseitigung, Operationstechnik II/4./**53**/122
— -verrenkungen II/4./**53**/121
— -zerfall II/4./**53**/133
Radius-Osteotomie, Technik II/4./**53**/137
— -pseudarthrosen, Operationstechnik II/4./**53**/104
Radon I/2./**22**/161
Ramus marginalis des N. facialis II/2./**22**/76
R. frontalis I/1./**4**/65
R. nasalis externa I/1./**4**/65
Rr. isthmi faucium I/1./**4**/67
Rr. labiales I/1./**4**/65

Rr. linguales I/1./**4**/67
Rr. nasales I/1./**4**/65
Rr. palpebrales I/1./**4**/65
Randkeloid, Teilexzision unter Belassung und nachfolgender plastischer Deckung I/2./**21**/15
Randnekrosen durch Druckanstieg im Venensystem II/3./**41**/13
Rankenneurom der linken Gesichtshälfte II/1./**3**/42
Ranula II/3./**40**/19
Raphe penis, Defekt der Gestaltung II/4./**51**/5
— scroti, Defekt der Gestaltung II/4./**51**/5
— —, Variabilität der Distribution der Haarfollikel II/4./**51**/34
Raspatorien, TRÉLATsche II/1./**7**/89
Raspatorium, paddelförmiges II/1./**7**/88
—, —, nach GABKA II/1./**7**/89
Rassische Zusammensetzungen, Einfluß auf die Häufigkeit von L-K-G-Spalten II/1./**7**/13
RATHKEsche Membran I/1./**10**/5
Raucher-Leukokeratosen I/2./**22**/115
Raum- und Händedesinfektion I/1./**3**/18
— -luftentkeimung I/1./**3**/14
— -mangeltheorie von W. MÜLLER II/4./**53**/36
— -temperatur I/1./**3**/21
Raupen- oder Kriechlappenplastik I/2./**12**/79
Rautenhirn II/1./**7**/69
Rautenschnitt II/3./**36**/40
Ready position, tension II/1./**9**/10
Reagibilität, vegetative, Dämpfung I/1./**5**/13 I/1./**5**/15
Reaktion, anaphylaktische I/1./**5**/7
—, immunbiologische I/2./**14**/2
—, mesenchymale, auf implantierte Fremdkörper I/2./**14**/22
—, verzögerte allergische I/2./**17**/10
—, WASSERMANNsche I/2./**22**/113
—, —, der Zungenkarzinome I/2./**22**/148
Reaktionen, periostale (Zwiebelschalen) I/2./**22**/211
Reaktionslage, sympathisch-arterenergische I/1./**5**/12
Reanimationszentrum I/2./**24**/9
Rechtsfragen bei plastischen Gesichtsoperationen II/2./**34**/3
Rechtsinsuffizienz I/1./**5**/6
Rechts-Links-Shunt I/1./**5**/71
Redressement II/2./**34**/86
Redressionsapparat für Nasenbeinbrüche II/1./**12**/11
Reduction cheiloplasty II/1./**20**/64
Reduktion der Proliferation der mobilisierten Zellelemente I/2./**12**/9
— der Zunge II/2./**26**/32
Reduzierventil I/1./**5**/35
Reflex, vagovasaler I/1./**5**/15
Reflexe, vitale I/1./**5**/54
Refraktierungen nach Frakturen des Gesichtsschädels II/1./**13**/91
Regelblutungen während der Schwangerschaft II/1./**7**/35
Regeneration bei der Autoplastik II/2./**24**/3
— von Blut- und Lymphgefäßen I/1./**6**/74
— der einzelnen Mißbildungen II/1./**3**/1
Regenerations-fähigkeit I/1./**11**/4
— -kraft des N. facialis II/1./**21**/28
— -möglichkeiten bei abnorm seltenen Mißbildungen I/1./**11**/19
— -prozeß in den freien Transplantaten I/2./**12**/6
— -zeit nach Fazialisanastomisierung in der Peripherie II/1./**21**/28
Regio colli anterior II/3./**40**/2
— — posterior sive nuchae II/3./**40**/2
— sternocleido-mastoidea II/3./**40**/4 II/3./**40**/5
Region, retroaurikuläre, Schnittführung I/2./**18**—**20**/1
Regionen, präkanine-postkanine-postmolare I/2./**22**/185
Registriermethode, graphische I/2./**25**/10
Regitin I/1./**5**/50
Regressionsfähigkeit der Hämangiome II/1./**20**/48
Regulation und Beeinflussung der posttraumatischen Entzündung und Wundheilung I/1./**6**/82
Regurgitation von Mageninhalt I/1./**5**/68
— von Ösophagus- oder Mageninhalt I/1./**5**/41
Rehabilitation I/1./**1**/3
—, allgemeine I/2./**24**/13
— bei angeborenen Mißbildungen II/2./**24**/17
—, Grundsätze I/2./**24**/14
—, sinnvoll geführte I/2./**24**/14
—, sprachliche, des Spaltträgers II/1./**7**/184
Rehabilitationsplan I/2./**24**/13
Reife, späte II/2./**29**/1
Reifeteilung I/1./**10**/3
Reifungshemmungen I/1./**9**/3
Reifungsprozeß, geschlechtlicher II/4./**51**/71
Reifungsstörungen I/1./**9**/3
Reinnervation, Geschwindigkeit I/2./**12**/28
— einer Hautplastik II/4./**57**/24
— der transplantierten Muskulatur I/2./**22**/135
Reißfestigkeit I/1./**6**/64
Reiterknochen II/4./**54**/79
Reithosenplastik I/1./**4**/114 II/3./**50**/12
Reiz, chronischer I/2./**22**/4
Reizschwellenbestimmung, elektronisch gesteuertes Pulpen-Vitalitätsgerät am menschlichen Zahn I/1./**4**/30 I/1./**4**/31
Reizversuche, intraoperative II/1./**21**/8
Rekanalisation des Tränennasenkanals II/3./**36**/85
— — nach SCHARF, Supramidröhrchen II/3./**36**/86
Rekapitulation entwicklungsgeschichtlicher Abläufe I/2./**22**/5
Rekonstruktion von Deformitäten des verbrennungsgeschädigten Gesichtes II/1./**16**/15

Rekonstruktion durchgehender Lippenteile, Forderungen II/1./**13**/45
— durch Fernlappen bei sub- und totaler Ersatzplastik der Nase II/2./**33**/80
— der Glottis bei größeren Defekten im Bereich der Stimm- und Taschenbänder II/3./**41**/34
— des Hypopharynx durch Transpositionslappen mit Protektion der großen Halsgefäße II/3./**41**/23
— des Infraorbitalrandes und Orbitabodens mit Bulbushebung II/1./**13**/120
— des kollaren Speiseweges nach Verätzungsatresien II/3./**41**/23
— der Kolumella II/1./**13**/71 II/2./**33**/6
— — mit einem Rundstiellappen von der Schläfenregion II/1./**13**/86
— des Larynx nach Larynxteilresektionen II/3./**41**/35
— — bei Stenosen und Atresien II/3./**41**/36
— der lateralen Nasenwand und des Nasenrükkens durch Lappen aus der Wange II/2./**33**/55
— eines Lippenwinkels II/1./**12**/23
— des Mesopharynx durch freie Spalthauttransplantate II/3./**41**/20
— — durch Transpositionslappen mit Protektion der großen Halsgefäße II/3./**41**/18
— des Mundwinkels nach Fries II/1./**13**/62
— — nach Zisser II/1./**13**/62
— der Nase nach Converse II/2./**33**/79
— — nach Gillies II/2./**33**/73 II/2./**33**/76
— — nach Joseph II/2./**33**/73
— — nach König II/2./**33**/71
— — nach Lexer II/2./**33**/72
— der Nasenflügel und der Nasenspitze II/2./**33**/21
— des Nasenflügels durch lokale Lappenplastik II/1./**13**/82
— —, Spendergebiet für Haut-Knorpel-Transplantate II/1./**16**/35
— des Nasenrückens mit einem subkutan gestielten Stirnlappen II/1./**13**/70
— der Nasenspitze II/2./**33**/30
— — mit einem lokalen Kriechlappen nach Cronin II/1./**13**/80
— der Nasenspitzenflügelregion, Fernlappenplastiken II/1./**13**/90
— des Nasensteges II/2./**34**/54
— partieller Defekte der lateralen Nasenwand und des Nasenrückens II/2./**33**/55
— des zuvor notwendigerweise geopferten N. facialis bei Akustikusneurinom II/1./**21**/30
— von Oberkieferdefekten, Vorgehen nach Obwegeser, Darstellung II/1./**13**/120
— des Pharynx bei einem großen Wanddefekt mit Protektion der Halsgefäße nach Denecke II/3./**41**/19
—, plastische, des Hypopharynx durch freie Spalthauttransplantate II/3./**41**/22
—, primäre I/2./**22**/175
—, —, durch Knochenplastiken bei Tumoren II/2./**24**/61
Rekonstruktion der seitlichen Oberlippe nach Zisser II/1./**13**/50
—, sekundäre, durch Knochenplastiken bei Tumoren II/2./**24**/70
—, —, mit Hilfe der Osteoplastik bei Unfällen (Pseuarthrosen) II/2./**24**/73
— subtotaler Nasendefekte mit einem abdominalen Rundstiellappen I/1./**13**/90
— des Speiseweges mittels eines Kunststoffrohres II/3./**41**/29
— — nach Laryngo-Pharyngektomie mit einer Sigmaschlinge II/3./**41**/29
— — nach Pharyngektomie mittels des tumorfreien Larynx und des oberen Anteils der Trachea II/3./**41**/29
— — nach totaler Pharyngo-Laryngektomie II/3./**41**/27
— eines Stimmbandes nach Tumorresektion II/3./**41**/34
— durch Stirnlappen bei sub- und totaler Ersatzplastik der Nase II/2./**33**/70
— der tibialen Gelenkflächen nach Schienbeinkopfbrüchen II/4./**54**/167
—, totale und subtotale, des äußeren Ohres II/3./**38**/4
— des Trachealumens im Bereich der oberen thorakalen Trachea zwischen Jugulum und Truncus brachiocephalicus II/3./**41**/48
— des Unterkiefers, Gründe für Ablehnung einer primär-plastischen II/2./**24**/4
— der zervikalen Trachea bei Stenosen und Atresien II/3./**41**/46
Rekonstruktionen, sofortige, nach Unterkieferkarzinomoperationen I/2./**22**/179
Rekonstruktive Chirurgie I/1./1/2 I/1./1/3
— — **des Gesichts (Teil I)** II/1./**12**
— — **des Gesichts (Teil II)** II/1./**13**
— — **des Hirnschädels** II/1./**1**
— — an den Knochen des Gesichtes II/1./**13**/91
— — **der Orbita** II/3./**36**
— — **des Stammes** I/2./**22**
— — **der unteren Extremitäten** II/4./**54**
— **und konstruktive Chirurgie des Halsbereiches (Teil I)** II/3./**40**
(Teil II) II/3./**41**
— Maßnahmen bei Fußverunstaltungen II/4./**54**/207
— — an den Wangenweichteilen II/1./**13**/1
— Operationen bei Versagen von Endoprothesen II/4./**54**/151
— — — Eingriffe am Hals, Indikationen II/3./**41**/3
— — — — am Hals, Lappenbildungen II/3./**41**/10
— — — — bei Erkrankungen und Defekten am Hals ohne Eröffnung der Luft- und Speisewege II/3./**41**/7
Rekonvaleszentenserum, Vorbehandlung I/2./**13**/7
Rektum I/1./**10**/16

Rektumkarzinom, Mortalität I/2./**22**/247
Rektussehne, Umkipplastik II/4./**54**/80
Rekurrensparesen I/2./**25**/18
Rekurvatum-Osteotomie II/4./**54**/216
Rekurvatumstellung von Oberschenkelbrüchen Behandlung II/4./**54**/216
Relationsausgleich zwischen Ober- und Unterlippe, schematische Darstellung II/1./8/27
Relationsstörung, lokaltoxische, im Hyaluronsäure-Hyaluronidase-Haushalt, Keloid-Entstehung I/2./**21**/9
Relaxation I/1./**5**/26
Relaxed skin tension lines I/2./18—**20**/2 I/2./18—**20**/12 II/3./**41**/7
— — — —, Verlaufsrichtung I/2./18—**20**/12
Reliefverbesserung der Lippe II/1./**7**/153
RENDU-OSLER-WEBER-SYNDROM II/1./**20**/12
Reneurotisation II/1./**21**/1
— der mimischen Muskulatur II/1./**21**/28
Reparationen, intrauterine II/1./**7**/51
Replantation des Zahnes zur Blutstillung I/2./**22**/58
Reposition, äußere, und Frakturruhigstellung nach ROGER ANDERSEN II/1./**12**/4
—, gewaltsame, Methoden II/2./**22**/70
—, manuelle, von Oberkieferfrakturen II/1./**12**/4
— der Praemaxilla durch elastischen Gummizug II/1./**6**/12
— von Jochbeinimpressionen über die Kieferhöhle II/2./**22**/30
Repositionshindernisse II/4./**54**/22
Repositionsmaßnahmen bei Luxationsfrakturen, medizinhistorisch II/2./**22**/3
Reptilase II/2./**28**/2
Resektion beider Gelenksköpfe bei der doppelseitigen Ankylose II/1./**13**/104
— der temporalen Äste des Nervus facialis II/1./**5**/15
— ($^2/_3$) der Großzehengrundphalanx und Lappenplastik (BRANDES-MAYO), Technik II/4./**54**/233
— des I. Metatarsaleköpfchens mit Lappenplastik (HUETER-MAYO), Technik II/4./**54**/234
— des M. sternocleidomastoideus II/3./**40**/14
— des Nerven facialis II/1./**21**/10
— des Nervus obturatorius II/3./**46**/118
—, S-förmige, nach CLARKSON II/2./**29**/20
— von stenosierenden Narben im Bereich von Hypopharynx, Ösophagusmund und zervikalem Ösophagus II/3./**41**/22
— von supraglottischen Larynx- und Pharynxkarzinomen II/3./**41**/17
Resektions-Angulationsosteotomie II/4./**54**/137
— -Angulations-Plastik II/4./**54**/136
— -Angulationsplastik nach HACKENBROCH, MILCH-BATCHELOR II/4./**54**/152 II/4./**54**/154 II/4./**54**/155
— -arthroplastik nach WITHEMAN II/4./**54**/113
— -höhle, Spalthautlappentransplantation zur Epithelisierung I/2./**22**/200
— -prothese, Aufgaben II/2./**23**/5
Resektions-prothese, definitive II/2./**23**/8
— -prothesen I/2./**22**/200 II/2./**23**/1 II/2./**31**/2 II/2./**31**/4
Reserpin I/1./**5**/5 I/1./**5**/57
Resistenz der Krankheitserreger I/1./**3**/2
—, lokale, gegenüber einer Infektion I/2./**24**/4
— der Schleimhäute I/2./**24**/4
—, verminderte I/2./**12**/13
— -minderung des Organismus gegenüber Infektionen bei Langzeitbehandlungen mit Glukokortikoiden I/1./**6**/99
Resonanzräume II/1./**9**/3
Resonanzraum der Nase nach Gaumenplastiken, Darstellung II/1./**7**/132
Resorption der Blut- und Lymphergüsse I/2./**12**/124
— des Implantates II/2./**24**/83
— des Knochens um alten Granatsplitter I/2./**14**/9
— von konservierten homogenen Knochen II/2./**26**/81
— eines angeblich tadellos eingeheilten Fremd-Transplantates I/2./**13**/1
— des überpflanzten Gewebes I/2./**17**/1
— bei Verwendung von homöoplastischem Knorpel II/1./**13**/112
— bei Verwendung von konservierten homogenen Knochen II/1./**13**/112
—, zelluläre I/2./**17**/1
Resorptions-erscheinungen II/2./**32**/36
— -rate der Knorpelimplantate II/2./**34**/39
Respiratoren I/1./**5**/48 I/1./**5**/49
Restdefekte im Bereich des harten Gaumens II/1./**7**/159
Restenil I/1./**4**/49
Restgebiß, Abstützung der Platte II/2./**31**/8
Restloch, Verschluß eines großen und im harten und weichen Gaumen liegenden, Darstellung II/1./**7**/164
— -plastik nach RETHI, Darstellung II/1./**7**/160
— -verschluß II/1./**8**/43
— - — mit Umschneidung des Defektes, nach ROSENTHAL, Darstellung II/1./**7**/161
Restlöcher im Bereich des weichen Gaumens II/1./**7**/165
— am Übergang vom harten zum weichen Gaumen II/1./**7**/164
— hinter dem Zwischenkiefer II/1./**7**/161
— -Zungenplastiken II/1./**7**/161
Restspalte im harten Gaumen II/1./**7**/193
Restspalt-bereich, Knochenapposition II/1./**7**/187
— -verschmälerung II/1./**7**/143 II/1./**7**/187
Restzustände nach Kinderlähmung II/4./**53**/91
Resultate, operative II/1./**7**/178
Retardation I/2./**12**/39 I/2./**12**/40 I/2./**12**/70
—, Wirkung I/2./**12**/40
Retardierung I/2./**12**/75
Retentionsvorrichtung nach KAZANJIAN II/2./**31**/13

RETHIsche Restlochplastik, Darstellung II/1./**7**/160
Retikulin I/1./**6**/70
— -faserbildung beim Retothelsarkom I/2./**22**/217
Retikulo-histiozytärer Apparat, Schädigung durch Röntgenstrahlen II/2./**24**/29
— -histiozytäres System, Blockade II/2./**24**/29
Retikulosarkome I/2./**22**/215
— Verteilung I/2./**22**/218
Retikulum, terminales I/2./**24**/3
— -zellen I/1./**6**/43
Retinoblastom II/1./**3**/41
Retothelsarkom mit Retikulinfaserbildung I/2./**22**/217
Retraktion des Kinns II/2./**27**/6
—, mandibuläre (Mikrogenie) II/2./**27**/16
—, nasale II/2./**27**/13
— der Nasenflügelbasis nach JOSEPH, Ausgleich II/2./**33**/23
— der Stirn II/2./**27**/6
Retraktor nach AUFRICHT II/2./**34**/14
Retransplantation I/2./**12**/22
Retroaurikular-Temporallappen, Darstellung II/1./**13**/88
— - — zum Nasenflügelersatz II/1./**13**/88
Retrogenie II/1./**3**/44 II/1./**13**/104 II/2./**24**/57
—, Operationsmethoden II/1./**13**/104
— des Unterkiefers, Osteotomie II/1./**13**/104
Retrognathie II/2./**26**/66
— mit Atmungs- und Ernährungsschwierigkeiten II/1./**11**/5
— ohne Atmungs- und Ernährungsschwierigkeiten II/1./**11**/5
—, myogene II/1./**11**/7
Retrognathien mit und ohne Glossoptose, dorsale Massetertransposition II/1./**11**/7
Retrograde Amnesie II/2./**22**/13
— Laryngo-Tracheoskopie II/3./**41**/6
— Ösophagoskopie II/3./**41**/6
Retrokondyläre Transplantation II/2./**26**/68
Retroperitonealer Raum, Hämangiome II/1./**20**/39
Retrusion, alveoläre mandibuläre, Deckbiß II/2./**26**/7
—, maxilläre II/1./**13**/92
„Returning" II/2./**34**/74
Revaskularisation I/2./**12**/5 I/2./**12**/23 I/2./**12**/24
— lokalisierter idiopathischer Hüftkopfnekrosen II/4./**54**/250
—, sofortige II/3./**46**/89
—, Zustandekommen I/2./**12**/5
Revaskularisationsprozeß, Beschleunigung I/2./**12**/7
— der Fettransplantate I/2./**12**/170
REVERDIN-Lappen I/2./**19**/5 I/2./**21**/16 II/4./**53**/50
— -Nadeln II/1./**7**/88
— -Technik I/2./**12**/130
REVERDINsche Plastik I/2./**12**/117
— -transplantat II/4./**53**/44
Reversibilität I/1./**5**/1
Rezessivität I/1./**9**/15 I/1./**9**/16
—, Heterozygote I/1./**9**/16
Rezidiv der anoperierten Mammahypertrophie II/3./**44**/4
— des Epignathus in Form eines Tumors II/1./**3**/3
— der Lähmung des N. facialis II/1./**21**/13
— -entstehung und -verhütung bei Progenie II/2./**26**/24
— -gefahr bei der Oberkiefervorverschiebung II/1./**13**/102 II/2./**26**/45
— -vermeidung durch Zungenverkleinerung einer vergrößerten Zunge II/2./**26**/25
— -neigung der Zylindrome I/2./**22**/76
Rezidive nach Zylindromoperationen I/2./**22**/79
Rhabdomyosarkom, alveoläres II/1./**3**/47
—, II/1./**3**/47
—, pleomorphes II/1./**3**/47
Rhabdomyosarkome II/1./**3**/41 II/1./**3**/46
Rheographie II/4./**58**/18
Rheumatische Kniesteife II/4./**54**/164
— Knopflochluxation II/4./**53**/130
Rhinitis, atrophische II/2./**34**/35
—, —, Transplantation von Knochen und Knorpel II/2./**34**/35
Rh-Inkompatibilität I/1./**10**/4
Rhino-aerometer I/2./**25**/10 II/1./**7**/186
— -chirurgie II/2./**32**/1
— -dymia I/1./**10**/12
— -dynie II/1./**3**/29
Rhinolalia I/2./**25**/8 I/2./**25**/16
— aperta I/2./**25**/7 I/2./**25**/8 II/1./**7**/185 II/1./**10**/8
— clausa I/2./**25**/8 II/1./**7**/189 II/1./**10**/8
— functionalis I/2./**25**/10
— mixta II/1./**10**/8
Rhinologische Grundlagen und Indikationen für korrigierende plastische Eingriffe im Nasenbereich II/2./**32**
Rhinometer II/2./**34**/2
Rhinoneoplastik II/1./**12**/12
—, bukkale laterale II/2./**33**/30
—, frontale (indische) und brachiale (italienische) II/1./**12**/13
— nach HITROV, KAVRAKIROV II/1./**12**/14
— mit Knorpel- und Knochenimplantation nach GILLIES II/1./**12**/14
Rhinoorthoplastik II/1./**12**/12
Rhinophym I/1./**4**/61 I/2./**19**/5 I/2./**19**/15 I/2./**19**/16 II/2./**34**/15 II/2./**34**/107
—, chirurgische Therapie II/2./**34**/108
—, Entfernung I/1./**4**/62
—, Entfernung des Rhinophyms durch Abschälen und Aufrichten des Nasensteges II/2./**34**/110
—, fibro-teleangiektatisches II/2./**34**/15 II/2./**34**/108

Rhinophym, hypertrophisch-seborrheisches II/2./**34**/15 II/2./**34**/108
—, konservative Therapie II/2./**34**/108
— -Abschälen des Rhinophymbezirkes und Mobilisierung der gesunden Haut II/2./**34**/109
— -wucherung, subkutane Herausschälung II/2./**34**/109
Rhinoplastik II/1./**12**/11
—, Infiltrationsanaesthesie II/2./**34**/10
—, korrektive II/2./**34**/1 II/2./**34**/11
—: korrektive, modellierende, wiederherstellende II/2./**32**/1
—, Leitungsanaesthesie II/2./**34**/10
—, örtliche Betäubung II/2./**34**/9
— bei einer Septumkorrektur II/2./**32**/32
—, Zeitpunkt II/2./**32**/38
—, Ziel II/2./**34**/2
— -instrumente II/2./**34**/4
Rhinoplastiken, gefährliche Verletzungen der benachbarten Strukturen II/2./**32**/20
Rhinoplastische Eingriffe mit alloplastischen Stoffen II/2./**33**/90
— —, dunkle Pigmentierungen am Unterlid II/2./**34**/81
— —, Indikation II/2./**34**/1
— —, Komplikationen II/2./**34**/80
— Korrekturen II/2./**34**/14
— Maßnahmen, Nachkorrekturen II/2./**34**/80
Rhizotomia anterior II/3./**46**/118
Rhizotomie von D-10 bis S-2 II/3./**46**/118
Rhombenzephal-spinokaudale Zone II/1./**7**/69
Rhombenzephales Organisationsgebiet II/1./**7**/69
Rhomboidinzision nach Gabka I/1./**7**/21
Rhytidektomie, Drainage II/2./**29**/14
—, frontale II/1./**5**/16
—, Frühkomplikationen II/2./**29**/14
—, Hautexzision II/2./**29**/11
—, Darstellung der Hautmobilisation II/2./**29**/11
—, Indikationen für die Anwendung II/2./**29**/6
—, Nachbehandlung II/2./**29**/14
—, Naht II/2./**29**/14
—, Auswahl der Patienten II/2./**29**/7
—, Präparation der Haut II/2./**29**/10
—, Spätkomplikationen II/2./**29**/15
—, temporo-jugoretro-aurikuläre II/2./**29**/9
—, Verband II/2./**29**/14
—, Verbindung der laterozervikalen Rh. mit der frontalen Rh. II/2./**29**/17
Rhytidektomien I/2./**18—20**/1 II/2./**29**/6
Riboflavin I/1./**6**/116
Ribonukleasen I/1./**6**/25
Ribonukleinsäure I/2./**12**/9 I/2./**12**/22
Ribosomen I/1./**6**/41
Richardsonsches Ätherspray I/1./**4**/20
Richtungsbestimmung zur orbitalen Punktion des Foramen rotundum I/1./**4**/66
Riechfasern II/2./**32**/20
Riechgrube II/1./**7**/42
Riechplakoden I/1./**10**/5
Riesenhämangiom II/1./**20**/39
Riesenlipom der Zunge I/2./**22**/40
Riesenradioulkus im Bereich des Unterbauches II/3./**46**/29
Riesenwuchs, angeborener II/4./**54**/70 II/4./**54**/255
—, —, Behandlung II/4./**54**/71
—, —, Form, proportionierte II/4./**54**/70
—, —, Form, unproportionierte II/4./**54**/70
—, — umschriebener, bei den oberen Extremitäten II/4./**53**/39
— an den Fußstrahlen, Bevorzugungsreihenfolge II/4./**54**/71
—, partieller II/1./**20**/76 II/4./**54**/71
—, partieller angiektatischer II/1./**20**/11
—, —, des 2. und 3. Strahles der rechten Hand und des rechten Fußes II/4./**54**/72
—, —, in Verbindung mit Neurofibromatose und Gefäßanomalien II/4./**54**/71
—, —, Zehenüberlänge II/4./**54**/73
—, umschriebener II/4./**54**/71
—, —, bei Gefäßhyper- und -dysplasien II/1./**20**/11
— -bildung eines Armes und des entgegengesetzten Beines II/4./**54**/70
Riesenzellen I/1./**6**/30
Riesenzellgeschwülste II/4./**53**/108 II/4./**54**/125
—, zentrale II/1./**19**/4
Riesenzellgeschwulst am koxalen Femurende II/4./**54**/131
Riesenzelltumor, semimaligner, am Tibiakopf II/4./**54**/128
Rinderfaszie, konservierte I/2./**12**/183
Ringknorpel, Verlust II/3./**41**/35
— -platte, Zertrümmerung II/3./**41**/35
Rippen, Fehlen oder Verkümmerung II/3./**46**/74
—, frische gespaltene autoplastische, Transplantation II/1./**1**/11
— -knorpelspan, Entnahme II/2./**34**/41
— -pfropfung, autoplastische, bei homoioplastischer Transplantation II/1./**1**/30
— -späne zur Deckung von Schädeldefekten II/1./**13**/121
— - —, gespaltene II/1./**3**/9
— -span, Transplantation zum Ersatz des Kinnbogens I/2./**22**/180
— - — -Vorpflanzung zur Dysplasie-Korrektur II/1./**13**/114
— -stück, Konservierung von autoplastischen Rippenstücken II/1./**1**/22
— -transplantat, Entnahme II/1./**1**/12
— -transplantate I/2./**22**/181
— -transplantation, Technik II/1./**1**/12
Ritter-Knochenspäne II/1./**1**/32
Rivanol II/3./**36**/7
Rizinusöl I/2./**21**/4 II/2./**30**/11
Rns-Granula I/1./**6**/27
— -Synthese I/1./**6**/27 I/1./**6**/121
— - —, Hemmung durch Heparin I/1./**6**/128
Robbengliedrigkeit I/1./**10**/22
Robin-Syndrom II/1./**3**/36 II/1./**7**/67

Roborantien als Zusatzbehandlung I/2./**22**/240
Röntgen (R) II/1./**17**/2
— -atrophie I/2./**19**/9
— - und Radiumbehandlung bei Lupus II/1./**15**/2
— -bestrahlung von Adamantinomen I/2./**22**/75
— - — des ganzen Körpers I/2./**17**/10
— - — der Parotismischtumoren I/2./**22**/90
— -dermatitis II/3./**46**/10
— -fernaufnahmen des Profils II/2./**34**/78
— -geschwür, Lokalisation II/3./**46**/10
— -geschwüre II/1./**17**/27 II/1./**20**/56
— -karzinom I/2./**22**/11 I/2./**22**/17
— - —, traumatisches I/2./**22**/17
— -kinematographie II/3./**41**/6
— -Kontakt-Bestrahlung bei Hämangiomen II/1./**20**/56 II/1./**20**/57 II/1./**20**/58
— -kontrastaufnahme, laterale II/1./**9**/18
— -modifikation I/1./**9**/12
— -mutation I/1./**9**/12
— -Nahbestrahlung bei Hämangiomen II/1./**20**/56 II/1./**20**/57 II/1./**20**/58
— -narbe II/1./**17**/6
— -osteomyelitis I/2./**22**/12
— -profilaufnahmen II/2./**34**/2
— -schäden II/3./**46**/82
— -schädigung im Dammbereich II/3./**46**/28
— - —, klinisches und histologisches Bild II/3./**46**/10
— - —, konservative Methoden II/1./**17**/27
— - und Radiumstrahlen I/2./**22**/4
— -strahlenschädigung des retikulo-histiozytären Apparates II/2./**24**/29
— -therapie, frühzeitige I/2./**19**/5
— - und Hochvolt-Therapie I/2./**22**/21
— -ulkus mit einer Fekalfistel II/3./**46**/27
— -ulzera der vorderen Brustwand II/3./**46**/38
Röntgendiagnostische Maßnahmen I/2./**22**/5
Röntgenoderm II/1./**17**/1
—, Rate der malignen Entartungen II/1./**17**/23
Röntgenologische Palliativtherapie I/2./**22**/237
Röteln, Einfluß auf die Schwangerschaft II/1./**7**/35
Rohrschlitznagel II/4./**54**/115 II/4./**54**/121
— nach Herzog II/4./**54**/107
Rohzucker II/1./**3**/8
Rollappen I/2./**12**/76
—, Stauung I/2./**24**/16
—, Verpflanzung I/2./**24**/16
Roll-, Strang-, Rundstiellappenplastik I/2./**12**/79
Rollenextension zur Reposition des nach distal verlagerten Oberkiefers II/2./**22**/70
Rolo-Dermatom II/1./**13**/4
Ronicol I/2./**22**/15 I/2./**22**/28 I/2./**22**/116
Ros-Elastik-Binde I/1./**8**/2 I/1./**8**/7 I/1./**8**/9
Rosenthalsche Pharyngoplastik II/1./**7**/162
Rosinen, chemisch behandelte, Verfütterung II/1./**7**/37
Rotameter I/1./**5**/35
Rotation der Wange nach Esser I/2./**12**/51 I/2./**12**/52
Rotations-Advancement Principle II/1./**7**/113
Rotations-Abwinkelungsosteotomie der Mittelhandknochen II/4./**53**/144
— -lappen I/2./**12**/53
— - —, Anwendung I/2./**12**/56
— - —, Gefährdung I/1./**4**/44
— - —, trapezförmiger, aus der Stirn, Deckung eines frontalwärts liegenden Nasendefektes II/2./**33**/58
— - — -plastik nach Blaskovics und Gerrie II/3./**46**/112
— - — - — nach Conway II/3./**46**/111 II/3./**46**/117
— - — - — nach Griffith II/3./**46**/112
— - — - — nach Masse II/3./**46**/112
— - und Repositionsplatte zur Rückverlagerung und gleichzeitiger Drehung der Praemaxilla II/1./**6**/13
Rotlauf II/3./**46**/13
Rot = Mercuriumsulfat II/1./**20**/19
Rotter-Erb-Syndrom II/1./**7**/67
— -Halstedtsche Schnittführung II/3./**46**/9
Rovigon I/2./**22**/115
Rowesche Rüttelungszangen II/1./**13**/101
RSTL (relaxed skin tention lines) II/3./**41**/7
Rubeolen-Embryopathien I/1./**9**/8 I/1./**9**/38
Rückatmungssystem I/1./**5**/34
Rückbildung der Keimdrüsenfunktion bei Inhaftierten I/1./**9**/10
— der Keloide durch alleinige Strahlentherapie I/2./**20**/1
Rückbiß II/2./**26**/66
—, alveolärer II/2./**26**/49
— mit tiefem Biß II/2./**26**/7
—, gnathischer II/2./**26**/49
Rückenbereich, Verbrennungskontrakturen II/3./**48**/11
Rücken-Stiellappen II/3./**46**/12
Rückenstiellappen nach Gabka II/3./**41**/11
Rückflußsperre, symptomatische venöse II/4./**58**/4
Rückgesicht, gerades II/2./**26**/4
—, schiefes II/2./**26**/5
Rücklage der Zunge ohne Retrognathie II/1./**11**/5
Rücklagerungsoperation II/1./**9**/14 II/1./**9**/17
Rückverschiebung des ganzen Mittelgesichtes II/1./**13**/100
Rüsch-Katheter I/1./**5**/44
Rüttelung nach Obwegeser II/1./**12**/4
— mit den Roweschen Zangen II/1./**13**/101
Rugasil II/2./**28**/17
Ruhe, relative, bei verletzten Händen I/2./**24**/17
Ruhe- oder Belastungsdyspnoe I/1./**5**/5
Ruhigstellung I/1./**8**/1
— der Extremität I/1./**8**/12
— des zu operierenden Säuglings II/1./**7**/90
— des Schluckaktes im frischversorgten Gebiet II/3./**41**/22
Rumpf, abartige Mißbildungen II/3./**44**/1
—, Hautersatz II/3./**46**/1

Rumpf, Hautersatz, Methoden II/3./**46**/15
—, Hautrelief, Verlauf nach LANGER II/3./**46**/17
—, Kraftlinien, Verlauf nach LANGER II/3./**46**/17
—, Narbenbildungen und deren Korrekturmöglichkeiten II/3./**50**/15
—, segmentäre Hautdefekte, Deckung nach PICK, Darstellung II/3./**46**/23
— **-Bereich, seltene Mißbildungen** II/3./**44**
— -defekte II/3./**44**/1
— -stiellappen I/2./**12**/66
— - — zum Ersatz eines Hautdefektes am Oberarm I/2./**12**/66
— - — -plastiken I/2./**12**/70
Runde Hautdefekte, lokaler Verschluß, Verfahren II/3./**46**/20
Runder Hautdefekt, Deckung nach HADJISTAMOFF, Darstellung II/3./**46**/22
Rundlappen, eigener Blutkreislauf I/2./**12**/79
Rundstiel, Durchtrennung I/2./**12**/89
— -gewebe, Knochentransplantate im II/1./**17**/50
Rundstiel, Durchschneidung I/2./**12**/89
— -gewebe, Knochentransplantate im II/1./**17**/50
— -lappen I/2./**22**/102 II/3./**41**/11 II/3./**46**/31 II/4./**53**/52
— - —, Absterben I/2./**12**/97
— - —, akromiopektoraler II/1./**17**/40
— - — bei der antethorakalen Ösophagoplastik, Darstellung II/3./**46**/95
— - —, Ausbreitung I/2./**12**/96
— - — vom Bauch II/3./**41**/12
— - — nach BERSON für Nasenspitzenersatz II/2./**33**/47
— - —, besonders geformte I/2./**12**/89
— - —, Bildung I/1./**4**/93 I/2./**12**/82
— - —, Bildung (gültige Regel) I/2./**12**/82
— - —, Deckung eines perforierenden Nasenwanddefektes II/2./**33**/65
— - — nach DENECKE zum Verschluß einer Ösophago-Trachealfistel II/3./**41**/30
— - —, Durchblutungsstörung I/2./**12**/97
— - —, Einführung durch den Mundboden II/1./**7**/162
— - —, Einnähen in den Defekt I/2./**12**/95
— - —, entfetteter II/2./**33**/88
— - —, frontotemporale, nach SMITH für die Nasenflügelrekonstruktion II/2./**33**/32 II/2./**33**/43
— - —, gedoppelter, zum Mammaersatz nach PICK II/3./**46**/65
— - — von Hals, Brust und Bauch bei sub- und totaler Ersatzplastik der Nase II/2./**33**/83 II/2./**33**/84 II/2./**33**/85
— - — bei der Höhlenplastik II/3./**36**/139
— - — bei der Höhlenplastik nach SCHUCHARDT II/3./**36**/140
— - — von der Innenseite des Oberarms zum Nasenstegersatz II/2./**33**/19
— - — zum Kieferhöhlenverschluß II/1./**13**/118
— - — zum Mammaersatz nach GILLIES II/3./**46**/66
Rundstiel-lappen durch den Mundboden I/2./**22**/188
— - — aus der Nasolabialfalte zur Kolumellarekonstruktion nach GILLIES II/2./**33**/14
— - — aus der Nasolabialregion zum Kolumellaersatz nach MALBEC II/1./**13**/76
— - — aus dem Oberarm zum Kolumellaersatz nach DENECKE II/2./**33**/19
— - — am Oberarm zum Nasenstegersatz II/2./**33**/20
— - — aus der Oberlippe als Nasenstegersatz II/2./**33**/9
— - — zum Ösophagus-Fistelverschluß, Darstellung II/3./**46**/95
— - — zur Rekonstruktion subtotaler Nasendefekte II/1./**13**/90
— - — — des Penisschaftes II/4./**51**/15
— - — von der Schläfenregion zur Kolumellarekonstruktion II/1./**13**/86
— - — in der Sternoklavikulargegend II/2./**33**/46
— - —, supraklavikulärer, zum Nasenstegersatz II/2./**33**/20
— - —, thorakoabdominaler II/1./**13**/26
— - —, transversaler, aus der submentalen Halshaut II/2./**33**/46
— - — bei Verbrennungen II/1./**16**/28
— - —, Verlängerung I/2./**12**/87
— - —, mittelbare Verlängerung I/2./**12**/88
— - —, unmittelbare Verlängerung I/2./**12**/87
— - —, Vorteile I/2./**12**/80
— - —, Wahl der Spenderstelle I/2./**12**/80
— - —, Wanderung I/2./**12**/92
— - — bei Wangendefekten II/1./**13**/33
— - — zur Wangenplastik II/1./**13**/33
— - —, zerviko-akromiale, von SERCER II/2./**33**/64 II/2./**33**/65
— - — -bildung, Blutstillung I/2./**12**/84
— - — - — zur thorakalen Defektdeckung nach AVELLAN II/3./**46**/35
— - — - — in einer Sitzung I/2./**12**/89
— - — - —, Verhältniszahlen I/2./**12**/85
— - — - — bei dickem Unterhautfettgewebe I/2./**12**/86
— - — -plastik I/2./**12**/79 I/2./**22**/188 II/1./**7**/162 II/3./**36**/57 II/3./**36**/139
— - — - — zur Deckung thorakaler Hautdefekte nach LOTHAN II/3./**46**/34
— - — - — bei der Dermato-Ösophagoplastik II/3./**46**/85
— - — - —, Komplikationen I/2./**12**/96
— - — - — zum Mammaersatz II/3./**46**/64
— - — - — zur gestielten Verpflanzung des Fettgewebes I/2./**12**/179
— - — - —, Vorbildung der Nasenform II/2./**33**/89
— - — -technik I/2./**22**/33
— -plastik bei Nasendefekten, Entnahmestellen II/2./**33**/2
— - —, Zeitintervall zwischen den einzelnen Sitzungen II/2./**33**/85
Rundzellensarkom I/2./**22**/213

Rundzellensarkom, wenig differenzierte I/2./**22**/211
Rush-pin II/4./**53**/93 II/4./**54**/107
Russel-Körperchen I/2./**22**/101

S

Saccus lacrimalis II/2./**32**/23
Säbelscheidentibia I/2./**22**/103
Säfteindividualität I/1./**2**/5
Säge, Abbruch II/2./**34**/83
—, elektrische II/2./**34**/17
—, oszillierende I/2./**22**/154
Sättigung, vokale I/2./**25**/4
Säugetierentwicklung, Einfluß des Sauerstoffmangels II/1./**7**/35
Säugling, Kreislauforgane I/1./**5**/58
—, Muskelrelaxatien I/1./**5**/31
—, (zu) operierender, Ruhigstellung II/1./**7**/90
—, Wechseldruckbeatmung I/1./**5**/34
Säuglinge, O-Stellung der Beine II/4./**54**/208
Säuglings-anästhesie I/1./**5**/33
— -klumpfuß, Behandlung II/4./**54**/43
— - —, Behandlung durch Achillessehnenverlängerung und Lösung der hinteren Kapselkontraktur II/4./**54**/43
— - —, Operation nach Codivilla II/4./**54**/46
— - —, Redression, maschinelle II/4./**54**/43
— -operationstisch II/1./**7**/87 II/1./**7**/88
— - —, nach Gabka, Darstellung II/1./**7**/87
— -sterblichkeit II/1./**7**/8
Säurekontraktion der Kollagenfaser I/1./**6**/69
Säuremantel der Haut I/1./**3**/19
Sagittalfrakturen des Oberkiefers II/2./**22**/52 II/2./**22**/61
Sagittale Hemmung im Oberkiefer II/1./**6**/27
— Spaltung des aufsteigenden Astes nach Obwegeser II/2./**26**/19
— — — — nach dem Vorgehen von Obwegeser-Dal Pont II/2./**26**/21
— — — Unterkieferastes nach Obwegeser I/1./**4**/72
Sakralanästhesie I/1./**4**/113
Sakrale Druckgeschwüre, Behandlung durch Extirpation und Defektdeckung II/3./**46**/111
Sakralgegend, primäre karzinoide Geschwülste II/3./**44**/34
Sakralteratom II/3./**44**/32
Sakraltumor II/3./**44**/28
Sakrokokzygealteratum II/1./**3**/51
Salben, heparinhaltige I/2./**21**/18
— -verband I/2./**12**/120
Salicain I/1./**4**/10
Salizylate I/1./**5**/56 I/1./**6**/121 I/1./**6**/122
Salizyl-Lösung II/2./**30**/7 II/2./**30**/8
Salizylsäure I/1./**6**/122
— -derivat I/1./**4**/9 I/1./**4**/10
Salmon-patch II/1./**20**/26
Salzlösung, konzentrierte II/1./**20**/54
Samenstränge, Torsion II/4./**51**/85
Sandpapiermethode, Entfernung traumatischer Hauttätowierungen im Gesicht II/1./**5**/2
Sandwichlappen, abdominobrachialer II/2./**33**/64 II/2./**33**/66
Sandwich-Methode II/3./**41**/26
Sandwichplastik I/1./**4**/102
Sangostop II/3./**45**/38
Sanitation I/1./**3**/16
Sanvenero-Rossellische Pharyngoplastik II/1./**7**/162
Sarkom, chondroplastisches I/2./**22**/215
—, idiopathisches, multiples hämorrhagisches II/1./**20**/46
—, osteogenes I/2./**22**/10 I/2./**22**/95
—, osteoplastisches, des Unterkiefers I/2./**22**/217
Sarkomatöse Entartung der fibrösen Dysplasie I/2./**22**/99
Sarkome I/2./**22**/7 I/2./**22**/209 II/1./**20**/42
— und Karzinome innerhalb der Mundhöhle, Verhältnis I/2./**22**/145
—, Mortalität I/2./**22**/247
—, osteoplastische I/2./**22**/215 II/1./**19**/4
Sarkom-auslösung, experimentelle I/2./**14**/20
— - — experimentelle, durch Kunststoffimplantate I/2./**14**/4
— -entstehung, lokale, bei Allenthesen, Ursache I/2./**14**/5
— - — beim Menschen am Ort eines Metallimplantates I/2./**14**/3
— -formen, wichtigste I/2./**22**/211
— - —, Therapie I/2./**22**/218
— -häufigkeit und -lokalisation I/2./**22**/211
— -lokalisation I/2./**22**/211
Satellitenganglien, heterolaterale I/2./**22**/229
Sattel-Lappen, bilateraler II/3./**46**/110
Sattellappenplastik nach Campbell II/3./**46**/113
Sattelnase II/1./**8**/6 II/2./**34**/23 II/2./**34**/95
—, Aufrichtung durch Einzelspäne oder Winkelspäne II/2./**34**/25
—, Dermis-Transplantate zum Ausgleich II/2./**34**/39
—, kindliche, Korrektur II/2./**34**/34
—, Knorpelspäne zur Korrektur, verschiedene Formen I/2./**12**/213
Sattelnasen, Korrektur II/1./**8**/6 II/1./**8**/7 II/2./**34**/28
—, — durch Aufklappen der Triangularis- und der Spitzenknorpel II/2./**34**/33
—, — durch Verlagerung kranialer Teile der Flügelknorpel II/2./**34**/34
—, — durch Verlagerung des gesamten Triangularisknorpels neben Hochklappen der Spitzenknorpel II/2./**34**/33
—, schwere (oft syphilitische), Korrektur II/2./**34**/35
—, traumatische II/1./**12**/12 II/2./**22**/41 II/2./**25**/13
Sattelnasen, Gewebeverpflanzungen zum Ausgleich II/2./**34**/1
— -korrektur, Winkelspäne II/2./**34**/27

Sattelschiefnasen II/2./**34**/100
Satyrohr II/3./**38**/55
SAUERBRUCH-kanalisierung II/4./**53**/7 II/4./**53**/139
— -sche Umkipp-Plastik I/1./**4**/113
SAUERscher Drahtschienenverband II/2./**22**/6
Sauerstoff I/1./**5**/35
— -gabe bei Patienten mit chronischen emphysematösen Veränderungen I/1./**5**/55
— -mangel II/1./**7**/30 II/1./**7**/34
— - — als Ursache der lokalen malignen Ausartung I/2./**14**/7
— - — des Wundgebietes I/1./**6**/5
— - — -Einfluß auf die Säugetierentwicklung II/1./**7**/35
— - — -Theorie: indirekte Karzinogenese I/2./**14**/7
— -spannung I/1./**6**/74
— -verbrauch und S^{35}-Sulfat-Inkorporationsratenmessung, Vergleich I/1./**6**/54
— -versorgung der Gewebe I/1./**5**/5
— - — zwischen den Paarlingen, Ungleichheiten II/1./**7**/28
— - —, unzureichende, Mißbildungsentstehung I/1./**9**/10
Saugdrainage II/3./**46**/120
— nach REDON II/2./**29**/14 II/3./**46**/42
Saugdrainagen bei Tumorexstirpationen im Mundboden-Zungenbereich II/3./**40**/24
Saumregion I/2./**22**/139
Scalping forehead flap II/2./**33**/80
Scandicain I/1./**4**/8 I/1./**4**/13 I/1./**4**/14 I/1./**4**/35 I/1./**4**/50 I/1./**4**/78 I/1./**4**/92
— bei plastischen und kieferchirurgischen Eingriffen I/1./**4**/14
Schachtelton II/2./**22**/14
Schadensmöglichkeiten, sekundäre I/2./**22**/3
Schädel, alte Impressionsfrakturen II/1./**1**/8
—, Fernlappenplastiken bei Elektroverbrennungen II/1./**4**/4
—, fibröse Dysplasie II/1./**1**/7
—, Größenwachstum II/1./**3**/15
—, Hypertrophie II/1./**1**/7
—, Knochendefekt bei Elektroverbrennungen II/1./**4**/6
—, Knöcherner, Osteome II/1./**1**/7
—, lokale Verschiebelappenplastiken bei Elektroverbrennungen II/1./**4**/2
—, **plastische Versorgung elektrischer Verbrennung** II/1./**4**/1
—, trigonozephaler II/1./**3**/10
—, zerebrale Ausfallerscheinungen bei elektrothermischen Verletzungen II/1./**4**/9
— -achse, Fraktur II/2./**22**/15
— -basis, Fraktur II/2./**22**/15
— - —, Frakturlokalisation in der vorderen, mittleren und hinteren Schädelgrube II/2./**22**/16
— - —, Läsion, bei Oberkieferfraktur vom Typ LE FORT II und III II/1./**12**/7
— - —, Zephalozelen II/1./**1**/1
Schädelbereich, Ästhetische Chirurgie II/1./**5**
— - —, Injektionspunkte für die Leitungsanästhesie I/1./**4**/53
— - —, seltene Mißbildung II/1./**3**/1 II/1./**3**/7
— - —, Osteoradionekrosen II/2./**24**/77
Schädelbrüche II/1./**1**/5
—, laterobasale II/1./**21**/13
Schädeldach, Osteoradionekrosen II/1./**17**/52
— -dachdefekt, Goldprothese I/2./**14**/1
— -dachersatz mit der „Blüteplastik" nach ERTL I/1./**4**/55 I/2./**12**/231
— -dachlücken, Deckung von I/2./**14**/2
— -dachverbände I/1./**8**/4
— -defekt, Kraniohomoioplastik nach elektrothermischen Schäden II/1./**4**/6
— -defekte, angeborene II/1./**1**/2
— - —, Aufgliederung II/1./**1**/1
— - —, Deckung mit Rippenspänen II/1./**13**/121
— - —, Ergebnisse mit Autopolymerisaten II/2./**24**/19
— - —, kongenitale II/1./**1**/4
— - — nach Trennung von Kraniopagen II/1./**1**/5
— - —, persistente, im Bereich der parietalen Emissarrien II/1./**1**/4
— -deformation, umschriebene II/1./**1**/8
— -frakturen, offene II/1./**1**/5
— -Gesichtsbereich, Frakturen, Altersabhängigkeit II/2./**22**/11
— - —, Toxizität I/1./**4**/41
— -Gesichtsfraktur durch Verkehrsunfall II/2./**22**/6
— -Gesichtsfrakturen durch Schlägereien, prozentuale Beteiligung II/2./**22**/7
— - — durch Unfälle, prozentuale Beteiligung II/2./**22**/7
— -gewicht bei Schiefhaltung des Kopfes II/3./**40**/10
— -grube, vordere, offene Kommunikation mit der Nase II/2./**32**/21
— -hirntrauma, Entlastungstrepanation II/1./**1**/5
— -horizontale II/2./**26**/3
— -kalotte, osteoplastisches Material II/1./**17**/53
— - — nach Trepanation I/2./**17**/17
— -Kiefer-Gesichtsbereich, Statistik der Frakturen II/2./**22**/7
— -knochen, Geschwülste II/1./**1**/5
— -knochendefekt, Deckung mit Fremdknochen II/1./**1**/32
— -knochendefekte II/2./**24**/49
— - —, frontale, Ersatz mit „bone-chips" nach CONVERSE I/2./**12**/237
— -knochen-Diadem II/1./**13**/101
— -konfiguration bei den wichtigsten Formen der Kraniosynostose II/1./**3**/13
— -konfigurationen, Schema II/1./**3**/12
— -konvexität, Zephalozelen II/1./**1**/1
— -lücken, kongenitale, Verschluß mit gespaltenen frischen autoplastischen Rippen II/1./**1**/4

Schädeldach-plastik mit Büffelhorn II/1./**1**/32
— - —, Dermisfettplastik als Voroperation II/1./**1**/39
— -plastiken mit alloplastischem Material I/2./**12**/229
— -plastikmaterialien II/1./**1**/9
— -spalten II/1./**1**/1 II/3./**44**/14
— -verletzung, elektrothermische, Katarakte II/1./**4**/10
— -verletzungen, elektrothermische, Tetanus II/1./**4**/10
— - —, frontobasale II/1./**12**/7
Schädelbasisentfernte Frakturen II/2./**22**/19
Schädelbasis-nahegelegene Frakturen II/2./**22**/19
Schädelbereich, ästhetische Chirurgie II/1./**5**
Schäden, iatrogene I/2./**12**/12
— nach versehentlicher intraarterieller Injektion II/3./**46**/14
— der Operation I/2./**24**/2
— mit Ausbildung von Kristallisationskernen I/2./**14**/27
—, toxische, an Leber- und Nerven-Zellen, Kunststoffkleber I/2./**14**/27
Schädigungen durch Umwelt I/2./**22**/4
— durch unvorsichtige Behandlung des Gewebes I/2./**24**/2
Schälmethode II/2./**34**/108
Schaf, Schulterblatt II/2./**24**/49
Schambeinsyndrom der Fußballspieler II/4./**54**/79
Schamlippe, kleine, Verpflanzung eines Stückes anstelle der Mamille II/3./**46**/69
— zur Wiederherstellung der verlorengegangenen Warze II/3./**45**/10
Scharnierschiene II/2./**26**/84
Scharnierschienen nach Kersting II/2./**26**/65
Scheide II/4./**51**/74
Scheidenblindsack II/4./**51**/72
Schema der abriegelnden Blockaden zur Anästhesie der Haut, des Gesäßes und Oberschenkels I/1./**4**/113
— der Blockade des N. peroneus superficialis und des N. tibialis anterior I/1./**4**/109
— für die laterale Osteotomie am Nasenbein II/1./**8**/4
— für die quere Osteotomie an der Nasenwurzel II/1./**8**/4
— des zeitlichen Ablaufes kataboler und anaboler Prozesse in Bindegewebszellen I/1./**6**/50
Schematische Darstellung einer Orbitabodenplastik I/2./**22**/201
— — des Subdural- und Epiduralraumes I/1./**4**/117
— — einer vollständigen Exenteratio orbitae I/2./**22**/202
— Zusammenfassung des Kollagenstoffwechsels I/1./**6**/62
Schenkelhals, Defektpseudarthrosen II/4./**54**/112
— -Bohrung, Technik II/4./**54**/246
— -brüche, laterale, Lokalanästhesie nach Moser speziell für die operative Versorgung I/1./**4**/117
Schenkelhals-brüche, mediale, Lokalanästhesie nach Moser speziell für die operative Versorgung I/1./**4**/117
— - — als Ursache von Kopfnekrosen II/4./**54**/107
— - — als Ursache von Pseudarthrosen II/4./**54**/107
— -fraktur als Ursache von Kopfnekrosen II/4./**54**/149
— -nekrosen II/4./**54**/141
— -osteotomie, subkapitale II/4./**54**/241
— - —, — trapezförmige II/4./**54**/241
— - —, — —, Technik II/4./**54**/242
— -pseudarthrose, Behandlung, Operationen II/4./**54**/108
— - —, —, Operationstechniken, Indikation II/4./**54**/110
— - —, Bolzung mit Tibiaspan II/4./**54**/114
— - —, veraltete, nach Coxa vara II/4./**54**/38
— -Pseudarthrosen II/4./**54**/107
— - —, Einteilung II/4./**54**/110
— - —, Entstehungsursachen II/4./**54**/107
— - — -Operationen II/4./**54**/113
— -rest, Einstellen in die Pfanne II/4./**54**/152
Schere, Mayo- und Lexer- II/2./**28**/4
Scheuerdesinfektion des Krankenzimmers I/1./**3**/21
Schiefhals II/3./**40**/7
—, desmogener II/3./**40**/16
—, Gesichtsskoliose II/3./**40**/9
— als intrauterine Belastungsdeformität II/3./**40**/8
—, konservative Therapie II/3./**40**/8
—, Lagerung des Kindes II/3./**40**/11
—, mediko-mechanische Nachbehandlung II/3./**40**/14
—, muskulärer II/3./**40**/8
—, neurogener II/3./**40**/15
—, Pathologie II/3./**40**/7
—, sekundäre Folgeerscheinungen II/3./**40**/9
—, spastischer II/3./**40**/8 II/3./**40**/15
—, Therapie II/3./**40**/11
— -liegebett II/3./**40**/15
Schiefhaltung des Kopfes, Schädel- und Gehirngewicht II/3./**40**/10
Schief-höcker-breitnasen mit Kinndeformitäten II/2./**34**/100
Schief-höcker-langnasen II/2./**34**/100
Schiefnase II/1./**8**/3 II/2./**32**/18
—, extreme II/2./**34**/91
—, knöcherne, Korrektur durch Teilexzision eines Knochenstückes am Übergang zur Wange II/2./**34**/103
—, knorpelige, Korrektur durch die Septumrekonstruktion nach Goldman II/2./**34**/102
—, Korrektur durch Abtrennen der Triangulariskorpel vom Septum und Geradesetzen des Septumknorpels II/2./**34**/101
—, — durch Teilexzision eines am kranialen Teil der Nasenknochen gelegenen Knochendreiecks nach Sarnof II/2./**34**/103

Schiefnase, traumatische II/2./**22**/41 II/2./**25**/10
—, unfallbedingte II/1./**12**/12
— durch Verlagerung des Septumknorpels II/2./**34**/93
Schiefnasen, ausgeprägte, mit vorspringendem Nasenknochen II/2./**34**/104
—, knöcherne II/2./**34**/100
—, knorpelige II/2./**34**/100
—, schwere kindliche, Korrektur II/2./**34**/2
— -korrektur II/1./**8**/5 II/2./**34**/100
— - —, Zugnähte II/2./**34**/104
— -korrekturen durch mehrere seitliche Osteotomien, Septumkorrektur und Höckerabtragung II/2./**34**/103
Schiefstellung des Kopfes durch Hautvernarbungen II/3./**40**/16
—, traumatische, der Lidspalte II/3./**36**/62
Schienbein-Aufrichtung nach Lexer II/4./**54**/217
— -kopf, Chondromyxofibrom II/4./**54**/129
— - —, Knochenzysten II/4./**54**/129
— -kopfbrüche, Gelenkflächenrekonstruktion II/4./**54**/167
— - —, Kniegelenkrekonstruktion II/4./**54**/168
— -ersatz durch Eigenspanverpflanzungen II/4./**54**/10
— -gabel, künstlich gebildete II/4./**54**/12
— -osteomyelitis im Säuglingsalter II/4./**54**/218
— -pseudarthrose, angeborene, Behandlung II/4./**54**/16
— -pseudarthrosen und Neurofibromatose II/4./**54**/14
— -rückbildung, angeborene II/4./**54**/8
Schiene I/1./**8**/1
Schienen, Gallerie-, Bänder-, Ringdraht- II/2./**26**/23
—, gegossene II/2./**22**/80
—, gegossene kauflächenfreie II/2./**22**/80
—, Ruhigstellung durch intermaxilläre Verschnürung II/2./**24**/34
— -behandlung nach D. Browne II/4./**54**/43
— -verbände II/2./**23**/2
— - —, kompakte II/2./**22**/80
— - — bei Progenie, Nachbehandlung II/2./**26**/23
— -verfahren, freihändiges II/2./**22**/77
Schienung, innere, von frakturierten Knochen mit Metallimplantaten I/2./**16**/16
— zur Unterstützung und Sicherung bei operativen Eingriffen II/2./**22**/93
Schiffchenspan, heteroplastischer II/4./**54**/124
Schifferknoten I/1./**7**/9 I/1./**7**/10 I/1./**7**/13
Schilddrüse I/1./**6**/110
— Karzinom I/2./**22**/249
Schilddrüsen-karzinom I/2./**22**/249
—, Mortalität I/2./**22**/247
— -kranke, Wundheilungsstörungen I/1./**6**/110
— -schwellungen durch Corbasil I/1./**4**/25
— -zysten II/3./**40**/22
Schildknorpel, Verlust II/3./**41**/35
Schildkrötenknorpelplatte, narbiges Zusammendrücken II/3./**41**/16
Schillersche Jodlösung I/2./**22**/114
— -sche Jodprobe I/2./**22**/7
Schimmelbuschmaske I/1./**5**/23 I/1./**5**/33
Schizorhinoplastik II/1./**3**/31
Schlafmittel I/1./**5**/57
Schlauchgaze-Verbände I/1./**8**/9
Schlaufen-Ösen-Draht-Verband II/2./**26**/64
Schleifen und Fräsen I/2./**19**
—, hochtouriges I/2./**19**/1
—, hochtouriges, der Haut bei Keloide I/2./**21**/16
Schleimhaut aus dem Bereich des Morgagnischen Ventrikels II/3./**41**/33
—, Keloide I/2./**21**/8
—, Resistenz I/2./**24**/4
—, Strahlenwirkung II/1./**17**/5
—, Transplantation I/2./**12**/156
— des Unterkiefers, verhornendes Plattenepithelkarzinom I/2./**22**/168
— -anaesthesie II/2./**34**/9
— - — mit Hilfe von Pantocain-Tupfern I/1./**4**/59
— -brückenlappen aus der Oberlippe zum Lippenrotersatz der Unterlippe nach Schulten II/1./**13**/38
— -defekte II/1./**13**/37
— -ersatz, Anwendung eines doppelt epithelisierten Lappens I/2./**12**/138
— - — mit Hilfe eines Stiellappens I/2./**12**/135
— -Haut-Grat II/1./**7**/105
— -lappen II/3./**36**/125
— - —, kaudal gestielter schürzenförmiger, aus der Oberlippe als Lippenrotersatz der Unterlippe II/1./**13**/38
— - — in Rundstielform II/1./**13**/39
— -pemphigoid I/2./**22**/112
— -periostverschiebungen, frühzeitige am Gaumendach, Folgen II/1./**7**/2
— -retentionszysten I/2./**22**/38
— -transplantat, Entnahme mit dem Apparat von Castroviejo I/2./**12**/157
— -transpositionslappen aus der Ösophaguswand II/3./**41**/30
— -verletzungen I/1./**5**/68
Schlinge, Glissonsche II/3./**40**/15
—, Lorenzsche II/4./**54**/43
Schluckakt, Druckwelle, Ablauf II/3./**41**/20
—, Ruhigstellung im frischversorgten Gebiet II/3./**41**/22
— und Stimme, plastische Maßnahmen zur Korrektur bei einseitiger Pharynx- und Larynxlähmung infolge von Vagusausfall II/3./**41**/50
Schluckdruck, Verminderung II/3./**41**/21
— -Verminderung, operative Maßnahmen als Voraussetzung für die plastischen Eingriffe an Hypopharynx und Ösophagusmund II/3./**41**/20
Schluckpneumonie II/3./**41**/31 II/3./**41**/37
Schlüsselbein-Pseudarthrosen II/4./**53**/95
Schlüsselgriff II/4./**53**/142

Schlüsselstückabdruck II/3./**39**/6
Schlund, Verschluß beim Sprechen II/1./**9**/7
— -gaumenmuskel II/1./**9**/7
— -heber II/1./**9**/6
Schlundschnürer II/1./**9**/4
—, mittlerer II/1./**9**/6
—, oberer II/1./**9**/4
—, unterer II/1./**9**/6
Schlundtaschen I/1./**10**/8
Schlundverengung II/1./**9**/26
Schlundwandplastik II/1./**9**/25
Schluß, mangelhafter, zwischen Velum und PASSAVANTschem Wulst I/2./**25**/9
Schlußbißstellung, schlechtere, nach Osteoplastik II/1./**7**/128
Schlußdesinfektion I/1./**3**/22
Schmalnasen II/2./**34**/21
Schmerz, Definition I/1./**4**/1
— als universale Erscheinung im Leben I/1./**4**/1
—, Lippenklemme I/1./**4**/3
—, physischer I/1./**4**/2
Schmerzausschaltung bei der aesthetischen Chirurgie der Nase II/2./**34**/8
— an der unteren Extremität I/1./**4**/105
Schmerzbahnen I/1./**4**/1
Schmerzbefreiung durch die Hypophysektomie I/2./**22**/24
Schmerzbekämpfung I/1./**4**/1
— in der Spaltchirurgie I/1./**4**/76
Schmerzbetäubung, Fragen II/1./**12**/11
Schmerzempfindlichkeit I/1./**5**/20
— Leitungsanästhesie des N. mandibularis, Schmerzphänomene I/1./**4**/45
Schmerzstoffe I/1./**4**/2
SCHMIDscher frontotemporaler Lappen für die Nasenspitzenrekonstruktion, Modifikation nach MEYER II/2./**33**/44
Schminken II/1./**20**/19
Schmutzeinsprengungen, unfallbedingte I/2./**19**/15
Schneckenohren II/3./**38**/50
Schneideapparat von PADGETT I/2./**12**/105
Schneider-Naht I/1./**7**/18
Schneidezahnrelationen und L-K-(G)-Spalten II/1./**7**/53
Schnellschnitt (v. SEEMEN) I/2./**22**/124
Schnellschnittdiagnostik I/2./**22**/1
—, Entwicklung der anatomisch-pathologischen I/2./**22**/1
Schnitt, intrakartilaginärer II/2./**34**/12
—, perimamillärer II/3./**46**/42
—, submammärer II/3./**46**/42
Schnittführung I/2./**22**/28
— zur Abwärtsverlagerung der Columella durch Rotationsläppchen aus der Lippe II/1./**8**/19
— für die Dekortikationsmethode II/2./**34**/13
— bei doppelseitiger Spaltform zur Nasenstegverlängerung II/1./**8**/16
— bei einseitiger Spaltform mit hochgradiger Naseneingangsasymmetrie II/1./**8**/15
Schnittführung mit mittelgradiger Naseneingangsasymmetrie II/1./**8**/14
— nach ERNST II/1./**7**/134
— im Gesicht unter Schonung des N. facialis I/2./**22**/35
— für Implantationen an der Stirn II/2./**25**/4
—, KOCHERsche II/3./**46**/8
— zur Korrektur der seitlichen Hautfalten des Halses nach MENNIG II/1./**3**/56
— von LE MESURIER II/1./**7**/93
— am Lidrand des Unterlides II/2./**29**/23
— zur Lippenkorrektur bei doppelseitiger Spaltform II/1./**8**/22
— im Bereich der Nasenscheidewand zur Schwächung und Geradstellung II/1./**8**/10
—, paranasale, nach WEBER I/2./**22**/202
— nach ROTTER-HALSTEDT II/3./**46**/9
— unter Berücksichtigung der Spannungsverhältnisse der Haut I/2./**18—20**/10 II/3./**41**/7
— zur oberen Tenotomie II/3./**40**/13
— zur Unterlippenrekonstruktion mit einem Brückenlappen aus der Submental-Submandibularregion, Darstellung II/1./**13**/59
—, Wundversorgung und Narbenkorrektur im Bereich von Gesicht und Hals, Besonderheiten I/2./**19**/1
—, zervikale, zur Gewinnung von Muskellappen I/2./**22**/173
—, Zirkel zur Ausmessung II/1./**7**/88
— zur Zungenverkleinerung II/2./**26**/26
Schnittführungen, ältere, Darstellung bei Oberkieferresektionen I/2./**22**/193
— im behaarten Kopfanteil I/2./**18—20**/1
— im Halsbereich II/3./**40**/1
—, neuere, bei der Oberkieferresektion I/2./**22**/194
— in der retroaurikulären Region I/2./**18—20**/1
—, rhinologische, der Oberkieferresektion I/2./**22**/194
— in den submandibulären Bereichen I/2./**18—20**/1
— zum Verschluß doppelseitiger Lippenspalten II/1./**7**/106
— zum Verschluß einseitiger Lippenspalten II/1./**7**/91
— zur Wangen-Halsraffung I/1./**4**/83
Schnittmethode, extraorale, des Unterkiefers nach Becker I/2./**22**/90
Schnittiefen verschiedener Hautersatzverfahren I/2./**12**/99
Schnittwunden, Grundsubstanzsynthese I/1./**6**/52
Schnitt-, Riß- und Quetschwunden im Bereich der Lider II/3./**36**/9
Schnürfurche, amniotische, am Unterschenkel, Beseitigung II/4./**54**/76
Schnürfurchen, amniotische, an den Großzehen, Entfernung, Schnittführung II/4./**54**/76
—, angeborene II/4./**54**/73
— -bildungen, Einteilung II/4./**54**/74

Schnürring, amniotischer, am Finger, Schnittführung zur Beseitigung II/4./**53**/39
Schnürringe, Behandlung II/4./**54**/75
—, Lokalisation II/4./**53**/38
—, Z-förmige Verschiebeplastik II/4./**53**/38
Schnürsenkelnähte nach REICHLING II/3./**36**/22
Schnürsenkelplastik II/3./**46**/129
— nach KNÖFLER, Darstellung II/3./**46**/129
Schnuller für die präoperative Behandlung der Gaumenspalte II/1./**6**/4
Schnupfen I/2./**25**/8
Schock I/1./**5**/6 I/1./**5**/57 I/1./**6**/129
—, anaphylaktischer I/1./**5**/7
—, dekompensierter I/1./**5**/11
—, exsikkotischer I/1./**5**/7
—, haemorhagischer I/1./**5**/7 I/1./**5**/8
—, hypoproteinämischer I/1./**5**/7
—, hypovolämischer I/1./**5**/7
—, irreversibler I/1./**5**/9
—, kardiogener I/1./**5**/7
—, kompensierter I/1./**5**/8 I/1./**5**/12
—, klinisches Bild I/1./**5**/8
—, psychischer, nach STIEVE II/1./**7**/33
—, toxischer I/1./**5**/7
— -einwirkung auf die frühe Schwangerschaft I/1./**9**/10
— -therapie I/1./**5**/8
— - und Kollapszustände I/2./**24**/3
— - — bei Kindern I/2./**24**/10
— - — nach Mammaplastiken I/2./**24**/10
SCHÖNBORN-ROSENTHAL-Methode, veränderte Technik II/1./**9**/27
Schönheit, Beurteilung II/2./**26**/2
Schönheitsideal der weiblichen Brust II/3./**45**/1
Schönheitswert, idealer I/1./**2**/5
Schonung der Arteriae palatinae II/1./**9**/26
SCHORRsche Theorie II/1./**7**/18
Schräge Gesichtsspalte II/1./**3**/23
— Osteotomie des aufsteigenden Astes nach SCHUCHARDT II/2./**26**/18
— — von THOMA II/2./**26**/16 II/2./**26**/17
Schrägfraktur in den aufsteigenden Ast auslaufend II/2./**22**/105
Schräglappen, frontaler II/2./**33**/74
Schrägosteotomie des I. Metatarsale II/4./**54**/233
Schrägstellung der Lidspalten II/1./**3**/10
— der Lidspalte nach Abriß des inneren Lidbändchen II/3./**36**/55
— —, Eingriff mit Verlagerung des äußeren Lidwinkels II/3./**36**/63
— —, Eingriff mit Verlagerung des inneren Lidwinkels II/3./**36**/62
Schraubenplatten von MÜLLER II/4./**53**/99
Schraubenprothese II/2./**26**/23
Schraubenschienenverband nach E. BECKER II/2./**22**/88
—, nach E. BECKER I/2./**22**/172 I/2./**22**/176 I/2./**22**/181 II/2./**23**/2 II/2./**24**/73
—, —, Möglichkeiten der Verwendung II/2./**22**/91
Schraubenschienenversorgung, extraorale, von Gesichtsschädelfrakturen II/2./**22**/88
Schrauben-Zugapparat von BÖHLER II/4./**54**/122
Schreck und seelische Erregung, gedrosselte kindliche Blutzufuhr nach A. MAYER II/1./**7**/33
Schrittmacherenzyme I/1./**6**/14
SCHRUDDEsche Verschiebe-Schwenk-Plastik II/1./**13**/15
Schrumpfnase II/2./**33**/34
—, Korrektur II/2./**34**/35
Schrumpfung I/2./**12**/82
— des Bindehautsackes II/3./**36**/128
—, gerichtete II/3./**36**/137
—. Ursache I/2./**12**/27
SCHUCHARDTsche Draht-Kunststoffschiene II/2./**24**/34
Schürzenbauch II/3./**50**/3 II/3./**50**/5
—, Korrekturmöglichkeiten II/3./**50**/5
Schüsselmethode I/1./**3**/19
Schulknoten I/1./**7**/10
Schulter, Arthrodese als Ersatz der Deltaschädigung II/4./**53**/80
— -alloarthroplastik II/4./**53**/113
— -arthrogramm II/4./**53**/56
— -arthroplastik II/4./**53**/113
— - —, Technik II/4./**53**/114
— -blatt eines Schafes II/2./**24**/49
— -blatthochstand, angeborener II/4./**53**/21
— -gelenk II/4./**53**/113
— - —, teilversteiftes II/4./**53**/113
— -gelenkfunktion, Beeinträchtigung durch Fixationsverbände bei Fernlappenplastiken II/2./**33**/51
— -gelenkkontrakturen, Beseitigung, Operationstechnik II/4./**53**/114
— -lappen nach CHRETIEN II/3./**41**/11 II/3./**41**/12
— -luxation, habituelle II/4./**53**/114
— - —, —, Beseitigung, Operationstechnik II/4./**53**/115
— - —, —, nach hinten II/4./**53**/116
— - —, —, Operationsverfahren II/4./**53**/115
— -schlottergelenk II/4./**53**/114
— -verrenkung, angeborene II/4./**53**/20
— - —, habituelle, Ätiologie II/4./**53**/115
— -verrenkungen, veraltete II/4./**53**/120
SCHULZEsche Osteoklasten II/4./**54**/43
Schusterknochen II/4./**54**/79
Schwachsinn I/1./**10**/14
—, trisomaler I/1./**9**/18
Schwächung des mesenchymalen Apparates I/2./**13**/6
Schwämme I/2./**14**/19
Schwammartig durchlöcherte Implantate II/3./**36**/109
Schwangerschaft, Infektionskrankheiten, mütterliche II/1./**7**/35
—, Masern, Einfluß II/1./**7**/35
—, Mumps, Einfluß II/1./**7**/35

Schwangerschaft, Regelblutungen II/1./**7**/35
—, Röteln, Einfluß II/1./**7**/35
—, Schockeinwirkung I/1./**9**/10
—, Toxoplasmose, Einfluß II/1./**7**/35
—, Versehen II/1./**7**/33
—, Windpocken, Einfluß II/1./**7**/35
—, Zeitspezifizität des schädigenden Faktors II/1./**20**/2
Schwangerschaften in den Wechseljahren II/1./**7**/29
Schwangerschaftshämangiome II/1./**20**/43
—, Entstehung II/1./**20**/43
Schwangerschaftsmöglichkeit II/3./**46**/38
Schwangerschaftsunterbrechungsversuche I/1./**9**/11
Schwankungen, numerische I/1./**9**/26
SCHWANNsche Scheide I/2./**22**/221
— Zellen II/1./**21**/26
Schwanzbildung, sogenannte II/3./**44**/15
Schwanzbildungen, sogenannte, Hypertrichosen II/3./**44**/13
Schwarz = schwarzes Eisenoxyd II/1./**20**/19
SCHWECKENDIEKsche Gaumenspaltoperation II/1./**7**/193
— Spätergebnisse II/1./**7**/183
— Velumplastik II/1./**7**/181
— zweizeitige Gaumenspaltoperation II/1./**7**/141
Schweißdrüsen und Keloide I/2./**21**/9
— -funktion der transplantierten Haut I/2./**12**/25
Schwellenwert, physiologischer II/3./**44**/10
Schwellkörper und Penis, Blutversorgung II/4./**51**/2
Schwenkdaumen II/4./**53**/147
Schwenklappen I/2./**12**/51 II/1./**13**/11
— zur Deckung seitlicher Nasendefekte nach ELLIOT II/1./**13**/78
—, lateraler II/2./**34**/63
— -plastik II/1./**13**/13
Schwimmhäute im Vestibulum nasi II/2./**34**/82
Schwimmhaut I/1./**10**/22
— -bildung II/4./**53**/33 II/4./**53**/38
Schwund des transplantierten Fettes II/3./**45**/35
Schwurhand II/4./**53**/86
Sclero-grattage II/1./**20**/20
Sclerosing haemangioma II/1./**20**/72
Scophedal II/2./**28**/3 II/2./**29**/8
— -Lorfan-Gemisch I/1./**4**/50
Scopolamin I/1./**5**/60
— -Eukodal-Ephedrin I/1./**4**/49
Scrotum bifidum II/4./**51**/34
— labioformis II/4./**51**/34
— praepenile II/4./**51**/16
Scurocaine I/1./**4**/9
Seblon II/3./**46**/131
Seborrhoische Warzen I/2./**22**/224
Second choice substitution I/2./**12**/208
Sedation I/1./**5**/13
Sedativa I/1./**5**/14
Sedativhypnotika I/1./**5**/15
Sediment-Fluoreszenz-Analyse I/2./**22**/9
SEE (Scopolamin-Eukodal-Ephedrin) I/1./**4**/9 I/2./**22**/26 II/3./**36**/148
Segelschiffschiene II/2./**22**/68 II/2./**22**/69
Segmentäre Hautdefekte am Rumpf, Deckung nach PICK, Darstellung II/3./**46**/23
Segmentärer Ösophagusersatz II/3./**46**/88
Segmentresektion des Unterkiefers mit suprahyoidaler Ausräumung des Lymphabflußsystems I/2./**22**/172
Segmentverschiebung von Einzelzähnen in Alveolarfortsatzscheiben II/1./**7**/177
Segontin I/1./**6**/129
Sehachse, Verschiebung II/1./**13**/110
Sehen von Doppelbildern II/1./**20**/31
Sehne, Blutzirkulation I/2./**12**/193
—, Heterotransplantation I/2./**12**/196
—, Homoiotransplantation I/2./**12**/196
— als lebendes Nahtmaterial I/2./**12**/196
—, Transposition I/2./**12**/193 I/2./**12**/200
Sehnen, Adhäsionen II/4./**53**/70
—, Kutisstreifen-Ersatz I/2./**12**/162
—, mikroskopische Befunde nach der Autotransplantation I/2./**12**/194
— und Muskel, Verwachsungen der Gleitgewebe II/4./**53**/74
—, Nahttechniken II/4./**53**/62
—, Spontanrupturen und Teilverlust bei rheumatischer Tenosynovitis II/4./**53**/60
— -adaption, gute, Verfahren II/4./**53**/63
— -ausfall des M. flexor digitorum sublimis II/4./**53**/68
— -auswechslung II/4./**53**/67
— -blockierung nach der Naht II/4./**53**/62
— -chirurgie an der Hand II/4./**53**/65
— -defekt, Sehnentransplantation I/2./**12**/197
— -diszision, Sehnentransplantation I/2./**12**/197
— -durchtrennungen, Funktionsausfälle II/4./**53**/60
— -ersatz I/2./**12**/184
— - — mit einem Faszienstreifen nach KIRSCHNER I/2./**12**/184
— -gleitgewebe, Verwachsungen als Ursache von Kontrakturen der Extremitätengelenke II/4./**54**/68
— -koppelung, Technik II/4./**53**/89
— -luxationen, habituelle II/4./**54**/88
— -naht I/1./**7**/20
— - — auf Distanz nach BUNNELL II/4./**53**/65
— - —, innere II/4./**53**/63
— - — nach LENGEMANN II/4./**53**/63 II/4./**53**/70
— - — (Außennaht) nach MASON-ALLEN an runden Sehnen II/4./**53**/64
— - —, Ruhigstellung II/4./**53**/62
— -nekrosen durch Verbrennung II/4./**55**/8
— -plastik nach FOWLER bei Knopflochluxation II/4./**53**/73
— - — nach STEINDLER bei Opponenslähmung II/4./**53**/89
— -riß des M. extensor dig. communis II/4./**53**/60

Sehnen-rupturen, degenerative, am Arm II/4./**53**/55
— - —, —, an der Hand II/4./**53**/60
— -schäden am Unterarm II/4./**53**/59
— -stücke, freie, Transplantation II/4./**53**/61
— -transfixation II/4./**53**/62
— - — nach BSTEH II/4./**53**/64 II/4./**53**/65
— -translokation des M. peroneus brevis, Technik II/4./**54**/101
— -transplantat, freies II/4./**53**/67
— - —, freie Verpflanzung zum Ersatz der langen Beugesehne eines Fingers nach S. BUNNEL I/2./**12**/200
— -transplantation I/2./**12**/192 I/2./**17**/7
— - —, atraumatische Technik I/2./**12**/198
— - —, Bedingungen I/2./**12**/197
— - —, Biologie I/2./**12**/194
— - — bei einem Defekt der Sehne I/2./**12**/197
— - — bei der Diszision einer Sehne I/2./**12**/197
— - — nach FOWLER, Technik II/4./**53**/73
— - —, Indikationen I/2./**12**/196
— - — des M. palmaris longus bei Trommlerlähmungen II/4./**53**/72
— - —, Operationstechnik I/2./**12**/197
— - — nach erfolgloser Sehnennaht I/2./**12**/197
— -verlängerung, Z-förmige II/4./**53**/67
— - —, —, Technik II/4./**53**/70
— -verletzung der Trizepssehne II/4./**53**/58
— - —, veraltete II/4./**53**/66
— -verpflanzung bei kindlichem Hackenfuß II/4./**54**/101
— -zellen, Regeneration I/2./**12**/195
— -zerreißung, spontane II/4./**53**/55
Sehstörungen I/2./**22**/105
— bei der Reposition des Mittelgesichtes II/1./**13**/100
Seide I/1./**7**/7 I/2./**17**/24
—, Ligaturen I/2./**24**/5
SEIDELsche Pipette I/1./**4**/24
Seifenwaschung I/1./**3**/20
Seitenbänder der großen Gelenke, Kutis-Ersatz I/2./**12**/161
Seitigkeit, Kennzeichnung II/1./**7**/72
Seitverschiebung, doppelterrassenförmige, zweier horizontal abgetrennter Unterkieferfragmente II/2./**25**/25 II/2./**26**/92
Sekretionsminderung, radiogene II/1./**17**/8
Sektionsstatistik I/2./**22**/145 I/2./**22**/146 I/2./**22**/242
— über Mißbildungsquote II/1./**7**/8
Sekundärdefekte, Deckung I/2./**22**/34
Sekundäre Rekonstruktion durch Knochentransplantation bei Tumoren II/2./**24**/70
— — mit Hilfe der Osteoplastik bei Unfällen (Pseudarthrosen) II/2./**24**/73
— Tumore im Kieferknochen I/2./**22**/166
Sekundärheilungen von Wunden bei Diabetespatienten I/1./**6**/113
Sekundärplastik, frühe II/1./**21**/16
Sekundärplastischer Verschluß größerer Gaumendefekte I/2./**22**/188
Sekundärtumore im Kiefer I/2./**22**/166
Sekundärversorgung der Elektroverbrennungen II/1./**4**/2
Selbstausgleich von Gebißanomalien nach Gaumenplastiken II/1./**7**/195
Selbstlaute I/2./**25**/2
Selbstlauter I/2./**25**/5
Selflimited capillary hyperplasia II/1./**20**/49
SELLHEIMsche Operation II/3./**46**/69
Seltene Mißbildungen im Bereich des Schädels, des Gesichts und des Halses II/1./**3**
Seltene Mißbildungen im Bereich des Rumpfes II/3./**44**
Semilobäre Holoprosenzephalie II/1./**3**/11
Semimaligne Tumoren, untere Extremitäten II/4./**54**/130
Semimaligner Riesenzelltumor am Tibiakopf II/4./**54**/128
Semimalignität II/4./**54**/125
Seminomkarzinom, Mortalität I/2./**22**/147
Semitendineusplastik II/4./**54**/181
Semitendineus-Sehnenansatz, Verlagerung II/4./**54**/183
Seneszenz II/2./**29**/1
Senium II/2./**29**/1
Sensibilisierung des Organismus I/2./**17**/8
— — durch implantierte Fremdkörper I/2./**14**/24
Sensibilitätsausfall im Ober- und Unterschenkelbereich nach einer Leitungsanästhesie I/1./**4**/113
—, partieller II/2./**29**/14
— -gebiete im Ober- und Unterschenkel nach Leitungsanästhesie der Nn. cutanaeus femoris lateralis und N. femoralis I/1./**4**/114
Sensibilitätsstörungen II/2./**26**/35
— der oberen Extremitäten II/4./**53**/92
Sensible Versorgung der äußeren Gesichts- und Galea-Haut I/1./**4**/52
Senso-Test I/1./**4**/30
Sepsis II/1./**20**/50
Septikaemie I/2./**14**/22
Septische Thrombophlebitis II/4./**58**/19
Septisol II/3./**46**/50
Septum, gedoppeltes II/2./**34**/89
—, knorpeliges, Korrektur II/2./**34**/90
— membranaceum, Hemitransfixionsschnitt II/2./**34**/11
— —, Transfixionsschnitt II/2./**34**/11
— mobile II/2./**32**/18
— nasi II/2./**32**/18
— —, knorpelige und knöcherne Bestandteile II/2./**32**/10
—, primitives I/1./**10**/5
—, Türflügel-Methode zur Geradesetzung II/2./**34**/94
— urorectale I/1./**10**/16
— -deformitäten II/2./**32**/32
— -deviation II/2./**32**/25 II/2./**32**/32 II/2./**34**/89
— -doppelung, Korrektur II/2./**34**/91
— -fraktur II/2./**34**/86
— -frakturen, submuköse II/2./**34**/90
— -kantenverkürzung II/1./**7**/158

Septumknorpel, Pseudoluxation II/1./**7**/156
—-Kolumellanaht, horizontale II/2./**34**/50
— -korrektur in Verbindung mit einer Rhinoplastik II/2./**32**/32
— -korrekturen II/2./**34**/1
— -lappen II/2./**33**/37
— - — nach de Quervain für die Nasenflügelrekonstruktion II/2./**33**/38
— -Matratzennähte, horizontale II/2./**34**/49
— - —, vertikale II/2./**34**/49
— -perforation, Verschluß II/2./**34**/99
— -perforationen II/2./**34**/98
— - —, Beseitigung II/2./**34**/98
— -rekonstruktion II/2./**34**/91 II/2./**34**/97
— - —, Korrektur der knorpeligen Schiefnase nach Goldmann I/1./**4**/62
— -resektion im Kindesalter II/2./**34**/98
— - —, submuköse, Folgen II/2./**34**/97
— -subluxation II/2./**34**/89
Sequestration I/2./**17**/10
Serin I/1./**6**/49
Serotonin I/1./**6**/45
Serum nach Bogomolov II/3./**46**/12
— verbrannter Haut, als Vorbehandlung I/2./**13**/7
— -ansammlung I/2./**24**/6
— -proteinkonzentration I/2./**24**/13
Sexuelle Orientierung II/4./**51**/72 II/4./**51**/77
— Zwischenstufen I/1./**9**/24
Shearing force II/3./**46**/106
Shunt II/1./**20**/35
—, arterio-venöser II/1./**20**/30
Sialome I/2./**22**/84
Siamesische Zwillinge mit spiegelbildlich konkordanten totalen Lippen-Kiefer-Gaumen-Spalten II/1./**3**/58
Siamesisches Zwillingspaar II/1./**7**/63
Sichellappen II/1./**13**/83
— nach New-Gillies II/2./**33**/75
—, temporo-frontaler II/2./**33**/37
Sichelzellanämie II/4./**54**/248
Sickle flap II/2./**33**/36 II/2./**33**/37
— — nach New II/1./**13**/83
Siebbein II/2./**32**/21
— -system, Geschwulstbildungen I/2./**22**/202
— -karzinom, Mortalität I/2./**22**/246
Sieb-Keilbeinregion I/2./**22**/185
Silastic I/2./**22**/178 I/2./**22**/182 II/1./**13**/112 II/2./**24**/49 II/3./**46**/49
— -Gerüste II/3./**38**/7
— -prothesen II/4./**51**/78
— -Späne II/2./**24**/19
— -stücke unter die Nasenspitzenhaut II/1./**7**/158
Silastik, künstliche Hoden, Implantation II/4./**51**/76
— -folien I/2./**15**/10
Silberdraht, gummiarmierter II/2./**34**/88
Silberfolien I/2./**12**/120
— -verband II/3./**36**/7
Silberkornzahlen I/1./**6**/37
Silicon, flüssiges, Injektion II/3./**46**/50 II/3./**46**/56
— -Lösung, Injektion von großen Mengen II/3./**45**/14
— -materialien II/3./**46**/54
— -Teflon-Prothese II/3./**46**/49
Silikatgel I/2./**13**/13
Silikone II/1./**13**/112 II/2./**30**/10 II/2./**34**/42 II/2./**34**/80 II/3./**38**/6 II/3./**46**/49
Silikon-Kautschukballen, Mammaplastik I/2./**17**/30
— -Kautschuke I/2./**22**/178
— -Kautschukimplantate I/2./**17**/31
— -Kautschukscheiben, Implantation von I/2./**14**/6
— -lösung I/2./**13**/13
— - —, Injektion II/3./**45**/34
— -öle II/2./**28**/17 II/2./**30**/11
— -Prothese II/3./**45**/36
— - —, Ursache der Komplikationen II/3./**45**/36
Silizium II/2./**30**/10
Silk I/1./**7**/7
Silka II/3./**40**/12
Silkvorm-gut I/1./**7**/7
Simonartsches Band I/1./**10**/25 II/1./**7**/50
Simplex Pentacryl Acrylic II/1./**1**/35
Simulierung der Brustwarze II/3./**46**/69
Sinnesorgane, Fehlen II/1./**3**/17
Sinus cervicalis I/1./**10**/8
— pilonidalis II/3./**46**/99
— —, Beseitigung, Operationsmethode, Darstellung II/3./**46**/103
— —, Exstirpation, Defektdeckung mit einem Verschiebelappen II/3./**46**/101
— —, —, — mit einem geradwinkligen Verschiebelappen II/3./**46**/102
— —, Exzision und primäre Naht II/3./**46**/101
— — sacralis II/3./**46**/98
Sirenenbildung I/1./**10**/25
Situs inversus I/1./**9**/42
Skalenuslücke II/3./**40**/6
Skalplappen II/1./**17**/53
— nach Converse II/1./**13**/88 II/2./**33**/75
— für die Nasenflügelersatzplastik II/2./**33**/37
— für subtotale Nasenersatzplastik II/2./**33**/81
—, Vermeidung der belastenden Narbenbildung II/2./**33**/80
— -technik nach Converse für die Nasenflügelrekonstruktion bei Lupus vulgaris II/2./**33**/38
Skapularsektion II/4./**53**/22
Skaphozephalie II/1./**13**/100
Skarifikation I/2./**12**/97 I/2./**24**/11
Skelett, Entwicklungsstörungen, radiogene I/2./**22**/14
—, Hämangiome II/1./**20**/41
— -elemente, azessorische, an Arm und Hand II/4./**53**/20
— -mißbildung, häufigste II/4./**54**/19
Skilauf als Ursache für Achillessehnenverletzungen II/4./**54**/81
Skin-dermis-graft II/3./**46**/38

Sklera, plastische Stumpfbildung unter teilweiser Erhaltung nach ILLIG II/3./**36**/113
Skleroblastem I/1./**10**/21
Sklerodermie I/1./**6**/90
Skleroprotein I/1./**6**/70
Sklerosierende Behandlung I/2./**22**/52
— Flüssigkeiten, Behandlung durch Injektion II/3./**40**/17
— Injektionsbehandlung II/1./**2**/53
— Mittel II/1./**20**/54
— —, Injektion II/1./**20**/54
Sklerosierung des Hämangioms I/2./**22**/53
Skorbut I/1./**6**/119 I/2./**12**/9
Skrotum, Anteposition II/4./**51**/16
—, Anteposition, Korrektur nach BURIAN II/4./**51**/18
—, Anteposition, partielle, Korrektur II/4./**51**/17
—, Dislokation, Korrektur II/4./**51**/18
—, Avulsion, Komplikationen II/4./**51**/85
—, Lageveränderungen, angeborene II/4./**51**/16
— und Penis, Hautdefekte einschließlich ihrer gegenseitigen Beziehungen II/4./**51**/12
— — —, Wiederherstellungschirurgie, anatomische Vorbemerkungen II/4./**51**/1
—, Transposition II/4./**51**/16
—, Urethra, Neubildung II/4./**51**/76
— -anomalien bei den verschiedenen Hypospadieformen II/4./**51**/34
— -haut, Avulsion, partielle II/4./**51**/84
— - —, Avulsion, totale (Skalpierung) II/4./**51**/85
— - —, Skalpierung, partielle II/4./**51**/84
— - — -verätzungen II/4./**51**/84
— - — -verbrennungen II/4./**51**/84
— -verletzungen II/4./**51**/83
Sludge-Bildung II/4./**58**/7
— -Phänomene I/1./**6**/4
SMITH-PETERSEN-Cup II/4./**54**/139
Soap-bubble II/1./**19**/3
Sodium morrhuate II/1./**20**/54
— tetradecyl sulfat II/1./**20**/54
Sofortvereinigung der Trachealstümpfe durch eine End-zu-End-Anastomose II/3./**41**/41
Sohlenhautersatz durch Gesäßhaut II/4./**57**/6
Solcoseryl II/1./**7**/200 II/1./**7**/201
Solvaline II/1./**13**/4
— -Gaze II/3./**45**/37
Solvolin I/1./**8**/10
Solvoline-Schleier I/1./**8**/11
Somatotropen I/2./**12**/7
Sommersprossen I/2./**22**/221
Sonnenlicht, keimtötende Wirkung I/1./**3**/14
Soorbesiedelung II/1./**17**/8
Sorgenfalten II/2./**28**/15
Sotradecol II/1./**20**/54 II/4./**58**/12
Spätergebnisse plastischen Hautersatzes bei Kindern II/4./**53**/49
— von SCHWECKENDIEK II/1./**7**/183
— bei Spalten des primären Gaumens II/1./**7**/180
Spätergebnisse bei Spalten des primären und sekundären Gaumens II/1./**7**/180
— der Westdeutschen Kieferklinik II/1./**7**/179
Spätheilung II/1./**7**/51
Spätimplantation einer Paladonplombe II/3./**36**/122
Spätkomplikation bei der Intubation, Larynxgranulome I/1./**5**/68
Spätlähmung II/1./**21**/15
Spätresultate nach Lippenplastiken II/1./**7**/178
Spätrezidiv, (Progenie) Bedeutung der Zunge II/2./**26**/25
—, — Maßnahmen zur Verhütung II/2./**26**/25
Spaltbereich, Überzahl von Zähnen II/1./**10**/1
Spaltbildungen des Gesichts, Anästhesie und Operationen unter besonderen Umständen II/1./**7**/90
— —, angeborene, Behandlungsziel II/1./**7**/79
— —, Erblichkeit II/1./**7**/24 II/1./**7**/201
— —, Ergebnisse II/1./**7**/178
— —, frühkieferorthopädische Behandlung II/1./**7**/81
— — Häufigkeit, Einfluß der Inzucht II/1./**7**/13
— —, Komplikationen II/1./**7**/189
— — im L-K-G-Bereich, Geburtennummereinfluß auf die Entstehung II/1./**7**/11
— —, Mortalität II/1./**7**/189
— —, Nomenklatur II/1./**7**/68
— —, Nomenklaturvorschlag, computergerechter II/1./**7**/74
— —, primäre und sekundäre, Morphogenese II/1./**7**/52
— —, Vererblichkeit II/1./**7**/24 II/1./**7**/201
— —, **Versorgung** II/1./**7**
— —, —, Operationsalter II/1./**7**/82
— des Medullarrohres I/1./**9**/22
— des Oberkiefers I/1./**9**/20
— der Wirbelsäule I/1./**9**/21
Spaltchirurgie, Schmerzbekämpfung I/1./**4**/76
Spalte, einseitige, medianer extraoraler Kunststofffortsatz zur Fixierung der Platte bei einseitigen Spalten II/1./**6**/4
—, —, Lippenkorrektur II/1./**8**/21
—, intrauterin verheilte II/1./**7**/42 II/1./**7**/56
—, submuköse I/2./**25**/9
—, vesiko-intestinale I/2./**25**/10
Spalten, doppelseitige II/1./**7**/59
—, —, progenes Profil II/1./**6**/27
—, —, Verlängerung des häutigen Nasensteges II/1./**8**/18
—, einseitige II/1./**7**/58
— bei Nigriden in den USA II/1./**7**/14
—, primäre und sekundäre, Entstehung II/1./**7**/49
—, Variabilität der Mißbildungsausprägung II/1./**7**/21
— -bildung, prothetische Behandlung II/1./**10**/6
— -schluß mangelhafter I/1./**9**/20
— -verschluß bei vorhandener Hämophilie A II/1./**7**/191

Spaltform, doppelseitige, Schnittführung zur Lippenkorrektur II/1./8/22
—, —, —, zur Nasenstegverlängerung II/1./8/16
—, einseitige, mit hochgradiger Naseneingangsasymmetrie, Schnittführung II/1./8/15
—, —, mit mittelgradiger Naseneingangsasymmetrie, Schnittführung II/1./8/14
Spaltfuß I/1./**9**/26 I/1./**9**/35 I/1./**9**/36 II/4./**54**/78
Spalthand I/1./**9**/26 I/1./**9**/35 I/1./**9**/36 II/4./**53**/37
—, atypische II/4./**53**/15
— -bildung zur Daumenrekonstruktion II/4./**53**/145
— nach KREUZ II/4./**53**/144
Spalthaut, Auflegen auf große Defekte am Hals II/2./**40**/16
—, Aufsteppen auf die nasale Wundfläche II/1./**9**/18
— an den Sekundärdefekten, Beseitigung II/1./**4**/6
— als temporäre Deckung II/3./**46**/37
— -lappen I/2./**12**/100 I/2./**22**/34 II/3./**36**/126 II/3./**36**/135 II/4./**53**/44
— - —, Anwendung bei der modernen Behandlung umschriebener Verbrennungen I/2./**12**/102
— - —, Einnähen, Reihenfolge I/2./**12**/115
— - —, Entnahmestelle, beste und am häufigsten benutzte I/2./**12**/107
— - — (GOHRBANDT) II/3./**36**/66
— - —, Übertragung II/3./**36**/69
— - — -deckung von Granulationsflächen am Fuß I/2./**12**/103
— - — -entnahme mit dem HUMBYschen Messer und Hautspanngerät von ZOLTÁN I/2./**12**/112
— - — -plastik I/2./**12**/105
— - — -transplantation zur Epithelisierung der Resektionshöhle I/2./**22**/200
— -transplantat als Epithelverband II/2./**33**/67
— -transplantate, freie, zur plastischen Rekonstruktion des Hypopharynx II/2./**41**/22
— - —, —, zur Rekonstruktion des Mesopharynx II/3./**41**/20
— - —, —, zur Stirnhautlappen-Unterfütterung II/1./**13**/30
— - — bei größeren Zungenschleimhautdefekten II/1./**13**/3
— -transplantation, Schwangerschaftsmöglichkeit II/3./**46**/38
Spalt-Kinder, kieferorthopädischer Behandlungsbeginn kurz nach der Geburt II/1./**6**/3
Spaltkreuzbiß im Eckzahnbereich II/1./**6**/18
Spaltlappen zum primären Verschluß durchgehender Wangendefekte nach LUHR II/1./**13**/29
Spaltnase, vollständige Korrektur bei Primäroperation II/1./**7**/157
Spaltoperationen, Mortalität II/1./**7**/190
Spaltplastiken im Stirnbereich II/1./**5**/3
Spaltpositive Personen, prophylaktische Maßnahmen in der Schwangerschaft II/1./**7**/199
Spaltträger im Erwachsenenalter, Operationen bei II/1./8
— —, Korrekturen bei II/1./8/1
—, Erwachsene, Begleiterkrankungen II/1./**7**/196
—, Geschlechtsverteilung II/1./**7**/16
—, Häufigkeit von Kieferanomalien II/1./**7**/175
—, Herderkrankungen II/1./**7**/195
—, isoklimatische Untersuchungen II/1./**7**/16
—, Kariesanfälligkeit II/1./**7**/195
—, Kariesfrequenz II/1./**7**/195
—, — im Vergleich zur Normalpopulation II/1./**7**/196
—, kieferorthopädische Behandlung II/1./**10**/1
—, Krankengut, allgemeine Verteilung II/1./**7**/15
—, nachgehende Fürsorge II/1./**7**/199
—, Otitis media II/1./**7**/191
—, postoperative kieferorthopädische Behandlung II/1./**7**/192
—, prothetische Abformung II/1./**7**/197
—, sprachliche Rehabilitation II/1./**7**/184
—, Stottern II/1./**7**/185
—, zahnärztliche Probleme II/1./**7**/195
—, zahnärztlich-prothetische Maßnahmen II/1./**7**/195
— -verwandte, Anomalien der Zahnentwicklung II/1./**7**/25
Span, autoplastischer, Entnahmestelle II/2./**24**/3
—, —, als Fibula-Ersatz II/4./**54**/12
— homoioplastischer II/4./**54**/16
— und Kieferstumpf-Verbindung II/2./**24**/36
—, Münchener II/2./**24**/82
—, Weichteildecke II/2./**24**/36
— -abstoßungen, partielle II/2./**24**/37
— -anlagerung, autoplastische, nach PHEMISTER II/4./**54**/118
— -anlagerungsmethode nach PHEMISTER II/4./**53**/93
— -auffädelung II/4./**54**/124
— -einpflanzung bei der Nasenplastik II/2./**34**/25
— -entnahme, gute, Hindernisse II/2./**24**/8
— - —, Spontanfraktur II/2./**24**/9
— -verriegelung, Technik II/4./**53**/112
Spannungsgleichgewicht im Knorpelimplantat II/2./**33**/91
Spannungskorrosion I/2./**14**/13
Spannungslinien der Haut II/3./**41**/7
—, LANGERsche I/2./**18—20**/10
Spannungsseptum II/2./**34**/89
Spannungsverhältnisse der Haut, Schnittführung unter ihrer Berücksichtigung II/3./**41**/7
Spannungszustand der Galea aponeurotica II/1./**5**/4
Spastische Lähmungen, Ausfallrekonstruktion II/4./**53**/92
Spatium parapharyngicum II/3./**40**/3
— suprasternale II/3./**40**/3
Speichel, Absaugen II/3./**41**/22
— -drüsen II/1./**12**/39
— - — -karzinom, Mortalität I/2./**22**/246

Speichel-drüsen-zysten II/3./**40**/22
— -fisteln II/1./**12**/40
— -sekretion I/1./**5**/41
Speiche, hypoplastische Anlage II/4./**53**/8
—, Spongiosaexkochleation II/4./**53**/134
Speichendefekte II/4./**53**/8
Speichenköpfchen, angeborene Verrenkung II/4./**53**/23
—, zertrümmertes, Vitalliumprothese II/4./**53**/123
Speiseröhrenkrebs I/2./**22**/248
Speiseweg, kollarer, Rekonstruktion nach Verätzungsatresien II/3./**41**/23
—, neugebildeter, Verpflanzung von behaarter Haut II/3./**41**/27
—, plastische Rekonstruktion nach Querresektion des zervikalen Ösophagus bzw. bei zirkulären Stenosen II/3./**41**/29
—, — — bei Pharynxfisteln nach Larynxexstirpation II/3./**41**/24
—, — — nach totaler Pharyngektomie mittels tumorfreien Luftweges II/3./**41**/29
—, — — nach totaler Pharyngo-Laryngektomie mittels verschiedener Lappenplastiken II/3./**41**/26
—, — — — — - — nach totaler Pharyngo-Laryngektomie mittels Sigmaschlinge, Magenabschnitt und Kunststoffrohr II/3./**41**/29
—, Rekonstruktion mittels eines Kunststoffrohres II/3./**41**/29
—, — nach Laryngo-Pharyngektomie mit einer Sigmaschlinge II/3./**41**/29
—, — nach totaler Pharyngo-Laryngektomie II/3./**41**/27
—, — nach Pharyngektomie mittels des tumorfreien Larynx und des oberen Anteils der Trachea II/3./**41**/29
—, Wiederherstellung nach ausgedehnten Wanddefekten II/3./**41**/28
Spendergebiet für Haut-Knorpel-Transplantate zur Rekonstruktion des Nasenflügels II/1./**16**/35
Spender-Verfahren I/1./**3**/19
Spermatogenese II/4./**51**/73
—, Bestimmung II/4./**51**/79
Spermium I/1./**10**/1
Sperrwirkung einer Fibulafraktur II/4./**54**/117
Spezialisierung, heutige II/1./**3**/4
Spezialzange zur Aufrichtung von Nasenfrakturen II/2./**22**/44
Spezielle Plastische Chirurgie I/1./**1**/3
Spezifität der Qualität der teratogenen Agenzien I/1./**10**/3
Spickmethode II/1./**20**/59
Spickung mit Radium- oder Kobaltnadeln I/2./**22**/159
Spider naevus II/1./**20**/24
— teleangiectasis II/1./**20**/71
Spiegelhand II/4./**53**/4
— mit 4 radialen und 4 ulnaren Fingern II/4./**53**/4
Spina bifida I/1./**9**/20 I/1./**9**/21 I/1./**10**/14 I/1./**11**/11 I/1./**11**/13 II/3./**44**/13
— —, Mikroformen II/3./**44**/13
— — occulta II/3./**44**/14
— — — mit Myelodysplasie II/4./**54**/58
— nasalis anterior II/2./**32**/11
— —, Entfernung II/2./**34**/47
Spinalanästhesie I/1./**5**/17 I/1./**5**/76
Spinaliome I/2./**22**/120
Spinalzellenkarzinom, Mortalität I/2./**22**/246
Spindelzellensarkom I/2./**22**/213
Spinokaudaler Bereich, Entwicklungsstörungen II/1./**7**/68
Spino-kaudales Organisationsfeld II/1./**7**/69
Spiromat I/1./**5**/50
Spirometerdifferenzmethode nach GABKA und MÜHLER, Darstellung II/1./**7**/167
Spirometerdifferenztest II/1./**7**/166 II/1./**7**/188
Spitzenknorpel (Nase), Modellierung durch Gitterung II/2./**34**/67
—, Verlagerung von Teilen in das Nasenrückengebiet II/2./**34**/33
Spitzfront II/2./**26**/40
— bei lutschoffenem Biß II/2./**26**/96
— mit tiefem Biß und kurzer Oberlippe II/2./**26**/7
—, Osteotomien zur Beseitigung II/2./**26**/64
Spitzgriff II/4./**53**/142
Spitz- und Hängefuß II/4./**54**/96
Spitz- oder Klappnasen, postoperative II/2./**32**/14
Spitzohr, DARWINsches II/3./**38**/55
S-Plastik nach GIBSON und FREEMAN II/3./**46**/113
Splintverfahren, extraorales nach RUETENICK II/2./**22**/5
Split-rib-grafts II/1./**16**/29
Split skin graft I/2./**12**/100
Split-split-grafting I/2./**12**/108
Spongiosa, autoplastische, Knochenneubildung nach der Transplantation II/2./**24**/4
— zur Ausfüllung tuberkulöser Herde II/2./**24**/51
— -exkochleation an Speiche und Ulnaende II/4./**53**/134
— -implantate, kunststoffgetränkte II/2./**24**/4
— -plastik II/2./**24**/3
— - — bei Doppelspanverpflanzung II/4./**54**/18
— - —, subchondrale, am Kniegelenk II/4./**54**/253
— -plombierung II/4./**53**/135
— -späne I/2./**22**/181
— -transplantat, Knochenneubildung durch Zellen des autoplastischen II/2./**24**/4
— -zylinder, Einpflanzung zur Behandlung der jugendlichen Hüftkopflösung (WAGNER) II/4./**54**/246
Spontan-amputation II/4./**54**/74
— -atmung I/1./**5**/38
— -fraktur I/2./**22**/14 I/2./**22**/98 I/2./**22**/99
— - — nach Knochentumoren oder -metastasen, Behandlung II/4./**54**/133

Spontan-fraktur nach der Spanentnahme II/2./**24**/9
— -frakturen im zahnlosen Kiefer II/2./**22**/93
— -heilungen der Meningozelen II/3./**44**/13
— -nekrose des Hüftkopfes II/4./**54**/241
— -regression der Hämangiome II/1./**20**/47
— - —, Gegner der Lehre II/1./**20**/49
— -rupturen der Achillessehne II/4./**54**/82
— - — und Teilverlust der Sehnen bei rheumatischer Tenosynovitis II/4./**53**/60
Sporen thermophiler Bazillen I/1./**3**/3
Sprachärztliche Übungsbehandlung II/1./**10**/10
Sprache I/2./**25**/1 II/1./**9**/1
—, Ausfallerscheinungen I/2./**25**/1
— bei Gaumenspaltträgern, objektive Auswertungen II/1./**7**/188
— der Seele II/1./**21**/1
—, normale, Herstellung I/2./**25**/10
Sprachentwicklung nach der primären Veloplastik II/1./**7**/144
Sprachfunktion II/1./**9**/1
Sprachfunktionelles Ergebnis nach Gaumenspalt-Operationen II/1./**9**/2
Sprachliche Vorbehandlung I/2./**25**/12
Sprachresultate II/1./**7**/184
Sprachspektrographie II/1./**7**/166
Sprachstörung II/1./**8**/44
Sprachtherapie, Angelpunkte II/2./**25**/11
—, aktive Maßnahmen I/2./**25**/15
—, passive Maßnahmen I/2./**25**/13
Sprachverbessernde Operationen II/1./**9**
— —, Indikation II/1./**9**/**12**
— —, Methodik und Technik II/1./**9**/12
— —, Übersicht II/1./**9**/14
Spreading-effect I/1./**4**/24 I/1./**4**/77
— -factor I/1./**4**/30
Sprechen I/2./**25**/1
— ohne Zunge I/2./**25**/17
Sprechkanüle II/3./**41**/5
Sprechstörungen I/2./**25**/1
Sprech-therapeutische Erziehung II/1./**9**/2
Spreizfuß mit Hallux valgus, Röntgenbild II/4./**54**/229
Spreizhöschen-Behandlung II/4./**54**/21
Spreiznagel nach Witt II/4./**54**/158
Sprunggelenk, Luxation, hereditäre, kongenitale II/4./**54**/12
—, oberes, Ankylosierung II/4./**54**/172
—, —, Arthrodese II/4./**54**/207
—, —, Arthrodesen II/4./**54**/12
—, —, Beweglichkeit, Wiederherstellung II/4./**54**/172
—, —, Beweglichkeit, schlechte II/4./**54**/207
—, —, Verrenkungen II/4./**54**/202
—, —, Versteifung II/4./**54**/174
—, unteres, Arthrodese mit medialer Keilresektion II/4./**54**/67
—, —, Seitenbeweglichkeit II/4./**54**/194
—, —, Verrenkungen II/4./**54**/202
— -außenbandriß II/4./**54**/194
Sprunggelenk-deformität, Volkmannsche II/4./**54**/13
— -Luxationsfrakturen II/4./**54**/123
Sprunggelenks-deformität I/1./**9**/29
— -verrenkungen, veraltete II/4./**54**/206
— -versteifung II/4./**54**/174 II/4./**54**/175
Sr^{90}-Dermaplatten bei Hämangiomen II/1./**20**/59
Stabilität, große I/1./**4**/11
Stachelzellkrebse I/2./**22**/120
Stadium I/2./**22**/119
— -einteilung nach dem TNM-System I/2./**22**/118
Stärkungsmittel, Mariani-Wein I/1./**4**/4
Stahl, nichtrostender I/1./**7**/7 II/3./**46**/131
—, rostfreier II/2./**34**/42
—, rostsicherer, zur Herstellung von Drahtbögen II/2./**26**/23
— und Strahl I/2./**22**/241
— -Kranioplastik II/1./**1**/34
— -nagel II/2./**34**/88
— -platten, rostfreie, bei Kranioplastik II/1./**1**/34
Stamm, Innervation I/1./**4**/96
—, rekonstruktive Chirurgie I/2./**22**/14
—, Verbrennungen II/3./**46**/41
Stammbereich, Chirurgie, ästhetische II/3./**50**
—, **Lappenplastiken** II/3./**46**
—, Lokalanästhesie bei plastischen Eingriffen I/1./**4**/92
—, Narbenbildungen und deren Korrekturmöglichkeiten II/3./**50**/15
—, **Verbrennungen** II/3./**48**
Stammhirn-Rinde, Unterbrechung I/1./**5**/15
Stammskelettosteoporose I/2./**22**/100
Standard-Ohr II/3./**38**/3
Standardwerk der Mißbildungen II/1./**3**/4
Stanze, Bettexsche II/1./**3**/12
— nach Whitney II/1./34
Stanzen nach Pfister I/2./**19**/1
Staphylokokken, resistente pathogene I/1./**3**/17
— -Hospitalismus I/1./**3**/18 I/1./**3**/21
Starbildung II/1./**4**/10
Starkstromunfall am Unfallort II/1./**4**/2
Starre Werkstoffe II/2./**30**/7
Stase I/1./**6**/4
Stationäre Aufnahme für die präoperative kieferorthopädische Behandlung II/1./**6**/3
Statistik der Frakturen im Schädel-Kiefer-Gesichtsbereich II/2./**22**/7
—, klinische (Tumoren) I/2./**22**/242
Statistiken über Kinder mit Myelodysplasien und Zephalozelen II/1./**3**/8
Status dysraphicus I/1./**9**/21 I/1./**9**/23
Staubinfektion I/1./**3**/21
Stauungspapille II/2./**22**/18
Steggelenkverbindung nach Dolder II/2./**31**/8
Steindlerplastik II/4./**53**/82
Steinimplanatate II/2./**34**/42
Steinmann-Nagel I/2./**22**/177 II/1./**13**/113 II/4./**54**/171 II/4./**54**/263 II/4./**54**/267

Steleoplastik I/2./**12**/3
Stellatumblockade I/2./**12**/39
Stellit 25 I/2./**14**/13
Stellung und Lage der Oberlippe II/2./**26**/7
— — der Unterlippe II/2./**26**/7
Stellungsanomalien der Kiefer II/2./**26**/1
— der Lider II/3./**36**/4 II/3./**36**/97 II/3./**36**/141
Stellungskorrektur einzelner Frontzähne während ihres Durchbruches II/1./**6**/20
STENONscher Gang, Wiederherstellung I/2./**12**/133
Stenosen und Atresien, Behandlung mit Bolzung oder Bougierung II/3./**41**/36
— — von Larynx und Trachea II/3./**41**/4
— im Bereich des Pharynx II/3./**41**/18
— der Urethralmündung II/4./**51**/19
Stenosierende Narben, Resektion im Bereich von Hypopharynx, Ösophagusmund und zervikalem Ösophagus als Vorbereitung zur plastischen Rekonstruktion II/3./**41**/22
Stent-dressing I/2./**12**/118
STENTSmasse I/1./**8**/11 II/2./**34**/88 II/3./**36**/129 II/3./**36**/132
Sterblichkeit bei Patienten mit Lippen- und Gaumenspalten II/1./**7**/190
— — — —, Ursachen II/1./**7**/190
Sterilisation und Desinfektion I/1./**3**
—, kryothermische I/1./**3**/7
— des ärztlichen Instrumentariums I/1./**3**/18
—, fraktionierte I/1./**3**/7
—, praktische Richtlinien I/1./**3**/11
Sterilisationsverfahren I/1./**3**/3
—, Mainzer I/1./**3**/8
—, sichere I/1./**3**/4
—, unsicher arbeitende I/1./**3**/7
Sterilisierung des Narkoseapparates I/1./**5**/66
Sterilität II/4./**51**/85
Steri-Strip-Anwendung I/1./**7**/22
— - —-Technik I/1./**7**/20
Steri-Strips I/1./**8**/9 I/2./**18—20**/3 I/2./**21**/14
— - —, Reißfestigkeit I/2./**18—20**/6
— - —, tierexperimentelle Untersuchungen über Wundheilungseffekte mit I/1./**7**/22
Sterivit-Geräte I/1./**3**/9
Sternalpunktat, Krebszellbefunde I/2./**22**/3
Sternohyoideuslappen I/2./**22**/181
— von BOROVANSKY II/2./**24**/62
Sternoklavikular-gegend, Rundstiellappen II/2./**33**/46
— -gelenk, Arthrodese II/4./**53**/112
— - —, Verrenkung II/4./**53**/111
Steroidnarkotika I/1./**5**/26
Steuerbarkeit I/1./**5**/1
STH (Somatropes Hormon) I/1./**6**/94
—, wachstumsfördernde Wirkung von I/1./**6**/94
— -System I/2./**12**/10
STICHERsche Röhrchen I/1./**3**/13
Stichinzision in entzündete Vene II/4./**58**/19
Stichkanäle, Entzündung I/2./**24**/6
Stickstoff-Lost-Präparate I/2./**21**/18
Stiellappen I/2./**12**/66
—, Anlage für die plastischen und rekonstruktiven Eingriffe am Hals II/3./**41**/13
—, arterieller, nach ESSER I/2./**22**/33
—, Autonomisierung II/3./**41**/14
— vom Bauch II/3./**46**/12
— von der seitlichen Bauchwand II/3./**46**/12
— zum Lippenrotersatz der Oberlippe nach JOSEPH II/1./**13**/37
—, lokale Hypothermie I/2./**12**/39
— aus dem Nasenspitzen-Rückenbereich zur Kolumellaverlängerung nach EDGERTON II/1./**13**/74
— aus der Oberlippeninnenseite nach DELORME zum Verschluß eines vorderen Defektes am Gaumen und Alveolarfortsatzes II/1./**12**/26
— aus der Rachenwand, indirekte Überbrückung nach SANVENERO-ROSSELI II/1./**9**/31
— —, — — nach SCHÖNBORN-ROSENTHAL II/1./**9**/24
— vom Rücken II/3./**46**/12
— aus dem Rücken, nach GABKA II/3./**41**/11
— aus der Schläfe zur Beseitigung eines Narbenektropiums im temporalen Oberlidbereich II/3./**36**/60
—, Schleimhautersatz I/2./**12**/135
— aus der Tabetière nach YOUNG II/2./**33**/19
— -austausch zur Anhebung eines narbig verzogenen Mundwinkels nach GANZER II/1./**12**/22
— -Fetteinpflanzungen zur Vergrößerung der Mamma II/3./**46**/45
— -plastik II/1./**7**/3 II/1./**7**/181 II/3./**36**/39 II/3./**36**/56
— - — nach ABBÉ II/1./**8**/23
— - —, Frage der Blutversorgung I/2./**12**/37
— - — nach HASNER II/3./**36**/65
— - — nach HASNER zur Bildung eines inneren Lidwinkels II/3./**36**/64
— - — nach v. LANGENBECK II/3./**36**/57
— - — nach TEALE II/3./**36**/100
— - — zum einzeitigen Verschluß des Gaumen, Darstellung II/1./**7**/133
Stiellappenplastiken des Fettgewebes I/2./**12**/178
STILLERsche Operation II/4./**54**/232
Stimmband, Rekonstruktion nach Tumorresektion II/3./**41**/34
— -karzinom, Mortalität I/2./**22**/246
— -lähmung, beiderseitige II/3./**41**/50
— - —, —, (Postikusparese), plastische Maßnahmen II/3./**41**/50
— -.— infolge von Rekurrensschädigung II/3./**41**/49
— -lähmungen, einseitige II/3./**41**/5
Stimmbänder, Narbenschrumpfung II/3./**41**/33
Stimmbildung und Lautbildung II/1./**9**/3
Stimme II/3./**41**/33
—, aphonische II/3./**41**/50
—, Ausfallerscheinungen I/2./**25**/1
—, plastische Maßnahmen zur Korrektur bei einseitiger Stimmbandlähmung infolge von Rekurrensschädigung II/3./**41**/49

Stimme, tracheo-orale II/3./**41**/37
—, tracheo-pharyngeale II/3./**41**/37
—, — - — oder tracheo-orale, plastische Maßnahmen, die eine solche Stimme nach totaler Laryngektomie ermöglichen II/3./**41**/37
Stimmkanal II/1./**10**/8
Stimmschäden I/2./**25**/1
Stimmwiederherstellung bei einseitiger Stimmbandlähmung II/3./**41**/49
Stimulationsplatte nach McNeil II/1./**6**/4
Stimulatoren II/2./**24**/11
—, biogene II/2./**24**/3
Stimulierung des Bindegewebes durch Stilbene I/2./**21**/7
Stimulin D I/2./**21**/17
Stimulus, osteogenetischer I/2./**12**/222
Stirn, Faltenbildung II/2./**29**/15
—, flächenhafte Narben und flächenhafte Veränderungen II/1./**5**/1
—, Läsion II/1./**12**/4
—, Lokalanästhesie I/1./**4**/56
—, Modifikation des Gilliesschen Visierlappens nach Schuchardt II/2./**33**/74
—, Narben II/1./**5**/1
—, —, lineare und anders geformte II/1./**5**/2
—, Retraktion II/2./**27**/6 II/2./**27**/9
—, Schnittführung für Implantationen II/2./**25**/4
—, Verbrennungen II/1./**16**/21
Stirnbereich, Knorpel als Implantationsmaterial II/2./25/2
—, Spaltplastiken II/1./**5**/3
Stirndeckung, Kunststoffe II/1./**13**/121
Stirndefekt, homoioplastischer Knorpel als Implantationsmaterial II/2./**25**/3
Stirndefekte II/1./**13**/121
—, Eingriffe II/1./**13**/120
— nach frontobasalen Verletzungen II/2./**25**/2
Stirndrittel II/1./**26**/2
Stirnfalten II/1./**5**/11
— und Glabellafalten, Behandlung II/1./**5**/13
—, ellipsenförmige Streifenexzision aus der behaarten Kopfhaut II/2./**28**/16
—, Inzisionen zur Beseitigung der St. nach Castanares II/1./**5**/15
—, Korrekturmöglichkeiten II/2./**28**/15
—, Operation II/1./**5**/12
—, quere, Behandlung, nach Uchida II/1./**5**/17
—, senkrechte II/2./**28**/15
—, trapezförmige Streifenexzision an der Haargrenze aus der Stirnhaut II/2./**28**/16
— -beseitigung bei der Fazialislähmung II/1./**5**/18
Stirnhaut, doppelt epithelisierte, zur Meloplastik nach Rosenthal II/1./**12**/24
— für die Kolumellaersatzplastik II/2./**33**/15
— für den Nasenersatz II/2./**33**/2
— -flachlappen, doppelt-epithelisierter II/1./**13**/60
— -lappen, horizontale II/1./**13**/72
— - —, mediane II/1./**13**/70 II/2./**33**/15
Stirnhaut-lappen-Unterfütterung mit freien Spalthauttransplantaten II/1./**13**/30
Stirnhöhle II/2./**32**/20
—, Läsion, bei Oberkieferfraktur vom Typ le Fort II/1./**12**/7
Stirnhöhlenradikaloperationen I/1./**4**/56 II/2./**25**/2
Stirn-Jugo-Hals-Rhytidektomie, komplette II/2./**29**/16
Stirnkipplappen nach Gabka II/1./**13**/30
Stirnknochen, Abtragung II/2./**34**/78
Stirnkopflappen, pistolengrifförmiger I/2./**22**/32
Stirnlappen II/1./**13**/17
—, Autonomisierung II/2./**33**/60
—, doppelepithelisierter, nach Lexer-Rosenthal I/2./**22**/203
— nach Kilner II/2./**33**/78
— medianer II/2./**33**/74
—, —, nach Kazanjian II/2./**33**/59 II/2./**33**/60
—, schräge, zur Rekonstruktion der Nasenspitze II/2./**33**/34
—, subkutan gestielte mediane II/1./**13**/71
—, subkutan gestielter, zur Nasenrückenrekonstruktion II/1./**13**/70
— für sub- und totaler Ersatzplastik der Nase II/2./**33**/70
— als Verschluß eines oralen Defekts I/2./**22**/164
— -bildung I/1./**7**/8
— - —, horizontale II/2./**33**/74
— - —, Möglichkeiten II/2./**33**/74
— -Brückenlappen-Kombination zum Nasenersatz I/2./**12**/65
— -plastik nach Schmid II/1./**13**/87
Stirnmuskulatur, krampfhafte Innervierung II/1./**5**/11
Stirnpartie, unbehaarte, Visierlappen aus der Stirnpartie I/2./**22**/33
Stirnprotraktion II/2./**27**/9
Stirnrunzeln II/1./**5**/13 II/2./**29**/15
—, Schnittführung II/2./**29**/17
Stirn-Schläfenhautlappen-Doppelung II/1./**13**/30
Stirn-Schläfenlappen zum Kolumellaersatz nach Gillies II/1./**13**/77
— - — und Wangen-Halslappen zur Wangendefektdeckung nach Kazanjian und Converse II/1./**13**/32
Stirnvisierlappen II/1./**12**/20
Störungen des Muskelgleichgewichtes (nach Tumorexstirpationen im Kiefer-Gesichtsbereich) II/2./**23**/1
Störungen der Harmonie des Gesichts II/2./**26**/1
— der Hörfähigkeit II/1./**9**/1
— des venösen Abflusses bei Hautlappen II/3./**41**/12
Stoffe, kanzerogene I/2./**13**/13
Stoffwechsel-endprodukte I/1./**4**/2
— -entgleisung I/1./5/12

Stoffwechsel-gleichgewicht des jugendlichen Erwachsenen I/1./**6**/56
— -schema von Bindegewebszellen I/1./**6**/50
— -vorgänge bei osteoplastischen und osteoklastischen Metastasen I/2./**22**/238
Stomatoplastik II/1./**12**/19
Stomatoskopie I/2./**22**/7
Stottern bei Spaltträgern II/1./**7**/185
Stovaine I/1./**4**/8
Strahlen, ionisierende, Nebenwirkungen I/2./**22**/51
—, radioaktive I/2./**21**/11 II/1./**7**/8
— und Ultraschall, Keimabtötung I/1./**3**/13
Strahlenabsorption in Knochen und Akrylat sowie Cellon unter verschiedenen Meßbedingungen I/2./**22**/177
— im Knochen und Akrylat unter verschiedenen Meßbedingungen II/2./**24**/20
—, Phantommessungen I/2./**22**/178
Strahlenapplikationen durch radioaktive Substanzen I/2./**22**/68
Strahlenbedingte Wachstumsschäden des Gesichtsskelettes II/1./**17**/1
Strahlenbehandlung II/1./**20**/41
—, alleinige I/2./**22**/117
—, Behandlung der Angiomreste II/1./**20**/53
—, Gegner II/1./**20**/55
— bei Hämangiomen II/1./**20**/55
—, Knochenwachstumsstörungen, Schädigung der Epiphysien und der Nasenknorpel II/1./**20**/57
— der Melanome II/3./**46**/2
— **im Rahmen der Narbenbehandlung** I/2./**20**
Strahlendermatitis II/1./**17**/1
— bzw. -mukositis I/2./**22**/11
Strahlendosis, minimale, bei Hämangiomen II/1./**20**/58
—, steigende, Hautveränderungen II/1./**17**/5
Strahleneinwirkung, Mißbildungen I/1./**9**/11
Strahlenempfindlichkeit, genetische Faktoren II/1./**17**/5
—, Geschlechtsunterschiede II/1./**17**/4
— und Heilbarkeit I/2./**22**/10
— des Kindes II/1./**17**/3
Strahlenexpositionseinfluß auf die Transplantate II/2./**24**/30
Strahlenfibrose II/1./**17**/6
Strahlenfolgen im Kopf-Hals-Bereich, plastisch-chirurgische Versorgung II/1./**17**
—, wachstumshemmende II/1./**17**/9
— in Form von Weichteilnekrosen II/1./**17**/8
Strahlengeschwür II/1./**20**/56
Strahlenhaut, Lupuskarzinom II/1./**17**/30
Strahlenhemmsubstanzen I/1./**6**/132
Strahleninsult und allgemeine Erkrankungen II/1./**17**/4
— und Alter II/1./**17**/3
— und innersekretorische Einflüsse II/1./**17**/3
Strahlenkarzinom II/1./**15**/3 II/3./**41**/17 II/3./**46**/82
Strahlenkater II/2./**24**/31
Strahlenmutationen I/1./**9**/12
Strahlennekrose eines mentalen Hämangioms I/2./**22**/53
— im oberen Halsbereich I/1./**4**/90
Strahlenödem I/2./**22**/12
Strahlenosteomyelitis II/2./**24**/52
Strahlenphysikalische Gesichtspunkte und allgemeine strahlenbiologische Wirkungen II/1./**17**/2
Strahlenschaden mit Folge von maligner Degeneration II/1./**17**/6
—, Pharyngostoma, plastischer Verschluß II/3./**41**/26
—, Pharyngostoma, Verschluß II/3./**41**/25
Strahlenschäden I/1./**6**/2 I/1./**9**/11 II/1./**17**/1 II/1./**20**/56
—, chronische II/1./**17**/6
—, Epidemiologie II/1./**17**/22
— am Gefäßsystem I/2./**22**/12
— der Halspartie II/3./**41**/17
— am Oberschenkelhals I/2./**22**/14
—, plastische Defektdeckung II/1./**17**/27
Strahlenschädigung, akute II/1./**17**/6
—, Pathogenese II/1./**17**/2
Strahlenschutzstoffe II/1./**17**/4
Strahlensensibilität I/2./**22**/11 I/2./**22**/12
— der Osteosarkome I/2./**22**/215
— und Sauerstoffspannung des Gewebes I/2./**22**/12
Strahlentherapie I/2./**22**/9 II/1./**20**/21
— und Akrylat-Endothesen II/2./**24**/20
—, alleinige, Rückbildung der Keloide I/2./**18**—**20**/20
—, Anwendung der schnellen Elektronen I/2./**22**/9
— und Chirurgie, Kombination I/2./**22**/118
— am Ende der operativen Bemühungen I/2./**22**/139
— der Hämangiome I/2./**22**/50
—, Indikation I/2./**22**/10
— bei Lidtumoren II/3./**36**/5
— der Lymphangiome I/2./**22**/62
— der Melanome I/2./**22**/225
—, Nebenwirkungen I/2./**22**/11
—, postoperative I/2./**22**/10 I/2./**22**/207
— und rekonstruktive Maßnahmen II/3./**41**/14
—, Spätschäden durch Wachstumsstörungen I/2./**22**/51
Strahlenulkus II/1./**17**/5
—, Besiedelung mit Proteus und Pyocyaneus II/1./**17**/28
Strahlenwirkung, direkte II/1./**17**/3
—, Einfluß der Sauerstoffspannung II/1./**17**/4
— auf die Haut und Schleimhaut II/1./**17**/5
—, indirekte II/1./**17**/3
— auf den Knochen II/1./**17**/8
— modifizierende allgemeine Einflüsse II/1./**17**/3
Strahlenzahl, numerische Schwankungen I/1./**9**/26
—, Überschußbildungen I/1./**9**/26
Strahlung I/1./**10**/4

Strahlung, Dosis I/1./**6**/132
—, ionisierende, Folgezustände nach Anwendung II/1./**17**/1
—, —, gutartige Erkrankungen II/1./**17**/24
—, —, Knochenzelluntergang als direkte Schädigung II/1./**17**/17
—, —, wachstumshemmende Wirkungen II/1./**17**/8
Strafgesetzreform II/3./**45**/3
STRAUSSsche Kanüle I/1./**5**/38
Strawberry naevus II/1./**20**/26
Streblomikrodaktylie I/1./**9**/34
Streckkrämpfe I/1./**4**/43
Strecksehnen-durchtrennungen der Hand und Handwurzel II/4./**53**/73
— -plastik II/4./**53**/71
— -verletzungen des Fußes II/4./**54**/87
Streptodornase I/2./**12**/35
Streptokinase I/2./**12**/35
— -Streptodornase II/3./**43**/11
— - — -Behandlung II/3./**46**/117
Streptomycin II/3./**46**/50
Stressreaktion I/1./**5**/32
Streu- oder Compton-Absorption I/2./**22**/13
Stridor congenitus II/1./**3**/48
Striktur des bulbären Teiles der Urethra II/4./**51**/83
— -operation des antethorakalen Ösophagus, Darstellung II/3./**46**/98
— -otomie II/3./**36**/78
Stripverbände I/2./**24**/8
Strömungsverfahren I/1./**3**/5
Strom, Auswirkungen II/1./**4**/1
— -unfall, Mortalität II/1./**4**/1
Stroma, bindegewebige, schleimige Degeneration I/2./**22**/78
Strontium I/2./**22**/50 I/2./**22**/68
— 90-Platte, radioaktive Anwendung I/2./**18—20**/21
Strukturen, pseudoadenomatöse I/2./**22**/88
Struma, maligne I/2./**22**/166
Strumitiden I/2./**22**/230
Strychnin I/1./**4**/43
STRYKER-circoelectric-bed II/1./**16**/4
— -frame II/1./**16**/4
— -Säge II/1./**1**/10 II/1./**1**/29
Stryphnongaze II/3./**36**/114
Stützgerüst bei der indischen Methode II/2./**33**/70
— und Etagen der Nase II/2./**32**/11
Stufenbildungen innerhalb der Zahnreihe II/2./**22**/14
Stufenpräparation I/2./**12**/93
Stumpf- und Prothesenbeweglichkeit II/3./**36**/108
Stumpfbildung nach Enukleation II/3./**36**/107
— nach Eviszeration II/3./**36**/107
—, plastische, nach ALLEN II/3./**36**/119
—, —, nach ARRUGA und MOURA BRAZIL II/3./**36**/121
—, —, nach Augapfelentfernung II/3./**36**/106
Stumpfbildung, plastische, Betäubung II/3./**36**/112
—, —, nach CUTLER II/3./**36**/120
—, —, nach Enukleation II/3./**36**/113, II/3./**36**/114
—, —, nach länger zurückliegender Enukleation II/3./**36**/122
—, —, nach länger zurückliegender Enukleation nach WALSER II/3./**36**/122
—, —, Fettimplantation II/3./**36**/114
—, —, Indikation II/3./**36**/111
—, —, Nachbehandlung II/3./**36**/112
—, —, Resultate II/3./**36**/121
—, —, sekundäre, nach SCHUCHARDT II/3./**36**/123
—, —, unter teilweiser Erhaltung der Sklera nach ILLIG II/3./**36**/113
—, —, nach TROUTMAN II/3./**36**/120
—, —, Vorbereitung II/3./**36**/112
—, —, nach WALSER II/3./**36**/116
Stumpfplastik, Doppelplastiken II/4./**57**/19
—, Gipsschienenverband II/4./**57**/7
—, Hautlappendurchtrennung nach Einheilung II/4./**57**/17
—, Nachbehandlung II/4./**57**/22
—, Spätresultate II/4./**57**/25
Strumpf- und Fersenplastiken II/4./**57**
Stumpfplastiken I/1./**4**/110 I/1./**4**/112 I/1./**8**/12 II/4./**57**/1
—, Indikation II/4./**57**/3
—, Komplikationen II/4./**57**/21
—, Kontraindikation II/4./**57**/3
—, Operationsmethode II/4./**57**/4
STURGE-Syndrom II/1./**20**/38
— -WEBER-DIMITRI-Syndrom II/1./**20**/10
— - — -KRABBE--Syndrom II/1./**20**/25
— - — -Syndrom I/2./**22**/50
Stuttgarter Modell nach SCHÜLE (Pin fixation) II/2./**22**/88
Styloglossus II/1./**11**/3
Subduralraum, schematische Darstellung I/1./**4**/117
Subepidermale Urethralwandspalte II/4./**51**/24
— —, Entstehung II/4./**51**/7
Subgaleale Infiltration 4/55 I/1./**4**/55
Subglottische Hämangiome II/1./**20**/38
Subglottisches Ödem 5/68 I/1./**5**/68
Subkapitale Schenkelhalsosteotomie II/4./**54**/241
—, trapezförmige Schenkelhalsosteotomie II/4./**54**/241
— — —, Technik II/4./**54**/242
Subkutan gestielte Lappen II/1./**13**/16
— — — zur Wangendefektdeckung II/1./**13**/17
— gestielter Lappen, Anatomie II/1./**13**/16
Subkutane Herausschälung der Rhinophymwucherung II/2./**34**/109
— Mammektomien II/3./**45**/36
— Tenotomie II/3./**40**/11 II/3./**40**/12
Subkutanes Hämangiom II/1./**20**/27
Sublimatlösung II/3./**36**/116
Subluxation, habituelle, der Elle II/4./**53**/24

Subluxation im Zehengrundglied, Reposition II/4./**54**/64
Submammärer Schnitt II/3./**46**/42
Submandibulärer Wulst II/2./**26**/106
Submandibularbereich, Schnittführungen I/2./**18—20**/1
Submentale Schnittführung II/2./**29**/19
Submental-Submandibularbereich, Dehnungslappen II/1./**13**/20
Submuköse Gaumenspalte II/1./**7**/57
— Spalte I/2./**25**/9
— Urethralwandspalte II/4./**51**/25
Subperiostale Metallgerüste II/3./**39**/2
Substanz, hyalinartige, Entstehung I/2./**22**/78
Substanzen, radioaktive, Strahlenapplikation I/2./**22**/68
Substanzbildungen, paraneoplastische I/1./**6**/92
Substanzdefekte im Bereich der Augapfelbindehaut II/3./**36**/102
— bei Hornhauterkrankungen II/3./**36**/106
— im Bereich der knöchernen Orbita II/3./**36**/141
Substanzverluste am Kehlkopfgerüst II/3./**41**/34
Substitution, „schleichende" I/2./**12**/222
—, schleichende, Theorie I/2./**12**/194
— des überpflanzten Gewebes I/2./**17**/1
— der verpflanzten Gewebe I/2./**12**/4 I/2./**13**/3
Substitutionstherapie, anabole II/4./**54**/151
Substitutionstherapie, hormonale II/4./**51**/88
Subtalare Arthrodese mit gleichzeitiger Keilosteotomie II/4./**54**/49
— —, Technik II/4./**54**/173
Subtotale Amputation der Brust mit freier Mamillentransplantation II/3./**45**/33
— Nasenersatzplastik mittels Skalplappen II/2./**33**/81
— Nasenrekonstruktion mittels bilateralen fronto-temporalen Lappen II/2./**33**/77
— und totale Ersatzplastik der Nase II/2./**33**/69
— — — —, Lappen aus dem Oberarm II/2./**33**/82
— — — —, Rekonstruktion durch Fernlappen II/2./**33**/80
— — — —, — durch Stirnlappen II/2./**33**/70
— — — —, Rundstiellappen von Hals, Brust und Bauch II/2./**33**/83 II/2./**33**/84 II/2./**33**/85
— — Rekonstruktion des äußeren Ohres II/3./**38**/4
Subtrochantäre varisierende Osteotomie II/4./**54**/93
Successive migration of flaps II/3./**46**/37
Succinyl I/1./**5**/59
— -bis-cholin I/1./**5**/26 I/1./**5**/27 I/1./**5**/28
— -cholin I/1./**5**/29
SUCQUET-HOYERscher Kanal II/1./**20**/35
Sucruta I/1./**7**/1
SUDECK-Syndrom II/4./**53**/32 II/4./**53**/127 II/4./**53**/135
Sukzessive, multiple Exzision II/3./**46**/19
Sulcus glosso-alveolaris I/2./**22**/161
— — - —, Malignom I/2./**22**/161
— nasalis I/1./**10**/7
— supranasalis I/1./**10**/7
— urogenitalis I/1./**10**/18
Sulfanyl II/3./**46**/50
S^{35}-Sulfat I/1./**6**/48
— -Inkorporation I/1./**6**/39 I/1./**6**/49
— -Inkorporationsratensenkung durch nichthormonelle Antiphlogistika I/1./**6**/123
— -Inkorporationsratenmessung und Sauerstoffverbrauch, Vergleich I/1./**6**/54
— -Inkorporation von Rippenknorpel, Beispiele hormonaler Einflüsse I/1./**6**/113
Sulfodiazinpuder II/1./**1**/34
Sulfonamide I/1./**2**/2 I/1./**5**/16
Sulfonamidpuder II/3./**45**/38
Sulfuraminosäure I/2./**12**/9
SULLIVAN-Technik I/2./**22**/239
Sunburst-appearance II/1./**19**/3
Sunray II/1./**19**/3
Sunsialome I/2./**22**/84
Superficial temporal artery II/2./**33**/36
Supinationskontraktur des Vorfußes II/4./**54**/52 II/4./**54**/67
Supinationskontrakturen II/4./**53**/122
Supraklavikuläre Lungenhernie II/3./**46**/74
Suprakondyläre Pseudarthrosen des Oberschenkels II/4./**54**/115
Supramid I/1./**7**/7 II/1./**7**/90 II/2./**34**/43
— -feder II/2./**22**/32
— -röhrchen II/2./**34**/88 II/3./**36**/88
— - — zur Rekanalisation des Tränennasenkanals nach SCHARF II/3./**36**/86
Supranukleäre Fazialisbahnen II/1./**21**/4
Supraorbitale Pigmentnaevi II/1./**7**/69
Supraorbitaltangente II/2./**27**/3
Suprapubisches Radioulkus II/3./**46**/28
Suprarenin I/1./**4**/7 I/1./**4**/21
— und Octapressin, Vergleich I/1./**4**/27
Supraspinatussehne, Zerreißung II/4./**53**/55
Surfen II/3./**36**/7
Suspensorium mammae I/1./**8**/6
— — duplex I/1./**8**/6
Sutura cygomatico maxillaris, Schema der Osteosynthesen II/2./**22**/36
Suture enchevilée I/1./**7**/2
— entorilée I/1./**7**/2
— entrecoupée I/1./**7**/2
Swinging-door-Technik II/1./**8**/10
Sylon II/3./**46**/131
Symbiose I/2./**13**/7
Symblepharon II/3./**36**/89 II/3./**36**/104
— anterius II/3./**36**/97
—, Lippenschleimhautplastik II/3./**36**/102
—, plastische Operation zur Beseitigung II/3./**36**/97
— posterius II/3./**36**/97
— —, Operation II/3./**36**/98
— —, Operation durch Bindehautverschiebung II/3./**36**/98

Symblepharon-operationen, Nachbehandlung II/3./**36**/101
Symbol für das männliche Geschlecht II/1./**7**/72
Symbrachydaktylie I/1./**9**/30 I/1./**9**/31 II/4./**53**/20
Sympathektomie I/2./**12**/39
Sympathikolytika I/1./**5**/15 I/1./**5**/64
Sympathikus, Grenzstrang II/3./**40**/6
—, Metastasen der Neuroblastome II/1./**19**/4
—, verflüssigter I/1./**4**/21
Sympathin I/1./**4**/21
Sympatol II/2./**34**/8
Symptomatologie von Mißbildungen, Widersprüche I/1./**11**/11
Symptomenkomplex, HORNERscher II/1./**20**/37
Syncurin I/1./**5**/28
Syndactylia cutanea I/1./**10**/23
— ossea I/1./**10**/23
Syndaktylie I/1./**9**/26 I/1./**9**/35 I/1./**10**/14 I/1./**10**/23 II/4./**53**/33 II/4./**54**/78
—, Behandlung II/4./**53**/35
—, Operation I/1./**4**/100 II/4./**53**/35
Syndrom, androgenitales I/1./**9**/24
—, angio-osteohypertrophisches II/1./**20**/10
— APERT II/1./**13**/100
—, arteriovenöses ischämisches, nach MALAN II/1./**20**/17
—, BERNDORFERsches II/1./**7**/67
—, BONNEVIE-ULLRICHsches II/1./**7**/67
—, CONRADI-HÜNERMANNsches II/1./**7**/67
— CROUZON II/1./**13**/100
—, Dysraphie II/1./**7**/67
—, ELSCHNIGsches II/1./**7**/67
—, FÖLLINGsches II/1./**7**/67
—, GRAUHANsches II/1./**7**/67
—, GUERIN-STERNsches II/1./**7**/67
—, HANHARTsches II/1./**7**/67
— KLIPPEL-TRENAUNEY-WEBER II/4./**54**/71 II/4./**54**/72
—, van der HOEVEsches II/1./**7**/67
—, KLINEFELTER I/1./**9**/18 I/1./**9**/23
—, KLIPPEL-FEILsches II/1./**7**/67
—, LAURENCE-MOON-BIEDL-BARDETsches II/1./**7**/67
—, MARFANsches II/1./**7**/**67**
—, MENDEsches II/1./**7**/67
—, NIELSENsches II/1./**7**/67
—, Oligodaktylie (HERTWIG-WEYERS) II/1./**7**/67
—, oro-faziales digitales II/1./**7**/64
—, orthostatisches I/1./**5**/7
— de paleur et hyperthermie postoperatoire II/1./**7**/189
—, PANSEsches II/1./**7**/67
—, postthrombotisches, Behandlung II/4./**58**/16
—, ROBINsches II/1./**7**/67
—, ROTTER-ERBsches II/1./**7**/67
—, Thrombopenie (kongenitales) II/1./**7**/67
Syndrom, ULLRICH-FEICHTINGERsches II/1./**7**/67
—, ULLRICH-TURNERsches II/1./**7**/67
—, venöses, von SERCELLE II/1./**20**/71
— -formen der Gesichtsspalten II/1./**7**/67
Syndrome, frontonasale II/1./**3**/32
—, kongenitale arteriovenöse Kommunikationen II/1./**20**/12
—, Lippen-Kiefer-Gaumenspalten als Teilsymptom I/1./**9**/20
„Syndromfreie" Medianspaltungen der Unterlippe II/1./**3**/36
Synechia labii I/1./**10**/19
Synkarzinogenese I/2./**14**/4
Synka-Vit-Puder I/2./**22**/68
Synkope, vagovasale I/1./**5**/7
Synostose, radio-ulnare I/1./**9**/29 II/4./**53**/11
Synostosen, angeborene, der Fußwurzelknochen II/4./**54**/67
— der Fußwurzelknochen II/4./**54**/67
— der Handwurzelknochen II/4./**53**/26
Synostotische Verbindung zwischen Viszeralskelett und Neurokranium I/2./**22**/200
Synpodie I/1./**10**/25
Synthese der Grundsubstanz I/1./**6**/48
Synthetasen I/1./**6**/32
Synthetischer Hautersatz nach Verbrennungen II/1./**16**/14
Syphilis I/2./**22**/4
—, angeborene II/1./**7**/33
— -spirochaete I/1./**3**/2
Syringomyelie II/4./**54**/58 II/4./**54**/193
System formation II/1./**20**/2
System, geschlossenes I/1./**5**/33
—, halbgeschlossenes I/1./**5**/33
—, halboffenes I/1./**5**/33
—, multifaktorielles genetisches mit additiver Polygenie und Schwellenwerteffekt II/1./**7**/199
—, offenes I/1./**5**/32
—, retikuloentheliales, Blockade I/2./**13**/6
Szintigraphie I/2./**22**/241

T

Tabak I/2./**22**/4
Tabes dorsalis II/4./**54**/193
Tabische Gonarthropathie II/4./**54**/194
Tache de vin II/1./**20**/5
Taches rubis II/1./**20**/71
Tachostyptan II/2./**28**/2
Tachykardie, paroxysmale I/1./**5**/7
Tätowierte Personen, Transplantationen II/1./**16**/12
Tätowierter Hautbezirk, Exzision II/3./**46**/6
Tätowierung I/2./**19**/15 II/1./**20**/19 II/3./**46**/5 II/3./**46**/69
—, Abschleifen I/2./**19**/4
—, Gegner II/1./**20**/20
— der Hämangiome I/2./**22**/58
—, medizinische II/3./**46**/4
Tätowierungsfarbstoffe II/1./**20**/19
TAG I/1./**3**/21

Tagator I/1./**3**/21
Talgdrüsen, Wucherung II/2./**34**/108
Talkumpuder der Gummihandschuhe I/2./**12**/14
Talmud I/1./**7**/1
Talokalkaneal-Arthrodese mit knöcherner Sperre am vorderen oberen Sprunggelenk II/4./**54**/102
Talokalkanealgelenk, Arthrodese, mit Keilosteotomie aus der CHOPARTschen Gelenkspalte II/4./**45**/51
Talusluxation mit Klumpfußkontraktur II/4./**54**/9
Talusnekrose II/4./**54**/98
Tanderil I/1./**6**/103 I/2./**22**/28 II/2./**34**/8
Tangieren des Fettgewebes II/2./**29**/11
Tantal I/2./**14**/13 II/1./**1**/33 II/3./**46**/131
— -draht, radioaktiver I/2./**22**/161
— -Kranioplastik II/1./**1**/33
— -netz, enzephalozele Versorgung der Knochenlücke II/1./**1**/4
— -netze II/3./**46**/84
—, Nachteil II/2./**34**/42
— -platte, Befestigung II/1./**1**/33
— -platten II/3./**46**/84
Tantalum II/2./**34**/42
Tantum I/2./**22**/12
Tarnungs-Verfahren II/1./**20**/19
Tarsographie II/1./**21**/36
Tarsorrhaphie II/3./**36**/11
— nach ELSCHNIG II/3./**36**/12
T-Arthrodese II/4./**54**/49 II/4./**54**/51
—, Schema II/4./**54**/52
Taschenverplanung I/2./**12**/93
Tassenohr (Cup ear) II/3./**38**/47
Tastempfindung, Insellappen mit neurovaskulärem Stiel als Ersatz I/2./**12**/61
Tastgefühl I/2./**22**/4
Tastkörperchen, MEISSNERsche I/2./**22**/221
Tatex I/1./**3**/21
Taubheit I/2./**22**/105
—, angeborene I/1./**9**/41
Taucherkrankheit II/4./**53**/133
Technik des Anästhesierenden I/1./**4**/118
—, atraumatische I/2./**12**/12
— des Daumenballen-Kleinfingerballenlappens II/4./**53**/53
—, elektrochirurgische I/2./**22**/124
— der endotrachealen Intubation I/1./**5**/44
— der Epiduralanästhesie I/1./**4**/116
—, extraorale, Infraorbitalanästhesie I/1./**4**/61
— der freien Hautübertragung II/4./**53**/50
— der Gefäßnaht II/3./**46**/89
— des gekreuzten Fingerlappens nach TEMPEST II/4./**53**/53
— der gestielten Hautplastik II/4./**53**/52
— der intraarteriellen Zytostatikazufuhr I/2./**22**/239
— der intravenösen Infusion I/1./**5**/38
— der lokalen Verschiebeplastik II/4./**53**/51
— der Periduralanästhesie I/1./**4**/117
— der perkutanen Osteosynthese im Kiefer-Gesichtsbereich II/2./**22**/97
— der Rippentranplantation II/1./**1**/12
— der Z-Plastik II/4./**53**/51
— der Zungenverkleinerung II/2./**26**/26
Teflon I/2./**13**/13 I/2./**17**/22 I/2./**22**/178 II/3./**38**/6
— -filzprothese, eingeheilte I/2./**15**/5
— -implantation I/2./**15**/3 I/2./**15**/4
— -Injektion's Pharyngoplastik II/1./**7**/171
— -pfanne II/4./**54**/148
— -prothese bei einer ausgedehnten Verbrennung I/2./**15**/10
— -Prothesen I/2./**14**/14
— -Standard I/2./**14**/14
Teilexzision unter Belassung eines Randkeloides und nachfolgende plastische Deckung I/2./**21**/15
Teilinsertion der Nabelschnur bei doppelseitigen schrägen Gesichts- und Gaumenspalten II/1./**3**/24
Teilnekrose der proximalen Femurmeta- und -epiphyse II/4./**54**/236
Teilresektion des Larynx II/3./**41**/4
— des Metatarsalköpfchen II/4./**54**/235
— des Zungenbeinkörpers II/3./**40**/18
Teilsattelnase, Korrektur durch Höckerverschiebung II/2./**34**/32
Teleangiektasia haemorrhagica hereditaria II/1./**20**/12
Teleangiektasie I/2./**19**/9 II/1./**17**/15 II/1./**20**/56
— verruqueuse BROCQ II/1./**20**/72
Teleangiektasien, Beseitigung II/1./**20**/53
— an der Nasenrückenhaut II/2./**34**/2
Telecurie-Behandlung I/2./**22**/200
Teleskopprothese II/1./**7**/182 II/2./**26**/39
Teleskopsystem II/1./**10**/1 II/2./**31**/8
Tellergesicht II/1./**13**/92 II/2./**34**/25
Temperatur-Einwirkungen I/2./**12**/39
— -reiz II/1./**7**/33
Template-Technique II/1./**7**/92
Temporäre Deckung durch Spaltlappen II/3./**46**/37
— Implantation eines auspolymerisierten Methakrylatstückes I/2./**22**/177
Temporalislappen I/2./**22**/31
Temporallappen als Wangenschleimhautersatz II/1./**13**/5
Temporo-frontaler Sichellappen II/2./**33**/37
— -jugo-retro-aurikuläre Rhytidektomie II/2./**29**/9
Tendoatheromatosen II/4./**54**/82
Tendolipoidosen II/4./**54**/82
Tendopathien II/4./**53**/60
Tendosklerosen II/4./**54**/82
Tennisschlägerlappen II/4./**53**/14
Tenodese der Strecksehnen mit Technik der hinteren Arthrodese II/4./**54**/100

TENONsche Kapsel, Naht II/3./**36**/115
Tenosynovitis, rheumatische, Spontanrupturen und Teilverlust der Sehnen II/4./**53**/60
Tenotomie, obere, Schnittführung II/3./**40**/13
—, offene II/3./**40**/12
—, subkutane II/3./**40**/11 II/3./**40**/12
— dicht unterhalb des Warzenfortsatzes II/3./**40**/12
Tensor- und Verlängerungs-Plastik (NEUNER) II/1./**8**/45 II/1./**8**/46
Tenues I/2./**25**/6
Teratogene Faktoren I/1./**10**/4
Teratogenetische Terminationsperiode I/1./**9**/6
Teratogenetischer Entwicklungstermin der Hypospadie II/4./**51**/5
Teratoide Geschwulst, maligne Entartung II/3./**44**/34
Teratoid-Zysten I/2./**22**/38
Teratologie II/1./**3**/1 II/3./**44**/1
Teratom II/1./**3**/47 II/1./**3**/54 II/1./**20**/42 II/3./**44**/26 II/3./**44**/28 II/3./**44**/38
—, triphyllisches, submentales II/1./**3**/54
Teratome des Halses II/3./**40**/23
— an der Oberlippe II/1./**7**/63
Terephthalsäure I/2./**17**/19
Terminationsperiode, teratogenetische I/1./**9**/6
Terra di Siena II/2./**30**/7
Terracortril II/1./**17**/28
Terramycinpuder II/3./**45**/38
Tertiär-luische Veränderungen bei der Entstehung des Zungenkarzinoms I/2./**22**/148
Tertiärsyphilitische Veränderungen des Nasen-Rachenraumes II/2./**35**/1
Terylen I/2./**17**/19 I/2./**22**/178
Test, tumor-spezifischer I/2./**22**/7
Testektomie I/1./**6**/104
— -Einfluß auf den Bindegewebsstoffwechsel I/1./**6**/107
Testes, Hypoplasie II/4./**51**/78
—, Kontusion II/4./**51**/85
— migrantes II/4./**51**/79
—, mißgebildete, angeborene, maligne Entartung II/4./**51**/74
—, Riß- und Quetschwunden II/4./**51**/88
Testikulartumor bei Jungen II/3./**44**/2
Testosteron I/1./**6**/104 I/1./**6**/106 I/1./**6**/109 II/4./**51**/79 II/4./**51**/80
— -kristalle, Implantation II/4./**51**/88
— -propionat II/3./**46**/115
— -salbe II/4./**51**/15
Testudo reversa I/1./**8**/7
Tetanus bei elektrothermischen Schädelverletzungen II/1./**4**/10
— -bazillen I/1./**3**/2
Tetracain I/1./**4**/59 I/1./**4**/93
Tetracyklin II/3./**46**/50
— -Fluoreszenz-Test I/2./**22**/8
Tetrafluoräthylen I/2./**22**/178
Tetrahydroxychinon I/2./**21**/17 I/2./**21**/18
Thalamonal I/2./**22**/26
Thalamonal, Dosierungstabelle für die Prämedikation I/2./**22**/26
Thalidomid I/1./**10**/25 II/1./**7**/11 II/1./**7**/33
— -Anamnese II/4./**54**/6
— -Embryopathien I/1./**9**/13 I/1./**9**/29
— -Hämangiome kapilläre II/1./**20**/3
— -Katastrophe II/1./**21**/9
— -mißbildungen I/1./**9**/29
— -wirkung I/1./**9**/14
Thalidomidbedingte Radiusdefekte II/4./**53**/5
THENAR-Lappen nach BUNNELL II/4./**53**/48
Theorie, POHLMANNsche II/1./**7**/18
—, SCHORRsche II/1./**7**/18
—, UNNAsche I/2./**19**/11
—, WARNEKROSsche II/1./**7**/18
Therabinthina veneta II/2./**30**/9
Therapie bei generalisierter Tumormetastasierung I/2./**22**/234
— kombinierte chirurgisch-radiologische, optimale Ergebnisse I/2./**22**/21
— der Leukoplakien I/2./**22**/115
— primär maligner Tumore I/2./**22**/228
—, radiologische, und Keloide I/2./**21**/21
— der Sarkomformen I/2./**22**/218
— des Tumorrezidivs I/2./**22**/240
— der Unterkieferkarzinome I/2./**22**/172
— der zervikalen Lymphknoten I/2./**22**/228
— -plan jeder Neubildung I/2./**22**/1
Thermochromstifte I/1./**3**/6
Thermocolore I/1./**3**/6
Thiamin I/1./**4**/29 I/1./**6**/116
Thick razor graft I/2./**12**/100
THIERSCH-Haut II/1./**17**/32
— -Lappen I/2./**19**/5 I/2./**21**/16 I/2./**22**/34 II/3./**41**/12 II/4./**53**/44 II/4./**53**/50
— - —, Innervation I/2./**12**/29
— -sche Epidermislappen II/3./**36**/126
— -sche Epidermistransplantation II/3./**36**/69
Thiogenal I/1./**5**/23
Thiopental I/1./**5**/18 I/1./**5**/59
Thiosinamin I/2./**21**/17
Thomälen-Test I/2./**22**/222
THOMASschiene II/4./**54**/242
THOMAS-Splint II/4./**54**/38
THOMPSON-Endoprothese II/4./**54**/145
Thorakale Defektdeckung durch beidseitige Rundstiellappenbildung II/3./**46**/35
— Hautdefekte, Rundstiellappenplastik zur Deckung II/3./**46**/34
Thorakotomie I/1./**5**/74
Thoraxapertur-Bereich, oberer, Eingriffe bei bestrahlten Fällen II/3./**41**/14
— - —, —, Protektion der Gefäße durch Lappenplastiken II/3./**41**/17
Thoraxdefekte, penetrierende, Ersatz II/3./**46**/82
Thorax- und Rippendefekte II/3./**44**/5
— — bei Mammaaplasien II/3./**44**/5
Thoraxgipsverband I/1./**8**/17
Thoraxwand, Defektverschluß, Operationsverfahren II/3./**46**/96

Thoraxwand, Lokalrezidive II/3./**46**/82
—, stabile, Herstellung II/3./**46**/83
— -defekte, Ersatz II/3./**46**/73 II/3./**46**/82
— -festigung durch Alloplaste II/3./**46**/84
Thorium I/2./**22**/50
Thorium-X II/3./**50**/16
— - — bei Hämangiomen II/1./**20**/60
— - — -Lack I/2./**22**/51
— - — und Keloid I/2./**21**/22
Threonin I/1./**6**/49
Thrombo-Embolie-Prophylase II/3./**45**/5
Thrombopenie-Syndrom (kongenitales) II/1./**7**/67
Thrombophlebitiden bei Hautverpflanzungen I/2./**24**/11
— bei Lappenplastiken I/2./**24**/11
Thrombophlebitis I/1./**8**/8 I/2./**24**/11
—, Behandlung II/4./**58**/16
— und Phlebothrombose II/4./**58**/5
—, septische II/4./**58**/19
Thrombophobsalbe II/3./**45**/38
Thrombose I/2./**12**/76 II/1./**20**/17
— und Embolie I/2./**24**/11
— der ernährenden Gefäße des Hämangioms II/1./**20**/47
— -bereitschaft I/2./**24**/7
Thrombosen in den zerebralen Gefäßen II/1./**4**/9
Thrombozyten-aggregationen I/1./**6**/4
— -bildung, verminderte, durch das Hämangiom II/1./**20**/40
— -reservoir, Hämangiom II/1./**20**/40
— -verbrauch, gesteigerter, im Hämangiom **20**/40
— -verbauch, peripher gesteigerter, beim Hämangiom II/1./**20**/40
— -zahl II/2./**28**/2
Thrombozytopenie II/1./**20**/40
—, intraangiomatöse II/1./**20**/40
—, Verschwinden, nach Entfernung von Gefäßgeschwülste II/1./**20**/40
Thrombozytopoese, Störungen der I/1./**6**/89
Thrombus durch Gerinnung II/4./**58**/17
Thymektomie I/1./**5**/31
—, präoperative I/2./**17**/12
Thymus I/1./**6**/114
—, Einfluß auf die posttraumatische Entzündung I/1./**6**/114
— -bestrahlung I/2./**17**/12
Thyreokalzitonin I/1./**6**/112
Thyreotropin I/1./**6**/95
Thyroxineinfluß, altersabhängige Unterschiede I/1./**6**/110
Tibia, Hypoplasie I/1./**9**/29
—, Keilosteotomie, Technik II/4./**54**/217
—, X- oder O-Beinosteotomien II/4./**54**/215
Tibia-Aplasie II/4./**54**/8
— - —, Behandlung durch Fibulaeinpflanzung in den Talus II/4./**54**/10
— - —, Behandlung, operative II/4./**54**/9
— - —, totale, Fibula-Fehlwuchskorrektur II/4./**54**/9
Tibiadysplasie, Behandlung, operative II/4./**54**/9
Tibiaende, distales, Kippspanplastik II/4./**54**/12
Tibiakopf, Riesenzelltumor, semimaligner II/4./**54**/128
—, Stauchungsbruch II/4./**54**/167
—, Trümmerbruch II/4./**54**/167
— -zertrümmerungen II/4./**54**/168
— -bruch, Genu recurvatum, traumatisches II/4./**54**/224
Tibiale Gelenkflächen, Rekonstruktion nach Schienbeinkopfbrüchen II/4./**54**/167
Tibia-Operation nach HAHN-BRANDES II/4./**54**/9
Tibiapseudarthrose unter kurzfristigem Druck I/2./**16**/15
Tibiaspäne für extraartikuläre Bolzung II/4./**54**/112
Tibiaspan zur Bolzung einer Schenkelhalspseudarthrose II/4./**54**/114
—, periostbedeckter, Transplantation II/1./**12**/11
— -entnahmen, Kontrolle II/2./**24**/9
Tibiofibulare Arthrodese II/4./**54**/207
— Synostose II/4./**54**/13
— Verschraubungsarthrodese II/4./**54**/207
Tibiofibulargelenk, proximales, Versteifung II/4./**54**/202
Tibiofibulargelenke, Luxation, habituelle II/4./**54**/201
Ticonum II/1./**1**/35
Tiefe dauernde Aufhänge- und Faltennähte der Zellfettfläche nach PANGMANN II/2./**29**/12
TIEFENTALsche Beschreibung der Aplasie einer Nasenhälfte II/1./**3**/18
Tie-over-dressing I/2./**12**/118
— - — -method I/2./**12**/75
Tiere, Lippen- und Gaumenspalten II/1./**7**/17
Tierexperimente (Embryopathologie) I/1./**11**/6
Tierexperimentelle Untersuchung mit alloplastischen Hautprothesen und Kollagen I/2./**15**/1
— Untersuchungen über die Verwendung der Methyl- und Butyl-Zyanoakrylate I/2./**18—20**/7
Tierfellnaevus I/2./**19**/12 I/2./**19**/13 I/2./**19**/14
Tinctura cantharidum II/1./**7**/161
TINELs Erscheinung II/2./**29**/28
Tischlerleim II/2./**30**/8
Titan I/2./**14**/13
TNM-System I/2./**22**/119 I/2./**22**/130
— - —, Stadiumeinteilung I/2./**22**/118
Todesfälle an Gasbrand nach Novocaininjektion I/1./**4**/46
Todesfall nach Lokalanästhesie I/1./**4**/38
Todesrate, höchste I/2./**22**/245
Tödliche Blutung bei Hämangiomen II/1./**20**/60
Toleranz I/2./**17**/10
—, immunologische I/2./**13**/11

Toleranz-stadium I/1./**5**/20
Tolycain B. P. I/1./**4**/8 I/1./**4**/12
Tomogramm I/2./**22**/241
Ton II/2./**30**/12 II/2./**30**/15
— -höhe des Flüstergeräusches I/2./**25**/3
— -höhen der Flüstervokale I/2./**25**/4
Tonsillektomie bei Gaumenspalten II/1./**7**/189
— vor Pharyngoplastiken II/1./**7**/189
Tonsillektomien, pathlogische II/1./**7**/189
Tonsillen, hypertrophische I/2./**25**/8
— -karzinom, Mortalität I/2./**22**/246
Tonsillen-Sphinkter-Plastik II/1./**7**/169
Topostasin II/2./**28**/2
Torantilinjektionen I/2./**19**/5 I/2./**19**/17
Torantil-Therapie II/3./**50**/16
Torsio penis II/4./**51**/13 II/4./**51**/33
— —, Entstehung II/4./**51**/8
— —, Korrektur nach Culp II/4./**51**/14
Torsionslappen I/2./**12**/53
Torticollis spasticus II/3./**40**/15
Totalabrisse nach le Fort III II/2./**22**/55
Totalaussprengungen des Oberkiefers II/2./**22**/54
Totale Aplasie der Nase II/1./**3**/16
— Mastoneoplastik nach Reinhardt II/3./**45**/13
— Mobilisierung des Oberkiefers II/2./**26**/97 II/2./**26**/99
— Nasenrekonstruktion durch einen Brückenlappen aus dem Brust- und Halsgebiet II/2./**33**/90
— Parotidektomie und Neck-Dissection, sowie gegebenenfalls Unterkieferteilresektion bei der operativen Behandlung von Parotistumoren II/1./**21**/23
— und subtotale Rekonstruktion des äußeren Ohres II/3./**38**/4
— Unterlippendefekte, Ersatz II/1./**17**/43
Totaler Unterlippenersatz mit Hilfe von Vollschichtlappen aus der Wangenregion, Technik II/1./**17**/45
Totalnekrose der Mamma, Folge einer Antikoagulantienbehandlung II/3./**46**/15
Totalverlust des äußeren Ohres II/1./**16**/30
Toter Raum unter der Kranioplastik II/1./**1**/38
Totraum I/1./**5**/34 I/1./**5**/37
Tourniquet II/1./**20**/62
Toxiferin I/1./**5**/28
Toxine I/1./**7**/4 I/2./**12**/2 I/2./**12**/36 I/2./**17**/5 I/2./**24**/2
Toxische Neuritis II/1./**21**/9
Toxität des verabreichten Silikonöles II/2./**28**/17
Toxizität I/1./**4**/9
— vom Applikationsort abhängig I/1./**4**/16
Toxoplasmeninfektion, Entstehung einer Phänokopie II/1./**7**/36
Toxoplasmose I/1./**3**/1
—, Einfluß auf die Schwangerschaft II/1./**7**/35
— -seropositive Spaltträger und Eltern, Feststellung, Untersuchungen II/1./**7**/36
TPC-Verfahren I/1./**3**/13
Trachea, Bougierung II/3./**41**/46
—, Einengung infolge Traumatisierung durch den Tubus II/1./**7**/91
—, Implantation von Kunststoffplatten und -spangen II/3./**41**/47
—, Karzinom I/2./**22**/249
—, Marlexnetze für die Innenauskleidung II/3./**41**/45
—, obere thorakale, plastische Rekonstruktion nach Denecke II/3./**41**/48
—, plastische und rekonstruktive Eingriffe II/3./**41**/39
—, Polyäthylentubus II/3./**41**/45
—, Stenosen und Atresien II/3./**41**/4
—, zervikale, plastische Rekonstruktion bei Stenosen und Atresien II/3./**41**/46
—, —, — — bei frischen zirkulären und partiellen Wanddefekten II/3./**41**/41
— -kanüle, Pulsation II/3./**41**/47
— -plastik im Bereich des oberen Thoraxdrittels nach Denecke II/3./**41**/47
— -plastik bei Trachealstenosen nach R. Meyer II/3./**41**/45
— -vorderwand, dünn gewordene, Z-Plastik zur Versteifung II/3./**41**/43
Tracheal-abriß II/3./**41**/42
— -fisteln II/1./**3**/50 II/3./**41**/2
— -lumen, Rekonstruktion im Bereich der oberen thorakalen Trachea II/3./**41**/48
— -plastik II/3./**41**/42
— -stenose II/3./**41**/46
— - — mit erschwertem Dekanülement II/3./**41**/39
— -stenosen, Tracheaplastik nach R. Meyer II/3./**41**/45
— -stümpfe, Sofortvereinigung durch eine End-zu-End-Anastomose II/3./**41**/41
— -wand, Versteifung II/3./**41**/44
Tracheo-Laryngoplastik II/3./**41**/2
Tracheo-orale Stimme II/3./**41**/37
— -pharyngeale Stimme II/3./**41**/37
Tracheostoma, epithelisiertes, Verschluß II/3./**41**/41
—, plastischer Verschluß II/3./**41**/41 II/3./**41**/40
— der Tracheostomie, plastische Versorgung II/3./**41**/39
—, Verschluß durch Transpositionslappen II/3./**41**/43
—, — durch Verschiebelappen II/3./**41**/42
—, Versorgung durch einen Transpositionslappen vom Hals II/3./**41**/39
Tracheotomie I/2./**22**/27 I/2./**22**/61 II/1./**16**/2 II/1./**20**/32 II/3./**41**/39
—, Anzeige zur I/2./**22**/27
—, Lokalanästhesie I/1./**4**/92
— nach der Operation I/2./**22**/28
Trachitis I/2./**22**/12
Trachom II/3./**36**/97
Tractus genitalis I/1./**10**/16
Tränenabfluß II/3./**36**/76

Tränennasenkanal, obliterierter, Implantation eines Kunststoffröhrchens II/3./**36**/85
—, Rekanalisation durch Implantation eines Supramidröhrchens nach SCHARF II/3./**36**/87
—, Supramidröhrchen zur Rekanalisation nach SCHARF II/3./**36**/86
Tränenpunktplastik II/3./**36**/77
— nach BANGERTER II/3./**36**/78
Tränenröhrchen, Offenhaltung II/3./**36**/78
Tränenröhrchenplastik II/3./**36**/78
— nach ELSCHNIG-KRAUPA II/3./**36**/81
— nach GOMEZ-MARQUER II/3./**36**/81
— nach NIZETIC II/3./**36**/78
— nach STALLARD II/3./**36**/82
— nach THIEL II/3./**36**/79
— nach ZARZYKI II/3./**36**/80
Tränensack, Beseitigung II/3./**36**/37
— -bildung II/3./**36**/38
Tränenwegbereich, plastische Operationen II/3./**36**/76
Tragantschleim II/2./**30**/8
Tragen von Handschuhen I/2./**24**/2
Traglinie: Hüftgelenksmitte-Fußgelenk II/4./**54**/208
Tragus, Entwicklung I/1./**10**/10
— -deformitäten II/2./**29**/10
Traktion nach oben und hinten II/2./**29**/12
Tranquilizer I/1./**4**/49
Transfixionsschnitt im Septum membranaceum II/2./**34**/11
Transformation der angeborenen Deformierung II/1./**7**/1
— hämatogener rundkerniger Elemente I/1./**6**/34
— der NS-Moleküle I/2./**22**/4
Transformations-gesetz, WOLFFsches I/2./**14**/10 I/2./**14**/17
— -theorie von REHN I/2./**12**/170
Transfusion I/1./**5**/38
Transfusionstherapie I/1./**5**/2
Transkondyläre Femurfrakturen, abgescherte Fragmente II/4./**54**/116
Translokationen I/1./**9**/18
Transorbitales Vorgehen nach PAYR I/1./**4**/67
„Transparent chamber"-Technik I/2./**12**/223
Transplantat I/2./**12**/1 I/2./**12**/3
—, Absterben I/2./**17**/10
—, Adaption auf beweglichem Untergrund II/1./**17**/32
—, Anhaften I/2./**12**/23 I/2./**12**/114
—, Aufbewahren in Phenothiazinextrakt II/2./**24**/29
—, Aufkleben I/2./**12**/117
—, Behaarung I/2./**12**/30
—, Blutzirkzulation des Körpers bei der Einheilung des T. I/2./**12**/11
—, Einfluß der Strahlenexposition II/2./**24**/30
—, (angeblich) eingeheiltes fremdartiges, Resorption I/2./**13**/1
—, elastische Fasern I/2./**12**/4
—, Entfernung beim Auftreten einer Infektion II/1./**1**/43
Transplantat, Faltenbildung II/3./**48**/1
—, Farbe I/2./**12**/30
—, freies, Regenrationsprozeß I/2./**12**/6
—, —, zur Überbrückung von Achillessehnenrissen II/4./**54**/87
—, —, von der unbeschädigten Augenbraue zum Ersatz der Augenbraue II/1./**16**/32
—, Grenzflächenreaktion II/2./**24**/38
—, Größe I/2./**12**/27
—, Hämatom I/2./**12**/113 I/2./**12**/124
—, heteroplastisches, Überleben II/2./**24**/14
—, homoioplastisches, als Antigen I/2./**13**/8
—, Innervation I/2./**12**/25 I/2./**12**/28
—, Kapillaranastomosen zwischen den Gefäßen der Empfangsstelle und der überlebenden Gefäße des Transplantates I/2./**12**/6
—, Kreislauf I/2./**12**/24
—, lokaler Zustand der Empfangsstelle I/2./**12**/11
—, Nekrose der Zellen I/2./**12**/4
—, Niveaudifferenz mit seiner Umgebung I/2./**12**/30
—, pathologisch-anatomisches Schicksal I/2./**17**/6
—, Überleben der Zellen I/2./**12**/4 I/2./**12**/5
—, Vereinigung mit der Empfangsstelle I/2./**12**/22
—, zellige Reaktion I/2./**17**/6
— -Hyperergie II/2./**24**/32
Transplantate von Dermis II/3./**46**/126
—, Färbung II/1./**16**/18
— von Faszie II/3./**46**/126
—, Lebensalter bei der Einheilung I/2./**12**/8
— für die Nasenplastik II/2./**34**/35
—, **Pathologie** I/2./**17**
—, Resorption I/2./**12**/3
—, verschiedene, klinische Brauchbarkeit II/2./**24**/27
—, zusammengesetzte, bei Verbrennungen II/1./**16**/34
Transplantation, Affenhornhaut I/2./**13**/5
— autoplastischer Derma-Fettlappen II/3./**45**/36
— eines autoplastischen Knochenspans im Kieferspalt- oder Gaumenspaltgebiet II/1./**6**/29
— von Beckenkammspongiosa I/2./**22**/98
—, Bedeutung hormoneller Regulationen II/2./**24**/30
—, Bedingungen für eine erfolgreiche T. I/2./**12**/7
— von Darmschleimhaut I/2./**12**/158
—, Einfluß auf den Empfängerorganismus II/2./**24**/29
— embryonalen Mäuseknorpels I/2./**13**/12
— endokrinen Drüsengewebes I/2./**17**/14
—, Erfolg I/1./**2**/2
—, freie I/2./**12**/3 I/2./**17**/2
—, —, von Faszie II/3./**46**/83
—, —, der Fettgewebe zur Vergrößerung bzw. Wiederherstellung der Mamma II/3./**46**/45
—, —, bei Gesichts-Naevi II/1./**20**/22

Transplantation, freie, haartragender Haut nach VALLIS II/1./**5**/10
—, —, der Haut II/3./**46**/32 II/3./**46**/102
—, —, — bei Hämangiomen II/1./**20**/62
—, —, von Korium-Fett zur Mammavergrößerung II/3./**46**/43
—, —, der Mamillen II/3./**45**/2
—, —, der Mamille bei Mammaplastik nach BERSON II/3./**45**/28
—, —, des Naevus II/1./**20**/9
—, —, kleiner Vollhautzylinder mit haartragender Haut II/2./**5**/11
—, —, zum Verschluß von Bauchwandbrüchen II/3./**46**/79
—, —, der Warze II/3./**45**/7 II/3./**45**/28
— von freien Sehnenstücken II/4./**53**/61
— frischer gespaltener autoplastischer Rippen II/1./**1**/11
-, Früh-, von Lippenschleimhaut bei ausgedehnten frischen Verletzungen und Verätzungen der Lid- und Augapfelbindehaut II/3./**36**/103
— von „gelatinisiertem" Knochen I/2./**12**/236
—, gestielte I/2./**17**/2
— von gestielten Dermisfettlappen unter die Kopfschwarte zur Ausfüllung eines toten Raumes II/1./**1**/40
— der Haut, gestielte I/2./**12**/36
— — von der kleinen Schamlippe II/3./**45**/8
— homoioplastische, mit autoplastischer Rippenpfropfung II/1./**1**/30
— homoioplastische, ganzer Organe I/2./**13**/9
— eines Katzenembryoschwanzes I/2./**13**/12
— von Knochen und Knorpel bei der Behandlung der atrophischen Rhinitis II/2./**34**/35
— konservierter Haut I/2./**12**/133
— von konserviertem Kalbsknorpel I/2./**12**/212
— mit Konservenknorpel I/2./**12**/210
— von lyophilisierter Dura I/2./**15**/8
— eines periostbedeckten Tibiaspans II/1./**12**/11
—, retro-kondyläre II/2./**26**/68
— eines Rippenspans zum Ersatz des Kinnbogens I/2./**22**/180
— der Schleimhaut I/2./**12**/156
— der Sehne nach FOWLER, Technik II/4./**53**/73
— — des M. palmaris longus bei Trommler-lähmungen II/4./**53**/72
— ungestielter Hautlappen I/2./**12**/104
—, Verband I/1./**8**/10
— eines vertikalen Knorpelstückchens zur Verbesserung des Nasolabial-Winkels und Stützung der medialen Schenkel II/2./**34**/37
—, verzögerte I/2./**17**/5
— von Vollhaut II/3./**46**/126
—, Vorbereitung des Kranken I/2./**12**/7
Transplantationen, Biologie I/2./**12**/3
—, biologische Klassifizierung I/2./**12**/2
— zum Ersatz von Defekten des Schädeldaches I/1./**4**/55
— von Extremitäten I/2./**13**/11
—, fremdartige, Nichtgelingen I/2./**13**/4
Transplantationen ganzer Gelenke II/4./**54**/134
—, gleichartige, Nichtgelingen I/2./**13**/4
— von Herzen I/2./**13**/11
—, Klassifizierung I/2./**12**/1
— von Knochenspänen, Ruhigstellung des Unterkiefers II/2./**22**/93
— von Körperteilen mit selbstständiger Existenz I/2./**13**/1
— eines Kopfes I/2./**13**/11
— von Lungen I/2./**13**/11
— bei tätowierten Personen II/1./**16**/12
—, technische Klassifizierung I/2./**12**/3
Transplantations-bedarf, biologische Zweckmäßigkeitsskala II/2./**24**/2
— -lager, ersatzkräftige I/2./**12**/226
— - —, ersatzschwache I/2./**12**/226
— - —, ersatzunfähige I/2./**12**/226
— **Transplantations-lehre** I/2./**12**
— -material, alloplastisches II/2./**32**/36
— - —, Eigenknochen II/2./**24**/2
— - —, embryonales Gewebe I/2./**17**/16
— - — für die Höhlenplastik II/3./**36**/125
— - — für die knöcherne Orbita II/3./**36**/142
— - — Meniskusknorpel II/2./**34**/39
— -materialien für die Nasenplastik, Gewinnung II/2./**34**/40
— -messer II/3./**36**/134
— -technik nach Verbrennungen II/1./**16**/10
Transplantierte Haut, Einheilung I/2./**12**/21
— —, Schweißdrüsenfunktion I/2./**12**/25
Transportlappenverfahren I/2./**12**/78 II/3./**36**/75
— von ZOLTÁN I/2./**12**/77
Transposition des Musculus geniohyoideus in die Zunge bei Glossoptose ohne Retrognathie II/1./**11**/11
— des Platysmas bei Aplasie des Hyoids II/1./**11**/14
Transpositionslappen I/2./**12**/53 II/1./**13**/9
— zur Deckung dorsaler und ventraler Wangenhautverluste II/1./**13**/21
— vom Hals, doppelt epithelisierter, zur Wangendefektdeckung nach OWENS II/1./**13**/31
— vom Hals zur Versorgung des Tracheostomas II/3./**41**/39
—, kleine, Anlage am Hals II/3./**41**/14
— zur plastischen Rekonstruktion des Hypopharynx mit Protektion der großen Halsgefäße II/3./**41**/23
— zur Rekonstruktion des Mesopharynx mit Protektion der großen Halsgefäße II/3./**41**/18
— von Schleimhaut aus der Ösophaguswand II/3./**41**/30
— zum Verschluß des Tracheostomas II/3./**41**/43
—, zwei, zur Wangendeckung II/1./**13**/12
Transsexualität II/4./**51**/77
—, Kontraindikationen für eine chirurgische Behandlung II/4./**51**/77
— und plastische Chirurgie II/4./**51**/76
—, Therapie II/4./**51**/78

Transsexueller Mann, feminine Umwandlung, Operationsplanung II/4./**51**/78
Transversaler Rundstiellappen aus der submentalen Halshaut II/2./**33**/46
Transversalfrakturen, innere und äußere II/1./**21**/13
Transvestitismus II/4./**51**/76
Trapezius-Ersatzoperation, Technik II/4./**53**/79
— -funktion, ausgefallene, Wiederherstellung II/4./**53**/79
— -lähmung II/4./**53**/78
Trasylol I/1./**6**/19
Traubensarkom II/1./**3**/46
Trauma I/2./**22**/24 II/2./**30**/2
— und Keloid I/2./**21**/8
—, psychisches I/1./**1**/1 I/1./**5**/58
Traumaplast-Schnellverband I/1./**8**/7
Traumatische Brustwandhernie, Verschluß mit Dermis nach ZOLTAN II/3./**46**/81
— Brustwandhernien II/3./**46**/75
— Hautdefekte II/3./**46**/1
— Schiefstellung der Lidspalte II/3./**36**/62
Traumawirkung, Mißbildungsentstehung I/1./**9**/10
Traumen, psychische II/1./**7**/37
— an Zähnen I/1./**5**/68
TRAUNERsche retrokondyläre Implantation von Knorpel II/2./**26**/86
TRÉLAT, abgebrochener II/1./**7**/88
— -sche Raspatorien II/1./**7**/89
— -scher Haken II/1./**7**/88
TRENDELENBURGscher Versuch II/4./**58**/4
Trenimon I/2./**22**/140 I/2./**22**/239
—, Infiltration der Grenzzone I/2./**22**/140
Trepanation, Schädelkalotte I/2./**17**/17
Trephone I/2./**12**/10
Trevira I/2./**17**/19 I/2./**17**/29
— -Wattebausch I/2./**17**/28
Triaethylenglykol I/1./**3**/21
Triangularisknorpel, Aufklappen II/2./**34**/1
—, Verlagerung von Teilen in das Nasenrückengebiet II/2./**34**/33
Trias: Angiom, Hypertrophie der betroffenen Extremität, Varikosität II/1./**20**/14
Tribomethylalkohol I/1./**5**/18
Tricarb I/1./**6**/37 I/1./**6**/38 I/1./**6**/39
Trichiasis II/3./**36**/4 II/3./**36**/25 II/3./**36**/97
— -operation nach HUGHES II/3./**36**/27
— - — nach MACHEK II/3./**36**/26
— - — nach PATON-SMITH II/3./**36**/26
— - — nach SPENZER-WATSON II/3./**36**/25
Trichloraethylen I/1./**5**/21 I/1./**5**/64
Trichoepitheliom der Unterlippe I/2./**22**/40
Tridermalith II/2./**30**/6
Triflupromazin I/1./**5**/15
— -gruppe I/1./**4**/49
Trigeminusäste, Leitungsanästhesien I/1./**4**/64
Trigenimusast, Anaesthesie der Nervenaustrittspunkte I/1./**4**/64 II/2./**34**/10
Trigenimusast, Anaesthesie I/1./**4**/67
Trigeminusnervenfaser, Frühnaht II/1./**12**/2
Trigeminusneuralgie II/1./**12**/35
Trigonozephaler Schädel II/1./**3**/10
Trigonum caroticum II/3./**40**/4
— colli infrahyoideum II/3./**40**/4
— — laterale II/3./**40**/6
— — mediale II/3./**40**/3
— — suprahyoideum II/3./**40**/4
— omoclaviculare II/3./**40**/6
— omotrapecoideum II/3./**40**/6
Trikotschlauchbinden I/1./**8**/9
Trikotschlauchverband I/1./**8**/8
Trikresylphosphat II/2./**30**/10
Trimetaphan I/1./**5**/51
Tringle muscle flap technique II/1./**7**/100
Tripeptidasen I/1./**6**/23
Triphyllisches submentales Teratom II/1./**3**/54
Trippel-Arthrodese II/4./**54**/50 II/4./**54**/176
— - —, Technik II/4./**54**/174
Trizepsmuskel, Ausfälle II/4./**53**/83
Trizepssehne, Sehnenverletzung II/4./**53**/58
Trochantäre Druckgeschwüre, Exzision und Defektdeckung II/3./**46**/117
Trochantergebiet, Tumor, brauner II/4./**54**/126
Trochanteric reconstruction operation II/4./**54**/152
Trochanter minor, Pseudarthrosen II/4./**54**/115
Trochanterplastik nach COLONNA II/4./**54**/154
— nach COLONNA-LEXER II/4./**54**/113
Trochanter-Pseudarthrosen II/4./**54**/114
Trockenverbände mit den verschiedensten Pulvern I/2./**12**/120
Trockenverband I/2./**12**/120
Trommlerlähmung II/4./**53**/60 II/4./**53**/72
—, Transplantation der Sehne des M. palmaris longus II/4./**53**/72
Tropakokain I/1./**4**/7
Tropfennasen II/1./**7**/157
Tropftechnik, offene I/1./**5**/65
Tropfverfahren I/1./**5**/21
Trophische Störungen II/1./**20**/17
Tropinkarbonsäure I/1./**4**/7
Tropokollagen I/1./**6**/59 I/1./**6**/60
—, Spaltung I/1./**6**/19
— -molekül I/1./**6**/16
TROUTMANsche Plombe II/3./**36**/120
Truncus jugularis II/3./**40**/6
Trypanblau I/2./**13**/6
Trypsin I/1./**6**/19 I/1./**6**/66 I/2./**12**/35
Tryptophangehalt I/1./**6**/58
TSH (Thyreotropes Hormon) I/1./**6**/95 I/1./**6**/111
Tubegauz I/1./**8**/10
Tuberanästhesie I/1./**4**/73
—, intraorale I/1./**4**/73
Tuberculosis cutis vulgaris II/1./**15**
Tuberculum genitale I/1./**10**/17 II/4./**51**/4
Tuberinjektion, extraorale I/1./**4**/73
Tuberkelbakterien I/1./**3**/3

Tuberkulöse Herde, Ausfüllung mit Spongiosa II/2./**24**/51
Tuberkulose II/1./**15**/1 II/4./**54**/255
Tubero-nodöses Hämangiom II/1./**20**/26
Tuberosität, Osteomyelitis II/3./**46**/117
Tublikator I/1./8/9
Tubocurarin I/1./5/28
Türflügel-Methode zur Geradesetzung des Septums II/2./**34**/94
Tulle-gras I/2./**12**/120 I/2./**12**/122 II/1./**20**/19 II/2./**29**/26
„Tubler flap"-Methode I/2./**12**/77
Tumor I/1./**6**/92 I/2./**22**/3 II/2./**30**/2
—, angeborener, und Mißbildung II/1./**3**/50
—, Biopsie, melanotischer I/1./**22**/221
—, brauner, am koxalen Femurende II/4./**54**/126
—, —, im Trochantergebiet II/4./**54**/126
—, maligner, Gewebsverluste nach operativer Entfernung II/2./**35**/1
—, —, des Ohres I/2./**22**/248
—, metastasierender II/1./**20**/78
— an der nasalen Unterlidhälfte, Beseitigung II/3./**36**/46
—, primär maligner, Therapie I/2./**22**/228
—, primäre Rekonstruktion durch Knochenplastiken II/2./**24**/61
—, Punktion eines zystischen I/2./**22**/5
—, sekundäre Rekonstruktion durch Knochenplastiken II/2./**24**/70
Tumore des Alveolarfortsatzes der T_1-Kategorie, primärplastische Deckung des Defektes I/2./**22**/186
— — — - —, sekundärplastische Deckung des Defektes I/2./**22**/186
—, bösartige, der Gebärmutter I/2./**22**/249
—, —, Operationstermin I/2.**22**/25
—, branchiogene I/1./**4**/88 I/2./**22**/42
—, braune I/2./**22**/65 I/2./**22**/96
—, Exzision I/1./**4**/82
— an fetalen Furchen I/2./**22**/36
— der Gesichtshaut I/2./**22**/121
—, **gutartige und bösartige aus plastisch-chirurgischer Sicht** I/2./**22**
—, gutartige I/2./**22**/36
—, —, Operationstermin I/2./**22**/25
— in den Harnwegen I/2./**22**/249
—, intraokulare II/3./**36**/111
— des Kindesalters II/1./**3**/40
—, lokal-destruierende I/2./**22**/65
—, maligne I/2./**22**/112
—, —, Befall der einzelnen Organgruppen I/2./**22**/245
—, —, auf dem Boden radiogener Präneoplasien II/1./**17**/23
—, —, der Gesichtshaut, chirurgische Behandlung I/2./**22**/124
—, —, Nachbestrahlung I/2./**22**/20
—, —, Osteoplastik II/2./**24**/62
—, metastatische I/2./**22**/235
— der Nase, äußeren I/2./**22**/121
—, sekundäre, im Kiefer I/2./**22**/166
Tumore, sekundäre, im Kieferknochen I/2./**22**/166
—, semi-maligne I/2./**22**/65
— und Wundheilung I/1./**6**/92
Tumor-chirurgie, Defektdeckung II/2./**33**/1
— - — des Halses II/3./**41**/4
— -diagnostik aus dem stömenden Blut I/2./**22**/7
— -entstehung, Form und Größe des Implantates I/2./**14**/4
— - — durch Fremdkörper, Latenzzeit I/2./**14**/7
— -exstirpationen im Mundboden-Zungenbereich, Anwendung von Saugdrainagen II/3./**40**/24
— -kachexie I/1./**6**/92
— -klassifikation I/2./**22**/118
— -metastasen und -rezidiv I/2./**22**/228
— - — der Kieferkarzinome I/2./**22**/166
— -metastasierung, generalisierter, Therapie I/2./**22**/234
— -operation, Defektbildung II/2./**25**/26
— **-operationen im Kiefer-Gesichtsbereich, funktionelle und aesthetische Rehabilitation** II/2./**23**
— -patienten I/1./**6**/92
— - —, Wundheilungsstörungen I/1./**6**/92
— -rand, füllungsfreier I/2./**22**/5
— -rezidiv, Therapie I/2./**22**/240
— -viren, Übertragung I/1./**3**/1
— -zellen, Devitalisation I/2./**22**/7
Tumor-spezifische Teste I/2./**22**/7
Tunica albuginea II/4./**51**/2
Tunica vaginalis propria, Schädigung II/4./**51**/85
Tunnel auf der Brustwand II/3./**41**/46
Tunnelierung der Gaumenschleimhaut nach Axhausen II/2./**26**/52
— der Nasenhaut II/1./**3**/19
Tupfer, Teile von Fadenstücken I/2./**24**/5
Turbinenschleifgerät I/2./**19**/1
Turigeran II/1./**7**/201
Turmschädel II/3./**36**/1
Turner-Syndrom II/1./**3**/55
Turrizephalie II/1./**13**/100
Tyndallisation I/1./**3**/7 I/1./**3**/12
Tympanoplastische Maßnahmen II/1./**21**/16
Typ, radialer I/1./**7**/11
Typen-Unterschiede, rassische II/2./**32**/7
Tyrosin I/1./**6**/58

U

Überbiß, tiefer II/2./**26**/109
—, Vertiefung durch Zurückkippung des vorderen Fragments II/2./**26**/55
Überbrückung, direkte, nach Passavant und Trauner II/1./**9**/22
—, —, nach Rethy II/1./**9**/24
—, indirekte, durch Stiellappen aus der Rachenwand nach Sanvenero-Rosselli II/1./**9**/31
—, —, — — nach Schönborn-Rosenthal II/1./**9**/24

Überbrückung als rachenverengende Operation II/1./**9**/15 II/1./**9**/22
Überdosierungen von Infusionen I/1./**6**/129
Überdruckventil I/1./**5**/37
Überentwickeltes Mittelgesicht II/2./**26**/49
— Untergesicht II/2./**26**/9
— —, Operationsmethoden II/2./**26**/11
Überentwicklung einer Kieferseite II/2./**26**/87
— des Mittelgesichtes II/2./**26**/8
— des Untergesichtes II/2./**26**/8
Übergangsfalte, untere, Abflachung II/3./**36**/128
—, —, Bildung durch Lippenschleimhautplastik II/3./**36**/128
Überkreuzverfahren von BUNNELL II/4./**53**/63
Überlebenschance bei primär-plastischem Ersatz II/2./**24**/5
Überlebenschancen II/1./**3**/2
Überlebens-Theorie der transplantierten Zellen I/2./**12**/170
Überphagozytose I/1./**6**/26 I/1./**6**/43
Überschußformen bei den oberen Extremitäten II/4./**53**/16
Übersicht plastischer Operationsmethoden zur Wiederherstellung gedeckter Achillessehnenrisse II/4./**54**/84
— zur Pseudarthrosenbehandlung, untere Extremitäten II/4./**54**/105
Überspannung II/2./**29**/12
Überstellung der Zähne im Bereich des beweglichen Zwischenkiefers II/1./**6**/27
Überzähligkeit der Brustwarzen II/3./**45**/7
Uhrglasverband II/3./**36**/22
Uhuklebstoff II/2./**30**/18
Ulcus cruris I/1./**4**/108 II/4./**58**/5
— rodens I/2./**22**/65 I/2./**22**/70 I/2./**22**/122
— terebrans I/2./**22**/65
Ulkus (Epitheldefekt) I/2./**22**/3
ULLRICH-FEICHTINGER-Syndrom II/1./**7**/67
— -TURNER-Syndrom I/1./**9**/18 I/1./**9**/23 I/1./**9**/38 II/1./**7**/67
Ulna, Hypoplasie I/1./**9**/29
—, Längendifferenz zum Radius II/4./**53**/137
— -defekte II/4./**53**/7
— -ende, Spongiosaexkochleation II/4./**53**/134
— -köpfchenresektion, Technik II/4./**53**/124
— -pseudarthrosen, Operationstechnik II/4./**53**/104
— -verkürzung, Technik II/4./**52**/138
— -zerfall bei Hautnekrose II/4./**53**/101
Ulnare Deviation der Finger II/4./**53**/130
Ulnarer Typ I/1./**7**/13
Ulnaris-ersatzoperation, Technik II/4./**53**/90
— -Medianus-Lähmung II/4./**53**/90 II/4./**53**/91
— -schädigung II/4./**53**/90
Ultramarin II/2./**30**/7
Ultraviolettstrahlung, luftgekühlte, Bestrahlungen II/1./**20**/21
Ulzera, gastrointestinale, nach Verbrennungen II/1./**16**/9
Ulzerationen im Bereiche von Narben II/4./**53**/49
U-Maske von KAZANJIAN II/2./**30**/14
U-Meißel von GOLDMAN II/2./**34**/18
Umgangssprache, normale, und Gaumenplastik II/1./**7**/83
Umgebung, narbige I/2./**12**/124
Umgekehrte Einpflanzung von Dermis-Transplantaten II/3./**46**/38
Umkipplappen I/2./**12**/76
— für Meloplastik im unteren Gesichtsbereich nach ISRAEL u. HACKER II/1./**12**/23
— nach STENSTRÖM I/2./**12**/76
Umkippplastik aus der Rektussehne II/4./**54**/80
—, SAUERBRUCHsche I/1./**4**/113
Umschulung in einen anderen Beruf I/2./**24**/14
Umsetzung des Zeigefingers zum Daumen I/1./**4**/99
Umstellungsosteotomie des Daumens II/4./**53**/128
—, intertrochantäre II/4./**54**/204
— nach PAUWELS II/4./**54**/149
— nach SCHANZ, Technik II/4./**54**/35
Umstimmung I/2./**17**/15
Umwandlung, chirurgisch-medikamentöse zum weiblichen Geschlecht II/4./**51**/15
—, feminine, eines transsexuellen Mannes, Operationsplanung II/4./**51**/78
— eines kavernösen Hämangioms in ein Angiosarkom I/2./**22**/57
— des Zylinderepithels in Plattenepithel I/2./**22**/184 I/2./**22**/185
Umwelt, Schädigungen I/2./**22**/4
— -faktoren I/1./**10**/14
— -stabilität I/1./**9**/6
— -verschmutzung II/1./**7**/8
Unacain I/1./**4**/10
Unblutige, geschlossene Behandlung der Nasenfrakturen II/2./**34**/87
Unburied implants II/3./**36**/108 II/3./**36**/109
Unfälle des Kiefer-Gesichts-Bereichs II/2./**24**/5
Unfall, prozentuale Verteilung der bei Unfällen aufgetretenen Verletzungen II/2./**22**/2
— -quoten, Erhöhung II/2./**22**/1
Unfallbedingte oder infolge einer während des Wachstums auf den Unterkiefer einwirkenden Schädigung entstandene Formveränderungen II/2./**25**/19
Unfallbedingte Schiefnase II/1./**12**/12
Unfallwunden, frische Versorgung I/2./**18—20**/13
—, —, — nach plastisch chirurgischen Grundsätzen II/3./**41**/8
—, Primärversorgung II/3./**41**/8
Ungarische Plastik II/3./**36**/42
UNNAsche Theorie I/2./**19**/11
Unschönheit, Einbildung I/1./**2**/3
Unterarm, Décollement II/4./**53**/41
—, Sehnen- und Muskelschäden II/4./**53**/59
— -defekt, kompletter, Operationstechnik II/4./**53**/104
— -defektpseudarthrose II/4./**43**/102
— -drehfehlstellung II/4./**53**/122
— -frakturen, komplette, Brückenkallusbildung II/4./**53**/123

Unterarm-pseudarthrose II/4./**53**/99
— -schaftdeformierungen II/4./**53**/137
— -schaftfehlstellung II/4./**53**/125
— -verbrennungen II/4./**55**/4
Unterbauch, Riesenradioulkus II/3./**46**/29
Unterbindung der offenen Gefäßlumina bei Amputationen I/1./**7**/2
— der Proteinsythese durch Zytostatika I/1./**6**/130
Unterbrechung: Stammhirn-Rinde I/1./**5**/15
— längs des Nervenstranges I/1./**4**/3
Unterdruck-Drainage nach REDON I/2./**22**/28
Unterentwickeltes Mittelgesicht II/2./**26**/39 II/2./**26**/40
— Untergesicht II/2./**26**/66
Unterentwicklung einer Kieferseite II/2./**26**/87
— des Mittelgesichtes II/2./**26**/8
— des Oberkiefers als Folge einer ausgeprägten Narbenbildung II/1./**6**/18
— —, Spaltbildungen II/2./**25**/16
— des Untergesichtes II/2./**26**/8
Unterernährung und Keloide I/2./**21**/11
Unterformarten (Vokale) I/2./**25**/4
Unterfütterung oder Auflagerung des Narbenbereiches bei imprimierten oder deprimierten flächenhaften Narben II/1./**5**/3
Untergesicht II/2./**26**/3
—, Entstellung I/2./**22**/179
—, hohes II/2./**26**/9
—, zu hohes II/2./**26**/92
—, Kinnostektomie zur Verkürzung II/2./**26**/104
—, kurzes II/2./**26**/9
—, zu kurzes II/2./**26**/109
—, Profilverbesserung durch Erhöhung des U.K. II/2./**26**/113
—, überentwickeltes I/1./**4**/70 II/2./**26**/9
—, —, Operationsmethoden II/2./**26**/11
—, Überentwicklung II/2./**26**/8
—, unterentwickeltes II/2./**26**/66
—, —, Bewertung und Indikation der Operation II/2./**26**/84
—, Unterentwicklung II/2./**26**/8
Unterhautgewebe, Injektion von anästhesierenden Stoffen I/1./**4**/4
Unterkiefer I/2./**22**/185
—, Asymmetrie durch rechtsseitige Überentwicklung II/2./**26**/88
—, asymmetrische Entwicklung II/2./**25**/21
— mit Aufbißschiene II/2./**26**/65
—, Bestrahlungsexperimente II/1./**17**/17
—, Bruchlinien II/2./**22**/74
—, Dauerersatz II/1./**13**/113
—, Defektbildungen II/2./**25**/26
—, Distalbiß mit Rücklage II/2./**26**/66
—, doppelterrassenförmige Vorverschiebung II/1./**8**/35
—, Drahtumschlingung II/2./**22**/80
—, Gründe für Ablehnung einer primär-plastischen Rekonstruktion II/2./**24**/4
—, Halbseitenexartikulation I/2./**22**/175
Unterkiefer, kompensatorische Hypertrophie II/1./**8**/32
—, lokalisierter Riesenwuchs I/2./**22**/104
—, Nebenhodenkarzinom mit Metastase I/2./**22**/236
—, Osteomyelitis II/2./**22**/74
—, Pseudarthrose II/2./**22**/75
—, rechter, Adamantinom II/2./**24**/25
—, Ruheschwebe II/1./**9**/8
—, Ruhigstellung des Unterkiefers bei Transplantationen von Knochenspänen II/2./**22**/93
—, Segmentresektion mit suprahyoidaler Ausräumung des Lymphabflußsystems I/2./**22**/172
—, unfallbedingte oder infolge des Wachstums einwirkenden Schädigung entstandene Formveränderung II/2./**25**/19
—, Verbreiterung mittels Osteotomie nach TRAUNER II/2./**26**/75
—, — und Verlängerung mittels Osteotomie nach ROSENTHAL II/2./**26**/75
—, Verlängerung durch schräge Osteotomie des aufsteigenden Astes mit Auflage eines Knochentransplantates von ROBINSON II/2./**26**/70
—, — durch schräge subkondyläre Osteotomie mit Knocheneinlagerung nach THOMA II/2./**26**/71
—, — durch sagittale Spaltung nach OBWEGESER-DAL PONT II/2./**26**/69
—, Vorverlagerung durch retrokondyläre Implantation von Knorpel nach dem Vorgehen von TRAUNER II/2./**26**/67
—, Wirkung der Kaumuskeln II/1./**11**/3
—, Zahnkeimentfernung als Ausgleichmaßnahme II/1./**6**/21
—, zahnloser, Gelenkfrakturen II/2./**22**/91
—, — oder mangelhaft bezahnter, Kieferbruchschienung II/2./**22**/91
—, Zahnverlagerungen, die eine Fraktur bei der Zahnentfernung befürchten lassen II/2./**22**/93
—, Zurückfallen I/1./**5**/43
— -äste, beide, Kontinuitätstrennung II/1./**3**/40
— -aplasien II/1./**7**/145
— -ast, aufsteigender, Plastik in seinem Bereich II/1./**12**/32
— - —, —, sagittale Spaltung nach OBWEGESER I/1./**4**/72
— - —, horizontaler, Progenieoperation II/2./**22**/96
— -aufbauverfahren mit Hilfe vor der Osteoplastik angelegter extraoraler Schienenverbände II/1./**13**/117
— -brüche im gut bezahnten Gebiß, bei denen ohne Schwierigkeit eine exakte Reposition möglich ist II/2./**22**/91
— - —, medizinhistorisch II/2./**22**/3
— -defekt, Einlagerung des Knochens, Darstellung II/1./**13**/117
— - —, temporäre Überbrückung II/1./**13**/113
— -defekte II/1./**13**/112

Unterkiefer-defekte, Eingriffe II/1./**13**/112
— -eingriffe zum Profilausgleich II/1./**7**/175
— -ersatz II/2./**24**/41
— - —, freie Knochentransplantation II/1./**13**/114
— - —, Historisches II/1./**12**/28
— - —, Knochenverpflanzung II/1./**13**/113
— -fragment, Knochennaht II/1./**12**/8
— -fragmente, doppelterrassenförmige Seitverschiebung zwei horizontal abgetrennter U. K. II/2./**25**/25 II/2./**26**/92
— - —, maximale Vorverlagerung durch doppelterrassenförmige Verschiebung zweier horizontal abgetrennter Unterkieferfragmente bei Vogelgesichtsbildung II/2./**25**/25
— -fraktur, Mißerfolg einer Knochennaht II/1./**12**/9
— - —, Pseudarthrosebildung II/2./**25**/26
— -frakturarten II/2./**22**/73
— -frakturen, Einteilung II/2./**22**/73
— - —, komplizierte, Korrektur II/1./**13**/105
— - —, Lokalisation II/2./**22**/9 II/2./**22**/74
— - —, Nebenverletzungen II/2./**22**/19
— - —, Therapie II/2./**22**/76
— -hälften, Mobilität im Bereich der Unterkieferhälften II/1./**3**/36
— -hämangiome II/1./**19**/15
— -hypoplasie II/1./**7**/69 II/1./**11**/2
— -karzinom im Kieferknochen I/2./**22**/168
— - —, Mortalität I/2./**22**/246
— - —, Therapie I/2./**22**/172
— - — -operationen, sofortige Rekonstruktion I/2./**22**/179
— - — -Radikaloperation mit Mittelstückresektion I/2./**22**/183
— - —, Standart-Methode für die Tumorkategorie T_3 und T_4 I/2./**22**/175
— -karzinome I/2./**22**/167
— - —, Häufigkeit I/2./**22**/164
— -kavernome, enossale I/2./**22**/7
— -knochenkarzinom, dysgenetisches I/2./**22**/168
— -körper, Ostektomie II/2./**26**/46
— -Kontinuitätsresektion, Gesichtsentstellung II/2./**24**/42
— -krebs I/2./**22**/247
— -mittelstück, Fraktur II/2./**22**/20
— -mittelstückresektion I/2./**22**/179
— -Nerven-Gefäßbündel II/2./**26**/35
— -osteotomie, mediane, nach Kocher I/2./**22**/151
— - —, seitliche, nach v. Langenbeck-Bergmann I/2./**22**/151
— -osteomyelitis, chronische, mit Spontanfraktur der Mandibula rechts bei M. Albers-Schoenberg II/2./**24**/6
— -radikaloperation, Weichteilnekrose I/2./**22**/16
— -rand, abgetrennter, Vorverschiebemöglichkeit II/2./**25**/22
— - —, unterer, Abtrennung mit Kreissäge II/2./**25**/22
Unterkiefer-rekonstruktion, primäre, nach Resektion II/1./**13**/116
— - —, Zeitpunkt II/1./**13**/113
— -resektion, Autoplastik, Indikation II/2./**24**/42
— - — nach Gabka II/2./**24**/17
— - —, primäre Knochentransplantationen I/2./**22**/179
— - —, prothetischer Stützapparat II/2./**31**/4
— - —, Vorgehen der Wahl nach Schlegel II/2./**24**/17
— -resektionen II/2./**22**/96
— -retrogenie, Osteotomie II/1./**13**/104
— -seitenasymetrie II/1./**13**/106
— -spalten II/1./**7**/69 II/1./**3**/36
— -spange, abgetragene, Oberkieferaufbau durch Transplantation II/1./8/39
— -stumpf, Verhinderung der postoperativen Dislokation II/2./**23**/2
— -Teilresektion, temporäre Gesichtsasymetrie II/2./**24**/16
— -Tumoren, Rehabilitation II/2./**23**/1
— -verbreiterung, Operationsmethoden II/2./**26**/74
— -verlängerung, Operationsmethoden II/2./**26**/68
— -vorverlagerung, Operationsmethoden II/2./**26**/68
— -wulst I/1./**10**/5
Unterkühlung I/2./**17**/10
Unterlid, Beseitigung eines Narbenektropiums nach v. Langenbeck II/3./**36**/57
—, — — nach Letenneur II/3./**36**/59
—, Bogenverschiebung zur Beseitigung eines Narbenektropium II/3./**36**/43
—, dunkle Pigmentierung nach rhinoplastischen Eingriffen II/2./**34**/81
—, Ersatz durch Bogenverschiebung II/3./**36**/52
—, Hautersatz I/2./**12**/100
—, Mitte, Beseitigung eines Narbenektropiums II/3./**36**/46
—, Narbenektropium II/3./**36**/59
—, Schnittführung am Lidrand II/2./**29**/13
—, voller Ersatz nach v. Langenbeck II/3./**36**/59
— -Abriß II/3./**36**/53
— -defekt, Ersatz durch Verpflanzung von Ohrknorpel II/3./**36**/70
— -entropium II/3./**36**/23
— -falten II/2./**29**/21 II/2./**29**/13
— - —, Beseitigung II/3./**36**/37
— -hälfte, nasale, Beseitigung eines Tumors II/3./**36**/46
— -teil, Ersatz durch seitliche Hautverschiebung nach Imre II/3./**36**/56
Unterlippe, Eversion II/1./**16**/38
—, Häufung des Befalls durch Lippenkarziome I/2./**22**/129
—, Lippenrotersatz durch einen kaudal gestielten schürzenförmigen Schleimhautlappen aus der Oberlippe II/1./**13**/38

Unterlippe, Lippenrotersatz nach Nélaton und Ombrédanne II/1./**13**/38
—, — durch einen Schleimhautbrückenlappen aus der Oberlippe nach Schulten II/1./**13**/38
—, — durch Zungenlappen II/1./**13**/40
—, Medianspalten der U. bis zum Zungenbein II/1./**3**/36
—, Stellung und Lage II/2./**26**/7
—, „syndromfreie" Medianspalten II/1./**3**/36
—, Trichoepitheliom I/2./**22**/40
Unterlippen-defekt, totaler, Rekonstruktion nach Trendelenburg II/1./**12**/20
— -defekte II/1./**13**/50
— - —, totale, Ersatz II/1./**17**/43
— -ersatz II/1./**13**/50
— - — nach Bernard II/1./**13**/55
— - — nach Dieffenbach II/1./**13**/53
— - —, totaler, mit Hilfe von Vollschichtlappen aus der Wangenregion, Technik II/1./**17**/45
— - — durch zwei lateral gestielte Lappen aus der Oberlippe II/1./**13**/53
— -fisteln I/1./**9**/21 II/1./**7**/69
— -karzinom, Mortalität I/2./**22**/246
— - —, Totalrekonstruktion II/1./**13**/56
— -rekonstruktion nach Bernard II/1./**13**/58
— - — mit einem Brückenlappen aus der Submental-Submandibularregion nach Schmid, Darstellung der Schnittführung II/1./**13**/59
— - — nach Szymanowski II/1./**12**/20
-schleimhaut, Ektropium II/1./**13**/43
— -spalte, mediane II/1./**7**/65
— -spalten II/1./**7**/69 II/1./**3**/36
— -Unterkiefer-Zungen-Hals-Spalten II/1./**7**/69
— - — -Zungenspalte, Versorgung II/1./**7**/146
Unternasenpunkt II/2./**26**/2
Unterpolsterung der eingezogenen Operationsdefekte I/2./**22**/181
Unterschenkel Blockadestellen I/1./**4**/109
—, Innervation I/1./**4**/107
—, linker, Lymphangiom I/2./**22**/65
—, Mehrfachosteotomien, Technik II/4./**54**/227
—, offene Verkürzungsosteotomie nach Küntscher II/4./**54**/263
—, — —, Technik II/4./**54**/261
—, operative Verlängerung II/4./**54**/258
—, Sensibilitätsausfallgebiet nach Leitungsanästhesie der Nn. cutaneus femoris lateralis und N. femoralis I/1./**4**/114
—, Verkürzungsosteotomie I/1./**4**/116 II/4./**54**/256
—, Verlängerungsosteotomie II/4./**54**/257
— -amputation am Ende des Wachstumsalters II/4./**54**/9
— -geschwüre, Deckung II/3./**46**/39
— -kurzstumpf II/4./**57**/2
— - — -plastik II/4./**57**/2 II/4./**57**/4
— - — - —, Gipsschienenverband II/4./**57**/5
— - — - —, Operationstechnik II/4./**57**/14
— - — -plastiken, Darstellungen II/4./**57**/15
— -Lähmungsrestzustände II/4./**54**/95
— -muskulatur, Funktionsstörung durch Hohlfuß II/4./**54**/58
— -pseudarthrose infolge amniotischer Einschnürungen II/4./**54**/14
— - — Behandlung, Operationstechniken II/4./**54**/15
— - —, Fixierung nach Resektion II/4./**54**/122
— -pseudarthrosen II/4./**54**/117
— - —, angeborene II/4./**54**/13 II/4./**54**/14 II/4./**54**/118
— - —, Behandlung, operative Verfahren II/4./**54**/118
— -Schürfurche, amniotische, Beseitigung II/4./**54**/76
— -verbiegung II/4./**54**/14
— - — angeborene II/4./**54**/13
— -verbrennungen II/4./**55**/4
Unterspritzungsmethode II/2./**28**/16
Untersuchungen mit Epithesen-Materialien II/3./**46**/54
—, kineradiographische II/1./**7**/188
Up-and-down Lappen II/2./**33**/75 II/2./**33**/78
Uperisation I/1./**3**/7
Upper sternal cleft II/3./**44**/8
Uranoplastik II/1./**12**/25
—, Ergebnisse II/1./**7**/182
— zur Gewährung des ungehinderten Oberkieferwachstums II/1./**7**/140
—, kieferorthopädische Behandlung II/1./**6**/17
Urbason I/1./**5**/10 I/2./**21**/19
Ureteraplasie II/3./**44**/36
Ureteren, Verdoppelungen I/1./**9**/24
Urethra I/1./**10**/18
—, kurze, angeborene Entstehung II/4./**41**/7
—, Mißbildungen, angeborene II/4./**51**/18
—, Neubildung im Bereich des Skrotum II/4./**51**/76
—, Penisteil II/4./**51**/1
—, Pseudoduplikation II/4./**51**/22
—, Rekonstruktion II/4./**51**/86
—, Verlängerung der neuen bis an die Eichelspitze II/4./**51**/39
—, Verletzungen II/4./**51**/81
—, vordere, angeborene Mißbildungen II/4./**51**/22
— -fistel, angeborene II/4./**51**/24
— - —, Entstehung nach Phimoseoperation II/4./**51**/11
— -karzinom, Mortalität I/2./**22**/247
— - und Dickdarmschleimhaut, Ersatz I/2./**12**/133
— -verletzungen, Komplikationen nach der Versorgung II/4./**51**/82
Urethral-divertikel, angeborene II/4./**51**/24
— -gänge, akzessorische II/4./**51**/22
— - —, akzessorische Entstehung II/4./**51**/7
— -länge in Beziehung zur Peniskrümmung, Darstellung II/4./**51**/5
— -mündung, äußere, atypische Lokalisation II/4./**51**/21

Urethral-mündung, äußere Mißbildungen II/4./**51**/19
— - —, Durchmesser II/4./**51**/1
— - —, Stenosen II/4./**51**/19
— - —, Verlegung II/4./**51**/78
— -operation nach SZYMANOWSKI II/4./**51**/57
— -platte I/1./**10**/18
— -spalte I/1./**11**/18
— -striktur, angeborene II/4./**51**/23
— - — des bulbären Teiles II/4./**51**/83
— - — — —, Operation nach JOHANSON II/4./**51**/83
— -strikturen II/4./**51**/82
— - —, Korrektur in einer Sitzung II/4./**51**/82
— - —, — in zwei Sitzungen II/4./**51**/82
— -wand, Perforation II/4./**51**/81
— -wandspalte, subepidermale II/4./**51**/7 II/4./**51**/24
— - —, —, Entstehung II/4./**51**/7
— - —, submuköse II/4./**51**/25
Urethroplastik bei Epispadien II/4./**51**/65
—, Komplikationen II/4./**51**/56
— nach DENIS BROWNE II/4./**51**/51 II/4./**51**/87
— — —, Einwände II/4./**51**/51
— — —, FARKASsche Modifikation II/4./**51**/52
— — —, — —, zweite II/4./**51**/54
— — —, PLANASsche Modifikation II/4./**51**/53
— — —, Transposition der neuen Urethralmündung II/4./**51**/53
— nach BURIAN II/4./**51**/43
— nach BURKHOLDE und WILLIAMS II/4./**51**/67
— nach GROSS und CRESSON II/4./**51**/67
— nach HAMILTON und TOKSU II/4./**51**/44
— nach HINDERER II/4./**51**/49
— nach HORTON und DEVINE II/4./**51**/48
— nach LOWSLEY und KIRWIN II/4./**51**/66
— nach McCORMACK II/4./**51**/47
— nach MELLIN II/4./**51**/68
— nach MUSTARDÉ II/4./**51**/45
— nach NOVÉ-JOSSERAND II/4./**51**/46
— — —, Einwände II/4./**51**/46
— nach OMBRÉDANNE II/4./**51**/42
— nach THOMSON II/4./**51**/43
— nach YAXLEY II/4./**51**/44
— nach YOUNG II/4./**51**/66
Urethrotomie II/4./**51**/82
—, temporäre perineale II/3./**48**/5
Urin, Gesamthydroxyprolinausscheidung I/1./**6**/64
Urniere I/1./**10**/18
Urogenital-Apparat, Kausalgenese der Mißbildungen I/1./**10**/21
— -trakt, männlicher, konstruktive, rekonstruktive und ästhetische Chirurgie II/4./**51**
Uronsäure I/1./**6**/53
Uroselektan I/1./**9**/33
Urtikaria I/2./**14**/24
Uterovaginalkanal I/1./**10**/16
Uterus bicornis I/1./**10**/19
— duplex separatus cum Vagina duplica separate I/1./**10**/19
Uterus, Entwicklung I/1./**10**/15
— septum I/1./**10**/19
— -anlage I/1./**10**/16
— -karzinom I/2./**22**/249
Uveareste II/3./**36**/113
UV-Strahlen, Bakterizidie I/1./**3**/21
Uvula bifida II/1./**7**/57
—, Fehlen oder vollständige Spalten II/1./**7**/43
— -kerben II/1./**7**/43

V

V_4A-Stahl I/2./**14**/13
V_4A-Stahl-Zusammensetzung I/2./**16**/16
Vagina II/4./**51**/72
—, aplastische I/2./**12**/132
—, Entwicklung I/1./**10**/15
—, Extirpation II/4./**51**/76
Vaginalatresie I/1./**9**/43
Vaginoplastik II/4./**51**/74 II/4./**51**/78
Vagolytikum I/1./**5**/15 I/1./**5**/63
Vagusreflexe I/1./**5**/15
Vagusreizung I/1./**5**/30
Vakutom von BARKER I/2./**12**/111
Vakuumverfahren I/1./**3**/5
Valgisierende intertrochantäre Osteotomie, Technik II/4./**54**/160
Valgität im Kniegelenk II/4./**54**/208
Valium I/1./**4**/43 I/1./**4**/49
Valium 10 I/1./**4**/48
VAN DER WAALsche Kräfte I/1./**6**/70
Vapor I/1./**5**/23 I/1./**5**/35
Varex II/1./**20**/54
Variationsbreite I/1./**2**/4 I/1./**9**/3
Varicocid I/2./**22**/53 II/1./**20**/54 II/3./**40**/17
Varidase II/2./**34**/8 II/2./**34**/14 II/2./**34**/107 II/3./**43**/11
Varietäten I/1./**9**/3
Varikosität, arterielle II/1./**20**/15
— mit ihrer ungewöhnlichen Ausdehnung II/1./**20**/15
Variola vera I/2./**19**/7
Varisierende intertrochantäre Osteotomie, Technik II/4./**54**/160
Varizen, Exstirpation II/4./**58**/15
im Bereich der unteren Extremitäten, funktionelle und aesthetische Behandlung II/4./**58**
Vascular spider II/1./**20**/24 II/1./**20**/71
Vaseline II/2./**30**/14
Vaskularisation, arterielle II/1./**20**/27
Vaskulant II/4./**58**/11
Vasokonstriktion, operationsgerechte, bei der Lokalanästhesie I/1./**4**/26
Vasokonstriktoren, Einfluß auf die Lokalanästhetika I/1./**4**/20 I/1./**4**/25
—, klinisches Vergiftungsbild I/1./**4**/42
Vasokonstriktorischer Effekt des Mepivacain I/1./**4**/14
Vasopressine I/1./**4**/27
Vasospasmus II/1./**21**/10
Vasotonin II/4./**58**/11

Vastus lateralis-Plastik II/4./**54**/92 II/4./**54**/93
— — - — zum Ersatz der pelveotrochantären Muskulatur II/4./**54**/94
VATER-PACCINI-Körperchen II/1./**20**/37
VEAUscher Haken II/1./**7**/88 II/1./**7**/89
Vegetativum I/1./**5**/31
Velo-pharyngeale Insuffienz II/1./**9**/4 II/1./**9**/13 II/3./**41**/50
Velo-pharyngealer Verschluß beim Sprechen und beim Schlucken II/1./**9**/8
— - — —, Mechanismus beim Sprechen II/1./**9**/7
Velo-Pharyngokonstriktion II/1./**7**/165
Velopharyngoplastik II/1./**7**/187 II/1./**12**/25
—, direkte, nach PASSAVANT-TRAUNER II/1./**9**/23
— mit einem oben gestielten Pharynxlappen II/1./**9**/31
Veloplastik, primäre, Sprachentwicklung II/1./**7**/144
—, modifizierte Lappenbildung (HERFERT) II/1./**9**/27
— nach SCHWECKENDIEK, Darstellung der von uns modifizierten II/1./**7**/142
—, vorzeitige, zur Erzielung einer Normalsprache II/1./**7**/140
Velours I/2./**14**/19
Velum, Form und Lage beim Anlauten II/1./**10**/7
—, mangelhafter Schluß zwischen Velum und PASSAVANTschen Wulst I/2./**24**/9
—, Massage II/1./**9**/2
— und Rachenraum, Anatomie II/1./**9**/4
— -beweglichkeit, Besserung II/1./**9**/2
— -Bewegung I/2./**25**/9
— -dehner, funktioneller II/1./**9**/18
— - —, passive Dehnung durch Anwendung eines funktionellen Velumdehners II/1./**9**/2
— -führungsbehandlung, prothetische II/1./**7**/184
— -plastik nach SCHWECKENDIEK II/1./**7**/181
— -spalte II/1./**7**/62
— - —, isolierte, und Gaumenspalte, Anatomie II/1./**7**/53
— -Rachenmuskulatur, funktionelle Bereitstellung II/1/**9**/10
— -tomographie II/1./**7**/166
Vena anonyma I/1./**5**/40 II/3./**40**/6
—.jugularis II/3./**40**/5
— —, ampulläre Venektasien II/3./**41**/18
— —, beidseitige Ligatur I/2./**22**/160
— —, simultane doppelseitige Ligatur I/2./**22**/160
— poplitea, rekanalisierte, Resektion II/4./**58**/15
— saphena I/1./**5**/40
Venae communicantes II/4./**58**/20
— perforantes II/4./**58**/20
Venaesectio I/1./**5**/39
Vene, entzündete, Stichinzision II/4./**58**/19
Venektasien, ampulläre, im Hals-Bereich, plastische Maßnahmen II/3./**41**/18
—, —, der V. jugularis II/3./**41**/18
Venen-druck I/1./**5**/6
— -erweiterungen, pulsierende II/1./**19**/2
— -klappe II/4./**58**/3
— -sperre, primär-spastische, an den oberen Extremitäten II/4./**58**/4
— -system, Erkrankungen II/4./**58**/1
— - —, Randnekrosen durch Druckanstieg II/3./**41**/13
— -thrombose mit lebensbedrohlicher Lungenembolie II/2./**24**/9
Venöse symptomatische Rückflußsperre II/4./**58**/4
Venöser Abfluß bei Hautlappen, Störungen II/3./**41**/12
Venographie II/4./**58**/8
Venoplant II/4./**58**/11
Venostasin II/4./**58**/11
Ventrikel- und Septumdefekt I/1./**9**/38 I/1./**9**/41
Ventrikulographie II/1./**1**/3
Ventrikulo- venöse Ableitung II/1./**3**/8
Venoruton P I/2./**22**/12
Veränderung, präkanzeröse, der Mundschleimhaut I/2./**22**/116
Verätzung, Lippenschleimhautplastik nach DENIG II/3./**36**/104
Verätzungen II/3./**36**/97
— des Auges II/3./**36**/102
Verätzungsatresien, Rekonstruktion des kollaren Speiseweges II/3./**41**/23
Veraltete Ellbogengelenkverrenkungen II/4./**53**/120
— Fingergelenkluxationen II/4./**53**/133
— Hüftgelenksverrenkungen II/4./**54**/202
— Hüftluxation II/4./**54**/204
— Kniegelenksverrenkungen II/4./**54**/206
— Knöchelgabelsprengung, Rekonstruktion II/4./**54**/207
— Mittelfußknochenverrenkungen, Behandlung II/4./**54**/207
— Schulterverrenkungen II/4./**53**/120
— Sprunggelenksverrenkungen II/4./**54**/206
— Verrenkungen II/4./**54**/202
— — der Schulter II/4./**53**/120
Verankerung der Epithesen an einem Brillengestell II/2./**30**/18
Verbände, äußere, gedankenlose Anwendung II/1./**12**/4
—, extraorale funktionelle II/2./**22**/84
—, intraorale funktionelle (zahnärztl. Fixationsmethoden) II/2./**22**/79
— nach Transplantationen I/1./**8**/10
Verband I/2./**12**/14
—, extraoraler, Vorläufer II/2./**22**/5
—, immobilisierender, Nachteile II/2./**22**/77
— bei Lidfaltenoperationen II/2./**29**/26
— **-lehre** I/1./**8**
— - und Immobilisierungstechnik I/2./**12**/118

Verband-wechsel, I/1./**8**/2 I/2./**12**/122 II/2./**33**/6
Verbandstechnik, geschlossene Behandlung I/2./**12**/118
— der Nasenplastik II/2./**34**/105
—, offene Behandlung I/2./**12**/120
Verbiegungstendenz bei Knorpeltransplantationen II/1./**13**/112
Verbinden bei Verbrennungen II/1./**16**/12
Verbindung der laterozervikalen Rhytidektomie mit der frontalen Rhytidektomie II/2./**29**/107
— zwischen Mundhöhle und Nasenhöhle I/2./**25**/7
Verblutungstod durch Kieferkavernom I/2./**22**/58
Verbrauchskoagulopathien I/1./**6**/89
Verbrannte Zilien II/1./**16**/33
Verbreiterung des Kinns II/2./**26**/46
Verbrennung, elektrische, im Bereich des Schädels, plastische Versorgung II/1./**4**
—, Mikrostomie II/1./**16**/39
—, Narbenkontraktur nach einer V. im Kindesalter II/1./**16**/41
—, Nasenflügeldefekt II/1./**16**/36
Verbrennungen, I/1./**4**/108 I/1./**6**/2 II/3./**36**/97
—, Allgemeines über die Versorgung II/1./**16**/1
— in den Achselhöhlen II/3./**48**/5
— des Auges II/3./**36**/102
— an Augenbraue und Augenlid II/1./**16**/24 II/1./**16**/31
—, Behandlung bei Gesichtsschäden II/1./**16**/15
— im Dammbereich II/3./**46**/30
—, Deckung der Wundoberflächen II/1./**16**/10
—, drittgradige, Hautdefekte II/1./**13**/8
—, elektrische II/1./**16**/20 II/4./**55**/3
—, elektrische, Komplikationen II/1./**16**/10
— **Extremitäten** II/4./**55**
—, elektrische, Sekundärversorgung II/1./**4**/2
—, gastrointestinale Ulzera II/1./**16**/9
—, geschlossene und offene Behandlung II/1./**16**/3
— des Gesichtes, intermediäre Hautdeckung II/1./**16**/18
— —, Rekonstruktion von Deformitäten II/1./**16**/15
—, gestielte Flachlappen II/1./**16**/28
— am Hals II/1./**16**/26 II/1./**16**/40 II/3./**41**/15
— Herzversagen II/1./**16**/9
— Homoiotransplantation II/1./**16**/13
— im Kindesalter II/3./**41**/16
— Knochentransplantation II/1./**16**/29
—, Kollaps I/2./**24**/10
—, Kontrakturen II/1./**16**/40
— **des Kopfes, des Gesichtsbereiches und des Halses** II/1./**16**
— an der Kopfhaut, behaarten, Sekundärversorgung II/1./**16**/29
— der Lippen II/1./**16**/26
— an der Kopfhaut, behaarten, Primärversorgung II/1./**16**/19
Verbrennungen an den männlichen Genitalien II/3./**48**/4
— in der Mammaregion II/3./**48**/2
— an Nase und Mund II/1./**16**/25 II/1./**16**/35 II/1./**16**/37
— am Ohr II/1./**16**/21 II/1./**16**/30
— im Gebiet des Perineum II/3./**48**/5
—, Rundstiellappen II/1./**16**/28
— **im Stammbereich** II/3./**48**
— an der Stirn II/1./**16**/21
—, synthetischer Hautersatz II/1./**16**/14
—, Transplantationstechnik II/1./**16**/10
—, (das) Verbinden II/1./**16**/12
—, Versorgung I/2./**24**/17
—, Verwirrungszustände II/1./**16**/10
— an Wange und Kinn II/1./**16**/39
—, zirkumferente II/1./**16**/11 II/4./**55**/3
—, zusammengesetzte Transplantate II/1./**16**/34
Verbrennungskontrakturen am Arm und Bein II/4./**55**/9
— am Fuß II/4./**55**/13
— an der Hand II/4./**55**/10
— im Bereich der Achselhöhle II/3./**48**/5
— — des Bauches und der Flanke II/3./**48**/9
— — der männlichen Genitalien II/3./**48**/10
— — der weiblichen Genitalien II/3./**48**/11
— — der Mamma II/3./**48**/8
— — der Leiste II/3./**48**/10
— — des Perineum und Anus II/3./**48**/12
— — des Rückens II/3./**48**/11
Verbrennungsnarben I/2./**19**/7 II/1./**16**/28
Verbrennungspatienten, Häufigkeit II/1./**16**/15
Verbrennungstoxin II/1./**16**/8
Verdampfer I/1./**5**/35
Verdampfungskanister für Äther I/1./**5**/35
— für Chloräthyl I/1./**5**/35
— für Halothan I/1./**5**/35
Vereisung mit Kohlensäureschnee II/1./**20**/52
Vereisungsmethode von RICHARDSON I/1./**4**/6
Vererblichkeit von Spaltbildungen II/1./**7**/201
Vererbung II/1./**7**/43
—, dominante und rezessive II/1./**7**/21
—, monofaktorielle I/1./**9**/15
—, rezessive und dominante II/1./**7**/21
Verfahren nach BABCOCK II/4./**58**/13
— nach BANGERTER II/3./**36**/77
— nach BIETTI II/3./**36**/88
— nach ESTLANDER, Darstellung I/2./**22**/136
— nach ILLIG II/3./**36**/113
—, nach LE MESURIER, Kritik II/1./**7**/93
—, Mainzer I/1./**3**/7
— nach MOHS I/2./**22**/67
— nach NEUBER-ABBÉ-ESTLANDER II/1./**7**/154
— nach OBWEGESER-DAL PONT II/2./**26**/99
—, nach OLLIER I/2./**12**/130
— nach H. SCHWECKENDIEK II/1./**7**/140
— nach SUMMERSKILL II/3./**36**/89
— zum Verschluß von runden Hautdefekten II/3./**46**/20
Verfütterung chemisch behandelter Rosinen II/1./**7**/37

Vergleich zwischen Sauerstoffverbrauch und S^{35}-Sulfat-Inkorporationsratenmessung I/1./**6**/54
— zwischen Suprarenin und Octapressin I/1./**4**/27
Vergleichende Untersuchung über den anästhetischen Effekt von Mepivacain und Lidocain I/1./**4**/14
Vergrößerung einer zu kleinen Brust II/3./**45**/33
Vergrößerungsoperationen der Mamma II/3./**46**/43
Verhinderung des Lymphabflusses II/1./**20**/78
— der postoperativen Dislokation der Unterkieferstümpfe II/2./**23**/2
Verhornung I/1./**6**/78
Verhütung erbkranken Nachwuchses, Gesetze II/1./**7**/1
Verkalkungen, parartikuläre II/4./**54**/139
Verkehrsunfall als ursächliches Moment für Schädel-Gesichtsfrakturen II/2./**22**/6
Verkleinerung der Zunge II/2./**26**/30 II/2./**26**/46 II/2./**26**/101
Verkürzung des aufsteigenden Astes II/2./**26**/66
— der Nase durch Knorpelexzision an der kaudalen Septumkante II/2./**34**/48
— der Oberlippe auf Kosten der Kolumella II/2./**34**/48
Verkürzungsosteotomie, Druckosteosynthese II/4./**54**/257
—, geschlossene, am Oberschenkel nach Küntscher, Technik II/4./**54**/261
— am Oberschenkel I/1./**4**/115
— des Oberschenkels, Technik II/4./**54**/260 II/4./**54**/261
— am Ober- und Unterschenkel II/4./**54**/256
—, offene am Unterschenkel nach Küntscher II/4./**54**/263
—, —, am Unterschenkel, Technik II/4./**54**/261
—, Pseudarthrosen II/4./**54**/257
Verkürzungs- und Verlängerungsosteotomien am Ober- und Unterschenkel I/1./**4**/116
Verlängerung des Beines II/4./**54**/257
— des Femur II/4./**54**/257
— des Lebensalters II/2./**29**/1
— der Oberlippe auf Kosten der Kolumella
—, operative, des Oberschenkels II/4./**54**/257
—, —, eines verkürzten Oberschenkels mit gleichzeitiger Verkürzung der Gegenseite II/4./**54**/258
—, —, des Unterschenkels II/4./**54**/258
— des Unterkiefers durch sagittale Spaltung nach Obwegeser-Dal Pont II/2./**26**/69
— — durch schräge Osteotomie des aufsteigenden Astes mit Auflage eines Knochentransplantates von Robinson II/2./**26**/70
— — durch schräge subkondyläre Osteotomie mit Knocheneinlagerung nach Thoma II/2./**26**/71
Verlängerungsosteotomie am Oberschenkel II/4./**54**/263
Verlängerungsosteotomie mit Distraktionsapparat (Bertrand) II/4./**54**/264
— — und Unterschenkel II/4./**54**/257
Verlängerungs- und Tensor-Plastik (Neuner) II/1./**8**/45 II/1./**8**/46
Verlagerungen der mastoidalen Verlaufsstrecke II/1./**21**/8
Verlaufsänderungen, gröbere, des N. facialis im Ohr II/1./**21**/9
Verlaufsrichtungen der Langerschen Linien und der Faltenlinien oder wrinkle lines I/2./**19**/2
Verlaufsstrecke, labyrinthär- tympanal, mastoidale des N. facialis II/1./**21**/5
Verlegung der Atemwege II/2./**22**/20
Verlegungslappen I/2./**12**/53
Verletzter, Mitarbeitswille II/4./**53**/66
Verletzung, fronto-basale II/2./**34**/88
Verletzungen des Ductus thoracicus im Venenwinkel II/3./**41**/18
— und deren Folgen, Nachbehandlung I/2./**24**/16
— der Gesichtsorgane II/1./**12**/34
—, keloidogene I/2./**21**/10
— des Knorpels II/2./**34**/39
— der Nerven II/2./**22**/76
—, intraoperative II/1./**21**/17
Verlust einer Brust durch eine Operation II/3./**45**/12
— des Ringknorpels II/3./**41**/35
— des Schildknorpels II/3./**41**/35
Vernähen von schräg zur Hautoberfläche eingeschnittenen Wunden I/2./18—**20**/17
Verödungsmittel, Injektionsbehandlung I/2./**22**/65
Verophen I/1./**4**/49 I/1./**5**/15 II/3./**34**/8
Verpflanzung von behaarter Haut in den neugebildeten Speiseweg II/3./**41**/27
— von Lippenschleimhaut II/3./**36**/96
— von Ohrknorpel bei Liddefekten II/3./**36**/70
Verpflanzungen von Entenknochen II/2./**34**/1
Verrenkungen des Ellenbogengelenkes II/4./**53**/121
— am Fuß II/4./**54**/195
—, habituelle, des Ellbogengelenkes II/4./**53**/120
— der Patella II/4./**54**/195
— des Radiusköpfchens II/4./**53**/121
— des Sprunggelenkes, oberes II/4./**54**/202
— —, unteres II/4./**54**/202
— des Sternoklavikulargelenkes II/4./**53**/111
—, veraltete II/4./**54**/202
—, —, des Ellenbogengelenkes II/4./**53**/120
—, —, der Schulter II/4./**53**/120
Verriegelungsarthrodese II/4./**53**/114
— des Hüftgelenkes II/4./**54**/158
Verrucae I/2./**22**/36
Verrue teleangiektasique Dubreuilh II/1./**20**/72
Verschiebelappen I/2./**12**/48
— nach Blocksma, Kostrubala und Greeley II/3./**46**/113
— an der Brustwand, vorderen II/3./**46**/20
—, Gefährdung I/1./**4**/44

Verschiebelappen nach der geraden Linie aus der Wange zur Deckung eines Defektes am Nasenabhang II/2./**33**/56
—, lokale, an der Hand II/4./**53**/46
— zum Verschluß des Tracheostomas II/3./**41**/42
— -plastik nach Griffith II/3./**46**/117
Verschiebeosteotomie, intertrochantäre nach Putti-McMurray II/4./**54**/113
Verschiebeplastik II/1./**12**/20 II/3./**36**/39 II/3./**36**/41
— am Kinn II/1./**13**/108
—, lokale, Technik II/4./**53**/51
— nach R. Meyer zum Ausgleich eines Nasenflügeldefektes II/2./**33**/24
—, Z-förmige, bei Schnürringen II/4./**53**/38
Verschiebeplastik, intraoral durchgeführte nach Kinnostektomie II/2./**26**/79
— nach Pichler II/1./**17**/46
Verschiebeplastiken aus dem Nasenflügel II/2./**34**/53
Verschiebe-Schwenk-Plastik II/1./**13**/15
— - — - — nach Schrudde II/1./**13**/15
Verschiebung des Geschlechtsverhältnisses der Kinder der beruflich Röntgengeschädigten I/1./**9**/13
— der Gesichtsmittellinie II/1./**21**/12
— des intraangiomatösen Blutserumeiweißbildes II/1./**20**/41
— der Nasenhaut, seitlichen II/2./**33**/23
Verschluß des Schlundes beim Sprechen II/1./**9**/7
Verschluß von Gaumendefekten II/1./**7**/158 II/1./**12**/27
— eines Gaumendefektes durch Wangenstiellappen nach Thiersch II/1./**12**/26
— von Gaumenlöchern II/1./**7**/158
— kongenitaler Schädellücken mit gespaltenen frischen autoplastischen Rippen II/1./**1**/4
— des Laryngostomas II/3./**41**/37
— einer Ösophago-Trachealfistel II/3./**41**/31
— — - — mittels Rundstiellappen nach Denecke II/3./**41**/30
— eines Pharyngostomas, hochgelegenen, nach Raven II/3./**41**/24
— eines Pharyngostomas bei Strahlenschaden II/3./**41**/25
—, plastischer, des Pharyngostomas bei Strahlenschaden II/3./**41**/26
— des Tracheostomas II/3./**41**/40
— —, epithelisierten II/3./**41**/41
— — durch Transpositionslappen II/3./**41**/43
— — durch Verschiebelappen II/3./**41**/42
— -laute I/2./**25**/6
— -prothesen II/1./**10**/7
Verschorfung, oberflächliche, durch Phenol II/2./**29**/5
—, Resultat II/2./**29**/6
— durch Trichloressigsäure oder Phenolsäure II/2./**29**/5
Verschraubbare Kunststoffbügelschienen II/2./**22**/61
Verschraubung mit Platten II/2./**22**/85
Verschraubungsarthrodese, tibiofibulare II/4./**54**/**207**
Versicherungsrechtliches Problem der Epithetik II/2./**30**/27
Versorgung von Epitheldefekten im Bereich der Aryknorpel II/3./**41**/34
— — — — der vorderen Kommissur II/3./**41**/33
— fetaler Gesichtsspalten, Diskussion (Berndorfer-Gabka) II/1./**3**/5
— frischer Unfallwunden und Korrektur entstellender Narben nach plastisch chirurgischen Grundsätzen I/2./**18**—**20**/4
— der lateralen Nasenspalte II/1./**3**/33
Versorgung von Nasenflügeldefekten durch lokale Lappen II/1./**13**/81
— von Nasenflügeldefekten, partiellen II/2./**33**/51
— eines Nasen-Wangen-Lidhautdefektes durch Wangenverschiebeplastik und freie Hauttransplantation II/2./**33**/68
— des N. facialis bei tiefen Gesichtsverletzungen II/1./**21**/28
— von Oberkiefer-Resezierten II/2./**23**/5
—, plastische, nach der Bestrahlung I/2./**22**/31
—, —, frischer Wunden I/2./**19**/5
—, plazentare, zwischen EZ und ZZ II/1./**7**/28
— seltener Mißbildungen II/1./**3**/3
—, sensible, der äußeren Gesichts- und Galea-Haut I/1./**4**/52
Versorgung von Spaltbildungen des Gesichts II/1./**7**
— von Stimm- und Taschenbänderdefekten II/3./**41**/34
— des Tracheostomas durch einen Transpositionslappen vom Hals II/3./**41**/39
— **von Verbrennungen im Bereich des Kopfes, des Gesichts und des Halses** II/1./**16**
Verspannungsplatte bei Pseudarthrosen II/4./**54**/107
Versteifung des lateralen Flügelknorpelschenkels II/2./**34**/76
Verstümmelung der Brust II/3/**45**/1
Verteilung der bei Verkehrsunfällen aufgetretenen Verletzungen II/2./**22**/1
Verträglichkeitsproblem I/2./**17**/24
Verwendung vom gegossenen Kappenschienen II/2./**22**/63
— von homoioplastischen kältekonservierten Knochen II/1./**1**/23
— von Hundeknochen II/1./**1**/32
— konservierten Knochenmaterials bei rekonstruktiver Chirurgie des Gesichtes II/1./**12**/29
— der (ganzen) Mamma II/3./**46**/13
— von Platten, die mit bukkalgeführten, kunststoffarmierten, verschraubbaren Bügeln kombiniert sind II/2./**22**/60
— — zur Frakturversorgung II/2./**22**/62
Verwirrungszustände nach Verbrennungen II/1./**16**/10
Vesicula cervicalis I/1./**10**/9
Vestibulum nasi II/2./**32**/17

Vestibulum nasi, Narbenzüge II/2./**34**/82
— —, Schwimmhäute II/2./**34**/82
Vestibulumkorrekturen II/1./8/23
Vibrationen I/2./**25**/9
Viereckschnitt bei der Kolobomoperation II/3./**36**/33
VINCENT-Syndrom I/2./**22**/94
Vinertia I/2./**14**/13
Vinylkunststoff I/2./**13**/13
V- Inzision II/22./**34**/13
VIRCHOWsche Zellularbiologie II/2./**24**/3
Virgo palmata II/4./**51**/12
Virilisierung der weiblichen äußeren Geschlechtsorgane I/1./**10**/21
Virusinfektion II/1./**7**/34
Viscerocranium, Bildung I/1./**10**/8
Visierlappen I/2./**12**/62 I/2./**22**/32
—, doppelt gestielte, aus dem Submentalbereich II/1./**13**/56
— nach SENN I/2./**12**/63
— (GILLIESscher) der Stirn, Modifikation nach SCHUCHARDT II/2./**33**/74
— aus der Stirnpartie, unbehaarten I/2./**22**/33
— -plastik II/1./8/27
— - — von Unter- zu Oberlippe II/1./8/23
— -schnitt nach UTERBERGER-MENNZIG II/1./**12**/6
Viszeralskelett, synostotische Verbindung mit dem Neurokranium I/2./**22**/200
Vitallium I/2./**14**/13 II/2./**34**/42 II/3./**46**/131
— -endoprothese II/4./**54**/204
— - — für die Patella II/4./**54**/170
— -endoprothesen für das Knie II/4./**54**/165
— -Implantat I/22./**22**/164
— -mulde II/4./**54**/138
— -mulden für die Hüftpfanne II/4./**54**/139
— -prothese für zertrümmerte Speichenköpfchen II/4./**53**/123
— -Stifte I/2./**22**/177
Vitamin A I/1./**6**/114 I/2./**12**/9
— —, Beispiele des Einflusses I/1./**6**/115
— — -Behandlungen bei gestörten Epithelisierungen I/1./**6**/114
— — -Hypovitaminosen I/1./**6**/116
— B-Komplex I/1./**6**/116 I/2./**12**/9
— B_6 I/1./**5**/16
— B_{12}, Beispiele des Einflusses I/1./**6**/117
— C I/1./**6**/118 I/2./**12**/9
— C, Konzentrationserhöhung bei posttraumatischer Entzündung I/1./**6**/119
— —, Förderung der Zellproliferation der Wunde I/1./**6**/119
— — -Mangel I/1./**6**/119
— — -Mangel: Störung der Galaktosamin-Synthese I/1./**6**/119
— — -Mangelzustand I/1./**6**/110
— D I/1./**6**/120
— —, Beispiele des Einflusses I/1./**6**/121
— E I/1./**6**/120
— — -Mangel, Untersuchungen I/1./**6**/120
— K I/1./**6**/121 I/2./**12**/9
Vitamin K, Einfluß, Beispiel I/1./**6**/121
— E, Einflüsse auf den Bindegewebsstoffwechsel I/1./**6**/121
— — -Resorptionsstörungen I/1./**6**/89
Vitamine I/1./**6**/114
—, Einfluß auf die Wundheilung I/1./**6**/116
Vitamin-bedarf des Organismus I/1./**12**/9
— -gaben I/2./**22**/240
— -mangel I/1./**6**/88 II/1./**7**/35
— -prophylaxe II/1./**7**/200
— -zufuhr I/2./**24**/13
Vita reducta I/1./**5**/55
Vitia primae formationis I/1./**9**/3
— secundae formationis I/1./**9**/3
Viren I/1./**3**/3
Virus der Inokulationshepatitis I/1./**3**/3
— -erkrankungen I/1./**3**/1
Vogelgesicht bei normal entwickeltem Unterkiefer II/1./**11**/5
Vogelgesichter II/2./**26**/66
Vogelgesichtsbildung, maximale Vorverlagerung durch doppelterrassenförmige Verschiebung zweier horizontal abgetrennter Unterkieferfragmente II/2./**25**/25
Vokaldreieck, HELLWAGsches I/2./**25**/3
Vokale I/2./**25**/2
—, Grundeigenschaften I/2./**25**/4
Vokalfragmente I/2./**25**/2
VOLKMANNsche Kontraktur I/2./**12**/181 II/4./**53**/74
— —, Technik der Operation zur Beseitigung nach GOSSET und ISELIN II/4./**53**/76
— —, Ursache durch schnürende Verbände II/4./**53**/74
— Sprunggelenkdeformität II/4./**54**/13
Vollhaut II/1./**17**/32
—lappen I/1./**4**/96 I/2./**22**/34 II/3./**36**/126 II/3./**36**/135 II/3./**41**/12 II/4./**53**/50 II/4./**53**/151
— - —, Entnahmestellen II/1./**17**/32
— - —, Mortalität I/2./**22**/34
— - — nach WOLFE-KRAUSE II/4./**53**/45
— -spickung I/2./**12**/130
— - — nach RATHKE I/2./**12**/131
— -transplantate I/2./**12**/99 II/1./**13**/43 II/4./**53**/46
— -transplantation I/2./**12**/104 II/3./**46**/126
— - —, Entnahmeort I/2./**12**/106 II/2./**33**/67
— - —, Hauptnachteile I/2./**12**/105
— - — und Spalthauttransplantation, Operationstechnik I/2./**12**/106
— - —, typische Anwendungsform I/2./**12**/100
— -zylinder, kleine, mit haartragender Haut, freie Transplantation II/1./**5**/11
Vollnarkose, rektale I/1./**5**/18
Vollschichtlappen aus der Wangenregion als totaler Unterlippenersatz II/1./**17**/45
Volumenexpander I/1./**6**/129
Volumensubstitution I/1./**5**/11 I/1./**5**/12
Vomer II/2./**32**/18

Vomer-verpflanzungen, autogene, zur Prämaxillastabilisation II/1./**7**/127
Vomex-A II/2./**28**/3
Voraussetzungen für die Implantation unbelebter Werkstoffe I/2./**14**/11
Vorbehandlung (Allgemeine Anästhesie) I/1./**5**/3
—, sprachliche I/2./**25**/12
Vorbereitung des korrektiven Naseneingriffs II/2./**32**/37
Vorbestrahlungen I/1./**6**/132 I/2./**22**/200
Vordere Brustwand, Verschiebe- und Rotationslappen II/3./**46**/20
Vorderkopfregion II/1./**7**/69
VORDINGBORG-Typ I/1./**9**/29
Vorfuß, Supinationskontraktur II/4./**54**/67
—, —, angeborene II/4./**54**/52
Vorfußplastik nach Erfrierung II/4./**57**/1
— —, Hautlappennekrose II/4./**57**/22
—, Gipsschienenverband II/4./**57**/6
—, —, Darstellung II/4./**57**/9
—, Hautlappenbasis II/4./**57**/10
—, LANGsche I/1./**4**/110
—, Operationstechnik II/4./**57**/8
Vorgehen, Prä- und postoperatives I/2./**22**/26
Vorgesicht, gerades II/2./**26**/4
—, schiefes II/2./**26**/5
Vorhaut, angeborenes Fehlen II/4./**51**/12
—, ventrale fehlende, Rekonstruktion nach FARKAS und VEJVALKA II/4./**51**/89
— -spalten, angeborene II/4./**51**/11
Vorhof-Nasenfistel II/1./**7**/147
Vorhofseptumdefekt I/1./**9**/41
Vorläufer, radioaktiv markierte I/1./**6**/48
Vorlegeaugen II/3./**37**/1
Vorlegeprothese II/3./**36**/124 II/3./**36**/155
Vorpflanzung eines Knochenspans II/2./**23**/2
— nach LIMBERG-AXHAUSEN I/2./**22**/106 II/2./**24**/61
— eines Rippenspans zur Dysplasie-Korrektur II/1./**13**/114
Voruntersuchung (Allgemeine Anästhesie) I/1./**5**/3
Vorverlagerung des frontalen Alveolarfortsatzes II/1./**13**/94
— des Mittelgesichts, entsprechend dem Frakturtyp LE FORT III II/1./**13**/94
— — durch Osteotomie nach GILLIES, Darstellung II/1./**13**/100
— des Oberkiefers, entsprechend der GUÉRIN-Fraktur II/1./**13**/94
— der Oberkieferfront II/1./**13**/94
— des Unterkiefers durch retrokondyläre Implantation von Knorpel nach dem Vorgehen von TRAUNER II/2./**26**/67
Vorverschiebungsmöglichkeit des abgetrennten Unterkieferrandes II/2./**25**/22
VT-Schnitt II/3./**36**/41
Vulvakarzinom, Mortalität I/2./**22**/246
Vulvoplastik II/4./**51**/74
VY Advacement (Plastik) I/2./**22**/30 II/2./**33**/22 II/3./**36**/41
VY-Plastik nach Lexer, Anwendung eines umgekehrten VY I/2./**12**/50 I/2./**12**/51 I/2./**22**/30
V_2A-Endothese II/2./**24**/63
V_2A-Stahl II/2./**24**/62

W

Wachs I/2./**22**/68 II/2./**30**/14 II/2./**30**/15
Wachsen des Hämangioms II/1./**20**/50
Wachstamponaden, dentale II/2./**34**/88
Wachstation I/2./**24**/9
Wachstum des Beines, Reduzierung oder Ausschaltung II/4./**54**/259
Wachstums-anregung des Beines II/4./**54**/258
— -druck des kallusbildenden Zellverbandes I/2./**16**/4
— -fugen, operative Eingriffe II/4./**54**/259
— - —, Teilschädigungen II/4./**54**/209
— -hemmung, gelenkte II/4./**54**/209
— - — des Oberkiefers II/2./**26**/39
— -potentiale, normale, Ausnutzung II/1./**7**/193
— -potenzminderung durch Verlust eines Milchzahnes II/1./**7**/194
— -schäden, strahlenbedingte, des Gesichtsskelettes II/1./**17**/1
— -schädigungen bei Bestrahlung II/1./**20**/56
— -steuerung des Beines II/4./**54**/258
— -stillstand des Beines II/4./**54**/259
— -tabelle von GREEN und ANDERSON II/4./**54**/260
— -tabellen II/4./**54**/259
— -verzögerungseffekt durch Knochenverpflanzungen in den Defekt des Gesichtsskelettes II/1./**7**/174
Wadenbein, Knochenzysten II/4./**54**/129
Wärmeeinfluß, lokaler I/2./**12**/39
Wärmeschäden, thermische, bei der in vivo erfolgenden Autopolymerisation I/2./**14**/26
Wäschemangelverletzung II/4./**53**/59
Wahrscheinlichkeit, daß ein Kind an Hasenscharte mit oder ohne Gaumenspalte erkrankt I/1./**9**/20
Wanddefekt, großer, Rekonstruktion des Pharynx mit Protektion der Halsgefäße nach DENECKE II/3./**41**/19
Wanderlappenplastik I/2./**12**/36 I/2./**12**/78 I/2./**22**/203
Wange, Ektropion nach einer Verbrennung II/1./**16**/34
—, Insellappen aus der W. II/2./**33**/63
—, Verbrennungen II/1./**16**/39
Wangen-bereich, Hautdefekte II/1./**13**/7
— -deckung durch zwei Transpositionslappen II/1./**13**/12
— -defekt II/1./**12**/15
— - —, größerer, Deckung I/2./**22**/141
— - —, posttraumatischer II/1./**12**/32
— - —, Verwendung eines Flachlappens II/1./**13**/29
— -defekte, durchgehende II/1./**13**/28
— - —, — ausgedehnte, Rekonstruktion II/1./**13**/29

Wangen-defekte, durchgehende, primärer Verschluß mit Spaltlappen nach LUHR II/1./**13**/29
— - —, Primärversorgung II/1./**13**/1
— - —, Verwendung zweier getrennt angelegter Lappen II/1./**13**/29
— defektdeckung mit einem akromiopektoralen Flachlappen II/1./**13**/25
— - — durch Direktnaht II/1./**13**/2
— - — mit doppelt epithelisiertem Transpositionslappen vom Hals nach OWENS II/1./**13**/31
— - —, dorsale und ventrale, durch Transpositionslappen II/1./**13**/21
— - — durch freie Hauttransplantate II/1./**13**/8
— - — durch Hautlappenplastiken II/1./**13**/5
— - —, lokale Schleimhautlappen II/1./**13**/3
— - — durch Nahlappenplastiken II/1./**13**/9
— - — mit Stirn-Schläfenlappen und Wangen-Halslappen nach KAZANJIAN und CONVERSE II/1./**13**/32
— - — mit subkutan gestielten Lappen II/1./**13**/17
— -ersatz durch Einpflanzung zweier Stiellappen von der Brust I/2./**12**/136
— -gewebe zur Versorgung von durchgehenden Nasenflügeldefekten II/1./**13**/81
— -Halslappen und Stirn-Schläfenlappen zur Wangendefektdeckung nach KAZANJIAN und CONVERSE II/1./**13**/32
— -Halsraffung nach GOHRBANDT II/3./**43**/9
— - —, Operationstechnik II/2./**28**/33
— - —, Schnittführungen I/1./**4**/83
— -haut, Möglichkeiten des Nasenflügelersatzes II/1./**12**/16
— -innenrotation II/1./**7**/107
— - — nach ROSENTHAL II/1./**7**/94
— - — —, Darstellung II/1./**7**/108
— -karzinom, Mortalität I/2./**22**/246
— -lappen für die Nasenflügelersatzplastik II/2./**33**/27
— -muskulatur, Wiederherstellung II/1./**13**/28
— -plastik nach THIERSCH bei Querdefekt am Gaumen II/1./**12**/28
— - — durch Verwendung eines Flachlappens II/1./**13**/30
— - — — von Rundstiellappen II/1./**13**/33
— - — — zweier getrennt angelegter Lappen II/1./**13**/32
— -rotation nach ESSER I/2./**22**/31 II/1./**13**/9 II/2./**33**/57
— - — zum Verschluß von Defekten des seitlichen Abhanges der Nase II/2./**33**/56
— -schicht, mittlere, Defekte II/1./**13**/26
— -schleimhautdefekte II/1./**13**/2
— - —, größere, Spalthauttransplantate II/1./**13**/3
— -schleimhautersatz durch Halshautlappen II/1./**13**/6
— - — durch Halshautlappenbildung bei gleichzeitiger Neck dissection II/1./**13**/8
— - — durch einen Temporallappen II/1./**13**/5
Wangen-schleimhautersatz durch Zungenlappen II/1./**13**/4
— -schleimhautkarzinom, Radikaloperation I/2./**22**/140
— -schleimhaut-Karzinome I/2./**22**/139
— -schleimhautleukoplakie I/2./**22**/114
— -spalte II/1./**3**/22
— - —, quere, plastische Wiederherstellung II/1./**3**/23
— -stiellappen nach THIERSCH zum Verschluß eines Gaumendefektes II/1./**12**/26
— -verschiebeplastik und freie Hauttransplantation zur Versorgung eines Nasen-Wangen-Lidhautdefektes II/2./**33**/68
— -weichteile, Atrophien II/1./**13**/26
— - —, Eingriffe II/1./**13**/1
WARBURGsche Apparatur II/2./**28**/11
WARNEKROSsche Theorie II/1./**7**/18
Warze, freie Transplantation II/3./**45**/7 II/3./**45**/28
—, Pigmentfleck anstelle der Warze II/3./**46**/69
—, verlorengegangene, Brust, Schamlippe zur Wiederherstellung II/3./**45**/10
Warzen II/2./**29**/2
—, Nekrosen II/3./**45**/5
—, seborrhoische I/2./**19**/8 I/2./**22**/224
—, weiche I/2./**22**/221
— -hof, Ersatz nach BERSON II/3./**45**/11 II/3./**46**/70
— -simulierung II/3./**46**/69
Wasser, heißes, als sklerosierendes Mittel II/1./**20**/54
Wasserglas II/2./**30**/14
WASSERMANNsche Reaktion I/2./**22**/113
— — der Zungenkarzinome I/2./**22**/148
Wasserverlust I/1./**5**/7
WASSMUNDsche Extensionsstrebe II/1./**13**/101
Watschelgang, Beseitigung II/4./**54**/92
Watteverband nach SCHANZ II/3./**49**/9
WEBER-RAMSTEDT-Operation I/1./**9**/42
— -scher Schnitt I/2./**22**/190
— -sches Messerchen II/3./**36**/76
— -Test zur Feststellung der taktilen Gnosis II/4./**53**/92
— -ZANGE-Schnitt I/2./**22**/195 I/2./**22**/196
Wechseldruckbeatmung I/1./**5**/37 I/1./**5**/49
— beim Säugling und Kleinkind I/1./**5**/34
Wechselgebiß bei Lippen-Kiefer-Gaumen-Spalten, Behandlung II/1./**6**/20
Wechselwirkung vom Körper auf das Gemüt I/1./**2**/4
WE 35, 50, 60 (Palamed-Vorläufer) II/2./**30**/11
WEGNERsches Granulom I/2./**22**/192
Weiberknoten I/1./**7**/9 I/1./**7**/10 I/1./**7**/13
Weiches Dreieck im Nasenbereich II/2./**32**/14 II/2./**34**/65 II/2./**34**/81
Weichfilter I/1./**3**/7
Weichgaumen-Rückverlagerung nach AXHAUSEN, Darstellung II/1./**7**/159
Weichgewebsschäden, radiogene, plastischer Ersatz II/1./**17**/29

Weich-Kunststoffe II/2./**30**/7
Weichplaste II/2./**30**/10
Weichstrahlverfahren mit der Berylliumröhre I/2./**22**/68
Weichteile, bedeckende, der Nase II/2./**32**/8
—, Kalzifikation II/3./**46**/107
—, Ossifikation II/3./**46**/107
Weichteil-brücke bei einer Gaumenspalte II/1./**7**/58 II/1./**7**/59
— -decke des Spans II/2./**24**/36
— -defekte I/2./**22**/28
— - — der Nase, freie Hauttransplantate II/1./**13**/65
— -ersatz im Nasenbereich II/1./**13**/63
— -hämangiome I/2./**22**/50
— -kontraktur II/4./**53**/74
— -nase, Hebung und Abstützung II/2./**33**/90
— -nekrose I/2./**22**/9 I/2./**22**/11
— - —, postaktinische II/3./**46**/11
— - —, typische, nach Unterkieferradikaloperation und massiver Bestrahlung I/2./**22**/16
— -nekrosen als Strahlenfolgen II/1./**17**/8
— -Orbita-Bereich, plastische Operationen II/3./**36**/124
— -platte, primitive, Störungen, Mißbildungen, Operationen II/4./**54**/70
— -spätschäden an der unteren Extremität II/4./**54**/79
— -stauchung nach SCHÜLE II/1./**13**/95
— -tumore, solide und zystische benigne I/2./**22**/36
— -veränderungen durch die Strahlenterapie I/2./**22**/15
— -versorgung bei Gesichtsschädelfrakturen II/2./**22**/20
Weidenkätzchenzweig I/2./**22**/217
Weinflecke I/2./**19**/8
Weisheitszähne, Extraktion II/2./**27**/16
Weiß= Titaniumdioxyd II/1./**20**/19
Wellenschnittführung II/1./**7**/102 II/1./**7**/149
Welvic I/2./**13**/13
Wertigkeit, biologische I/2./**22**/31
— von Gesichtsnarben II/1./**7**/1
— verschiedener Krankheiten II/1./**7**/1
Westdeutsche Kieferklinik, Spätergebnisse II/1./**7**/179
Widerstandblock II/2./**31**/8
Widerstandshochdruck I/1./**4**/23
Wiederaufbau, rekonstruktiver, von Tumor zerstörter Gewebepartien I/2./**22**/1
Wiederaufbauplastik I/2./**22**/1
—, primäre und sekundäre I/2./**22**/1
Wiederbelebung I/1./**5**/72
Wiederherstellende Operationen im Mammabereich II/3./**46**/59
Wiederherstellung I/2./**24**/13
—, komplette II/1./**21**/13
— der Wangenmuskulatur II/1./**13**/28
Wiederherstellungs-maßnahmen I/2./**22**/120
— -material der äußeren Kontur des Gesichts II/1./**13**/112
WILDERMUTHsches Ohr II/3./**38**/55
Wimpernplastik II/3./**36**/73
Windmühlenflügelstellung der Finger, angeborene II/4./**53**/28
Windpocken, Einfluß auf die Schwangerschaft II/1./**7**/35
Wing flaps zur Kolumellarekonstruktion nach GILLIES II/2./**33**/7
Winkelschere II/2./**28**/4
Winkelspäne für die Sattelnasenkorrektur II/2./**34**/27
Winkelspan aus Knorpel, Transplantation II/1./**7**/158
—, mehrteilig II/2./**34**/27
— aus einem Stück II/2./**34**/27
Wirbeldefekte II/3./**44**/13
Wirbelsäulenmißbildungen II/4./**54**/68
Wirbelsäule, Spaltbildungen I/1./**9**/21
Wirbelsäulenspalten, Heterozygoten I/1./**9**/22
—, Homozygoten I/1./**9**/22
Wirbelspalten I/1./**11**/11
—, Formen II/3./**44**/13
—, Regenerationsmöglichkeiten I/1./**11**/11
Wirkstoffe, keimtötende, Vor- und Nachteile I/1./**3**/15
Wirkung, antiexsudative I/1./**6**/122
— der Atombomben, in Japan 1945 niedergegangenen I/1./**9**/11
—, chemisch-toxische I/1./**4**/43
— der infrahyoidalen Muskeln II/1./**11**/4
—, kanzerogene, der Mammaimplantate II/3./**46**/54
—, karzinogenetische, des Kunststoffes, Schlußfolgerungen II/3./**46**/55
— der Kaumuskeln auf den Unterkiefer II/1./**11**/3
—, leberschädigende I/1./**5**/64
—, der pathologischen, biochemischen, Zeitpunkt des Einsetzens I/1./**9**/6
— der suprahyoidalen Muskeln II/1./**11**/3
Wirkungseintritt, schneller (Lokalanästhesie) I/1./**4**/11
—, sicherer (Lokalanästhesie) I/1./**4**/11
Wirkungsrichtungen der an Unterkiefer, Zunge und Hyoid ansetzenden Muskeln II/1./**11**/3
Wirkungsweise der Kinnkappe II/2./**22**/106
Wirtsorganismus: Implantat, Verhältnis II/2./**24**/28
WISCHNEWSKIsche Blockaden I/2./**24**/11
Wisilgerüst II/2./**30**/26
WITTMOSER-Zuggerät II/4./**54**/122
WITZEL-fistel II/3./**41**/6
WOLFFsche Gänge, Persistenz II/4./**51**/71
— I/1./**10**/15
WOLFFsches Transformationsgesetz I/2./**14**/10 I/2./**14**/17
WOLFE-KRAUSE-Lappen I/2./**21**/16
Wolfsrachen I/1./**10**/12 II/1./**7**/1 II/4./**54**/68
Wolle I/2./**17**/24
W-Plastik II/1./**7**/149 II/3./**41**/9
Wrinkle lines I/2./18—**20**/2 I/2./18—**20**/11 II/3./**41**/7

Wrinkle lines, Verlaufsrichtungen I/2./**18**—**20**/11
Wrought Vitallium I/2./**14**/13
Wucherung der Talgdrüsen II/2./**34**/108
Würgereflex I/1./**5**/41
Wulst, PASSAVANTscher I/2./**25**/9 II/1./**9**/8 II/1./**10**/7
—, —, funktionelle Ausbildung II/1./**9**/9
—, submandibulärer II/2./**26**/106
Wulstbildung an der hinteren Rachenwand bei rachenverengender Operation, jedoch ohne Überbrückung durch Fremdkörperimplantationen II/1./**9**/14 II/1./**9**/18
Wunde, Dehnungsstärke I/1./**6**/65
—, Keloide nach ungewöhnlichem Zug I/2./**21**/11
—, Ruhigstellung I/2./**18**—**20**/8
—, schräg zur Hautoberfläche eingeschnittene, Vernähen I/2./**18**—**20**/17
—, Zerreißbarkeit I/1./**6**/65
Wunden, angeborene II/3./**44**/8
— am behaarten Kopf I/2./**24**/4
—, frische, Narben nach der Versorgung I/2./**18**—**20**/2
—, —, plastische Versorgung I/2./**18**—**20**/14 II/3./**41**/8
—, — verschmutzte I/2./**19**/7
—, U-förmige I/2./**18**—**20**/17
Wund-abdeckung, primäre, bei Oberkieferresektionen II/2./**23**/8
— -arten I/1./**6**/2
— -boden, Blutversorgung I/2./**12**/32
— -drainage II/3./**40**/27
— -exzision I/2./**12**/32
— -defekte, Offenhalten I/2./**22**/3
— - —, Antibiotika-Konzentration I/1./**6**/128
— - —, Endozytose der Makrophagen I/1./**6**/43
— - —, Epithelisierung unter dem Schorf I/1./**6**/136
— - —, Hexosamingehalt I/1./**6**/88
— -festigkeit, Hemmung I/1./**6**/99
— - — und Kontraktion I/1./**6**/65
— - —, Störungen, Zytostatika I/1./**6**/131
— - —, nasale, Aufsteppen von Spalthaut II/1./**9**/18
— -flächen, offene, Abdeckung I/2./**12**/98
— -folgen, Einfluß von Plasmaexpandern I/1./**6**/129
— - —, unmittelbare I/1./**6**/3
— - — unmittelbare Hemmung durch Glukokortikoide I/1./**6**/97
— -gebiet, Blutversorgung I/1./**6**/92
— - —, extrazellulärer enzymatischer Kollagenabbau I/1./**6**/18
— - —, Hämatombildung I/1./**6**/3
— - —, Kapillarsprossung I/1./**6**/74
— - —, Sauerstoffmangel I/1./**6**/5
— -Granulationsgewebe, Aufbau der Zwischensustanz I/1./**6**/48
— -Granulationsgewebe, histochemische Fermentnachweise I/1./**6**/29
— - —, Kapillarsprossung I/1./**6**/73
Wund-Granulationsgewebe, mechanische Eigenschaften I/1./**6**/65
— - — beim alten Menschen I/1./**6**/84
— - —, Proliferationspool I/1./**6**/35
— - —, Zerreißfestigkeit I/1./**6**/65
Wundheilung und posttraumatische Entzündung I/1./**6**
— -heilung I/1./**5**/55 I/2./**18**—**20**/2
— - —, 1.—4. Stunde I/1./**6**/134
— - —, 4.—12. Stunde I/1./**6**/135
— - —, 12.—36. Stunde I/1./**6**/135
— - —, 48.—72. Stunde I/1./**6**/135
— - —, 3.—4. Tag I/1./**6**/136
— - —, 4.—6. Tag I/1./**6**/136
— - —, 6.—10. Tag I/1./**6**/136
— - —, 11.—14. Tag I/1./**6**/137
— - —, 14. Tag und folgende Zeit I/1./**6**/137
— - —, anabole Phase der posttraumatischen I/1./**6**/33
— - —, alter Organismus I/1./**6**/86
— - — bei Analgetika I/1./**6**/121
— - — bei Antiphlogistika I/1./**6**/121
— - — bei Antirheumatika I/1./**6**/121
— - — und Atherosklerose I/1./**6**/91
— - — und Bindegewebserkrankungen I/1./**6**/89
— - —, Biochemie I/2./**18**—**20**/2 I/2./**22**/20
— - — und Bluterkrankungen I/1./**6**/89
— - — von Diabetikern I/1./**6**/113
— - —, Einfluß des Katguts I/2./**18**—**20**/5
— - —, — von Vitaminen I/1./**6**/116
— - — und Eiweißmangel I/1./**6**/87
— - — und Erkrankungen I/1./**6**/87
— - —, experimentelle; Antibiotika-Einfluß I/1./**6**/127
— - —, durch Androgene, Förderung I/1./**6**/106
— - —, Grundsubstanzsynthese I/1./**6**/51
— - — und hämatologische Erkrankungen I/1./**6**/89
— - — und Hormone I/1./**6**/93
— - — und Hunger I/1./**6**/87
— - —, inneren, Modell I/1./**6**/104
— - —, katabole Phase der posttraumatischen I/1./**6**/5
— - — und Lebererkrankungen I/1./**6**/88
— - —, lokale Behandlung I/1./**6**/132
— - — beim alten Menschen I/1./**6**/87
— - —, Mineralokortikoidwirkung I/1./**6**/99
— - — und Nierenerkrankungen I/1./**6**/92
— - —, primäre I/1./**6**/2
— - —, Regulation und Beeinflussung I/1./**6**/82
— - —, sekundäre I/1./**6**/3 I/1./**6**/45
— - —, Störungen I/2./**24**/12
— - — bei Schilddrüsenkranken, Störungen I/1./**6**/110
— - — und Tumoren I/1./**6**/92
— - — bei verschiedenen Pharmaka I/1./**6**/121
— - —, verzögerte, bei dystrophischen Patienten I/2./**12**/8
— - —, Verzögerung I/1./**6**/99
— - —, Wirkung der Lokalanästhetika I/1./**4**/33

Wund-Granulationsgewebe des Zahnfleisches I/1./**6**/20
— - —, Zellteilung I/1./**6**/77
— - —, Zytostatika-Einfluß I/1./**6**/130 I/1./**6**/131
Wundheilungs-komplikationen I/1./**6**/45
— -störungen bei Leberzirrhose I/1./**6**/88
— - — bei Nierenerkrankungen I/1./**6**/93
— - — bei Tumorpatienten I/1./**6**/92
— -verlauf, individueller I/1./**6**/138
— -vorgänge, zeitliche und kausale Folge I/1./**6**/133
— -höhle, Abdruck II/3./**36**/129
— -hormone I/2./**12**/10
— -infektion, Beginn I/2./**24**/4
— - — bei der Keloidentstehung I/2./**21**/10
— - —, Quellen I/2./**24**/4
— - —, Verhütung I/1./**3**/1 I/2./**12**/12
— -infektionen, sekundäre I/1./**6**/99 I/2./**24**/8
— -klammer I/1./**7**/8 I/1./**7**/20
— -klebestreifen der 3M-Companie II/1./**5**/2
— -kontraktion I/1./**6**/3
— -naht, forzierte II/3./**46**/7
— -narbe I/1./**6**/79
— -oberflächen nach Verbrennungen, Deckung II/1./**16**/10
— -pflaster, mikroporöse I/1./**7**/21
— -ränder, Blutversorgung I/2./**12**/32
— - —, Mobilisierung I/2./**12**/46
— -schmerz I/1./**5**/56
— -schorf I/1./**6**/134
— -setzung I/1./**6**/133
— - — der Haut an verschiedenen Körperstellen I/1./**6**/84
— - —, Herabsetzung der Zugfestigkeit durch Lokalanästhetika I/1./**4**/35
— - — in der Haut alter Menschen I/1./**6**/86
— - —, Vorbehandlung I/1./**6**/100
Wundsetzungen der Plastischen Chirurgie I/1./**6**/138
— -ursachen, chemische I/1./**6**/2
— - —, thermische I/1./**6**/2
— -verschluß am Hals, Nischenbildung I/2./**18—20**/17
— - — durch Pflaster I/1./**7**/8
— - — -material I/1./**7**/21
— - — -technik, hautnahtlose I/2./**18—20**/3
— -zentrum, Zellproliferation I/1./**6**/39
WUNDERERsche Vorschläge zum Verschluß einer Lippenspalte nach der Methode des variierenden Dreieckaustausches, Darstellung II/1./**7**/97
WYBURN-MASON-Syndrom II/1./**20**/12

X

X-Abweichung der Großzehe im Grundgelenk II/4./**54**/228
X- oder O-Beinfehlstellung II/4./**54**/212
— - — - —, suprakondyläre Korrekturosteotomie II/4./**54**/213
X-Beine mit Innenknöchelabstand von 15 cm II/4./**54**/219
X- oder O-Beinosteotomie, offene II/4./**54**/212
— - — - —, subkutane II/4./**54**/211
— - — - — an Tibia und Fibula II/4./**54**/215
X-Bein-Pendelosteotomie, suprakondyläre II/4./**54**/214
X-Bein, traumatisches, infolge 3 Jahre zurückliegender transkondylärer Fraktur II/4./**54**/220
Xeroderma pigmentosum I/2./**22**/112 II/1./**3**/41 II/1./**15**/3 II/1./**20**/72
Xerose II/3./**36**/97
X-Knie beim Astheniker II/4./**54**/208
X-Stellung der Beine II/4./**54**/208
Xylestesin I/1./**4**/11
Xylocain I/1./**4**/8 I/1./**4**/10 I/1./**4**/11 I/1./**4**/15 I/1./**4**/35 I/1./**4**/86 I/1./**4**/92 II/2./**34**/9
— -präparate I/1./**4**/50
Xylonest I/1./**4**/8 I/1./**4**/15 I/1./**4**/50 I/1./**4**/86 I/1./**4**/88 I/1./**4**/93 I/1./**4**/117

Y

Y-förmige Osteotomie im Kieferkörper nach THOMA II/2./**26**/100
Y-Osteotomie nach PAUWELS II/4./**54**/38
Y-Plastik, Defektverschluß der Haut I/2./**22**/30
Yttrium I/2./**22**/50 I/2./**22**/68

Z

Zähne im Spaltbereich, Überzahl II/1./**10**/1
Zäpfchenmuskel II/1./**9**/7
Zäpfchenspalten I/1./**9**/19
Zahn im Bruchspalt II/1./**12**/10
—, Reizschwellenmessung I/1./**4**/30
—, Replantation des Zahnes zur Blutstillung I/2./**22**/58
—, Trauma I/1./**5**/68
Zahnärzte, Etruskische II/2./**22**/3
Zahnärztliche Probleme bei Spaltträgern II/1./**7**/195
Zahnärztlich-prothetische Behandlungen im Rahmen plastisch-chirurgischer Eingriffe II/2./**31**
— - — Maßnahmen als Hilfe der plastischen Chirurgie I/2./**22**/176
— - — — bei Spaltträgern II/1./**7**/195
Zahnbogenformung durch eine Brückenkonstruktion II/1./**8**/30
— durch eine teleskop-prothetische Versorgung II/1./**8**/31
Zahn-blockosteotomie II/1./**7**/152 II/1./**7**/176
— -extraktion, Exitus II/1./**19**/16
— -fleisch, Wundheilung I/1./**6**/20
— -fleischentzündung II/2./**22**/78
— -fleischwunden I/1./**6**/20
— -keimentfernung im Unterkiefer als Ausgleichmaßnahme II/1./**6**/21

Zahn-leiste, mehrfache Anlage II/1./**7**/66
— -lockerungen II/1./**19**/2
— -reduktionen I/1./**9**/19
— -reihe, Stufenbildung II/2./**22**/14
— -schmelzdefekte nach Bestrahlung I/2./**22**/13
— -stellungsanomalien I/1./**9**/19
— - —, Ausbildung, nach Osteoplastiken II/1./**7**/128
— -verlagerungen im Unterkiefer, die eine Fraktur bei der Zahnentfernung befürchten lassen II/2./**22**/93
Zange nach Walsham II/2./**34**/20 II/2./**34**/82
Zapfenzahn II/1./**10**/1
Zebozephalie I/1./**10**/10 II/1./**3**/9 II/1./**3**/11
Zehen, große, Schnürfurchenentfernung, Schnittführung II/4./**54**/76
— -abweichungen II/4./**54**/227
— -daumen II/4./**53**/145
— -grundglied, Subluxationsreposition II/4./**54**/64
— -strahlen, Aplasie II/4./**54**/4
— - —, Verdoppelung II/4./**54**/3
— -verbände I/1./**8**/10
Zeigefinger, Umsetzung zum Daumen I/1./**4**/99
— -daumen II/4./**53**/148
— -Daumentest II/2./**34**/2
Zeitpunkt der Rekonstruktion des Unterkiefers II/1./**13**/113
Zelle, Eiweißstruktur I/2./**13**/6
Zellen, hämatogene Differenzierung I/1./**6**/135
—, hämatogene und histiogene, lysomale Enzyme I/1./**6**/23
—, Herkunft u. Proliferation I/1./**6**/33
—, histiogene, Hauptquelle I/1./**6**/35
—, immunologisch kompetente I/2./**17**/11
—, strahlenempfindlicher, Überleben I/2./**22**/10
—, transplantierte, Überlebens-Theorie I/2./**12**/170
— des Wundgranulationsgewebes, Herkunft I/1./**6**/34
— -empfindlichkeit I/1./**9**/18
Zell-atmung bei der Verwendung von organischen Gewebsextrakten, Steigerung II/2./**28**/12
— -demaskierung I/1./**6**/134
— -elemente, mobilisierte, Reduktion der Proliferation I/2./**12**/9
— -emigration I/1./**6**/5
— -glasfolie I/2./**22**/178
— -kern, Heterochromatisierung I/1./**6**/82
— -komplexstörungen, örtliche I/2./**22**/4
— -organellen, Hydrolasen-haltige I/1./**6**/9
— -proliferation, cortison-ähnlicher Hemmeffekt des ACTH I/1./**6**/94
— - —, der Wunde, Förderung durch Vitamin C I/1./**6**/119
— - — im Wundzentrum I/1./**6**/39
— -stoffwechsel-Minimum, Aufrechterhaltung I/2./**12**/5
— -struktur, Veränderung der Biochemie I/2./**22**/4
Zell-teilung bei der Wundheilung I/1./**6**/77
— -wanderung, Epithelregeneration I/1./**6**/77
Zellige Reaktion am Trans- bzw. Implantat I/2./**17**/6
Zellophan I/2./**22**/178
— -blätter I/2./**12**/120
Zellularpathologie, Virchowsche II/2./**24**/3
Zellulartherapie II/2./**28**/12
Zelluloid I/2./**17**/16 II/2./**24**/49 II/2./**30**/6 II/2./**34**/42
— -Azeton-Verbände II/1./**7**/161 II/1./**7**/165
Zellulose I/2./**17**/23
— -azetat I/2./**22**/68
Zellumsatz, cortison-ähnlicher Hemmeffekt des ACTH I/1./**6**/94
Zellverband, kallusbildender, Wachstumsdruck I/2./**16**/4
Zementoblasten I/1./**6**/60
Zenkersche Degeneration II/3./**46**/105
Zentralisation, oligämische I/1./**5**/8
Zentralnervensystem, Störungen bei Gesichtsschädelfrakturen II/2./**22**/18
Zentralwindung, hintere, als Sitz unserer Empfindungen I/1./**4**/1
Zentripetale Artikulationsverlagerung II/1./**9**/4
Zephalozele II/1./**1**/1
Zephalozelen bei Kindern, Statistiken II/1./**3**/8
— der Schädelbasis II/1./**1**/1
— der Schädelkonvexität II/1./**1**/1
— bei weiblichen Kindern II/1./**1**/2
Zephiran II/2./**29**/8
Zephirol II/2./**28**/3
Zerebrale Ausfallerscheinungen bei elektrothermischen Verletzungen des Schädels II/1./**4**/9
Zerebrotestinales arteriovenöses Aneurysma II/1./**20**/12
Zerreißbarkeit der Wunde I/1./**6**/65
Zerreißung der Parotis und des N. facialis II/1./**21**/28
Zertrümmerung der oberen Kieferhöhlenwand II/2./**22**/57
Zertrümmerungsfraktur, Defektbildungen II/2./**25**/26
— des rechten Orbitabodens mit Dislokation des rechten Bulbus, Zustand nach II/2./**25**/6
Zertrümmerungsfrakturen des Jochbeinkörpers II/2./**22**/26 II/2./**22**/41
— des Mittelgesichts II/2./**22**/57
Zerviko-akromiale Rundstiellappen von Sercer II/2./**33**/64 II/2./**33**/65
Zervixkarzinom I/2./**22**/10
Z-förmige Osteotomie des Femurs II/4./**54**/257
— - — Sehnenverlängerung II/4./**53**/67
— - — —, Technik II/4./**53**/70
— - — Verschiebeplastik bei Schnürringen II/4./**53**/38
— - — Verlängerung einer Beugesehne im Unterarmbereich I/1./**4**/102
Zick-Zack-Schnittführungen bei Lippenspalten II/1./**7**/149
Ziliarapparat der Nase II/2./**32**/27

Ziliar-Ganglion-Anästhesie I/1./**4**/80
Zilien, verbrannte II/1./**16**/33
Zimmerdesinfektion I/1./**3**/1
ZIMMERMANNsche Perizysten II/1./**20**/37
Zinkeiweiß II/2./**30**/7 II/2./**30**/8
Zinkoxyd II/2./**30**/10
Zinnober II/2./**30**/8
Zipfelnaht nach LÉGAR I/1./**7**/19
Zirconium II/1./**1**/35
Zirkel zur Ausmessung der Oberlippe II/1./**7**/89
— — der Schnittführung II/1./**7**/88
Zirkuläre Amputationen II/4./**57**/2
— Defekte des Hypopharynx II/3./**41**/23
Zirkulation, lymphatische, der frei transplantierten Haut I/2./**12**/25
Zirkulationsmotor nach HYNES I/2./**12**/97
Zirkulationsstörung II/4./**58**/17
Zirkumferente Verbrennungen II/1./**16**/11
Zitronensäure I/1./**6**/24
— -zyklus I/1./**4**/2
Zöpfchenflechten II/2./**29**/8
Z-Plastik II/3./**41**/9 II/4./**53**/51
— - — an der Basis der Kolumella II/2./**34**/14
— - — nach CONWAY II/3./**46**/117
— - — zur Korrektur von Halslängsnarben bzw. zur Versteifung einer dünn gewordenen Tracheavorderwand II/3./**41**/43
— - — für die Korrektur eines Nasenflügeldefektes II/2./**33**/22
— - —, multiple II/4./**53**/49
— - — bei Nasenflügelretraktion nach DENONVILLIERS II/2./**33**/23
— - —, Technik II/4./**53**/51
Z-Schnitt II/3./**36**/41
Zug- und Reißfestigkeit kollagener Faserbündel, Prüfung I/1./**6**/66
Zugfestigkeit, Herabsetzung, nach Wundsetzung durch Lokalanästhetika I/1./**4**/35
Zuggerät von WITTMOSER II/4./**54**/122
Zuggurtung I/2./**16**/19 II/4./**54**/117
Zugnähte zur Schiefnasenkorrektur II/2./**34**/104
Zugschraubenosteosynthese I/2./**16**/16
Zunge, Bedeutung für das Spätrezidiv der Progenie II/2./**26**/25
—, Keilresektion I/2./**22**/63
—, Reduktion II/2./**26**/32
—, Riesenlipom I/2./**22**/40
—, Transposition des M. geniohyoideus in die Zunge bei Glossoptose ohne Retrognathie II/1./**11**/11
—, Verkleinerung II/2./**26**/30 II/2./**26**/46 II/2./**26**/101
—, Zytostatikabehandlung des Endarteriengebietes I/2./**22**/239
—, Zurückfallen I/1./**5**/41 I/1./**5**/43 I/1./**5**/68
Zungen-bein, Lage im Verhältnis zum unteren Kieferrand II/2./**29**/19
— - —, tiefgelegenes, nicht operationsfähig II/2./**29**/20
Zungen-bein-körper, Teilresektion II/3./**40**/18
— -bereich, Glomustumor I/2./**22**/41
— - —, Pharynx- oder Trachealbereich, Lymphangiome I/2./**22**/63
— -defekt, Grad I/2./**25**/17
— -defekte, therapeutische Maßnahmen, I/2./**25**/17
— -gaumenmuskel II/1./**9**/7
— -grundkarzinom I/2./**22**/146 I/2./**22**/149 I/2./**22**/158
— -grundkarziome, Spickung mit Radiogold-Seeds I/2./**22**/158
— - — mit beidseitig nachweisbaren Lymphknotenmetastasen im Halsbereich, radikalster Eingriff zur Beseitigung I/2./**22**/158
— -grundzysten II/1./**3**/48
— -karzinom, Exstirpation mit Unterkieferresektion und neck-dessection I/2./**22**/157
— - —, Schmerzen I/2./**22**/148
— - — mit temporärer Osteotomie, Radikaloperation und extraoraler Schraubenschienenverband nach Becker I/2./**22**/153
— - —, tertiärluische Veränderungen bei der Entstehung I/2./**22**/148
— -karzinome I/2./**22**/145 I/2./**22**/248
— - —, Häufigkeit I/2./22/145
— - —, Lebensdauer behandelter Kranker I/2./**22**/146
— - —, Mortalität I/2./**22**/246
— - —, WASSERMANNsche Reaktion I/2./**22**/148
— -krebs bei Frauen, Zunahme I/2./**22**/145
— - —, Geschlechtsverhältnis I/2./**22**/145
— -lappen II/1./**7**/140 II/1./**13**/3
— - —, gestielte II/1./**13**/39
— - — als Lippenrotersatz der Unterlippe II/1./**13**/40
— - — zum Wangenschleimhautersatz II/1./**13**/4
— - — -technik II/1./**7**/164
— -leukoplakie, maligne Entartung I/2./**22**/115
— -malignome, Modifikation des KOCHERschen Verfahrens I/2./**22**/154
— -muskulatur, Dermoide II/3./**40**/24
— -rand, Leukoplakien I/2./**22**/149
— -spalten II/1./**3**/36 II/1./**7**/69
— -tumore, Metastasierung I/2./**22**/147
— -verkleinerung, Schnittführung II/2./**26**/26
— - —, Technik II/2./**26**/26
— - — einer vergrößerten Zunge zur Rezidivvermeidung II/2./**26**/25
Zwangsstellungen, unphysiologische, bei Verbrennungen II/4./**55**/2
Zweiphaseninjektion I/1./**4**/77
Zweistufeninjektion mit Hyaluronidase I/1./**4**/50
Zweitbestrahlung I/2./**22**/241
Zwergwuchs, angeborener II/4./**54**/71
— -bildung beim Menschen, erblicher, Möglichkeiten I/1./**9**/15
Zwiebelextrakt I/2./21/18

Zwillinge, eineiige (EZ), Konkordanz II/1./**7**/22 II/1./**7**/28
—, —, (EZ) Unterschied der plazentraren Versorgung zu ZZ II/1./**7**/28
—, zweieiige (ZZ), Unterschied der plazentaren Versorgung zu EZ II/1./**7**/28
Zwillings-befunde II/1./**7**/22
— -entwicklung, Reste II/3./**44**/28
— -forschung I/1./**9**/14
— -methoden II/1./**7**/27
— -paar, siamesisches II/1./**7**/63
Zwirn I/1./**7**/7
— -ligaturen I/2./**24**/5
Zwischenimplantat I/2./**22**/176
Zwischenkiefer, doppelter, mit 7 Schneidezähnen II/1./**3**/24
—, einseitig fehlender, ohne Spaltbildung II/1./**7**/66
—, nicht integrierte, mit erheblicher Dysgnathie II/1./**7**/122
— und Seitenkiefer, isolierte, subperiostale Osteotomie, Darstellung II/1./**7**/177
—, Pseudoprogenie und Parallelverschiebung II/1./**7**/176
—, Restlöcher II/1./**7**/161
—, Überstellung der Zähne II/1./**6**/27
— -rücklagerung, Darstellung der von CRONIN entwickelten Technik mit Hilfe eines KIRSCHNER-Drahtes II/1./**7**/121
Zwischenknorpelschnitt II/2./**34**/11 II/2./**34**/24
Zwischenrippenraum, weicher II/3./**46**/76
Zwischenstufen, sexuelle I/1./**9**/24
Zwischensubstanzbestandteile, Gesamtgehaltsbestimmungen I/1./**6**/56
Zwischensubstanz-synthetisierende Fibroblasten I/1./**6**/48
Zwitter II/4./**51**/72
Zyano-Akrylate I/2./**18—20**/6 II/1./**7**/153
Zyanoakrylatkleber in der Neurochirurgie I/2./**14**/28
— in der Plastischen Chirurgie I/2./**14**/28
Zyanoalkylakrylate I/2./**14**/26
Zyanose durch Methämoglobin I/1./**14**/17
Zyclopropan I/1./**5**/21 I/1./**5**/35 I/1./**5**/60
Zygomatikale Blockade des N. maxillaris I/1./**4**/65
Zygote I/1./**10**/1
Zyklopen II/1./**3**/18
Zyklopie II/1./**3**/9 II/1./**3**/11 II/1./**7**/69
— mit einer Orbita und zwei Pupillen II/1./**3**/11
Zyklopropan I/1./**5**/64
Zylinderepithel, Umwandlung in ein Plattenepithel I/2./**22**/184 I/2./**22**/185
Zylindrom, Lungenmetastasen I/2./**22**/77
—, Merkmal der fakultativen Malignität I/2./**22**/79
Zylindrom, Neigung zur Rezidivierung I/2./**22**/79
—, Radikaloperation I/2./**22**/80
—, Rezidivneigung I/2./**22**/76
—, Sitz I/2./**22**/76
—, Verlauf, Krankengeschichte I/2./**22**/81
— -operation, Rezidive I/2./**22**/79
— -Rezidiv, radikal operiertes, Radiogold-Seeds-Spickung der Schnittränder I/2./**22**/81
—fallverteilung I/2./**22**/81
Zylindromatöse Geschwülste I/2./**22**/75
Zylindrome I/2./**22**/65 I/2./**22**/75
—, gemischte I/2./**22**/75
—, reine I/2./**22**/75
Zystadenolymphome, Häufigkeit I/2./**22**/86
Zystadenolymphome der Parotis I/2./**22**/84
—, Prädilektionsort I/2./**22**/87
Zystektomie I/2./**22**/50
Zyste, globulo-maxilläre I/2./**22**/47
— am Nasenrücken II/1./**3**/20
Zysten II/2./**22**/93
—, branchiogene I/1./**10**/13 I/2./**22**/5 I/2./**22**/230
—, dysgenetische I/2./**22**/38
—, fissurale, fetaler Genese I/2./**22**/47
—, maligne entartete I/2./**22**/168
— -raum, Füllung mit einem Eigenblut-Antibiotika-Thrombin-Gemisch II/2./**24**/51
Zystin I/1./**6**/87 I/2./**12**/9
Zystische Geschwülste II/4./**53**/108
Zystostomie I/2./**22**/50
Zytochromoxydase I/1./**6**/78
— -Gehalt I/1./**6**/40
Zytodiagnostik I/2./**22**/114
Zytologie I/2./**22**/8
Zytologische Beurteilung I/2./**22**/5
Zytoplasma, Pyroninophilie I/1./**6**/27
Zytoplasmabläschen I/1./**6**/8
Zytosomen I/1./**6**/25
Zytostatika I/1./**6**/130 I/1./**6**/131 I/2./**22**/140 II/1./**7**/34
—, Störungen der Wundfestigkeit I/1./**6**/131
—, Unterbindung der Proteinsynthese I/1./**6**/130
— -behandlung des Endarteriengebietes der Zunge I/2./**22**/239
— -Einfluß auf die Wundheilung I/1./**6**/130 I/1./**6**/131
— -hemmung der Kapillar- und Epithel-Proliferation I/1./**6**/130
— -zufuhr, intraarterielle, Technik I/2./**22**/239
Zytotoxische Effekte von Lokalanästhetika I/1./**4**/35
— Wirkung des Monomeres I/2./**14**/26